医学动物实验科学

主编　魏佑震　张杨杨　倪庆宾

科学出版社

北　京

内 容 简 介

本书介绍了医学和生命科学研究领域常用的几种实验动物的一般性特征，以鼠、兔、犬为例详细地介绍了哺乳类实验动物的系统解剖学与生理学要点。此外，本书还介绍了实验动物饲育标准、质量控制、管理规范、动物伦理福利；描述了常规动物实验操作技术和方法；重点分系统地介绍了系列人类疾病动物模型，包括疾病发生机制，疾病动物模型设计原理、制作方法、过程步骤、模型评估、模型各自特点及其应用。

本书适合医学、生物学、医学实验技术类等相关专业高年级本科生和研究生，医药、医械研发、生命科学领域科研和管理人员等参考使用。

图书在版编目（CIP）数据

医学动物实验科学/魏佑震，张杨杨，倪庆宾主编. —北京：科学出版社，2023.7
　ISBN 978-7-03-073389-4

Ⅰ.①医…　Ⅱ.①魏…　②张…　③倪…　Ⅲ.①医用实验动物　Ⅳ.①R-332

中国版本图书馆 CIP 数据核字（2022）第 191048 号

责任编辑：王　静　李　悦　刘　晶 / 责任校对：杨　赛
责任印制：吴兆东 / 封面设计：刘新新

科 学 出 版 社 出版
北京东黄城根北街 16 号
邮政编码：100717
http://www.sciencep.com
北京建宏印刷有限公司印刷
科学出版社发行　各地新华书店经销
*
2023 年 7 月第 一 版　开本：787×1092　1/16
2024 年 1 月第二次印刷　印张：29 1/2
字数：700 000
定价：238.00 元
(如有印装质量问题，我社负责调换)

李　琨　同济大学医学院

李　芝　南京医科大学第一附属医院

李爱华　济南医院（济南市康复医院）

李斑斑　青岛大学附属泰安市中心医院

李善刚　昆明理工大学灵长类转化医学研究院

李天明　同济大学实验动物中心

李砚东　同济大学附属东方医院

李增春　同济大学附属东方医院

梁淑静　同济大学附属东方医院

刘　婧　暨南大学粤港澳中枢神经再生研究院

刘顺梅　青岛大学附属泰安市中心医院

刘芹芹　青岛大学附属泰安市中心医院

龙　盘　空军军医大学航空航天临床医学中心

吕诗琴　暨南大学粤港澳中枢神经再生研究院

马雪云　华东师范大学实验动物中心

马兆鑫　同济大学附属东方医院

米　青　青岛大学附属泰安市中心医院

粟　波　同济大学附属肺科医院

孙传玉　复旦大学附属华山医院

陶凌云　上海实验动物研究中心

滕清良　青岛大学附属泰安市中心医院

田　亮　空军军医大学航空航天临床医学中心

王　成　沈阳药科大学实验动物中心

王　浩　山东第一医科大学药学院

王　琨　泰山护理职业学院

王婷婷　青岛大学附属泰安市中心医院

王卫华　同济大学附属东方医院

王晓红　山东第一医科大学附属人民医院

王学雷　同济大学附属东方医院

吴武田　香港大学李嘉诚医学院

吴燕萍　暨南大学中医学院

魏开斌　青岛大学附属泰安市中心医院

魏丽萍　山东第一医科大学附属人民医院

温机灵　同济大学附属东方医院

温晓飞　同济大学附属东方医院

谢元云　美国中佛罗里达大学伯内特生物医学科学院
　　　　（Burnett School of Biomedical Sciences, University of Central Florida）

辛晓明　上海健康医学院

严伟明　空军军医大学航空航天临床医学中心

颜汝平　昆明医科大学第二附属医院

燕启江　美国纽约多发性硬化研究中心
　　　　（Multiple Sclerosis Research Center of New York）

杨娜娜　潍坊医学院

于观贞　中国科学院浙江数字内容研究院

于盼盼　暨南大学粤港澳中枢神经再生研究院

张　茹　同济大学附属东方医院

张含兵　青岛大学附属泰安市中心医院

张鸿雁　齐鲁医药学院附属医院（新泰市人民医院）

张笑瑞　中国科学院分子细胞科学卓越创新中心

张亚芳　青岛大学附属泰安市中心医院

张志军　南通大学医学院

张作明　空军军医大学航空航天临床医学中心

赵文荣　同济大学附属东方医院

郑　亮　同济大学附属东方医院

序

魏佑震教授曾经正式拜我为师，也算是我的学生了。我们都是医学系毕业但并没有选择从事临床工作，我在大学里教授并研究药理学，开展新药研发方面的工作，魏教授则在大学做形态学相关的教学与研究。他自中山大学中山医学院研究生毕业后，便专注于神经科学领域，开展了大鼠脑解剖学方面的研究，利用特殊染色和电生理技术涉猎学习记忆神经机制的探索，优化改良了脑缺血再灌注大小鼠模型、氨基苷类抗生素中毒听毛细胞损伤性聋模型、兴奋性氨基酸耳蜗损伤性聋豚鼠模型，并与他的团队创制了一种新生鼠低氧脑损伤模型，还获得了很多动物实验方面的发明专利。魏教授在同济大学附属东方医院工作期间，担任浦东新区转化医学研究公共平台技术中心主任及同济大学东方临床学院实验医学技术教研室主任，不仅对研究生开展实验教学与技能培训，且在此基础上，自 2017 年主持开设年度性动物实验技能培训国际讲习班，受到业内广泛关注。2019 年 11 月 30 日，他在中国实验动物学会的支持下创立了中国实验动物学会神经科学技术专业委员会，并担任主任委员。

我在最近的一次交流中得知他主编了《医学动物实验科学》一书，这是一本以介绍和传授动物实验方法与技术为主旨的专著，上篇将常用实验动物按照不同纲、目、科、属分类呈现其一般性特征，以鼠等为例详细、系统地介绍了哺乳类实验动物的结构与生理要点，并从实验用动物的选择、饲育标准化、动物伦理福利，到动物实验设计、常规实验操作技术进行一一论述。重点为下篇，内容按照系统疾病分类，介绍了一系列人类疾病动物模型，从动物模型的设计原理、制作的方法和过程步骤，特别是从疾病的发生机制、发展演化过程、人类疾病动物模拟、动物实验的科学原理与技术的多维角度渐次展开，视野比较开阔，焦点也很明确。

在生命科学及医学、药学的科学研究中，我们一直强调动物实验的重要性和基础性，要求学生们在开展课题研究时，提高课题设计质量、选对研究方法和技术、优选研究模型、严控研究过程等，其中实验动物模型的制作和恰当利用是非常重要的环节，但明显并不是所有的实验室或研究人员都具备筛选和标化制作动物模型的能力。《医学动物实验科学》一书提供了很好的指导和可靠依据。

该书的出发点、解决问题的方式和着力阐述的角度比较新颖，不同于既往的同类书，对生命科学尤其是生物医学和药学研究生或科研技术人员的培养具有基础性支撑作用，是创新性的，具有较强的学术价值。

苏定冯

第二军医大学药理学教授

上海市药理学会名誉理事长

法国药学科学院外籍院士

法国医学科学院外籍院士

2023 年 5 月于上海

前　言

本书从疾病的发生机制、发展过程、人类疾病动物模拟和动物实验的科学原理与技术实现角度出发，重点描述动物实验过程中涉及的科学知识与技术方法，意在帮助读者高质量地设计、组织、实施动物实验，从而获得高质量的动物实验结果，以便更接近实际地解释或解决临床问题。本书与常见的实验动物学类书籍不同，后者是以实验动物和动物实验技术为研究对象，从动物学的视角、以实验动物为主要角色和对象进行编写，解决的问题是如何规范和实现实验动物培育，以及从实验动物应用角度传授动物实验技术。本书则基于研究的疾病诊治科学问题的需求，从实验用动物的选择、饲养、伦理福利到结构生理特征、实验操作技术、动物模型制作原理，再从疾病的组织病理、分子病理特征到动物模型临床模拟程度的评估等，以"动物实验"为主线，试图全方位建立"医学动物实验学"科学技术体系。医学动物实验科学是研究医学、药学中关于动物实验的科学，其任务在于理解和掌握动物实验过程中涉及的实验用动物本身、人类疾病发生原理、动物疾病模拟机制和技术；追求动物实验结果的科学意义，以阐明生命现象的生理或病理机理；拓展动物实验的新领域和新方法，推动预防和诊治疾病及新药研发方法的技术发展。医学动物实验科学与医学动物实验技术不同，它不局限于传授和（或）创新动物实验技术，而是着眼于如何更合理且有效地利用动物实验帮助解决疾病科学问题。医学动物实验科学既具有基础医学、药学研究的使命，也是基础医学与临床实践之间转化医学的一个重要环节。人们对人类疾病的理论认知和实践经验是逐步深入、不断扬弃的。对宇宙探索的启迪、对地球生命运行本质规律的揭示与思考、对动物特性的拓展与深入认识，无不快速更新着我们既有的科学知识与技术能力。因此，医学动物实验科学具有无限的发展空间。

本书分为上、下两篇。上篇介绍实验动物与动物实验。首先，概略性地分类讲述医学研究中常用的实验动物种类，其各自在生物进化中的位置、生物学特点、习性，以及与人类某些生理或病理的相似性，以便读者能从宏观的角度把握医学研究中的实验动物概况，全域性地了解某病最适合的动物替身；其次，基于生物进（演）化、比较医学及现实应用，聚焦哺乳动物的结构生理与习性特点及实验动物标准化规范；再次，介绍动物实验设计、一般性研究方法和操作技术、实验过程中的生物安全。下篇介绍实验动物疾病模型，把哺乳动物尤其是啮齿类动物作为主要对象，以临床疾病系统划分作为坐标参照，按照组织病理的维度，分系统介绍疾病动物模型的制作技术流程和技术标准、操作的技术要点、关键技术步骤、模型成功的标准、模型的病理指标、达到的应用场景，以及各模型之间的优缺点比较。为了便于辨识和理解，各模型的编写采用了模式化方式，分别介绍临床问题、造模机制、造模方法、模型评估、模型特点、模型应用。在疾病动物模型的设计环节，加大了对机制方面内容的描述，目的是根据对疾病成因或过程的理解再现或验证这些学说，反过来，也是对疾病发生、发展的再次理解与深入认识。本书希望通过一个个简单、确切、明了的疾病动物模型，从制作、评价、干预到指标检测，使读者深入了解和理解某种疾病的发生、发展过程；在使用模型作为研究工具时做到得心应手，了然模型的原理及其局限性，分析问题时做到客观、准确；每种模型都是有限的模拟，不同角度和层级可以有许多不同的模拟方法，在明了疾病的发病原理和机制基础上，能够创新拓展实验医学技术或疾病动物模型。

医学动物实验科学是在对医科研究生和生物学本科生进行实验技能培养、实验医学教学的经验基础上发展而来，并在面向社会培训从事动物实验和实验动物专业技术人才过程中得以校验和提升。《医学动物实验科学》在传统实验动物学的基础上，对内容进行了重新组织，转移了传授重心，转变了讲述角度，加大了对疾病发生机制、病理过程及模型制作原理的介绍。希望本书能够为应对目前实验医学的快速发展、满足医药研发的需求、推动和优化动物实验医学体系建设，以及针对"医学实验技术类"本科教学和生物医学研究生教育、专业技能培训，起到基础支持和参考作用。

本书作者都是从事过动物实验的医生或相关领域专家，本书是在参考了国内外多部实验动物学相关著作及多篇最新发表的相关研究论文的基础上编撰而成，其内容切合实际；限于篇幅，书中只收录了本领域中部分内容，还只是一个简略版或入门篇，希望今后能有机会不断扩充并更新优化，同时真切希望能够得到读者的批评指正。

魏佑震

2023 年仲春

目　　录

上篇　实验动物与动物实验

第一章　动物实验常用动物……………………………………………………3

　　第一节　哺乳纲动物…………………………………………………………3

　　　　一、啮齿目………………………………………………………………3

　　　　二、食肉目………………………………………………………………17

　　　　三、兔形目………………………………………………………………23

　　　　四、偶蹄目………………………………………………………………27

　　　　五、灵长目（非人）……………………………………………………31

　　第二节　鸟纲动物……………………………………………………………39

　　第三节　两栖纲动物…………………………………………………………41

　　第四节　爬行纲动物…………………………………………………………42

　　第五节　鱼纲动物……………………………………………………………43

第二章　常用哺乳类实验动物结构和生理要点…………………………………46

　　第一节　基本结构与生理学概念……………………………………………46

　　　　一、生命基本活动及功能调节…………………………………………46

　　　　二、常用解剖学方位、术语……………………………………………48

　　　　三、动物体表分部………………………………………………………49

　　　　四、动物体内概况………………………………………………………50

　　第二节　运动系统……………………………………………………………51

　　　　一、骨骼…………………………………………………………………52

　　　　二、肌肉…………………………………………………………………56

　　第三节　消化系统……………………………………………………………58

　　　　一、消化管………………………………………………………………59

　　　　二、消化腺………………………………………………………………61

　　第四节　呼吸系统……………………………………………………………62

　　第五节　心血管系统…………………………………………………………65

　　　　一、心脏…………………………………………………………………65

　　　　二、血管…………………………………………………………………67

　　第六节　泌尿系统……………………………………………………………68

　　　　一、肾脏…………………………………………………………………68

　　　　二、输尿管………………………………………………………………69

三、膀胱 ·· 69

第七节　生殖系统 ··· 69

一、雄性生殖系统 ·· 69

二、雌性生殖系统 ·· 71

第八节　神经系统 ··· 75

一、中枢神经 ·· 76

二、外周神经 ·· 79

第三章　实验动物质量标准化控制 ··· 82

第一节　遗传学质量控制 ··· 82

一、遗传学控制分类及应用 ·· 82

二、遗传质量的监测 ·· 88

第二节　微生物/寄生虫质量控制 ·· 101

一、微生物/寄生虫质量等级 ·· 101

二、中国实验动物微生物学/寄生虫学质量标准 ···································· 102

三、全球实验小鼠/大鼠检测项目 ·· 103

四、质量检测标准的实施 ··· 110

第四章　实验动物管理及伦理规范 ··· 112

第一节　实验动物管理 ··· 112

一、法规及管理机构 ·· 112

二、环境与设施 ··· 118

第二节　实验动物的饲养管理 ··· 119

一、小鼠的饲养管理 ·· 119

二、大鼠的饲养管理 ·· 120

三、兔的饲养管理 ··· 121

四、豚鼠的饲养管理 ·· 123

五、金黄地鼠的饲养管理 ··· 124

六、犬的饲养管理 ··· 124

七、猫的饲养管理 ··· 126

八、小型猪的饲养管理 ·· 126

九、猴的饲养管理 ··· 127

第三节　实验动物的繁殖和保育 ··· 129

一、实验动物繁殖 ··· 129

二、近交系动物的繁殖和保育 ·· 134

三、封闭群动物的繁殖和保育 ·· 134

四、杂交群动物的繁殖和保育 ·· 135

五、突变系的繁殖和保育 ··· 136

第四节　动物实验中实验动物伦理与福利 ·· 137

一、动物实验伦理 ………………………………………………………… 137

二、实验动物伦理 ………………………………………………………… 137

三、伦理审查原则 ………………………………………………………… 139

四、实验动物福利 ………………………………………………………… 140

五、实验动物福利原则 …………………………………………………… 140

六、保障实验动物福利的途径 …………………………………………… 143

第五章　动物实验设计 ……………………………………………………… 144

第一节　动物实验对象的选择 …………………………………………… 144

一、实验动物的可代表性 ………………………………………………… 144

二、实验动物的敏感性与特异性 ………………………………………… 144

三、实验动物的标准化 …………………………………………………… 144

第二节　动物实验的基本原则 …………………………………………… 145

一、随机化原则 …………………………………………………………… 145

二、对照的原则 …………………………………………………………… 145

三、重复的原则 …………………………………………………………… 146

第三节　动物实验设计的类型与步骤 …………………………………… 146

一、实验的基本要素 ……………………………………………………… 146

二、实验设计类型 ………………………………………………………… 147

三、实验设计基本内容 …………………………………………………… 148

四、实验的基本步骤 ……………………………………………………… 149

第四节　动物实验中的偏倚及其控制 …………………………………… 150

一、偏倚的概念 …………………………………………………………… 150

二、选择偏倚 ……………………………………………………………… 150

三、混杂偏倚 ……………………………………………………………… 151

四、测量偏倚 ……………………………………………………………… 151

第五节　动物实验记录及研究报告 ……………………………………… 151

一、动物实验记录的一般要求 …………………………………………… 152

二、动物实验记录软件 …………………………………………………… 154

三、动物实验研究报告 …………………………………………………… 154

第六章　动物实验操作方法和技术 ………………………………………… 156

第一节　动物实验过程的影响因素 ……………………………………… 156

第二节　动物实验基本操作技术 ………………………………………… 158

一、实验动物标记方法 …………………………………………………… 158

二、实验动物的抓取与保定 ……………………………………………… 160

第三节　动物实验常用麻醉与外科技术 ………………………………… 166

一、实验动物的麻醉 ……………………………………………………… 166

二、动物实验外科手术 …………………………………………………… 170

第四节　动物实验给药方法 ··· 174
　　一、注射给药法 ··· 174
　　二、经口给药法 ··· 175
第五节　实验动物体液采集方法 ··· 176
　　一、血液采集方法 ··· 177
　　二、其他体液采集方法 ··· 178
第六节　实验动物终点处理 ··· 181
第七章　动物实验安全管理 ··· 183
第一节　动物实验过程中的安全问题 ·· 183
　　一、常见人畜共患病病原生物 ··· 183
　　二、常致人体反应的动物过敏源 ··· 186
　　三、实验动物源控制 ··· 186
　　四、实验人员管控 ··· 187
　　五、动物实验过程中物理性伤害控制 ··· 188
第二节　动物实验过程安全应对措施 ·· 188
　　一、感染性实验安全隐患及应对 ··· 188
　　二、错误操作的应对措施 ··· 189
第三节　实验动物基因工程研究中的生物安全 ······································ 190
　　一、基因工程中的生物安全法律法规 ··· 190
　　二、基因工程中的生物安全问题 ··· 190
　　三、基因工程操作中的生物安全问题 ··· 191

下篇　人类疾病与动物疾病模型

第八章　人类疾病模型概论 ··· 197
第一节　人类疾病动物模型概念 ··· 198
　　一、人类疾病动物模型的基本含义 ··· 199
　　二、人类疾病动物模型的价值与意义 ··· 199
第二节　人类疾病动物模型分类 ··· 201
　　一、按系统器官疾病分类 ··· 201
　　二、按模型制作病因分类 ··· 201
第九章　免疫缺陷与基因修饰动物模型 ··· 204
第一节　免疫缺陷病动物模型 ··· 204
　　一、T 淋巴细胞缺陷动物 ··· 205
　　二、B 淋巴细胞缺陷动物 ··· 206
　　三、NK 细胞免疫功能缺陷动物 ··· 206
　　四、重度联合免疫缺陷动物 ··· 206
第二节　人源化动物模型 ··· 208

一、临床问题 ………………………………………………………………………… 208

二、造模机制 ………………………………………………………………………… 209

三、造模方法 ………………………………………………………………………… 209

四、模型评估 ………………………………………………………………………… 210

五、模型特点 ………………………………………………………………………… 210

六、模型应用 ………………………………………………………………………… 212

第三节　实验动物转基因技术 …………………………………………………………… 212

一、转基因实验动物制备常用技术 ……………………………………………… 213

二、转基因实验动物制备的常见问题 …………………………………………… 215

三、转基因实验动物的应用领域 ………………………………………………… 216

四、转基因实验动物制作过程中的常规技术 …………………………………… 217

第四节　实验动物基因修饰技术 ………………………………………………………… 220

一、常用的基因修饰技术 ………………………………………………………… 220

二、Cas9 技术 ……………………………………………………………………… 225

三、基因修饰实验动物的应用 …………………………………………………… 226

第十章　消化系统疾病与动物模型 ………………………………………………………… 228

第一节　胃炎大小鼠模型 ………………………………………………………………… 228

第二节　炎症性肠病大小鼠模型 ………………………………………………………… 233

一、自发性 IBD 动物模型 ………………………………………………………… 234

二、诱导型 IBD 动物模型 ………………………………………………………… 234

三、基因工程 IBD 动物模型 ……………………………………………………… 239

第三节　消化性溃疡大鼠模型 …………………………………………………………… 241

一、Hp 消化性溃疡模型 …………………………………………………………… 241

二、非甾体类抗炎药胃溃疡模型 ………………………………………………… 242

三、半胱胺十二指肠溃疡模型 …………………………………………………… 243

四、幽门结扎胃溃疡模型 ………………………………………………………… 243

五、十二指肠液反流胃溃疡模型 ………………………………………………… 244

第四节　急性胰腺炎大小鼠模型 ………………………………………………………… 245

第五节　结扎丝线复合 LPS 牙周炎大鼠模型 ………………………………………… 248

第十一章　呼吸系统疾病与动物模型 ……………………………………………………… 250

第一节　变应性鼻炎小鼠模型 …………………………………………………………… 250

第二节　慢性鼻窦炎大鼠模型 …………………………………………………………… 252

第三节　吸入性急性肺损伤大鼠模型 …………………………………………………… 253

第四节　慢性阻塞性肺疾病大鼠模型 …………………………………………………… 255

第五节　尘肺大鼠模型 …………………………………………………………………… 257

第六节　睡眠呼吸障碍大小鼠模型 ……………………………………………………… 259

第十二章 泌尿系统疾病与动物模型 262
第一节 肾脏缺血再灌注损伤大小鼠模型 262
第二节 肾小球疾病动物模型 264
一、系膜增殖性肾小球肾炎模型 264
二、Thy1系膜增生性肾小球肾炎模型 265
三、微小病变型肾病模型 267
四、IgA肾病模型 268
五、肾小球硬化性肾病模型 269
第三节 庆大霉素中毒性肾病大鼠模型 270
第四节 尿路结石大小鼠模型 272
第五节 慢性前列腺炎大鼠模型 276

第十三章 生殖/围产疾病与动物模型 278
第一节 围绝经期综合征大鼠模型 278
第二节 宫内感染脂多糖羊膜腔注射大鼠模型 281
第三节 早产、流产大小鼠模型 282
第四节 新生儿窒息大鼠仔鼠模型 286

第十四章 心血管系统疾病与动物模型 288
第一节 动脉粥样硬化动物模型 288
第二节 心肌病动物模型 293
第三节 缺血性心脏病动物模型 296
第四节 心律失常动物模型 301
第五节 心力衰竭动物模型 305

第十五章 内分泌代谢性疾病与动物模型 311
第一节 糖尿病大鼠模型 311
第二节 脂肪肝大鼠模型 313
第三节 高脂血症金黄地鼠模型 316
第四节 肥胖相关基因啮齿类模型 317
第五节 高血压大小鼠模型 319

第十六章 神经系统疾病与动物模型 325
第一节 脑缺血再灌注大小鼠模型 326
一、全脑缺血再灌注大鼠模型 326
二、局灶性脑缺血再灌注模型 327
第二节 脑出血大鼠模型 330
第三节 癫痫大小鼠模型 333
一、急性惊厥模型 334
二、慢性癫痫模型 336
三、遗传性癫痫模型 337

　　　　四、耐药性癫痫模型 ·· 338
　　第四节　阿尔茨海默病动物模型 ··· 338
　　　　一、转基因 AD 模型 ·· 339
　　　　二、非转基因 AD 动物模型 ·· 341
　　第五节　帕金森病动物模型 ·· 343
　　第六节　药物性亨廷顿病动物模型 ·· 348
　　　　一、兴奋性神经毒素诱导的亨廷顿病模型 ······················ 348
　　　　二、线粒体毒素 3-硝基丙酸亨廷顿病模型 ······················ 350
　　第七节　亨廷顿病转基因动物模型 ·· 352
　　第八节　实验变应性脑脊髓炎小鼠模型 ··································· 355

第十七章　心理与精神疾病动物模型 ·· 359
　　第一节　急慢性痒小鼠模型 ·· 359
　　　　一、急性痒模型 ··· 360
　　　　二、慢性痒模型 ··· 361
　　　　三、触诱发痒模型 ·· 363
　　第二节　急慢性痛大小鼠模型 ··· 365
　　　　一、急性痛模型 ··· 365
　　　　二、慢性痛模型 ··· 367
　　　　三、面颊部急性痛和痒模型 ·· 370
　　第三节　抑郁症动物模型 ·· 370
　　第四节　焦虑症大鼠模型 ·· 377
　　第五节　拘束应激动物疾病易感模型 ·· 381
　　第六节　睡眠障碍大鼠模型 ·· 382
　　第七节　自闭症小鼠模型 ·· 384

第十八章　运动系统疾病与动物模型 ·· 388
　　第一节　骨性关节炎兔模型 ·· 388
　　第二节　股骨头坏死大鼠模型 ··· 390
　　第三节　坐骨神经损伤大鼠模型 ··· 391
　　第四节　脊髓损伤动物模型 ·· 393
　　第五节　激光定位脊髓撞伤小鼠模型 ·· 397

第十九章　视器疾病与动物模型 ··· 400
　　第一节　变应性结膜炎大小鼠模型 ··· 400
　　第二节　细菌性角膜炎兔模型 ··· 401
　　第三节　代谢性白内障动物模型 ··· 403
　　第四节　青光眼动物模型 ·· 404
　　第五节　药物性视网膜退变动物模型 ·· 405
　　第六节　视网膜静脉阻塞光凝大鼠模型 ···································· 407

第七节　视网膜光损伤大鼠模型 ……………………………………………… 408
第八节　自发性视网膜退变大小鼠模型 ……………………………………… 409

第二十章　听器疾病与动物模型 ……………………………………………… 412
第一节　分泌性中耳炎动物模型 ……………………………………………… 413
第二节　慢性内淋巴积液豚鼠模型 …………………………………………… 414
第三节　螺旋神经节损伤性聋豚鼠模型 ……………………………………… 416
第四节　听毛细胞损伤性聋豚鼠模型 ………………………………………… 417

第二十一章　肿瘤发生与动物模型 …………………………………………… 419
第一节　皮下成瘤裸鼠模型 …………………………………………………… 419
第二节　肠癌小鼠模型 ………………………………………………………… 421
第三节　肝癌动物模型 ………………………………………………………… 423
第四节　胆管癌大鼠模型 ……………………………………………………… 426
第五节　肺癌动物模型 ………………………………………………………… 428
一、实验动物的选择 ……………………………………………………… 428
二、常用肺癌动物模型制备和应用 ……………………………………… 429
第六节　膀胱癌动物模型 ……………………………………………………… 433
第七节　宫颈癌原位移植小鼠模型 …………………………………………… 437
第八节　乳腺癌树鼩模型 ……………………………………………………… 439
第九节　前列腺癌转基因小鼠模型 …………………………………………… 440
第十节　淋巴瘤小鼠模型 ……………………………………………………… 442
第十一节　急性 B 淋巴细胞白血病小鼠模型 ………………………………… 443

第二十二章　再生医学动物模型 ……………………………………………… 446
第一节　再生障碍性贫血小鼠模型 …………………………………………… 446
第二节　臂丛神经根撕脱 C6 再植大鼠模型 ………………………………… 448
第三节　小鼠腹腔心脏移植模型 ……………………………………………… 449

主要参考文献 …………………………………………………………………… 454

上 篇

实验动物与动物实验

第一章　动物实验常用动物

第二章　常用哺乳类实验动物结构和生理要点

第三章　实验动物质量标准化控制

第四章　实验动物管理及伦理规范

第五章　动物实验设计

第六章　动物实验操作方法和技术

第七章　动物实验安全管理

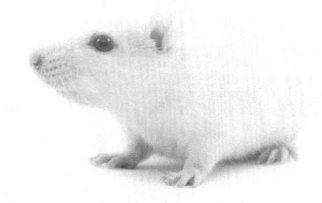

人体是地球生命中最为复杂的巨系统。基于目前的认知，人类的组织结构被认为是地球生命的高级形式，其结构精妙严密，生理生化反应与代谢过程也几乎完美。然而，我们对人体基本的生理反应和生化过程分子机制的了解大多还基于想象与推理，生命运行的真实状况很可能超乎我们的想象。人类对自身机体生理和病理的既有认知，尤其是对神经系统细胞水平的组织模式、大脑的工作模式、多数疾病的发生发展过程、病理演化过程中靶点的揭露，以及许多有效治疗药物的发现，很大程度上都来自于对动物的研究。动物物种与人类之间的相似性越高，我们就越能获得有关基本生物学、疾病机制及治疗药物的安全性、有效性、可预测性等有用且精确的信息。然而，并非所有的疾病模型使用人类的近亲来模拟都是最理想的。在自然界演化的多样化生物系统中，几乎所有物种都是与众不同的，存在并展现出某些特别或非凡之处，借鉴这些特点可能有助于我们理解和把握人类自身的生理与病理特征，甚至有助于我们找到治疗疾病的方法。

　　生理学、病理学及治疗学中的动物研究可以追溯到公元前 6 世纪，人类疾病动物模型的使用已经持续了数千年。动物实验研究为人类健康做出了许多重大贡献，并为减轻人类痛苦提供了宝贵的数据。

　　实验动物对我们理解现代医学和促进医学科学进步做出了重大牺牲。基于目前的认识，我们在使用动物作为替身来验证人类疾病原理和发掘潜在药物的同时，更应该落实实验动物的福利，从准备开展动物实验研究之始，就应建立起对实验动物生命的尊重意识并形成习惯。这是我们从事动物实验的研究人员应该培养的基本信念。

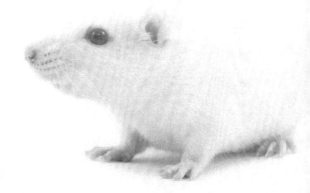

第一章 动物实验常用动物

地球生命系统的孕育和发生发展基于同一个环境及其演化过程，因此，地球生命具有统一性和相似性，尤其体现在基本生物物理和生物化学过程。具体来说，地球生命精彩纷呈，物种多样，存在形形色色、各具特异的形式，展现出显著不同的新陈代谢和周期变更。生物的多样性中有的表现为生命某一方面的突出代表和鲜明特色，这为我们理解、剖析人体及其生命过程提供了珍贵的参照和借鉴。当然，这种借助是有条件的，必须达到一定的标准要求，并不是所有的动物都适合作为实验用动物，目前经驯化培育成实验动物的种类仅是少数。在生物医学研究中，啮齿类动物是最常见的模式生物。今天，每时每刻都有成千上万只动物被用于生物医学研究，主要是各种各样小鼠和大鼠疾病模型，但由于物种差异、方法缺陷和其他原因，有时实验结果的参考价值有限，啮齿类动物模型可能并不总是合适。但科学家们仍然高频率地使用啮齿类，其原因可能是基于科学界建立的啮齿类数据库、对啮齿类动物研究的经验惯性、模型熟悉程度、动物的可及性和成本等。哪种模型物种最适合自己课题项目研究，这个问题常被轻视或忽略，或自以为、想当然。在设计和开展课题尤其是重大项目之际，利用动物进行实验研究，首要问题就应该是如何选用最适合的实验动物。

大型动物可能提供更准确和更有价值的疾病模型，但创建大型动物疾病模型一直面临挑战。非人灵长类动物（NHP）在生理学、结构、生殖、发育、认知和社会复杂性方面与人类相似，这使得 NHP 在生物医学研究中的价值，尤其是在整体输出疗效方面，得到充分的认识与重视。事实上，NHP 的研究在过去一个世纪的许多医学和科学进步中确实发挥了重要作用。现实的困难则是大型动物的规模化与模式化。由于伦理考虑和伦理限制，黑猩猩和大型灵长类动物被禁止用于大多数动物模型的创建和许多类型药物的测试。

寻找一种适合人类的、成本效益适中的动物作为疾病研究的模型是一项长期的任务。每个物种都有自己的独特之处，在我们尝试将其用于生物医学研究之前，需要对特定物种有更多的了解。

第一节 哺乳纲动物

一、啮齿目

（一）小鼠

小鼠（mouse）属于啮齿目-鼠科-鼷鼠属-小鼠种，来源于野生小家鼠，从 17 世纪开始被用于机体结构学研究及动物实验。现已育成上千种独立的小鼠封闭群、近交系，遍布于全球各地，是用量最大、品种最多、用途最广的模式实验动物，广泛应用于生物学、医学、兽医学等领域。

1. 生物学特性

1）形态结构及生理学特性

（1）毛色：有多种毛色，如白色、灰色、黑色、棕色、黄色、巧克力色、白斑等。

（2）体态：面部尖突，嘴脸前部有长长的触须，耳耸立呈半圆形，眼大鲜红，尾较长，尾部覆有环状角质的小表皮鳞。体形小，出生时 1.5 g 左右，一般成年雌鼠 18～40 g、雄鼠 20～49 g，体长小于 15.5 cm。3 周左右即可离乳，寿命 2～3 年。体重 18～20 g 时即可作为成年鼠用于动物实验。

（3）尾部有 4 根血管，上、下为动脉，左、右为静脉。体外测量心血管参数、血管内给药、采血常利用这些血管。

（4）消化系统：小鼠消化系统与人的比较类似，分为消化管（食管、肠管等）和消化腺（唾液腺、肝脏、胰腺、肠壁腺等），小鼠具有胆囊（大鼠没有）。

（5）生殖系统：小鼠子宫呈双子宫型，胸部有 3 对乳头，腹部有 2 对乳头。生殖生理成熟早，繁殖力强，生长周期短。6～7 周时性成熟，雌性 35～50 d，雄性 45～60 d；性周期为 4～5 d，妊娠期为 19～21 d，哺乳期为 20～22 d；有产后发情的特点，便于繁殖。雌鼠交配后 10～12 h，于阴道口形成白色的阴道栓，可视为受孕成功的标志。为全年发情动物，生育期 1 年，可产仔 6～10 胎/年，每胎产仔数为 8～15 只。染色体为 20 对。

（6）神经系统：小鼠神经系统分为中枢神经系统和周围神经系统。中枢神经系统包括脑、脊髓；周围神经系统包括脑神经、脊神经、自主神经。脑分为大脑、间脑、中脑、小脑、脑桥、延髓，分界清晰。

（7）生理指标：体温 37～39℃，呼吸频率 84～230 次/min，心率 470～780 次/min，耗氧量 1.65 mm^3/（g·min），通气率 11～36 ml/min，潮气量 0.09～0.23 ml，收缩压 95～125 mmHg[*]、舒张压 67～90 mmHg；红细胞总数 7.7×10^{12}～12.5×10^{12}/L，血红蛋白 10～19 g/100 ml，白细胞总数 6×10^9～12×10^9/L，血浆总蛋白 4.2～5.5 g/100 ml。

2）行为习性

（1）性情：温顺，胆小怕惊，不主动咬人，易于捉拿、保定。更换环境或者大声恐吓时可受惊，受到攻击时则会咬人。

（2）适应性：环境适应性差，对外界环境变化反应敏感，不耐饥渴，不耐冷热。对疾病抵抗力较差，患传染病时往往会成群死亡；哺乳母鼠遇强光、噪声刺激时容易出现吃仔现象。

（3）习性：属夜行性动物，昼伏夜动，其进食、交配、分娩多发生于夜间，傍晚、黎明时最活跃。喜欢啃咬，门齿终身生长，靠啃咬磨损来维持牙齿长度。群体饲养时，性成熟的雄鼠好斗，头、背、会阴、尾部常被咬伤。

（4）居性：具有群居性。群养时，饲料消耗量多，小鼠生长快。成年鼠要雌、雄分养。

---

* 1 mmHg=0.133 kPa

2. 常用品种、品系

全球已育成小鼠品系 1000 条种。使用最多的是封闭群小鼠；常用的近交品系小鼠约有 250 多种，均具有不同特征；突变品系小鼠约有 350 多种。

1）封闭群

以非近亲交配方式进行繁殖的一个动物种群，在不从外部引入新个体的条件下，至少连续繁殖 4 代，为一个封闭群。

（1）KM：KM（Kun Ming）小鼠起源于美国洛克菲勒医学研究所（1926 年）从瑞士引入白化小鼠培育而成的瑞士 Swiss 小鼠。1944 年北京生物制品研究所从印度 Hoffkine 研究所引进 Swiss 小鼠，饲养在中国昆明中央防疫处，称为昆明小鼠。该小鼠毛白色，繁殖力强、抗病力强、适应力强、肿瘤自发率低、成活率高，是我国迄今为止使用量最大的封闭群小鼠。

（2）ICR：ICR（Institute of Cancer Research）小鼠，是美国国家癌症研究所于 1948 年用 Swiss 小鼠以多产为目标选育而成。该小鼠毛白色，性情温顺、繁殖力强、生长速度快，实验重复性较好。

（3）NIH：NIH（National Institutes of Health）小鼠，是由美国国立卫生研究院培育 Swiss 小鼠而成的远交小鼠，1980 年引入我国。该小鼠毛白色，许多生长性状与 KM 相似，免疫反应敏感性比较好，是许多生物制品检定实验公认的标准动物。

（4）CFW：CFW（Carworth Farms White）小鼠，即 Swiss Webster 小鼠，毛白色。1935 年由韦伯斯特（Webster）博士通过从洛克菲勒医学研究所引进的 Swiss 小鼠经 20 代高度近亲交配后远亲交配而成。

2）近交系

该品系经连续 20 多代的全同胞兄妹交配培育而成，品系内所有个体都可追溯到起源于第 20 代或之后代数的一对共同祖先，为近交系。我国使用量较多的是近交系小鼠 C57BL/6、BALB/c、C3H 等。

（1）C57BL/6：毛黑色，是继人类之后第二个基因被测序完成的哺乳动物，许多基因工程小鼠都以 C57BL/6 作为背景品系，如 APP 小鼠、ApoE 小鼠等。C57BL/6 小鼠乳腺癌发病率低，对放射物质耐受力强，细胞免疫力随月龄增加而略微降低，寿命长，是肿瘤学、免疫学、生理学、遗传学研究的常用品系。

（2）BALB/c：毛白色，生长较慢，所需能量高，不易饲养；自发乳腺肿瘤发病率低，但用乳腺肿瘤病毒诱发时发病率变高；老龄鼠易发生心脏病变，多发动脉硬化；对放射性辐射极为敏感；常用于肿瘤、免疫学、核医学、单克隆抗体等研究。

（3）C3H：该品系通过 Bagg 白化雌鼠与乳腺肿瘤高发株 DBA 雄鼠杂交，再经近交培育而获得。6～10 个月雌鼠乳腺癌自发率为 85%～100%，14 个月肝癌自发率为 85%；对炭疽杆菌有抵抗力；常用于肿瘤学、免疫学等研究。

（4）DBA：毛淡棕色，是最早培育的近交系，包括 DBA/1、DBA/2 亚系。DBA/1 繁殖鼠乳腺癌发生率较高（鼠龄 1 年以上达 75%）；DBA/2 可见有听源性癫痫发作，36 日龄小鼠为 100%，55 日龄后为 5%；能自发淋巴瘤；常用于肿瘤、遗传、免疫等研究。

（5）我国培育的近交系：中国 1 号（C-1），白化，繁殖力中等，2 个月体重 17 g，肿瘤自发率低。津白 1 号（TA1），白化，繁殖力中等，2 个月体重 20～25 g，肿瘤自发率低。津白 2 号（TA2），白化，繁殖力中等，乳腺癌自发率高。L615 品系，毛褐色，由 C57BL 品系与昆明品系小鼠杂交而成，通过 20 代兄妹近亲交配培育出来，适用于白血病研究。

3）突变系

突变系动物是指通过自然突变、人工定向诱导突变的方法使正常染色体基因发生突变，这种遗传变异造成后代的某个性状与亲本不同，成为具有某种特殊性状表型的遗传品系。

（1）BALB/c-nu：BALB/c 品系小鼠 8 号染色体上的裸基因（nu）突变，导致毛发生长失常，称为裸鼠（nude mouse），同时胸腺上皮细胞发育不全，缺乏 T 细胞和免疫应答性。此鼠免疫缺陷，易受外界微生物侵染而发生疾病；可接受异种器官组织移植，尤其适合人源性肿瘤的移植、生长；广泛应用于人类肿瘤、免疫缺陷疾病的发生机理等研究。

（2）SCID：16 号染色体上的 Scid 隐性基因突变导致 T、B 淋巴细胞缺失的重度联合免疫缺陷小鼠。SCID 小鼠的饲养条件要求高；在成瘤所需肿瘤细胞接种量及成瘤速度上有一定优势，可以更有效地进行异种移植，包括人源肿瘤细胞系异种移植（cell derived xenograft，CDX）和人源肿瘤组织异种移植（patient derived tumor xenograft，PDX）等。

（3）NOD/SCID：SCID 小鼠与非肥胖性糖尿病小鼠（NOD）品系回交的免疫缺陷小鼠，既具有 SCID 小鼠的特征，同时还表现出 NOD 小鼠所具有的多种固有免疫缺陷，包括 NK 细胞活性低、骨髓功能不正常、约 30%纯合子无补体成分 C5 且缺乏补体系统的溶血活性。可移植各种肿瘤细胞、组织，常用于免疫、肿瘤、血液病、干细胞等实验研究。

3. 在生物医学及药学中的应用

1）安全性评价

常用于进行食品、化妆品、药物、化工产品等的安全性评价试验，包括急性、亚急性、慢性、毒性试验，以及三致（致畸、致癌、致突变）试验、半数致死量测定等。

2）生物效应测定

用于进行药物、制剂的体内生物学效应实验或试验，以及各种药物体内效价测定、药物体内代谢检测等；广泛应用于药物学、药理学研究，以及血清、疫苗等生物制品鉴定领域。

3）药物筛选

小鼠繁殖周期短、产仔多、饲养方便，成本低廉，药物筛选试验多从小鼠做起，通过筛选获得药物的基本疗效，之后再用其他动物进行进一步研究。

4）医学研究

（1）肿瘤：利用某些近交系小鼠自发性生长肿瘤的特点，进行肿瘤发生过程与机制的研究。运用化学制剂诱导小鼠建立诱发性肿瘤模型，或将各种实体瘤、腹水瘤的细胞移植入小鼠体内，建立移植性肿瘤动物模型，作为工具进行抗肿瘤药物的筛选及机制研究。

（2）遗传性疾病：许多小鼠本身具有遗传性疾病（自发性遗传病），如小鼠黑色素病（即 Chediak-Higashi 综合征）、白化病、家族性肥胖、遗传性贫血、系统性红斑狼疮、尿崩症等，可用于遗传学及遗传性疾病，以及基因工程、转基因、基因组计划等研究。

（3）免疫血液病：利用各种免疫缺陷小鼠，研究免疫机理、免疫缺陷病。例如，纯系新西兰黑色小鼠（NZB）有自身免疫性溶血性贫血，AKR/N 品系小鼠有补体 C5 缺损，CBA/N 小鼠有 B 细胞缺乏的免疫缺陷等，可利用这些品系开展目标针对性的研究。

（4）内分泌：利用小鼠自发、诱发的内分泌腺结构缺陷，研究人类内分泌疾病。例如，胰岛发育不全引起的肥胖症、糖尿病，生长激素缺乏造成的矮小症、侏儒症等。

（5）生育与节育：小鼠有规律的发情周期、排卵周期，有明显的妊娠观察指标，易于检测，常用来做生育、着床、早孕、排卵等方面的实验，适于促孕及避孕研究。

（6）老年病：小鼠自然寿命 2～3 年，传代时间短，适于老年病学及抗老化研究。高龄小鼠或者 SAMP8（快速老龄化）小鼠常用于研究衰老的起因、过程和机理。

（二）大鼠

大鼠（rat）属于啮齿目-鼠科-家鼠属-褐家鼠种，由褐家鼠变种而来，19 世纪中叶即开始用于动物实验，目前广泛应用于生命科学研究的各个领域，尤其在肿瘤学、药理学、内分泌学、营养学、神经科学方面等。

1. 生物学特性

1）形态结构及生理学特性

（1）生后发育：新生鼠周身无毛，赤红色，两耳贴皮肤，体重 5.5～10 g。2 d 后周身粉红色，3～4 d 两耳张开，开始长出绒毛，8～10 d 切齿萌出、开始爬行，14～17 d 双目睁开，16 d 后被毛长齐，19 d 白齿萌出，21 d 离乳。一般成年雌鼠 250～500 g，雄鼠 300～600 g，寿命为 2～3 年，杂交系、远交系比近交系寿命长。生长发育期长，长骨的骨骺线长期存在，不骨化。

（2）体表：与小鼠相似，但个体大。成年体长 18～20 cm。尾上覆有短毛和环状角质鳞片。汗腺极不发达，仅爪垫有汗腺，用尾巴散热。

（3）牙齿：上、下颌各有 2 颗切齿、6 颗臼齿，共 16 颗。齿式为（1003/1003）×2。切齿终身生长，需不断啮咬磨牙，故饲料采用压缩颗粒；垫料中也应加入木块等硬物供其啮咬。

（4）消化系统：大唾液腺（包括腮腺、颌下腺、大舌下腺）发达。肠道较短，盲肠较大，但盲肠功能不发达。不耐饥饿，肠内能合成维生素 C。有胆管，无胆囊，胆总管括约肌的阻力很少，肝分泌的胆汁通过胆总管进入十二指肠，受十二指肠端括约肌的控制；大鼠的胆汁排放及脂肪类的消化具有与小鼠不同的特点。肝脏分 6 叶，再生能力强，被切除 60%～70% 后也可再生。胰腺呈灰粉色且分叶甚多，形状不规则，似脂肪，色泽较暗,质地稍坚实。有脂肪组织沉积在颈区肩胛部间,呈腺体状,为冬眠腺。

(5)呼吸系统:包括鼻、咽、喉、气管及其分支、肺,对环境致病因子敏感,长期慢性刺激下易引发肺炎。

(6)生殖系统:大鼠生长快、繁殖力强,生殖系统发达。双子宫;在胸部、腹部各有乳头 3 对。雌鼠 2.5 个月、雄鼠 2 个月性成熟。妊娠期 21 d,哺乳期 18~23 d。每胎平均产仔 8 只,为全年多发情动物,产后发情,性周期 4 d 左右。一般繁殖周期为 90~300 d。

(7)神经系统:与小鼠神经系统类似,大鼠的大脑很发达,中脑较小;垂体-肾上腺神经内分泌轴发达;嗅觉灵敏,对环境中氨气、硫化氢等气体极为敏感;不会呕吐,无法进行呕吐实验。

(8)生理指标:体温 38.5~39.5℃,心率 370~580 次/min,呼吸频率 66~114 次/min,通气率 5~10.1 ml/min,潮气量 0.6~1.25 ml,耗氧量 2000 mm^3/g 体重,麻醉时收缩压 88~138 mmHg,红细胞总数 7.2×10^{12}~9.6×10^{12}/L,血红蛋白 12~17.5 g/100 ml,白细胞总数 5×10^9~15×10^9/L,血小板 10×10^{10}~30×10^{10}/L,血容量占体重的 7.4%,红细胞比重 1.09,血浆总蛋白 6.9~7.6 g。

2)行为习性

(1)夜行性:昼伏夜出,夜间活动。白天除实验及饲养动作外,避免抓弄。

(2)居性:群居,白天喜欢挤在一起休息;吃食较多,杂食,食性广泛。

(3)性情:喜啃咬,性情较温顺,一般情况下攻击性不强,不会咬人,易于捉拿。可在笼内饲养,对外界环境适应性强,抗病力强,成年大鼠很少患病。

(4)敏感:对各种刺激特别是噪声、光照敏感。反应灵敏,行为表现多样,情绪敏感。环境条件的微小变化也可引起反应,强烈的噪声可导致恐慌、互相撕咬,带仔母鼠可出现吃仔行为。

(5)温湿度适应:不耐高温,易中暑死亡。对于湿度要求严格,湿度 < 40%且高温时,尾部易发生环状坏死症。

2. 常用品种、品系

1)封闭群

目前,封闭群大鼠常用的品系有两种,见表 1-1。

表 1-1 常用大鼠封闭群品系

品种品系	历史起源	毛色	主要特性
Wistar	1907 年美国 Wistar 研究所育成;由日本、苏联引进到中国	白色	头部较宽,尾长短于身长;产仔数多,早熟,繁殖力强;性格温顺;抗病力强;自发性肿瘤率低
SD(Sprague Dawley)	1952 年,由 Sprague Dawley 农场育成	白色	头部狭长,尾长;产仔数多,幼鼠生长快;抵抗力(呼吸系统)强;自发性肿瘤率低;对性激素敏感

2)近交系

目前,近交系有上百种,常用的品系有几十种,见表 1-2。

表 1-2 常用大鼠近交系品系

品种品系	历史起源	毛色	主要特性
ACI	1926 年哥伦比亚大学肿瘤研究所培育	腹部黑色、脚白色	易发先天性畸形，低血压；繁殖力差；易患肿瘤
F344/N	1920 年 Curtis 培育	白色	易患乳腺肿瘤、脑下垂体腺瘤、甲状腺肿瘤、白血病等；允许多种肿瘤移植、生长
SHR	1960 年 Okamoto 采用封闭群 Wistar 大鼠近交培育而成	白色	自发性高血压，动脉收缩压雄鼠 200～350 mmHg、雌鼠 180～200 mmHg，且无原发性肾脏、肾上腺损伤；适于研究降压药物
LEW	Wistar 培育而成	白色	血清中生长激素、甲状腺素、胰岛素含量高；对诱发自身免疫性心肌炎高敏，可诱发过敏性脑脊髓炎、过敏性关节炎、自身免疫血管球性肾炎等；可移植多种肿瘤，高脂食物可引起肥胖症
GH	1930 年牛津大学医学研究所培育	白色	遗传性高血压，可能与肾的前列腺素分解代谢有关；可自发心肌肥大、血管疾病，心脏重于正常 50%；适于研究高血压、血管疾病
WKY	1971 年美国 NIH 从日本引进 Wistar 大鼠近交培育而成	白色	为 SHR 正常血压对照组；收缩压雄鼠 140～150 mmHg、雌鼠 130～150 mmHg

3）突变系

大鼠的突变系至今已超 20 种。

（1）肥胖症大鼠：食量大，体重比正常大鼠大一倍。血浆中胆固醇、磷脂含量较高，3 周就表现出肥胖，5 周肥胖明显。可作为肥胖症动物模型。

（2）尿崩症大鼠：下丘脑神经垂体系统的病变，使加压素、抗利尿激素分泌减少，导致大鼠尿液增多。尿崩症大鼠 24 h 可排出尿液量占自身体重的 25%～125%。

（3）癫痫大鼠：可随铃声旋转起舞数秒，然后一侧倒地，抽搐发作。

3. 在生物医学及药学中的应用

1）生理学

利用大鼠的解剖生理学特点，开展相应的生理学研究。垂体-肾上腺神经内分泌轴灵敏，对应激反应敏感，可制备应激性胃溃疡动物模型；也常通过切除大鼠内分泌腺的方法进行肾上腺、垂体、卵巢等内分泌实验。因其无胆囊，常用大鼠做胆总管插管收集胆汁，进行消化功能的研究。

2）药学

大鼠的体重、器官组织比小鼠大，给药剂量和途径更容易把控，适宜于药物毒理学（长期毒性）、药效评价、新药筛选等研究。

3）遗传学

大鼠毛色变形多，具有很多毛色基因，如白化等位基因（C）、淡黄色等位基因（d）、粉红眼等位基因（p）、红眼等位基因（r）、银色等位基因（S）、沙色等位基因（sd）、黄色等位基因（e）、白灰色等位基因（wb）等，体表毛色可见的变化利于遗传学研究。

4）医学

（1）代谢性病：大鼠对机体营养敏感，缺乏维生素、氨基酸等可发生相应典型症状，是营养代谢学研究的首选动物。一些自发性高血压大鼠和自发性糖尿病大鼠可用于代谢性疾病的研究。

（2）职业病：大鼠对吸入气体敏感，大气环境中的 CO、N_2 对大鼠视神经、肺组织影响比较大；于烟雾下长期生活大鼠易发生肺及肾脏疾病；重金属污染可导致大鼠生殖系统病理改变，可以影响胚胎发育；常用于制备相应疾病模型；适合于职业病研究。

（3）感染病：多种病原体可致大鼠产生与人类感染相似的疾病，如支气管肺炎、副伤寒。选用幼年大鼠进行流感病毒传代，进行厌氧菌细菌学实验，还可进行假结核、麻风病、霉形体病、巴斯德杆菌病、葡萄球菌感染、念珠状链杆菌病、黄曲病、烟曲菌等真菌病的研究。

（4）口腔病：用变异链球菌接种大鼠口腔，然后喂食含蔗糖食物，大鼠牙齿上的珐琅质蛀损与人的龋齿相似，可用于龋齿防治及机制研究。

（5）心血管疾病：大鼠血压和血管阻力对药物反应敏感，适于研究心血管药理；可通过直接血压描记法反映降压药的药效；也可通过灌流肢体血管、离体心脏进行心血管药理学实验。

（6）肿瘤：大鼠特别易患肝癌，通过化学药物诱导可比较容易地建立肝癌模型，亦可制成食管癌等肿瘤模型，是肿瘤研究最常用的实验动物之一。

（7）再生医学：大鼠肝脏再生能力很强，切除 60%～70% 后，肝仍能再生，常用于肝脏细胞与组织再生过程研究，以及以此为对标的再生医学研究。

（8）神经与精神：大鼠行为、情绪变化表现多样，情绪敏感，被广泛应用于行为学及高级神经活动的研究。

（三）豚鼠

豚鼠（guinea pig）属哺乳纲-啮齿目-豚鼠科-豚鼠属，又名荷兰猪、天竺鼠，原产于南美洲，实验豚鼠由野生豚鼠中的短毛种经长期驯化而来，较早用于生物医学研究。

1. 生物学特性

1）形态结构及生理学特性

（1）体态：头大，颈短，耳圆，尾巴只有残迹，全身被毛，四肢短粗，前肢有四趾，后肢有三趾，有尖锐短爪，不喜攀登、跳跃；短被毛紧贴皮肤，怕高温、高湿。

（2）生长发育：寿命 4～5 年，最长可达 8 年，生长发育快，增重明显，于出生后 2 个月内平均每天增重 4～5 g。一般 2 个月豚鼠体重可达 350 g；5 个月雌鼠体重可达 700 g，雄鼠体重可达 750 g；成年雄鼠体重可达 950 g，成年雌鼠体重可达 800 g。

（3）维生素：豚鼠自身不能合成维生素 C，故需在饲料或饲水中加维生素 C 或给食新鲜蔬菜。维生素 C 缺乏出现坏血症，较重者后肢出现半瘫痪，冬季易患，补给维生素 C 后症状消失。

（4）免疫反应：致敏豚鼠再接触某抗原时常导致速发型超敏反应，表现为发绀、虚脱，或因支气管、细支气管平滑肌收缩发生窒息、死亡。皮内注射结核菌素可引起迟发型超敏反应。血清中含有丰富的补体，可用于免疫学实验中的补体实验。这是豚鼠显著的生理学特点。

（5）生殖系统：属于晚成性动物，为全年多发情动物，并有产后性周期。孕育：性周期 12～18 d，妊娠期 62～72 d，哺乳期 21 d，产仔少，窝产仔 3～4 只。胚胎在母体内发育完全后出生，出生即长成，全身被毛，眼张开，耳竖立，并已具有恒齿，产后 1 h 即能站立行走，数小时就能吃软饲料，2～3 d 后即可在母鼠护理下吸吮母乳、吃青饲料或混合饲料，发育生长迅速。

（6）听觉：豚鼠听泡大，听觉发达，能识别多种不同的声音，对 700～2000 Hz 纯音最敏感，当有尖锐声音刺激时，可以引起听觉耳郭反射。

（7）生理指标：正常体温 37.8～39.5℃，自动调节体温能力差，最适温度为 18～22℃。心率 200～360 次/min，呼吸频率 69～104 次/min，潮气量 1.0～3.9 ml，通气率 10～28 ml/min，耗氧量 816 mm^3/g 体重，血压 75～120 mmHg，红细胞总数 $4.5×10^{12}$～$7.0×10^{12}$/L，血红蛋白 11～16.5 g/100 ml，白细胞总数 $5×10^9$～$6×10^9$/L，血小板 $11.6×10^{10}$/L，血浆总蛋白 5.0～5.6 g，血容量占体重的 6.4%，染色体 32 对。

2）行为习性

（1）食性：嚼肌发达，胃壁非常薄，盲肠特别膨大，约占腹腔容积的 1/3，粗纤维需求量较家兔多，喜食纤维素多的禾本科嫩草或干饲料。

（2）性情：温顺，胆小易惊；一般不伤人、不打斗，会发出吱吱的尖叫声。

（3）居性：活泼好动、喜群居，不宜单笼饲养；喜干燥清洁的生活环境。

（4）敏感：对外界刺激极为敏感，对各种刺激均有极高的反应；对变质食料敏感，对气温突变极敏感，在空气浑浊、寒冷环境中易发生肺炎，并引起孕鼠流产，受惊时亦易流产。

2. 常用品种、品系

有封闭群 30 个、近交品系 15 个，按毛长短可分为短毛、长毛、刚毛 3 种。一般实验用豚鼠多为短毛豚鼠。

1）封闭群

（1）英国种：也称荷兰种，毛短，体质健壮，毛色有纯白色、黑色、棕黑色、棕黄色、灰色等。主要有 4 个品种：顿金哈德莱（Dunkin Hartley）、哈德莱（Hartley）、勃莱特哈德莱（Pirbright Hartley）、短毛种（Shorthair）。此种豚鼠生长快、抗病力强、繁殖性能好，多用于药物检定、传染病学等研究。

（2）安哥拉种：毛细而长，能覆盖脸部、头部、身体。对寒冷、潮湿特别敏感，不易饲养繁殖，雌鼠一般一胎一只，而且仔鼠成活率较低。这种豚鼠不适合用于动物实验。

（3）秘鲁种：毛细长有卷，体质较英国种差。与安哥拉种有亲缘关系。繁殖力低，不适合用于动物实验。

（4）阿比西尼亚种：短毛，但毛长成后为蔷薇花状的卷涡毛。极易感染各种疾病，不适合用于动物实验。

2）近交系

（1）近交系 2：遍布全球，其毛三色（黑、白、红）大部分呈现在头部，但脾脏、肾脏、肾上腺大于近交系 13；老龄豚鼠的胃大弯、直肠、肾、腹壁横纹肌、肺、主动脉等部都有钙质沉着；对结核分枝杆菌抵抗力强；具有纯合的豚鼠主要组织相容性复合体（GPL-AB.1）抗原，血清中缺乏诱发迟发型超敏反应的因子。

（2）近交系 13：毛色基本同近交系 2，其育成史与近交系 2 相同。该系体形较大，对结核分枝杆菌抵抗力强，性活动比近交系 2 差。GPL-AB.1 抗原与近交系 2 相同，而主要组织相容性复合体 1 区与近交系 2 不同，对自身免疫性甲状腺炎的抵抗力比近交系 2、Hartley 封闭群强。生存期 1 年的豚鼠，其白血病自发率为 7%、流产率为 21%、死胎率为 45%；血清中缺乏诱发迟发型超敏反应的因子。

3. 在生物医学及药学中的应用

1）免疫学

血清中补体含量高，是所有实验动物中补体含量最多的动物，并且补体非常稳定，免疫学实验所需的补体多来源于豚鼠。豚鼠是过敏性休克、变态反应研究的首选动物。

2）营养学

豚鼠不能自身合成维生素 C，对维生素 C 缺乏十分敏感，是用于研究坏血病、维生素 C 生理功能及其生化反应的理想动物模型。

3）药物学

对组胺极敏感，很适合于平喘药、抗组胺药的研究；对麻醉药敏感，可用于麻醉药的药效学研究；对多种抗生素类药物敏感，常用于对抗生素的研究；还可以进行药物的过敏性、刺激性实验。

4）医学

（1）感染性疾病：对多种病原体尤其对结核分枝杆菌高度敏感，是结核分枝杆菌分离、鉴别、诊断、病理研究的首选动物模型。幼龄豚鼠经常用于支原体感染后的病理、细胞免疫研究。

（2）肺水肿：切断豚鼠颈部两侧迷走神经，可以复制典型的急性肺水肿，症状比其他动物更明显，是肺水肿研究常用动物；适用于观察出血、血管通透性变化实验。

（3）听觉听力：耳郭反射、听觉诱发电位显著，常用于对听觉、中耳和内耳疾病、听神经的研究。在药物耳毒性实验、听觉机理研究、听觉保护性药物的研发方面，豚鼠优势明显。

（四）仓鼠

仓鼠（hamster）又名地鼠，属哺乳纲-啮齿目-仓鼠科-绢毛鼠亚种-金仓鼠属。实验用仓鼠由野生地鼠驯养而成。

1. 生物学特性

1）形态结构及生理学特性

（1）体态：尾粗短，耳色深，眼小，被毛柔软。仓鼠口腔内有颊囊，用以暂时存储食物。牙齿十分坚硬，可咬断细铁丝。

（2）生殖系统：生殖周期短，性成熟一般 30 d，性周期 4~5 d，妊娠期 14~17 d，是妊娠期最短的哺乳类实验动物。哺乳期 20~25 d，离乳后雄鼠 2 个月、雌鼠 1.5 个月即可配种，全年发情，产后发情，每年可产 7~8 胎。平均窝产仔 6~8 只。

（3）生后发育：新生仓鼠，重 2~3.3 g，全身无毛，眼、耳紧闭，约 5 d 后耳张开，15 d 睁眼。生长发育很快，离乳时体重可达 25~28 g，2 个月体重 80~100 g，体长 16 cm，成年体重约 150 g。成年金黄地鼠，雌鼠最大可达 180 g（平均 140 g），雄鼠最大可达 160 g（平均 130 g）。寿命一般 2~3 年。

（4）基础生理：体温高低与季节有关，夏天一般为（38.7±0.3）℃；一天内有变化，晚上 21:00~22:00 体温最高，从中午到傍晚较低，凌晨 3:00~5:00、10:00 体温上升。颊囊内温度为（37±1）℃，雄鼠直肠温度与颊囊温度大体一致，雌鼠直肠温度比颊囊温度低 1~2℃。心率 400 次/min，呼吸频率 33~127 次/min，通气率 33.3~82.8 ml/min，20~21℃条件下血液量为体重的 5%。颈动脉血压，8~12 周时为 78.7~101.3 mmHg，12~17 个月时为 64.3~88.3 mmHg，17~24 个月时为 65.5~92.5 mmHg，24 个月以上时为 62.0~91.8 mmHg，红细胞总数 $5.9×10^{12}$~$8.3×10^{12}$/L，血红蛋白 14.85~16.20 g/100 ml，白细胞总数 $7.20×10^6$~$8.48×10^6$/L。

2）行为习性

（1）食性：杂食，食性广泛，以植物为主，有储存食物的习性，可将食物、水储存于颊囊内。

（2）习性：昼伏夜动。运动时腹部着地，行动笨拙，易捕捉，但受惊、被激怒时会咬人。兴奋时可发出强烈的金属性声响。地鼠好斗，雌性比雄性大而凶猛，雄性常被雌性咬伤。因此，除发情期外，雌、雄不宜同笼饲养。

（3）嗜睡：地鼠易熟睡，不易弄醒，熟睡时全身肌肉松弛，犹如死亡。一般于 8~9℃时可出现冬眠，体温、心率、呼吸频率、基础代谢率均降低。

2. 常用品种、品系

1）金黄地鼠

又称叙利亚地鼠。地鼠脊背为鲜明的淡金红色，腹部与头侧部为白色。突变毛色多样，可有褐色、乳酪色、白色等。目前，全球育成的金黄地鼠近交系 38 种、突变系 17 种、封闭群 38 种。常用的金黄地鼠大部分属于封闭群，繁殖性好。

2）中国地鼠

又称黑线地（仓）鼠、背纹地（仓）鼠。现有群、系 20 个。目前国内有地鼠近交系、白化突变系。中国地鼠体形小，体重约 40 g，长约 10 cm，背部从头顶直至尾基部有一黑色条纹。

3. 在生物医学及药学中的应用

1）遗传学

中国地鼠染色体大，数量少，且相互间易于识别，是研究染色体畸变、复制机制的好材料；还可用于细胞遗传、辐射遗传、进化遗传研究。

2）生理学

（1）生殖生理学：仓鼠成熟早，发情周期准确，可确切得知其妊娠期。妊娠期短，繁殖快，便于进行生殖生理研究。人的精子能穿透金黄地鼠卵子的透明带，完成受精过程，这一点便于进行生殖生理方面的研究。

（2）血管生理学：颊囊的黏膜薄、色淡、透光度好，微血管致密、清晰，适合用来观察淋巴细胞、血小板、血管反应变化，可用于进行血管的生理及病理生理学、微循环研究。

3）营养学

可用于维生素 A、维生素 E、维生素 B_2 缺乏症的研究。

4）药学

在组织细胞体外培养中，用以建立二倍体细胞株。肾细胞也可被做成细胞培养物接种病毒，进行分离或制造疫苗。已建立很多突变性细胞株。

5）医学研究

（1）口腔：蛀牙的产生与饲料、口腔微生物有关，仓鼠被广泛地用于口腔科感染性疾病如龋齿的研究。

（2）移植：同群仓鼠易于接受同种异体的器官及组织移植，可用以进行皮肤、心脏、胰腺等器官或组织的移植研究。

（3）传染病：自发感染疾病种类很少，但对实验诱导感染病很敏感，可用来研究小儿麻疹病毒、溶组织阿米巴、利氏曼原虫、旋毛虫等；其睾丸很大，是传染病研究的良好接种器官。

（4）糖尿病：中国仓鼠近交系品种易发生自发性遗传性糖尿病，是研究 1 型糖尿病的良好实验动物。

（5）肿瘤：仓鼠的颊囊可移植肿瘤组织及细胞，适用于肿瘤致癌机制及抗癌药物筛选研究。金黄地鼠无原发肺肿瘤，适于诱发支气管性肺癌、肺肿瘤；同时，仓鼠是能够诱发胰腺癌（与人胰腺癌很相似）的唯一模型动物。

（五）长爪沙鼠

长爪沙鼠（gerbil）属啮齿目-仓鼠科-沙鼠亚科-沙鼠属，亦称长爪沙土鼠，分布于内蒙古自治区及其毗邻的省份，又称蒙古沙鼠。其大脑动脉环（Willis 环）、前列腺、眼、耳等解剖结构独特；对微生物易感；易发多种肿瘤，常用于脑神经、寄生虫病、微生物、生殖、内分泌、营养代谢、药理及肿瘤等诸多领域研究。

1. 生物学特性

1）形态结构及生理学特性

（1）体态：体形介于大、小鼠之间，毛色金黄。成年鼠平均体重雌性 55.6 g、雄性 67.2 g。背毛棕灰色，腹毛灰白色，耳明显，耳壳前缘有灰白色长毛，内侧顶端有少而短的毛，其余部分裸露。尾上被以密毛，尾端毛较长，形成毛束。爪较长，趾端有弯锥形强爪，适于掘洞，后肢跖、掌被以细毛，眼大而圆。

（2）脑底动脉环：20%～30%的沙鼠脑底动脉环后交通支缺损或细小，不能构成完整的 Willis 环。利用这一特点，比较易于制作脑缺血动物模型。

（3）孕育：性成熟期为 10～12 周，性周期 4～6 d。繁殖多在春秋季节，交配多发生在傍晚、夜间，妊娠期 24～26 d，哺乳期 21 d。初生仔鼠生长发育较快，雌鼠通常 5～6 个月配种。成年雌鼠 1 年可繁殖 3～4 胎，每胎产仔数为 3～7 只。人工饲养条件下，1 年可产仔胎数 5～9 胎，一生的繁殖期为 7～20 个月。长爪沙鼠的平均出生重为 3.5 g。寿命 2～4 年。

（4）基础生理：正常体温 38.1～38.4℃，呼吸频率 90 次/min；齿式Ⅰ1/1，C0/0，DM3/3，染色体数 $2n$=44；血量 7.76 ml/100 g 体重，红细胞总数 8.9×10^{12}/L，血红蛋白 15.2 g/100 ml，血细胞比容 47.4%，白细胞总数 12.4×10^9/L，中性粒细胞 19.3×10^8/L，嗜酸性粒细胞 14.1×10^7/L，嗜碱性粒细胞 8.6×10^7/L，淋巴细胞 9.99×10^9/L，单核细胞 2.8×10^7/L。

2）行为习性

（1）警觉性：常用后肢站立，抬高头部观察周围环境。

（2）居性：非冬眠动物，一年四季活动，主要昼间出洞活动。喜居沙质土壤中的洞穴，行动敏捷，喜群居。

（3）食性：较杂，主要吃草本植物的种子、叶、茎，有储粮习惯；耐饥渴，长期生活于干旱地区，饮水少，排尿少，每只平均饮水量为 2 ml/d，远远低于小鼠的需要；每天有 0.02 ml/g 体重的水，即可维持生命。

2. 常用品种、品系

实验沙鼠均来自同一沙鼠群。沙鼠具有癫痫发作特点，美国已育成两个近交品系：发作感受型 WJL/UC（癫痫发作易感型）、发作抵抗型 STR/UC（癫痫发作抵抗型）。日本育成癫痫品系 MGS/ldr，保有 MGS/Sea、Mon/JmsGbs、KWL、Hos 4 个品系。

3. 在生物医学及药学中的应用

1）感染性及炎性疾病研究

（1）寄生虫病：沙鼠对一些寄生虫如丝虫、原虫、线虫、绦虫、吸虫等敏感，对周期型马来丝虫的感染率可达 74%，与人自然状态感染相似。沙鼠是研究寄生虫病的天然模型。

（2）微生物感染：沙鼠易于感染某些微生物，其肾胚细胞对流行性出血热病毒（epidemic hemorrhagic fever virus，EHFV）敏感性高，适应毒株范围广，病毒在体内繁殖快，具有易于分离、传代时间短的特点，是研究 EHFV 的理想实验材料。利用沙鼠肾胚细胞发明了首例野鼠型流行性出血热疫苗。沙鼠对沙门氏菌、李斯特菌敏感。沙鼠感染幽门螺杆菌（Helicobacter pylori，HP）即可诱发胃癌，是研究 HP 感染与胃癌的首选实验动物。

（3）耳胆脂瘤病变：长爪沙鼠是目前唯一可以自发耳胆脂瘤的非人类动物。"胆脂瘤"是一误称，实际上是由脱屑角蛋白和鳞状碎片聚集形成的囊性结构，包被以纤维基质，通常是炎症反应产物。

2）代谢性病

（1）糖脂代谢：沙鼠血清总胆固醇中 24%～30% 是游离胆固醇，与人类的 30% 相似。该鼠对胆固醇极敏感，饲喂高胆固醇饲料 1 周，其血浆总胆固醇将快速升高，并伴随大量脂肪在肝脏、肾上腺皮质沉积；很少出现高脂血症的动脉粥样变性、动脉瘤性硬化等病理特征。因此，其可用于影响胆固醇吸收、食饵性胆固醇代谢的研究。常规饲养状态下部分沙鼠表现为肥胖，同时出现空腹血糖升高、糖耐量受损、血清胰岛素免疫反应、胰腺等多脏器糖尿病病理特征。沙鼠是研究糖尿病、肥胖病、牙周炎、龋齿及白内障等疾病的理想实验动物。

（2）水盐代谢：沙鼠长期栖息在干燥地区，具有饮水少、排尿少的特性。它能有效利用食物中和代谢产生的水分，并且尽可能减少水的排出，对于理解水盐代谢、肾单位尤其是肾小管的重吸收机制及过程很重要，是研究肾功能病变的良好动物模型。

3）神经系统病

（1）脑缺血病：沙鼠的脑底动脉环后交通支细小甚至缺损，不能将椎基底动脉与颈内动脉连接起来，从而不能构成完整的 Willis 环。Willis 环是椎动脉、颈内动脉于脑底部形成的动脉环，可以连通、调节四条颅内动脉的血供，保障各脑区血流。Willis 环不完整是脑缺血的重要风险因素。长爪沙鼠群体中 20%～30% 的个体存在 Willis 环变异缺失，是建立脑缺血疾病模型的理想动物。

（2）癫痫病：沙鼠群体具有较高频率的自发性癫痫，环境条件刺激，如噪声、抓取或突然下落，均能诱发癫痫。月龄不同，发作频率也不同，在沙鼠 6～10 个月癫痫发病率可达 40%～80%，并持续到整个生命周期。

4）肿瘤

沙鼠发生自发性肿瘤的概率为 8.4%～24%，通常 2 年以上有 10%～20% 的沙鼠产生自发性肿瘤。在肾上腺皮质、子宫、皮肤等部位最易自发肿瘤。

（六）旱獭

旱獭（marmot）俗称土拨鼠，属啮齿目-松鼠科-旱獭属，生活在高寒山区，主要分布于北美大草原，以及加拿大、俄罗斯、中亚、东欧等草原，国内主要分布于黑龙江、新疆、内蒙古及青海牧区等地。

1. 生物学特性

1）形态结构及生理学特性

（1）体态：门齿较长，体形粗短而圆胖，头较小，耳壳不发达，四肢短健，趾部尖端有尖锐强硬的爪，适于挖洞。平均体重为 4.5 kg，身长约 56 cm。

（2）生性：不耐热，怕曝晒，抗病力强。

（3）孕育：一般年产 1～2 胎，雌旱獭怀孕期约 35 d，每胎产仔 6～8 只，多者超 12 只，春季交配繁殖。繁殖年限为 10～15 年，旱獭寿命 15～20 年。

2）行为习性

（1）居性：穴居动物，喜群居，善于挖掘地洞。

（2）食性：素食为主，饲养条件下表现为杂食性。耐饥饿，不饮水，食量大，喜食含水量大的多汁饲料。不储存食物，夏天多食，体内储脂以便洞内冬眠。

（3）性情：易于驯化，一般不会伤人。

（4）冬眠：气温长时间低于10℃时，自然冬眠，时间可长达3～6个月，气温转暖自然苏醒。

2. 常用品种、品系

全球有14个品种，中国分布的有4种。

1）蒙古旱獭

体中型，被毛短密、柔软。头顶黑色，背部褐色，腹部草黄色，背腹毛色无明显分界线，嘴周围和下颌橙黄色。

2）长尾旱獭

被毛稀疏、粗糙、白色，全身毛色由红褐色到鲜红色，又称红色旱獭。在中国主要分布于帕米尔高原、阿赖山山地，为帕米尔高原特有的啮齿类动物。

3）喜马拉雅旱獭

体呈棕黄褐色，并具散在黑色斑纹，腹毛较稀疏，颜色浅；体形粗壮而肥胖，尾短。主要分布在青藏高原，属青藏高原特有种属。其是国内较早用于科研的实验动物。

4）阿尔泰旱獭

中型旱獭，被毛较长，同时柔软细密，背部沙黄色，腹部鲜红或褐红色，与背毛反差明显，分界线清晰，头部咖啡色。

3. 在生物医学及药学中的应用

1）生理学

用于冬眠研究。基于其冬眠的特性，科学家已经从冬眠土拨鼠血浆中分离出一种冬眠诱导物，有望通过其血液研究中明确冬眠机理。

2）感染性疾病研究

（1）乙型肝炎：旱獭病毒是嗜肝DNA病毒，在形态学、基因产物、流行病学、感染过程，以及发展成为肝细胞癌的过程中，与人类乙肝病毒极为相似，是研究人类乙肝病毒感染的理想模型动物，应用于人乙肝的免疫机制、抗病毒药物筛选、疫苗开发等研究。

（2）自然疫源性疾病：旱獭对某些病原体有一定的敏感性，能够感染鼠疫，可进行鼠疫病原体在自然界保存机制的研究，是研究某些自然疫源性疾病病因学、流行病学、预防及治疗的理想模型动物。

二、食肉目

（一）犬

犬（dog）属哺乳纲-食肉目-犬科-犬属，作为实验动物应用于生物科学、医学研究、医学教学及医疗技能训练等多个领域。

1. 生物学特性

1）形态结构及生理学特性

（1）牙齿：犬的牙齿具备食肉目动物特点，大而锐利，撕咬力强，能切断食物，但咀嚼较粗。出生后十几天开始生乳齿，2个月开始换齿，8～10个月换齐。乳牙齿式为28（I 3/3，C 1/1，P 3/3，M 0/0）；成年犬齿式为42（I 3/3，C 1/1，P 4/4，M 2/3）。

（2）汗腺：皮肤无汗腺，只在趾垫有少许汗腺。散热主要靠呼吸，将舌头伸出口外喘式呼吸，以加速散热，舌头在体温调节中起重要作用。

（3）骨骼：无锁骨，肩胛骨由骨骼肌连接躯干。犬头骨呈圆锥形，椎骨有7个颈椎、13个胸椎、7个腰椎、1块骶骨（由3枚骶椎融合而成）、8～22个尾椎骨；后肢由髋关节连接骨盆；9对真肋及4对假肋，1块胸骨和胸椎构成胸廓。

（4）消化呼吸系统：内脏形态、结构、功能与人的相似。食管全部由横纹肌构成；胃较小，易施行胃导管手术；肠道短，为体长的3～5倍，肠壁厚薄与人相似；肝脏较大，胰腺小且分左、右两叶，于十二指肠降部各有一胰腺管开口。脾脏是最大的储血器官。唾液中缺少淀粉酶。鼻息：正常犬鼻尖滋润，以手背触之有凉感，其鼻尖能灵敏地反映犬全身的健康情况，如发现鼻尖无滋润状，触之不凉或有热感，则犬即将得病或已病。这是比较简易的犬体健康状况测试方法。

（5）循环系统：胸廓大，心脏较大，占体重的0.72%～0.96%。心脏、血管、淋巴管的构成及功能与人体几乎等同。

（6）生殖系统：雄犬无精囊腺、尿道球腺，附睾很大，前列腺极发达，有特殊的阴茎骨。雌犬子宫呈双角形，乳头4～5对，春秋发情。发情后1～2 d排卵，但卵第一极体在排卵时未曾排出，这与其他动物不同，卵在这时尚未成熟，数天后等极体脱去才能受精。性周期126～240 d，妊娠期58～63 d，哺乳期60 d，每胎产仔2～8只，性成熟280～400 d，适配年龄为雄犬1.5～2年、雌犬1～1.5年，寿命10～20年。

（7）感官系统：嗅觉系统发达，嗅脑、嗅器、嗅神经极为发达。鼻较长，鼻黏膜上布满嗅神经，嗅觉能力超过人的1200倍，能靠气味识途。有的雄犬能嗅出1500 m之外的雌犬的气味。听觉极灵敏，是人听觉能力的16倍，能听到5～55 000 Hz范围的声音，远超人的听觉范围，还能分辨声音的密度及特征。视力很差，视网膜上没有黄斑，看不到正面近距离的物体，远处的东西看得较清楚；对移动着的物体感觉较灵敏。红绿色盲，不能以红、绿色作为条件刺激来进行条件反射实验。

（8）血型：有A、B、C、D、E型。只有A型血有抗原性，能引起输血反应，其他四型血可任意供各血型的犬受血，包括A型血犬在内，不发生输血反应。

2）行为习性

（1）食性：肉食性，喜欢啃咬骨头，喜食肉类、脂肪性饲料；也可杂食或素食。人工饲养，饲料中需要有足够的动物蛋白质、脂肪。

（2）适应性：环境适应性强；能承受较冷、热的环境温度。

（3）性情：喜近人，易于驯养，有服从人的意志的天性，多数品种经短期训练便能较好地领会人的简单意图，并能较好地配合实验。

（4）神经类型：分为 4 种神经类型，即活泼型、安静型、不可抑制型、衰弱型。

（5）运动：运动能力强。成年雄犬爱撕咬打架，并有联合欺弱的特点。受到虐待时，容易对施虐者产生不信任，难以接近；不合理饲养时，可诱发野性表现。犬需要不停地运动，因此，犬饲养场所活动空间宜大。

2. 常用品种、品系

1）比格犬

又称小猎兔犬，属小型犬，短毛，原产英国，是猎犬中较小的一种。毛色有黑、白、棕三色。性情温顺，易与人接近，便于实验操作；对环境适应力强，抗病力强，性成熟早，产仔数多；体形小（成年体重 7～10 kg），均一；遗传性能稳定且优良，一般没有遗传性神经系统疾病。比格犬已成为目前生命科学研究中最标准的犬种，广泛用于生物医学各研究领域，特别是长期、慢性药学研究。

2）四系杂交犬

由四个品系杂交而成，是一种专门用于外科手术训练和教学用的犬，具有体形大、心脏大、耐劳、不爱吠叫等优点。

3）黑白斑点短毛犬

可用于特殊的嘌呤代谢研究，以及中性粒细胞减少症、青光眼、白血病、肾盂肾炎、Ehers-Danols 病等的研究。

4）Labrador 犬

一般用于实验外科学研究，以及外科操作训练。

5）纽芬兰犬

由于其性情温驯、体形大，一般专用于实验外科学。

6）墨西哥无毛犬

该种犬无毛，可用于特殊研究，如粉刺或黑头粉刺的研究。

7）华北犬和西北犬

国内繁殖饲养的两个犬种：华北犬耳较小，后肢较小，颈部较长，前肢较大；西北犬正好与之相反。两种犬各部分体表面积百分比有一定的差异，均适合进行烧伤、放射损伤、复合伤等研究。

8）狼犬

我国培育的犬种，适合用于胸外科及脏器移植等研究。

3. 在生物医学及药学中的应用

1）医学技术训练及教学

基础医学研究、教学中最常用动物之一，尤其是形态学、生理学、病理学等实验教学。实验外科学训练：临床医生研究新的手术、麻醉方法时，常常先用犬来做动物实验，取得经验、技巧后用于临床，如心血管外科、脑外科、创伤修复外科（断肢再植、器官和组织移植）等。

2）药学研究

可用于药物代谢动力学研究、新药临床前长期毒性实验、一般药理实验、高血压和心血管病药物的药效学研究。

3）医学研究

常用于人类传染性疾病研究，用来制作病毒性肝炎、链球菌性心内膜炎、十二指肠钩虫病、日本血吸虫病等动物模型，也用于代谢类疾病如蛋白质营养不良、高胆固醇血症、动脉粥样硬化，以及器官组织特异性疾病如先天性白内障、遗传性耳聋、先天性心脏病、肾盂肾炎等研究；特别地，可用于狂犬病机制研究及相关药物的研发。

通过短期训练，犬能很好地配合实验，所以非常适于进行慢性实验，如条件反射实验、各种实验治疗效果观察、毒理学实验、内分泌腺摘除实验等。犬与人有相似的消化过程，比较适合做消化系统的慢性动物实验。

（二）猫

猫（cat）属食肉目-猫科-猫属。在一些动物实验中，猫展现了其他实验动物难以取代的特殊作用，其生理学特性较啮齿类动物更接近人类，其神经系统的构造和功能更为高等。

1. 生物学特性

1）形态结构及生理学特性

（1）口腔：成年猫齿式（3131/3121）×2=30，有 12 个门齿、4 个犬齿和一些锐利的臼齿。通常上颌的后假臼齿、下颌的第一真臼齿特别粗大；门齿不发达；犬齿特别发达，尖锐如锥，适于咬死捕到的鼠类，臼齿的咀嚼面有尖锐的突起，适于把肉嚼碎。猫舌表面有无数丝状乳突，被覆较厚的角质层，呈倒钩状，便于舔食骨上的肉。猫口边有触须，具有触觉功能。

（2）消化呼吸系统：为单室胃，盲肠细小，只能见到盲肠端有一个微小突起。胸腔较小，腹腔很大。猫的大网膜发达，重约 35 g，既能固定保护胃、肠、脾、胰脏，还能保温。肝分 5 叶，即右中叶、右侧叶、左中叶、左侧叶、尾叶。肺分 7 叶，左肺 3 叶、右肺 4 叶。

（3）生殖系统：雄猫的阴茎勃起时向前，而排尿时，尿向后方排出。雌猫乳腺位于腹部，有 4 对乳头；子宫呈双角形。猫属于季节性多次发情动物，交配期每年 2 次（春季、秋季）。交配后 25～27 h 才排卵，属于典型刺激性排卵。性周期约 14 d，发情持续期 4～6 d，求偶期 2～3 d。其性周期可分为 4 个阶段：发情前期、发情期、发情后期、发情间期。用阴道涂片镜检法能明确地判断猫的性周期。孕期 60～63 d，分娩一般需 2～3 h。哺乳期 60 d。适配年龄为雄性 1 年、雌性 10～12 个月。交配力雄性可达 6 年，雌性 8 年。

（4）神经系统：猫脑已经演化得比较复杂，出现比较多而恒定的大脑沟回，猫脑的功能也比较发达。猫头盖骨、脑的形态特征固定，对去脑实验耐受力较强；平衡感觉、反射功能发达，瞬膜反应敏锐；暗视野下视觉敏锐。正常条件下很少咳嗽，受到机械、化学刺激易发生咳嗽。呕吐反应灵敏，呼吸道黏膜对气体或蒸汽反应很敏感。对所有酚类、杀螨虫剂吩噻嗪很敏感。对吗啡的反应表现为中枢兴奋，而犬、兔、大鼠、猴等主要表现为中枢抑制。

（5）一般性状：成年猫体长一般为 40～50 cm；体重雄性 3～4 kg、雌性 2～3 kg；出生时 90～120 g。血压稳定，血管壁较坚韧。血型有 A、B、AB 型。寿命 8～14 年。

（6）运动：猫爪发达尖锐，呈三角钩形，休息、行走时爪缩进去，捕食时伸出来。猫的趾底有脂肪质肉垫，因而行走无声。趾垫间有少量汗腺。

2）行为习性

（1）生性：喜孤独而自由的生活，对环境适应性强，喜爱舒适、明亮、干燥的环境。固定地点大小便，便后立即掩埋。

（2）食性：肉食动物，猫喜食鱼、肉。人工饲养时需要配以较大比例的动物性饲料。

（3）性情：经驯养的猫比较温顺；善捕捉、攀登；牙齿、爪尖锐，接触不当容易被抓伤、咬伤。

（4）捕猎：属于夜行动物，猫眼能按照光线强弱灵敏地调节瞳孔，光线强时，瞳孔收缩成线状；夜间视力很好，便于在黑暗中捕食。

2. 常用品种、品系

有 35 个品种，分为长毛种、短毛种两类。每个品种都具有特定的遗传特征。目前国内实验用的猫绝大部分为家养杂种猫。国内少数单位已开始饲养、繁殖、培育实验猫。因长毛猫的毛发脱落易污染实验环境，且体质较弱、实验耐受性差，故实验用猫多选短毛猫。

3. 在生物医学及药学中的应用

1）药学

利用脑室灌流，研究药物的作用部位及药物如何通过血脑屏障；观察用药后呼吸、心血管系统的功能效应和药物代谢过程对血管的影响。

2）生理学

（1）神经生理：猫神经系统较为发达，头盖骨与脑的形态结构及其位置关系相对固定，是脑神经生理学研究的良好实验动物，在生理学研究技术方面已经标准化。清醒条件下，猫可用于研究神经递质等活性物质的释放、条件反射、周围神经与中枢神经的联系，以及去大脑僵直、交感神经的瞬膜和虹膜反应等实验。猫呕吐反射特别敏感，常用来做呕吐实验。

（2）血压生理：猫的血压稳定，对药物反应灵敏，且与人类反应一致，血管壁坚韧、心搏力强、便于手术操作，也能描绘完好的血压曲线，适合进行药物对循环系统作用机制的分析；还可通过瞬膜反射，分析药物对交感神经系统、神经节的影响；易于制备脊髓猫（延髓离断）以排除中枢神经对血压的影响。

3）医学

（1）疾病诊断及动物模型：可用作炭疽病的诊断、阿米巴痢疾的研究、白血病和恶病质者血液的研究；猫是寄生虫中弓形虫的宿主，因此是弓形虫病研究的理想动物；还用于克兰费尔特（Klinefelter）综合征、白化病、先天性吡咯紫质沉着症、耳聋症、病毒引起的营养不良、急性幼儿死亡综合征、脊柱裂、先天性心脏病、高草酸尿症、卟啉病等的研究。

（2）肿瘤学：适宜进行腺体瘤、鳞状细胞癌、肉瘤、色素瘤、纤维瘤、血管瘤、软骨瘤、卵巢移植性肿瘤的研究。

（3）骨盆矫形：猫的骨盆与人的骨盆结构比较相似，可以建立人类骨盆矫正模型，但是猫与人骨盆生物力学不同，需要区分。

（三）鼬属-雪貂

雪貂常用作实验动物。雪貂（ferret）属食肉目-鼬科-鼬属-蒙眼貂亚种，原产南欧、地中海沿岸等。其最早用于流感病毒研究，现已应用于病毒学、生殖生理、药理学等研究，在国外应用广泛，是北美常见的实验动物。

1. 生物学特性

1）形态结构及生理学特性

（1）体态：身体细长，毛色呈野生色或白化色。体长 33～41 cm；体重 0.3～2.7 kg，体重的变化很大，体重波动可达总体重的 30%～40%，秋天雪貂皮下蓄积大量脂肪，备冬季用，春天逐渐耗尽；雄貂大概有雌貂的两倍大小。寿命为 7～10 年。

（2）结构特点：雪貂幽门和十二指肠布伦纳腺（Brunner's gland）不含有酸性黏膜物质，与人类似，所以雪貂很适合研究人类幽门与十二指肠黏膜分泌；缺乏盲肠；有典型对称的鼬科分泌麝香的肛门腺，这是雪貂潜在的防御器官；雄貂缺乏前列腺；视力也很差，色弱，仅能分辨红色和蓝色；嗅觉非常灵敏。经驯化供实验用的雪貂，毛色呈野生色或白化色，体毛呈淡黄色，脸、足、尾巴黑色。

（3）生后发育：幼仔出生时全身无毛，无听觉、视觉；3～4 周时睁眼、开听；2～3 周时乳牙长出，开始吃固体食物，6 周断奶，4 个月时就可达到成年体重。

（4）孕育：雌性雪貂呈刺激性排卵。繁殖呈季节性，性活动从春季开始，持续 5～6 个月；妊娠期 41～43 d，每个季节可获得 2 胎，每胎生 2～14 个。繁殖期为 5～6 年。

2）行为习性

（1）放臭：雪貂受到惊吓时，就可以排空臭腺；在雌貂动情期，麝香腺的分泌也会主动增加。

（2）呼吸散热：缺乏汗腺，热通过肺发散。当温度超过 32℃时，有热虚脱的可能。

（3）性情：温和、行动敏捷，好奇、爱嬉戏，跳跃自如、善于攀爬。

（4）居性：群居性，夜食，幼小时可群养在笼内，长大后可单独饲养，雌、雄分开饲养。

2. 在生物医学及药学中的应用

（1）病毒感染性疾病：雪貂对流感病毒极为易感，感染后症状与人相似，并且能产生抗体，参与免疫反应，1933 年即开始用于流感的研究，包括机制研究、疫苗开发、抗血清制作、新药开发等；雪貂也被用来研究猪流感。雪貂还适于麻疹、疱疹性口炎、SARS相关的冠状病毒感染、阿留申病、牛鼻气管炎等的研究。

（2）细菌感染性疾病：雪貂是鼬鼠螺杆菌的自然宿主，是研究 HP 感染的理想模型动物。HP 是胃炎、胃溃疡的致病菌，胃黏膜 HP 感染迁延不愈是胃癌发病的重要因素。

（3）肺性高血压病：雪貂肺对缺氧很敏感，缺氧可引起肺血管平滑肌强烈收缩，肺动脉阻力增加，导致右心室负荷增加，可用于研究肺源性高血压。

（4）其他疾病：雪貂也可用以研究消化性脂肪酶分泌、绝经后骨质疏松症、脑血管病等的机制。雪貂很容易被诱导并承受高血氨，是氨代谢的理想动物。

三、兔形目

（一）家兔

兔（rabbit）属哺乳纲-兔形目-兔科-穴兔属。家兔是由野生穴兔驯化选育而成的。作为实验动物，家兔最初多用于医学或生理学教学，目前也广泛用于医药学的研究。

1. 生物学特性

1）形态结构及生理学特性

（1）皮毛：表皮很薄，真皮较厚，坚韧而有弹性。仅在唇边及腹股沟部有少量汗腺；而皮脂腺遍布全身，能分泌皮脂、润滑被毛。有年龄性、季节性两种换毛。仔兔 30 d 乳毛长齐，到 100 d 左右第一次脱换乳毛，130～190 d 开始第二次换毛；每年春、秋季有季节性换毛。

（2）生后发育：出生时眼睛闭，耳闭无孔，趾趾并连。出生后 3～4 d，开始长体毛；4～8 d，脚开始单趾分开；6～8 d，耳孔出现并与外界通；10～12 d，睁眼，试吃饲料；21 d 左右即能正常吃料；30 d 左右被毛形成。体重出生时约 50 g，初生至 3 个月增重迅速。不同品种、不同性别，生长速度不同。

（3）齿式：为 2（I 2/1，C 0/0，P 3/2，M 3/3）=28。兔口腔小，上唇分开，形成豁嘴，门齿外露。有 6 颗切齿，比其他啮齿动物多一对小切齿。

（4）淋巴结：后肢腘窝部有一较大的卵圆球状腘淋巴结，长约 5 mm，在体外易于触及、固定，是淋巴结内注射给药的理想部位。

（5）消化系统：唾液腺有腮腺、颌下腺、舌下腺、眶下腺。单胃，肠长（约为体长10 倍）。盲肠大，占腹腔的 1/3，肠壁薄，对儿茶酚胺类药物和其他药物反应灵敏。于回盲处有特有的圆小囊，囊壁富有淋巴滤泡，黏膜分泌碱性液体，以中和盲肠中微生物分解纤维素所产生的各种有机酸。

（6）胸腔：纵隔连于顶壁、底壁及后壁之间，将胸腔分成左、右两个，互不相通。纵隔由膈胸膜、纵隔胸膜两层纵隔膜组成。心脏外被心包。实施心脏操作，手术区域限于纵隔内，不扰动肺，可以不需要呼吸机。这在兔子及以上大动物可以简化心脏手术。

（7）感官：眼球大，几呈圆形。虹膜内有色素细胞，决定眼睛的颜色。白家兔眼睛的虹膜完全缺乏色素，眼内血管红色显露，看起来为红色。耳郭发达，血管清晰；耳肌发达，耳可自由活动。听觉、嗅觉器官发达，听嗅灵敏，可凭嗅觉来判断仔兔。

（8）神经：颈部有独立走行的减压神经（在人、猫、犬等，此神经位于迷走神经、交感神经或副交感神经之中）。颈血管神经束中 3 条神经，最粗者为迷走神经，较细者为交感神经，最细者为减压神经，减压神经位于迷走神经、交感神经之间，属于传入性神经，其神经末梢分布在主动脉弓血管壁内。这种独立走行的状态为研究减压神经功能提供了便利。

（9）生殖生理：雄兔睾丸可以自由地下降到阴囊或缩回腹腔。雌兔有乳头 3～6 对；为双子宫，子宫不分子宫体、子宫角，两个子宫颈分别开口于阴道。刺激性排卵，发情周期 8～15 d，每月 2～3 次发情，每次持续 3～4 d，发情期间，雌兔卵巢内一次能成熟许多卵子，经雄兔的交配刺激后隔 10～12 h 排出。性成熟，小型品种 4～5 个月，中型品种 5～6 个月，大型品种 6～7 个月，体成熟年龄约比性成熟推迟 1 个月。产仔数 4～10 只，生育年龄可达 5～6 年。寿命 8～10 年。

（10）体温：38.5～39.5℃，对致热物质反应敏感，最易产生发热反应，而且发热反应典型、恒定，适于用作热源实验。主要利用呼吸散热维持其体温平衡。对环境温度变化的适应性有明显的年龄差异，幼兔比成年兔可忍受较高的温度。

2）行为习性

（1）生性：昼伏夜动，白天安静，常闭目睡眠；夜间活跃，采食的饲料占全天的 75% 左右，饮水占 60% 左右。有啮齿目行为，喜欢磨牙、啃咬，有啃木、扒土的习惯。兔性情温顺，异常胆小，如受惊过度则表现为乱奔乱窜。常拒乳非生，甚至咬死异仔。

（2）居性：群居性差，喜欢独居，如果群养，常发生斗殴咬伤，适宜单笼饲养。

（3）食粪性：草食性单胃动物，喜欢青粗饲料。食粪，吃夜间从肛门口直接排出的软粪为主，不吃落地或其他兔排泄的粪便。软粪中含有粗蛋白质、粗纤维、维生素、水分，可以促进营养物质被重吸收再利用。食粪行为开始于 3 周时。

（4）环境温湿度：耐寒不耐热，耐干不耐湿。家兔的被毛较多，汗腺不发达，能忍受寒冷，不耐受潮热。当气温超过 30℃ 或湿度过高时，易引起成年母兔减食、流产、拒乳。夏季是家兔传染病易于暴发的季节。

（5）嗜睡：家兔有嗜睡性，若使其仰卧，全身肌肉松弛，顺毛抚摸其胸腹部并按摩太阳穴时，可使其进入睡眠状态。借助此特点，非麻醉状态下可进行短时间的实验操作。

2. 常用品种、品系

全球实验用兔多达十种，国内常用者为日本大耳白兔、新西兰兔、青紫蓝兔、中国白兔。

1）日本大耳白兔

由中国白兔与日本兔杂交培育而成，毛色纯白，眼睛红色，体形中等偏大，四肢粗壮。适应性强，生长发育快，成年体重达 4～8 kg；繁殖力强，每胎产仔 7～9 只。因其耳大、尖、薄，耳缘血管明显，适于静脉注射、采血，故药学实验多用。

2）新西兰兔

毛色纯白，四肢粗壮，头宽圆短粗；耳宽厚而直立且短；繁殖力强，每胎 7～8 只，生长发育快，体形中等，成年体重可达 4～5 kg，性情温顺，易于饲养管理；产肉率高，早期生长快。广泛用于皮肤试验、热源试验、致畸形试验、毒性试验、胰岛素检定、妊娠诊断、人工受胎等实验研究。

3）青紫蓝兔

该品系分为标准型、中型（美国型）、大型 3 种，原产于法国。每根毛可分为三段颜色，上、中、下分别为黑色、灰白色、灰色；体健壮，耐寒，生长快；成兔体重 4.1～5.4 kg，繁殖能力较好，平均每胎产仔 6～8 只；适应性强，容易饲养。

4）中国白兔

又名菜兔。全球较为古老的品种之一。体形小，毛短而密，皮板较厚，头型小，耳短竖立；抗病力强，耐粗饲，对环境适应性好；繁殖力强，年产 5～6 胎，每胎 8～10 仔；易饲养，成年体重达 1.5～2.5 kg。

3. 在生物医学及药学中的应用

1）药品生产

最大用处是生产抗体，制备高效价、特异性强的免疫血清，其制品广泛用于人类各种抗血清、诊断血清的研制，例如，细菌、病毒、立克次体等病原体免疫血清；间接免疫血清，如兔抗人球蛋白免疫血清；抗补体抗体血清，如兔抗豚鼠球蛋白免疫血清。

2）热源测试

中国白兔对细菌内毒素、化学药品、异种蛋白会产生热源反应，体温变化灵敏，最易产生发热反应，发热反应灵敏而恒定。用于制药工业、人畜用生物制品等各类制剂的热源检测及发热解热机制研究，以及药品生物检定中热源的检查。

3）生殖生理

属刺激性排卵，可诱发排卵，准确检测排卵时间，并容易取得胚胎材料；可用于生殖生理研究、避孕药效应机制以及候选药物筛选。

4）医学研究

（1）感染性疾病：对多种病毒、致病菌敏感，适于多种微生物致病机制及其防治的研究，如狂犬病、天花、脑炎、慢性葡萄球菌骨髓炎、血吸虫病、弓形虫病等，也适于过敏、免疫性炎症研究。

（2）急危重症：常用作失血性休克、肠毒素引起的休克、微血管缝合、阻塞性黄疸等急性试验，以及进行离体兔耳、兔心的分析研究等。

（3）皮肤敏感性试验：对刺激反应敏感，其反应近似于人。常用兔进行毒物、药物、化妆品等对皮肤局部作用的研究。耳朵内侧特别适于皮肤的实验研究。

（4）胆固醇代谢病：对外源性胆固醇吸收率高，可以建立典型的高胆固醇血症、主动脉粥样硬化症、冠状动脉硬化症动物模型。相比于大鼠、犬，兔造模时间短、成模快，病变与人类病变极相似。

（5）心血管、肺心病：胸腔纵隔心包的构造，很适合心脏手术操作。还可采用兔耳灌流、离体兔心等方法来研究药物对心血管的作用。独立存在的减压神经为研究神经与血压之间的关系提供了良好的模型。还可以用兔复制心血管病、肺心病及糖尿病的动物模型。

（6）眼病：家兔眼球表面积和体积大，便于进行手术操作、观察，是眼科研究中最常用的动物，常用于眼科药物筛选、疗效研究。

（二）鼠兔

鼠兔（pika）属哺乳纲-兔形目-鼠兔科-鼠兔属，体形小，耳短，眼黑，体毛呈茶褐色。其原产阿富汗，在日本北海道的大雪山有同族存在，在中国内蒙古、甘肃等地分布较多。

1. 形态结构及生理学特性

体形小，外形酷似兔子，身材、神态又很像鼠类。植食性动物，要供给足量的粗纤维及其他必要的营养成分。性情温、胆小怕惊。

适宜室温（22±2）℃，湿度（55±5）%。耐寒怕热，室温高于 28℃ 则呼吸急速、气喘不安，不利于生长。每小时换入新鲜空气 10~15 次，光照 16 h（5:00~21:00）。

性成熟早，繁殖力较强。繁殖期 4~9 个月（或延至 10 个月），年产 1~3 窝，妊娠期 23~24 d，窝产仔 5~10 只，哺乳期 20 d。出生时全身无毛，背部呈暗灰色，腹部肉红色，眼闭，耳合，而门齿已萌出，体重 7.6~9.7 g；生长速度快，20 d 即可吃颗粒饲料，体重达 40~60.5 g，21~23 d 可离乳；雌、雄分开饲养，30 d 后单笼饲养，完全独立生活；50 d 体重为 93~102 g，雄鼠兔即性成熟、交配。

2. 常见品种品系

1）达呼尔鼠兔

体长 135~185 mm，无尾，背毛黄褐色，腹毛浅黄色，眼黑色，耳大，椭圆形，有明显白色边缘，后肢略长于前肢；成群生活在草原、半荒漠地带，全天活动，善于打洞，带蚤多；常参与旱獭、黄鼠引发的鼠疫动物病的流行。

2）藏鼠兔

分布于中国西北、西南地区的高山灌丛和草丛等地带，生活于洞穴，以植物为食，昼夜均活动。它的体长为 11~16 cm，体重为 44~63 g；耳壳背面黑褐色，内面棕黑色；体毛主要为棕黑色，腹面为灰白色。

3）大耳鼠兔

国内分布于新疆、青海、西藏，是中国境内鼠兔中体形最大的一种。国外分布于尼泊尔、俄罗斯境内。体长 15~20 cm，外形粗壮，耳圆、大，无白色毛边，耳长可达 3 cm 左右；吻侧须长，后伸可达前肢后方；后肢稍长于前肢，足垫小。喜独居；好动、活泼，行动十分敏捷、灵活；以禾本科、莎草科、藜科、蒿草及苔藓等植物为食。

4）高原鼠兔

善鸣叫，故又称"鸣声鼠"。成年嘴唇似兔、耳朵如鼠，尾极短，体毛常呈灰色或黄褐色；成年鼠兔体重为 140~160 g，体长 20 cm 以内。

3. 在生物医学及药学中的应用

鼠兔体形小、性情温和、繁殖力强、性成熟早，符合小型哺乳实验动物的标准，比家兔饲养更为经济，将其模式化后，可用于运动医学、生理学、药理毒理学、寄生虫学、细菌性疾病等的研究；已用于畸形发生的研究。鼠兔作为自身免疫病的理想动物模型，已成为开发新药项目的实验动物之一；鼠兔自然过剩排卵、过剩着床，有望成为生殖生理学研究的动物模型。

高原鼠兔耐缺氧，对高原低氧不敏感，是高山生理、低压特征研究的良好动物模型；对绿脓杆菌等微生物敏感性高于大鼠和小鼠，可以制作绿脓杆菌感染的动物模型；是目前发现的石渠棘球绦虫唯一野生中间宿主，是该种寄生虫病研究的天然动物。

四、偶蹄目

（一）猪

猪（pig）属偶蹄目-野猪科-猪属，与人类结构、生理相似，且心血管系统、消化系统、皮肤、营养基础、骨骼发育、矿物质代谢、血液学等各种参数都与人类相似，是研究人类疾病的重要替身和疾病模型，常被用来模拟心血管病和动脉粥样硬化。猪会出现肥胖、高血压和胰岛素抵抗，符合人类代谢。经长期研发，培育出了专供实验使用的小型猪。在非啮齿类动物中，作为生物医学研究的模型物种，近来猪的使用已经超过了兔了和犬。现在已经出版了基于组织学的猪脑立体定位脑图谱及磁共振像图集；开发出了评估猪情绪和认知能力的测试软件。基因操作猪可能会发展成为可用的人类疾病大动物模型，亨廷顿病、帕金森病、阿尔茨海默病等神经退行性疾病的转基因猪模型有的已经开发出来。

1. 生物学特性

1）形态结构及生理学特性

（1）皮肤：猪的皮肤较厚，而且血管较少，皮下有较厚的脂肪层，皮脂腺分布全身。汗腺为单管状腺，不发达，使得体内热量难以散发，对外界温湿度变化敏感。

（2）消化系统：门齿、犬齿发达，齿冠尖锐突出，臼齿也比较发达，齿冠有台面，上有横纹，齿式为（3143/3143）×2=44；有发达的吻突、唾液腺，但消化粗纤维的能力有限，只能借助盲肠内少量共生微生物。胃为单室混合型，在近食管口端有一扁圆锥形突起，称憩室；胃容积大，达5～8 L；其形状呈扁平弯曲的囊状，位于季肋部、剑状软骨部；贲门腺区很大，占胃的大部分；幽门腺区位于幽门部，较其他动物的宽大；在幽门括约肌附近有一块外翻的肌肉，为幽门圆枕；胆囊浓缩能力低，胆汁量少；盲肠较发达；消化特点介于食肉类、反刍类之间。其消化生理与人类似。

（3）呼吸系统：上呼吸道包括鼻、咽、喉；下呼吸道包括气管、左右支气管、肺内支气管（若干级）；肺左右各一，分叶明显，叶间结缔组织发达；右肺略大，分四叶（尖、中、膈、副），左肺两叶（尖、膈）；肺泡作为气体交换的功能单位，是结构基础。

（4）生殖系统：性成熟较早，雌性4～8个月，雄性5～6个月达体成熟。全年性多次发情，性周期16～30 d，发情期1～4 d，排卵时间在发情开始后25～35 h，最适交配期在发情后10～25 h，妊娠期109～120 d，年产2胎甚至可达2年5胎或1年3胎，胎仔数2～10头，哺乳期1个月。寿命最长达27年，平均16年。

（5）神经系统：嗅觉灵敏，有与人类相似的嗅觉受体基因，听觉也很发达，能敏锐地觉察到微弱的声音；脑功能较发达，对各种口令、声音刺激能很快建立条件反射。

（6）基础生理：体温 38～40℃，心率 55.6 次/min，呼吸频率 12～18 次/min，收缩压 144～185 mmHg，舒张压 98～120 mmHg。红细胞总数 $6.4×10^{12}$/L，白细胞总数 $7.5×10^9$～$16.8×10^9$/L，血红蛋白 100～160 g/L，血小板 $2.4×10^8$/L。体重在 30 kg 左右。染色体数 $2n=38$。

2）行为习性

（1）食性：杂食，食性广，食量大，消化快，能消化大量饲料。它具有择食性，能辨别口味，喜甜味。

（2）翻拱：有翻拱的天性，拱土觅食是猪采食行为的一个突出特性。吃食时以吻突沿着食槽拱动，将食料搅动在一起。

（3）性情：性格温顺，易于调教。喜群居。

（4）环境温湿度：对外界温、湿度变化敏感。具有热调节习性，既不耐炎热，也不耐严寒。其适宜温度为 20～25℃。

（5）喜清洁：是家畜中最爱清洁的动物，不会在吃睡的地方排泄粪尿，能够保持窝床的干燥、清洁。采食过程中不排粪，饱食后排泄。

2. 常用品种、品系

1）国内主要的品系

（1）中国实验用小型猪：有Ⅰ、Ⅱ、Ⅲ 三个品系。Ⅰ系体形小，6 个月后生长缓慢，12 个月体重只有 45～50 kg，适用于长期实验；Ⅱ系耐受寒冷，适于北方寒冷地区选用；Ⅲ系毛白色，适用于皮肤实验研究。近年来已经开始了实验动物模式化、SPF 化。

（2）西双版纳小耳猪：以此为基础种群，经 17 年近 20 代严格的亲子或兄妹交配，育成两个体形大小不同、基因型各异的近交系，近交系数已高达 98% 以上。

（3）贵州小型猪：以江香猪为基础种群，小型化、早熟化定向选育而成。成年体重约 30 kg，体躯小，被毛全黑，皮薄细嫩，耳小，四肢短细。已用作烧伤、心血管疾病动物模型。

（4）巴马小型猪：以巴马香猪作为基础种群，采用基础群内闭锁纯繁选育及半同胞为主的近交方式进行选育。该猪的最大特点为白毛占体表面积大，在 92% 以上，体形矮小，早熟多产，耐粗饲。

（5）五指山小型猪：又称老鼠猪，产于海南省五指山区。全身被毛大部分为黑毛，腹部、四肢内侧为白毛，头小而长，耳小直立，胸部较窄，背腰直立，腹部下垂，臀部不发达，四肢细长。成年体重 30～35 kg。性成熟早，遗传稳定，代谢率低，适应性强。

2）国外主要的品系

（1）明尼苏达小型猪：是第一个小型猪品系。毛色有黑白斑。成年猪体重平均 80 kg，遗传性质较稳定。

（2）毕特曼-摩尔系小型猪：由美国佛罗里达野猪、加利夫岛的猪育成。毛色多数为黑白斑或带有褐色，头大，颜面部突起，耳直立毛。多用于皮肤试验、药理实验。

（3）海福特小型猪：用白色帕洛斯猪、毕特曼-摩尔系小型猪，再导入墨西哥产的拉勃可种育成。被毛稀少，皮肤白色，成年体重 70～90 kg。可用于化妆品的皮肤试验。

（4）哥廷根系小型猪：用明尼苏达-荷曼系小型猪、缅甸的 Vier-namese 小型猪交配，再导入德国改良长白种育成。该品系更加小型化，成年猪体重 40～60 kg；繁殖性能好，性情温和，耐粗饲；分白色系、有色系。主要用于催畸性试验、各种药物毒理、脏器移植、皮肤试验等领域。

（5）科西嘉系小型猪：由科西嘉岛（位于地中海）上的猪选育而成，成年平均体重 45 kg。

（6）阿米尼种小型猪：原始基础种群是中国东北的小型东北民猪（荷包猪）的后代，经十余年选育而成。成年体重 40～50 kg。

（7）埃塞克斯种小型猪：从美国得克萨斯州西南部的黑色埃塞克斯种育成的小型猪，2年时体重 70 kg 左右。

3. 在生物医学及药学中的应用

广泛用于肿瘤、烧伤、免疫学、神经系统病、心血管病、畸形学、遗传性疾病、糖尿病及其他营养性疾病等的研究，以及新药安全性评价。多使用 3～5 个月、体重 5～20 kg 的幼龄猪。

1）药学研究

猪是犬、猴之外用于新药安全性评价最优先考虑的非啮齿类实验动物。

2）遗传学研究

可用于遗传性疾病如先天性红细胞病、卟啉病、先天性肌肉痉挛、先天性小眼病、先天性淋巴水肿等的研究。猪的胚胎发育研究较多，仔猪是畸形学、毒理学、儿科学研究的理想动物模型。

3）医学研究

（1）皮肤烧伤：皮肤与人非常相似，包括体表毛发的疏密、表皮厚薄、表皮形态、烧伤皮肤的体液、代谢变化机制等。冻干猪皮肤可作为烧伤、皮肤缺损的生物学敷料，可缩短痊愈的时间，减少疼痛、感染。

（2）免疫学：猪的母体抗体只能通过初乳传递给仔猪。刚出生的仔猪，体液内 γ-球蛋白、其他免疫球蛋白含量极少，但可从母体的初乳中得到。剖宫产的仔猪在几周内，体内 γ-球蛋白、其他免疫球蛋白含量仍极少，其血清对抗原的免疫力低下；无菌猪体内没有任何抗体。出生后一经接触抗原，就能产生强烈免疫反应，利用这些特点可进行免疫过程性研究。2002 年，利用体细胞基因打靶技术与体细胞克隆技术，获得了全球第一头敲除 α-1,3-半乳糖转移酶的克隆猪，克服了猪器官移植到人体引发的超急性排斥反应问题，使异种器官移植成为可能。

（3）心血管病：猪心结构、冠状动脉在解剖学和血流动力学上与人类相似，特别适用于冠状血管疾病的研究。幼猪、成年猪可以自然发生动脉粥样硬化，其粥样变前期可与人相比，对高胆固醇食物的反应与人的一样，是动脉粥样硬化、冠心病、心肌梗死等疾病研究的良好实验动物。饲料中加入 10%乳脂即可于 2 个月左右得到动脉粥样硬化的典型病灶。悉生猪、无菌猪，排除了其他猪病病原、抗体的干扰，其心脏瓣膜可以用以修补人的心脏瓣膜缺损等疾患，国内临床上已开始应用。

（4）神经退变：人类的一些遗传性神经疾病是由错误折叠的蛋白质在大脑神经元细胞中积累并导致细胞凋亡引起的。啮齿类模型往往不能复制凋亡和明显的脑神经变性。阿尔茨海默病、亨廷顿病、帕金森病等猪模型的建立，可能会有助于解决这些衰老性神经退变。

（5）肿瘤学：美洲辛克莱小型猪有典型的皮肤自发性退行性变，约 80%可发生自发性皮肤黑色素瘤，瘤细胞变化和临床表现与人黑色素瘤从良性到恶性的变化过程很相似。

（6）代谢疾病：猪的呼吸系统、泌尿系统、血液系统与人类的结构和功能相似，仔猪的营养需求与新生儿更相似，同时，母猪泌乳期长短适中，仔猪广泛应用于营养、婴儿食谱的研究。乌克兰小型猪天然可患糖尿病，是糖尿病研究的良好动物，只需一次静脉注射水合阿脲（200 mg/kg 体重），就可以产生典型的糖尿病临床体征，包括高血糖症、烦渴、多尿、酮尿等。

（7）消化系疾病：适用于口腔细菌分布、龋齿及牙颌疾病、口腔新药物、植牙、正畸及牙齿钙质沉积规律等研究。给予致龋食物可产生与人类一样的龋损，是复制龋齿的良好实验动物。猪病毒性胃肠炎，可作为婴儿病毒性腹泻动物模型。可用猪研究十二指肠溃疡、胰腺炎、食物源性肝坏死等疾病。

（二）山羊

山羊（goat）属哺乳纲-偶蹄目-牛科-山羊属。山羊是较早应用于医学研究的大动物。大动物模型可能特别适合于研究出生前、围生期和出生后早期不良事件对生命后期功能的长期影响，在脑梗死、出血和外伤性脑损伤的研究中具有重要的应用价值。

1. 形态结构及生理学特性

（1）体态：毛白色杂褐色、黑色；雌、雄均有角；成年体重雄性 25～30 kg、雌性 20～25 kg；平均寿命 8～10 年。

（2）生殖系统：性成熟早，繁殖力强，具有多胎多产的特点。繁殖效率大于绵羊；性成熟月龄为 6 个月，繁殖适龄期为 1.5 年，性周期 15～24 d，发情持续 2～3 d，为全年繁殖；妊娠期 140～160 d，哺乳期 3 个月，产仔数 1～3 只。

（3）生理指标：体温 38～40℃，收缩压 112～126 mmHg，舒张压 76～90 mmHg，呼吸频率 12～20 次/min，潮气量 310 ml，通气率 5700 ml/min，耗氧量 220 mm³/g 体重，血容量占体重的 8.3%，心率 70～80 次/min，心输出量 3100 ml/min，静脉血比容 18.5%～30.8%，红细胞总数 13.3×10^{12}～17.9×10^{12}/L，红细胞压积 27～34.6 ml/100 ml，白细胞总数 5.0×10^9～14.0×10^9/L，血小板 25×10^{10}～60×10^{10}/L。

（4）食性：食草反刍动物，觅食力强，食性杂，能食百样草，喜欢吃禾本科植物或树木枝叶。喜清洁、爱干燥，饲料、饮水都喜欢清洁，拒食有异味、沾有粪便或腐败的饲料，不食被污染的饮水或被践踏过的草料。

（5）活动：好动，喜欢登高，善于游走，爱角斗；厌湿喜干，怕雨淋，怕烈日晒、冷风吹；群居，性情温顺，不咬人、不踢人，适应性较强，饲养方便。

2. 在生物医学及药学中的应用

颈静脉表浅粗大，采血容易。血清大多用于医学上的血清学诊断、检验室的血液培养基等；适用于营养学、微生物学、免疫学、泌乳生理学研究，也可用于放射生物学研究、进行实验外科手术、制作肺水肿模型等。奶山羊可用于乳腺相关疾病研究，以及腰椎间盘疾病、骨折和骨质疏松模型。

（三）绵羊

绵羊（sheep）属哺乳纲-偶蹄目-牛科-绵羊属。羊脑的立体定位数据已经可查，针对绵羊的动物实验用行为测试软件不断增加。

1. 生物学特性

（1）体态：身体丰满，体毛绵密；头短；雄羊有螺旋状的大角，母绵羊无角或角细小；毛白色。

（2）消化系统：嘴唇薄而灵活，门齿锐利，上唇有裂隙，能啃食低矮的小草及根，不喜吃树叶嫩枝；在消化期或非消化期都不断进行胰腺分泌；胆囊的浓缩能力较差。

（3）生殖系统：性成熟年龄为 7～8 个月，繁殖适龄期 8～10 个月，性周期 14～20 d，妊娠期 142～160 d，哺乳期 4 个月，产仔数 1～2 只，寿命 10～15 年。染色体 $2n=54$。

（4）生理指标：体温 38～40℃，心率 92～120 次/min，呼吸频率 15～20 次/min；血浆总蛋白(7.5 ± 0.1)g/100 ml，红细胞总数 9×10^{12}～15×10^{12}/L，血红蛋白 9～15 g/dL，白细胞总数 4×10^9～12×10^9/L。血压 90～140 mmHg。

（5）性情：比山羊温顺，灵活性与耐力较差，不善于登高，耐寒、不耐酷热，雄羊间常角斗。

2. 在生物医学及药学中的应用

在免疫学研究中有着非常重要的作用，常用绵羊制备抗正常人全血清的免疫血清，利用此免疫血清可以研究早期骨髓瘤、巨球蛋白血症和一些丙种蛋白缺乏症等；绵羊的蓝舌病可致孕畜发生流产、胎儿脑积水或先天畸形，故能够用于人脑积水的相关研究。

绵羊是微生物学教学实习、医疗检验常用实验动物。其红细胞是血清学"补体结合试验"必不可缺的主要试验材料，补体结合试验广泛应用于若干疾病的诊断。绵羊还适用于人体生理学模拟实验、实验外科学的手术训练。

五、灵长目（非人）

灵长类有 660 个现生种和化石种类，非人灵长类按照进化时间顺序分为原猴类、新世界（新大陆）猴、旧世界（旧大陆）猴、类人猿。新世界猴与旧世界猴的主要区别在于鼻型差异，新世界猴鼻部软骨间隔宽，鼻孔朝向侧方，间距宽，称为阔鼻猴类；旧世界猴是狭鼻猴类，与人类更近缘。

（一）猕猴

猕猴（macaque），别名黄猴、恒河猴，属灵长目-猴科-猕猴属，在进化上属于旧世界猴。猕猴是中国常见的一种猴类，分布于中国西南、华南、华中、华东、华北及西北的部分地区；其适应性强，容易驯养繁殖，且生理生化代谢上与人类较接近，广泛应用于生物医学研究，是生物学、心理学、医学等多种学科研究工作中应用最多的猴类。随着医药和生命科技的发展，越来越多的研究与开发依赖于猴，尤其是新药临床前研究。

1. 生物学特性

1）形态结构及生理学特性

（1）体态：雄猴身长55～62 cm，尾长22～24 cm，体重8～12 kg；雌猴身长40～47 cm，尾长18～22 cm，体重4～7 kg。

（2）消化系统：牙齿在大体结构、显微解剖、发育次序、数目等方面与人类牙齿有许多共同之处。猴有乳齿与恒齿，乳齿式为(2102/2102)×2=20个，恒齿式为(2123/2123)×2=32个，根据长出牙齿的顺序及齿的磨损程度可判断其年龄的大小。颊囊用来储存食物，利用口腔中上、下黏膜的侧壁与口腔形成分界。胃属单室胃，呈梨形，胃液中性。小肠的横部较发达，上部、降部形成弯曲，呈马蹄形；肠长度与身长的比例为（5～8）：1，盲肠发达，无蚓突。肝分6叶，有胆囊，位于其右中央叶。

（3）呼吸系统：上呼吸道包括鼻、咽、喉；下呼吸道包括气管、支气管、肺内支气管（分级分支直到终末呼吸性支气管）；肺为不成对肺叶，左肺2～3叶，右肺3～4叶（最多为4叶），宽度大于长度，气体交换的结构和功能单元是肺泡、肺囊泡。

（4）循环系统：血液循环系统结构与人类相似，分为心血管系统和淋巴系统。心血管包括心脏、动脉、静脉，心脏有四个房室，即左心房、右心房、左心室、右心室。右室射血到肺动脉，经肺（小）循环，肺静脉导血（含氧动脉血）回左房，再经左房室口入左室，左室射血进入主动脉，经体（大）循环周流全身后，乏氧血（静脉血）汇成腔（上、下）静脉，入右心房，经右房室口入右心室。

（5）生殖系统：雌猴为单子宫，有月经现象，月经周期平均为21～35 d，月经期多为1～5 d。雌猴性成熟2.5～3年；雄猴性成熟4～5年，精液射出1 min内形成凝块，正常精量每次4～5 g。雌猴在交尾季节，生殖器官的周围区域发生肿胀，外阴、尾根部、后肢的后侧面、前额、脸部等处的（性）皮肤都会发生肿胀。雌猴一般于11月至12月发情，次年3月至6月产仔，妊娠期150～180 d，哺乳期约为4个月。每年产一胎，每胎一仔，胎盘为双层双盘。在饲养条件下寿命长达30年。

（6）神经系统：听觉敏锐；触觉、味觉发达。视觉较人类敏感，视网膜有黄斑，有中央凹，黄斑上有视锥和视杆细胞，与人类相似，双目视力，有立体视觉能力，能辨别物体的形状、空间位置，产生立体感；有色觉，能辨别各种颜色。嗅觉器官处于最低的发展阶段，但嗅觉在其日常生活中起着重要作用。脊髓和脑干的结构与功能几近人类；

小脑结构与功能非常发达；间脑和大脑也进化很大，有大量脑回、脑沟，大脑沟回的出现意味着皮层面积的扩大，各脑区纤维联系进一步复杂，脑区功能定位显著化。大脑的高级功能活动显现出如智力、情感、计算、学习、记忆等复杂活动等。神经细胞（包括神经元、神经胶质细胞）的生化生理特性及组织方式都近乎人类。嗅脑不发达，嗅觉不灵敏。

（7）血型：有和人类相同的 A、B、O 型及 Rh 型，还有 Lewis 型、MN 型和 Hr 型等。猕猴属动物的 Rh 系统，全是 Rho（又叫 Rh1）。染色体为 $2n=42$。

（8）生理指标：正常体温白天为 38～39℃，夜间为 36～37℃。心率（168±32）次/min，心率随年龄增长而减慢。收缩压（120±26）mmHg，舒张压（84±12）mmHg，雄性比雌性高 10～15 mmHg。呼吸频率 31～52 次/min，潮气量 9.8～29.0 ml，通气率 310～1410 ml/min。饲料要求量每只 100～300 g/d，发热量每只 253.5～780 cal/h，饮水量每只 200～900 ml/d，排尿量 110～550 ml/min，排便量 110～300 g/d，红细胞总数 3.6×10^{12}～1.8×10^{12}/L，血红蛋白 10～16 g/100 ml，白细胞数 5.5×10^9～12.0×10^9/L，血小板数（21.7±1.8）$\times10^{10}$/L，全血容量 44.3～66.6 ml/kg 体重，血浆容量 30～48 ml/kg 体重，血细胞比容 35.6～42.8。

2）一般特性

（1）习性：有喜怒哀乐的表现。常龇牙、咧嘴、暴露野性，难于驯养；怕人，不易接近；捕捉时可能抓、咬人；喜欢清洁，经常用前肢整饰自己的皮毛，清除皮屑、异物、寄生虫，并吃下或吐出；聪明伶俐、好奇心、模仿力极强；动作敏捷，善于攀登、跳跃，会游泳。

（2）食性：杂食性动物，主要以植物果实、嫩叶、根茎为主，有些（尤其是新大陆猴）吃少量动物、昆虫。体内缺乏维生素 C 合成酶，不能合成维生素 C。如缺乏维生素 C，则内脏发生肿大、出血、功能不全。

（3）居性：多栖息于石山峭壁、溪旁沟谷、江河岸边的密林中或疏林岩山上，少数在平原地面上。集群生活，一般十几头、数十头集群生活，每群猴中均有 1 只最强壮、最凶猛的雄猴为猴王，猴群大小关乎栖息地环境优劣。活动及觅食均在白天，从清晨开始采食活动，夜晚回到大树、岩石上过夜。

2. 常见品种品系

1）恒河猴

又名罗猴、广西猴等，最初发现于孟加拉的恒河河畔，故称恒河猴、孟加拉猴。在中国主要分布在广西、四川、贵州、云南、福建、江西、浙江一带，安徽黄山、河北等地也有分布，其中广西居多。身上大部分毛为黑褐色，腰部以下毛细，有橙黄色光泽，胸腹部、腿部淡灰色，面部两耳多呈肉色，臀胝呈红色，眉高眼深。恒河猴（作为灵长类动物中第二种）是被研究得最清楚的猴类，已成功绘制其基因组图谱。

2）熊猴

又名阿萨密猴、蓉猴，产于印度阿萨密、缅甸北部、中国云南和广西。其形态与恒河猴相似，稍大，面部较长；毛色灰褐，稍稀疏，缺少恒河猴那种橙黄色的光泽；面部、两耳为肉色,老猴面部常生雀斑;头皮薄,头顶有旋,头毛向四面分开;雄猴身长约 65 cm,尾长 23~25 cm,体重 12~14 kg;雌性较小。不及恒河猴行动敏捷、活泼,小猴也不聪明易驯,声哑,有时如犬吠。

3)红面断尾猴

又名华南断尾猴,土名黑猴、泥猴,产于广东、广西、福建等地,亚种产于泰国、缅甸、印度、中国云南等地。尾巴有的几乎全部退化,有的已缩至仅占身体的 1/10~1/8。小猴出生时为乳白色,不久毛色变深,由黄褐色变为乌黑色。随着年龄增长,越接近成熟,面色越红,到老年又渐衰退,面色转为紫色或肉色,甚至黑面。雌猴乳头为红色,有时为一红一蓝。头顶的毛长,由正中向两边分开;雄猴身长 60~65 cm,尾长 5~7 cm。

4)四川断尾猴

又名藏酋猴,是红面断尾猴的一个亚种,产于四川西部、西藏东部。毛色褐色较多,胸腹部浅灰色的毛很多,长度与红面猴相近,但被毛比红面猴厚;面色红色较少,老年时在两颊、颔下常生出大胡子;身体比红面猴略大,雄猴身长 70 cm 以上,尾长 7~10 cm。

5)台湾岩猴

产于中国台湾,分布于台湾南部沿海的石岩地区、中部内陆海拔 3000 m 以上的高山密林中,高雄的寿山密林中最多。体形似猕猴,比猕猴小而胖,体毛灰色,肩毛长有花纹。雄猴体长为 44~54 cm,雌猴体长为 36~45 cm,体重 4~5 kg。

6)平顶猴

主要产于东南亚各国,在中国分布于云南西南部、西藏东南部。体长 54~62 cm,尾圆粗,长不及身长的 1/4。通体浅黄褐色,头顶毛短,辐射排列成一棕褐色平顶区,似帽状;尾上的毛大部分短而稀,形似猪尾。雌猴 4.5~10 kg,雄猴 10~14 kg。

7)日本猕猴

分布在日本的中部和北部地区,体形中等、矮壮,尾巴相对短;体长 47~60 cm,尾长 7~12 cm;成年雄猴 11~18 kg,雌猴 8.3~16.3 kg;性成熟时雄猴为 4.5 年,雌猴为 3.5 年。刚出生的仔猴重 400~500 g,哺乳期 6~8 个月,每年 3~8 月为繁殖生育期。

8)食蟹猴

又称爪哇猴,体形小,成年身长 40~47 cm,尾长 50~60 cm;成年体重雄猴 5~7 kg,雌猴 3~4 kg。毛色黄、灰、褐不等,腹毛及四肢内侧毛色浅白;冠毛后披,面带须毛,眼围皮裸,眼睑上侧有白色三角区;耳直立,目色黑。

3. 生物医学及药学中的应用

猕猴与人类具有许多极为相似的生理生化特性,尤其是中枢神经系统的构造,以及神经功能活动、高级智能与人类接近,是生物医学及药学研究中的高等级实验动物,但其应用的伦理压力大。

1)生理学研究

猕猴的生殖生理和人非常接近,是人类避孕药物研究极为理想的实验动物,可用于宫颈发育不良、雌性激素评价、胎儿发育迟滞、子宫内膜生理学、淋病、妇科病理学、等研究，以及制作肾盂积水、胎粪吸入、妊娠毒血症、孪生、子宫肌瘤、前列腺发育、输精管切除等模型；可以用于配子发生过程的动物模型，也适于妊娠和避孕的研究，制作妊娠期和分娩后早期血液动力、代谢变化的动物模型。猕猴还是研究性行为、性周期的模型动物。

2）药学研究

电击损伤引起的猴震颤动物模型可用于筛选抗震颤麻痹药物。猴对镇痛剂的依赖性表现与人接近，戒断症状也较明显且易于观察，猴镇痛剂效应已成为新镇痛药临床前必需的试验。猕猴也是进行药物代谢研究和致畸研究的良好实验动物。

3）医学研究

（1）传染性疾病：可以感染人类的某些特有传染病，如脊髓灰质炎、菌痢等。在制造、鉴定脊髓灰质炎疫苗时，猕猴是唯一的实验动物。猕猴对人的痢疾杆菌、结核分枝杆菌最易感染，是研究腹泻、结核病极好的实验动物，也是研究肝炎、疟疾、麻疹、阿米巴脑膜炎、丝虫病、弓形虫病等传染性疾病的理想动物。猕猴携带可感染人的 B 病毒，其肝炎、结核病、痢疾、沙门菌感染、疱疹病毒感染和类人猿脑膜炎病等感染性疾病会传播给人群，需要注意。

（2）代谢及心血管病：在正常血脂和动脉粥样硬化病变的性质、部位、临床症状及药效方面，猕猴与人非常相似。给予猕猴高胆固醇饮食 1～3 个月后发现动脉粥样硬化，且可产生心肌梗死；动脉粥样硬化病变部位不仅出现在主动脉，也出现在冠状动脉、脑动脉、肾动脉、股动脉等。可用于制备胆固醇代谢、脂肪沉积、肝硬化、铁质沉着症、肝损伤等模型，亦可进行遗传代谢性疾病的研究，如新生儿肠道脂肪沉积、蛋白缺乏症、胆石症等疾病。

（3）支气管炎：猴的气管腺数量较多，直至三级支气管中部仍有腺体存在，适于复制慢性气管炎模型、进行祛痰平喘药疗效实验。

（4）器官移植：猕猴的白细胞抗原（RhLA）是灵长类动物中研究主要组织相容性复合体基因区域的重要对象之一。与人的 HLA 抗原相似，RhLA 具有高度的多态性，基因位点排列与人类有相关性，是研究人类器官移植的重要实验动物。

（5）神经疾病：猕猴是研究高级脑功能常用的对象，也是各种抑郁症、神经官能症、精神分裂症和药物引发的刻板型强迫行为的模型动物，还可以用于老年性白内障、慢性气管炎、肺气肿、老年性耳聋、震颤麻痹、牙龈炎和牙周炎等疾病的研究，以及衰老过程、人类垂体性侏儒症、特殊疾病的感受性研究。

（6）其他研究：广泛用于放射医学的研究。猴与人血液有交叉凝集反应，可用于研究血型；还常用于实验肿瘤学、牙科病和疫苗等的研究。

（二）狨猴

狨猴（marmoset）属灵长目-狨猴科-侏儒须猴属，进化上属于新世界猴，生活于南美洲亚马孙河流域的森林中，是最小的一种猴子，具有繁殖率高、进食少、费用低、易于实验室内笼养等优点，且其生理特性与人类相似，被广泛应用于生命科学诸多研究领域。

1. 生物学特征

1）形态结构及生理学特性

（1）体态：体长 19～25 cm，尾长 27～35 cm，正常体重雌性 220～350 g，雄性 260～450 g；体态轻盈，尾部具有缠绕性，头圆，耳大，无颊囊，鼻孔侧向；耳边有一簇白色长发，所以也叫"绒耳狨"；脸部没有毛，脸部皮肤在阳光下会改变颜色；身体斑驳灰棕色，由灰白色、橘黄色、黑色组成层次明显的细条纹状。

（2）牙齿：32 枚。齿式为异齿型：门齿、犬齿、前臼齿、臼齿，颊齿通常为丘型齿、低冠齿，臼齿呈四方形并有 4 个较低的锥状突起，适于咀嚼。

（3）生殖系统：具双角子宫或单子宫。妊娠期 140～150 d，性成熟 14 个月，有月经，性周期为 16 d。交配不受季节限制，可以在笼内人工繁殖，每胎 1～3 只，双胎率约为 80%。寿命可达 20 年。

（4）感官：视力敏锐；嗅觉灵敏，靠嗅觉找寻食物并判断食物有没有成熟，还可以预警潜在的入侵者、天敌；听觉也相当发达。

2）一般习性

（1）食性：杂食，以昆虫、蜘蛛、小脊椎动物、蜥蜴、鸟蛋、水果、树木的渗出液等为主；需经常食虫，不然难于长期存活。

（2）居性：一般每个群体 8～10 只，多者达 15 只。一只较老的雌性带领几只雄性，彼此之间相互帮助；于野生环境当中，群体稳定，通常是一夫一妻制，也有一夫多妻或一妻多夫者。

（3）习性：活泼、温顺但脆弱，易驯养。一般于笼底或栖木上休息；四肢爬行或后肢站立，没有发现站立行走现象，移位时，一般是跳跃、飞行，灵巧快速，在爬行或移位时靠尾巴保持平衡；啃咬木头做标记，但在人工饲养的情况下持久啃咬木头表示烦躁。

2. 常见品种品系

狨猴科有 3 属 35 种之多。主要品种有以下几个。

1）皇柽柳猴

又名皇狨猴、帝髭獠狨、长须狨、帝王獠狨、皇帝塔马林猴。毛皮主要是灰色，胸部有黄色斑点；手及脚都是黑色，尾巴褐色；白色长须是其特征，长达肩头；身长 24～26 cm，尾长 35 cm；体重 300～400 g。

2）普通棉耳绒猴

又名普通狨猴。成年者灰白色为主，镶嵌有金色，最醒目的特征是耳朵上方的白色绒毛；成年体长最多只有 20 cm，体重 300～500 g。

3）黄头狨

又名黄冠狨，为巴西特有。长尾，像松鼠一样是树栖动物，行动很敏捷；喜欢白天成小群活动。黄头狨的犬牙较短，身长一般为 15～25 cm，尾长为 25～40 cm；它的皮毛较密，像丝一样细滑。

4）侏狨

又称倭狨、松鼠猴、鸟猴等，是全球最小的猴子，生活在南美洲的热带雨林里，外貌及行为似松鼠。身高 12 cm 左右，体重 48～79 g；体小尾长，停息在极为细小的植物枝干上，而且行动敏捷，常在树林间穿东奔西，蹿跳自如。

3. 在生物医学及药学中的应用

狨猴最早被用于营养学研究，目前已被广泛应用于脑发育、神经疾病、内分泌、行为、免疫、病毒、肿瘤、生殖生理等领域，近年来用于避孕药物、甲型肝炎病毒和寄生虫病的研究。狨猴体形小、生长快、社交能力强。能够模拟 PD 患者的睡眠障碍、昼夜节律变化和认知障碍等，可作为 PD 等神经障碍疾病的模型动物；通过基因工程技术使其大脑更容易成像，将其作为自闭症的模型动物。

（三）树鼩

树鼩（tree shrew）属哺乳纲-灵长目-狐猴亚目-树鼩科-树鼩属，小型攀缘型哺乳动物，大小类似松鼠和老鼠，分布在热带、亚热带，如在中国云南、广西、海南，以及印度恒河北部、缅甸、越南、泰国、马来西亚、印度尼西亚、菲律宾等地。它体形小，维护成本低，生殖周期短（约 6 周），寿命短（6～8 年），脑-体质量比高，与灵长类动物关系密切。在过去的几十年里，树鼩被用于生物医学研究，增加了人们对生命和疾病的基本生物学与病理机制的理解。树鼩是一个很有应用潜力的实验动物，有人提议在生物医学研究中使用树鼩代替灵长类动物。中国科学院昆明动物所现有树鼩普通群、封闭群和近交系种群。

1. 生物学特性

1）形态结构及生理学特性

（1）体态：初生时体重约 10 g，全身无毛，皮肤粉红，眼闭，只会蠕动，5～6 d 皮肤变黑，开始长毛，14～21 d 睁眼，3 周开始走动，4 周可跳动，开始出窝活动并觅食，5～6 周断奶而独立生活；3 个月可达到成熟体重，4～5 个月达到性成熟；成年体重 120～150 g，体长 12～24 cm；繁育年龄约 3 年。

（2）遗传：不同种属树鼩的染色体数目不同，$2n=44～62$。中缅树鼩 $2n=62$ 个。

（3）生殖系统：交配繁殖没有特定时间，尚未发现存在季节性高峰期，可在年周期的任何时间进行。树鼩的繁殖、发育因地区、外界条件而异，发情周期也因种类不同而异。树鼩为诱导排卵，只有交配之后雌猴才会排卵、受精。实验室饲养时宜雌、雄分居，交配时合笼，怀孕时分笼，将雌猴转到繁殖笼内，分娩育仔。妊娠期因品种不同而有差异，多数品种妊娠期为 41～45 d。每次产仔 1～5 只。

（4）神经系统：手活动灵巧，视力及嗅觉较好，颅脑较为发达，脑室较大；通过不同的叫声、多样的视觉信号、标记环境的分泌物特殊气味等，可以识别周围环境并取得相互联系。

2）行为习性

（1）体态：酷似松鼠，吻部较长尖，毛蓬松，体背毛以橄榄褐色为主，颈侧有淡黄色条纹，腹毛由灰色至白色，背部有一短浅色条纹，呈棕黄色或淡黄色；尾部毛发达，并向两侧分散；尾长 14～20 cm，前后肢各五趾，趾端有爪，四爪发达、尖锐，耳较短；颌下及腹部为浅灰色，颈侧有条纹，这是区别树鼩种属的重要标志。体色因不同亚种而异。

（2）习性：行动灵活，用两前肢抓取食物；胆小机敏，易受惊，如长时间受惊，处于紧张状态时，体重下降，睾丸缩小，臭腺发育受阻；当臭腺缺乏时，母鼩产后吃仔，生育力丧失。雄鼠性凶暴，常互相咬斗，因此，不宜将两只雄鼠同笼饲养。

（3）居性：栖息，树鼩分地栖性、树栖性两类，绝大多数在地上活动、觅食、戏耍、休息；黎明、黄昏时最为活跃，中午活动较少，属昼行性动物。野生树鼩在丘陵、平原近农舍旁的灌木林里活动，有时出入于农舍园宅，在土堆挖洞作穴，亦有在树上筑巢。常见单个出没于丛林或村道、园内。雌鼠成对生活，不群居。

（4）食性：杂食，常以昆虫、小鸟、五谷野果为食，喜甜食如蜂蜜；觅食习性主要集中于上午 8:00～10:00、下午 15:00～19:00；成年树鼩每日进食量 100～150 g；水主要用于喝、洗。肉食性强，笼养时需有足够的蛋白质饲料；营养缺乏，体重减轻，毛无光泽，易患疾病。

2. 品种品系

全球树鼩约有 47 个种属，>100 个亚种，分布于东南亚地区。目前，我国仅有 1 属 1 种 6 个亚种，在云南、广西、海南均有分布。国内 6 个亚种是：①树鼩滇西亚种，主要分布在中国云南西部和南部、华南等地，目前在国内应用较广；②树鼩高黎贡山亚种，在中国分布于云南高黎贡山中段和北段等地；③树鼩越北亚种，在中国分布于广西（西南部）等地；④树鼩瑶山亚种，分布于广西西北部（大瑶山）等地；⑤树鼩滇南亚种，主要分布在云南东南部、贵州（西南部）、广西（白色）等地；⑥树鼩海南亚种，主要分布在海南岛。

3. 生物医学及药学中的应用

全基因组测序分析、研究结果表明，其亲缘关系与灵长类最接近（约 93.4%），在解剖学、生理学、生物化学、神经系统（脑功能）、代谢系统、免疫系统等方面接近于人，又因体形小、繁殖快、易捕捉和饲育，且进化程度高、价廉，在生物医学实验中可以代替猿猴。

1）生理学研究

树鼩介于食虫目、灵长目之间，动物学认为其是食虫目演化为灵长目的代表。更多学者在生态学、形态学、神经生理学、齿学和生理代谢、生殖生理学等方面对其感兴趣。树鼩大脑较发达，多用于神经系统方面的研究，如对大脑皮质的定位，嗅神经、纹状体、颞皮质、小脑核团等的形态研究，乙酰胆碱及五羟色胺等神经介质的研究，小脑发育、视觉系统、神经血管的研究，神经节细胞识别能力、口腔黏膜感觉末梢等研究；具有高运动性，是营养代谢、运动生理、急慢性压力的影响等研究的理想实验动物。

2）医学研究

（1）自发性疾病：研究结果显示树鼩可以自发某些疾病，如霍奇金病、自发性乳腺癌、自发性糖尿病等，且在自然状态下发病，这些疾病的发生发展可以为临床研究提供借鉴。

（2）感染性疾病：可用作人类传染性疾病模型的研究，如丙型肝炎、乙型肝炎、手足口病、轮状病毒感染，以及隐性病毒如疱疹病毒、腺病毒和寄生虫学的研究。在自然或实验室条件下能感染人的疱疹病毒。

（3）代谢性疾病：杂食动物，被应用于探索抑制动脉粥样硬化发病机理的研究等。

（4）内脏疾病：用于胃肠道病毒感染性疾病、胃黏膜病理、下颌牙床、胆石症形成的研究。泌尿系统方面用于交感神经对肾小球结构的作用和肾功能衰竭等的研究。

（5）神经系统疾病：树鼩对社会、环境压力极为敏感，容易发展成为疾病状态，成为急慢性压力影响、抑郁症、应激等研究的理想实验动物。

（郝智慧 孔丽娟）

第二节 鸟纲动物

（一）鸡

鸡（chicken）属鸟纲-鸡形目-雉科，由原鸡长期驯化而来。较为常用的鸟纲实验动物有鸡、鸽、鸭、鹌鹑等多个品种。作为实验动物，除鸡成体被利用外，大多数用鸡胚（及其发育过程）来进行实验。鸡、鸡胚在国内已经在 SPF 级环境饲养管理，是 SPF 级实验动物应用较为广泛的一类。鸡脑的立体定位图谱已经发表。

1. 生物学特性

（1）机敏：鸡仍保持鸟类的某些生物学特性，听觉灵敏，白天视力敏锐，具有神经质的特点，极易惊恐，突然的声响、闪现的光都会诱使惊恐；对色彩很敏感，如鲜红的血会对鸡形成刺激，引起鸡追随互啄。

（2）食性：广泛，吃砂粒、石砾以磨碎食物；有嗉囊，具有储存食物、软化饲料的作用；尿液呈白色，主要成分为尿酸及不溶解的尿酸盐；尿与粪一起排出。

（3）群居：成群结队，四处觅食，不停地活动；用两脚爪向后刨土觅食；生长快，代谢旺盛；飞翔力退化。

（4）怕热：皮肤没有汗腺，主要依靠呼吸蒸发散热。因体表被覆丰盛的羽毛，怕热不怕冷。

（5）生理：4～6 个月性成熟，21 d 孵化。体温 41.6～41.8℃，呼吸频率 12～21 次/min，潮气量 4.5 ml，心率 120～140 次/min，血压（颈动脉压）150 mmHg，总血量占体重的 8.5%，红细胞总数 $3.1×10^{10}$～$3.4×10^{10}$/L，白细胞总数 $3.3×10^9$/L，血小板 $1.3×10^{10}$～$2.3×10^{10}$/L，血红蛋白 7.3～12.9 g/100 ml，红细胞比重 1.1，血浆比重 1.029～1.034，血液 pH7.42。

2. 常用品种、品系

常用的实验用鸡如下。

（1）白来航鸡：原产意大利，体形小而清秀，单冠，冠膨大鲜红，公鸡冠较厚而直立，上缘呈锯齿状，母鸡冠较薄，多倒向一侧，全身羽毛纯白色，尾羽毛开张，喙、胫、趾、皮肤均呈黄色；耳叶白色；成熟早，无就巢性，5个月开产。

（2）星杂288白鸡：系白来航鸡小型高产配套杂交品系，其优点是体形小、耗料少、产蛋多、觅食力强、性成熟早、适应性强、无就巢性。

3. 在生物医学及药学中的应用

1）疫苗生产与鉴定

鸡胚常用于病毒的培养、传代、减毒（通过鸡胚传代还可以使某些病毒毒力减弱），以及病毒类疫苗的生产、鉴定、病毒学研究，是生物制品生产的重要载体。鸡胚是生产小儿麻疹疫苗、狂犬疫苗、黄热病疫苗的主要材料。鸡和鸡胚也用来研究、生产和检验鸡新城疫苗、马力克疫苗、鸡法氏囊疫苗、山羊传染性胸膜炎培养浓缩苗等。

2）药学评价

在某些药物评价试验中，需要用到鸡或鸡的离体器官。利用1～7 d鸡膝关节、交叉神经反射，可评价脊髓镇静药的药效；6～14 d雏鸡用来评价药物对血管功能的影响。鸡离体嗉囊可用于评价药物对副交感神经肌肉连接的影响；离体直肠用于评价药物对血清素（5-羟色胺）的影响；还可用于筛选抗癌及抗寄生虫药等。

3）环境污染

鸡比较容易通过空气感染疾病，由此，可用于监测空气中微生物的污染水平。根据有机磷化合物对鸡的神经系统脱髓鞘作用敏感，还可用于监测环境或食品的有机磷水平。

4）医学研究

（1）感染性病：可用于支原体肺炎和关节的炎症研究，也可用于链球菌感染和细菌性内膜炎的研究。

（2）炎症研究：鸡的凝血机制较好，红细胞的细胞核大，染色后细胞质红色，核为深紫色。在炎症吞噬反应试验中，可以利用鸡红细胞作为炎症渗出液内白细胞的吞噬异物。

（3）代谢性疾病：将雄鸡睾丸手术摘除后，引起内分泌及行为改变，斗殴减少、啼鸣减少、性情变得温顺，利用这个特点可进行雄性功能低下、甲状腺功能减退及垂体前叶囊肿等疾病研究；还可用于维生素B_{12}、维生素D缺乏症的研究。另外，因其高代谢率，比较适合于钙磷代谢、嘌呤代谢调节的研究，也可用于碘缺乏症的研究。

（4）老年学：鸡的生殖功能呈现增龄性衰退，产蛋可作为研究卵巢甚至内分泌轴老化的一个客观指标。

（郝智慧　孔丽娟）

第三节　两栖纲动物

（一）蟾蜍

蟾蜍（toad）属两栖纲-无尾目-蟾蜍科，分布广泛，夏、秋季各地均容易获得，也易饲养，是生物医学研究中常见的两栖类动物，因在捕捉、饲养等方面比青蛙更为便捷，故在生物医学和生命科学的验证性实验、研究性实验中被广泛应用。

1. 生物学特性

（1）善于爬行，不善跳跃。体长可达 10 cm 以上。身体背腹扁平，左右对称，头为三角状，眼大并突出于头部两侧，雌性背面多呈黑绿色，雄性呈褐色，皮肤粗糙，背部有较多大小不等的瘤状突起，腹面乳黄色，有棕色或黑色斑纹及小疣。头侧鼓膜上方有 1 对大耳后腺。前脚 4 趾，后脚 5 趾，趾间有蹼，适于游泳。雄性前肢内侧 3 指具有黑色趾垫，无鸣囊。

（2）幼年生活在水中，鳃呼吸，以水中植物为食，变态后转为陆栖或半陆栖生活，通过肺和皮肤呼吸。白天多栖于泥穴、石下或草内，夜出捕食；以昆虫、软体动物为食。冬季潜伏在土壤中冬眠，春天出土；在生殖季节，水中产卵，体外受精。

（3）背部皮肤上疣状腺体可分泌白色的蟾蜍素，尤以眼后的椭圆状耳腺分泌为多，有毒，有御敌作用，可用于制药"蟾酥"。

（4）淋巴系统在背部皮肤下形成若干较大的窦部，为背部淋巴囊，有利于注射；不具有淋巴结。

（5）每年 3～4 月份到水中排卵，卵结为带状，产仔 1000～4000 个，成熟的卵子与精子在体外受精。适宜条件下，受精卵发育成幼体（蝌蚪）的时间一般为 3～4 d。刚孵出的蝌蚪，以吸盘附着在水草上，靠残存的卵黄囊供给营养；随后即能自由游泳。蝌蚪有 1 条侧扁的长尾作为运动器官。蝌蚪经 60～90 d 变态为蟾蜍，上岸转为水陆两栖生活，16 个月后达到体成熟、性成熟。染色体 $2n=26$（精子内），$n=13$（初级、次级精母细胞内）。寿命 10 年。

2. 在生物医学及药学中的应用

医学实验特别是在生理、药理教学及实验研究中常用蟾蜍，其心脏在离体情况下仍可节律性搏动，常用来研究心脏的生理功能、药物对心脏的效应等。在生理学实验中，常用其坐骨神经腓肠肌离体标本来观察神经肌肉的兴奋性、兴奋过程、骨骼肌收缩特点等。腹直肌还可以用于鉴定胆碱能药物。刺激皮肤观察反射弧，用来做脊髓休克、脊髓反射、反射弧的分析实验。其肠系膜上的血管可用于观察血流、微循环、血栓形成和渗出现象等。利用蟾蜍下肢血管灌注方法，观察肾上腺素、乙酰胆碱等神经递质药物对血管的作用等。这些都是经典实验，具有药物研发或机制研究价值。

（二）青蛙

青蛙（frog）属两栖纲-无尾目-蛙科，是两栖类的代表性动物。青蛙的品种很多，是脊椎动物由水生向陆生过渡的中间类型动物，在自然界分布广泛，也有人工养殖。

1. 生物学特性

（1）头部扁平，略呈三角形，吻端稍尖；口宽大，横裂，由上、下颌组成；有眼、鼻、耳等感受器官；眼大突出，位于头部两侧，有上、下眼睑和瞬膜；皮肤光滑，背部呈绿色，有花纹，腹部白色，形成保护色。

（2）生活在田间、池边等潮湿环境中；以昆虫、无脊椎小动物为主食；冬季冬眠，春季水中产卵繁殖；成体无尾，卵产于水中，体外受精，孵化成蝌蚪，用鳃呼吸，经变态发育为成体，成体主要用肺、兼用皮肤进行呼吸。

（3）善游泳、跳跃；颈部不明显，无肋骨；前肢的尺骨与桡骨没有分化，后肢的胫骨与腓骨没有分化，因此爪不能灵活转动，但四肢肌肉发达。

（4）雄蛙头部两侧各有一个鸣囊，是发声的共鸣器，鸣叫时鼓成泡状。雄蛙的叫声响亮。

2. 在生物医学及药学中的应用

在生物医学中应用比较广泛，应用场景与蟾蜍相似。

（郝智慧　孙丽娟）

第四节　爬行纲动物

（一）蛇

蛇（snake）属爬行纲-有鳞目-蛇亚目。

1. 生物学特性

（1）身体细长，圆柱状，四肢未发育，身体表面覆盖有鳞片；无可活动的眼睑，无耳孔，无前肢带，通过蜕皮周期控制体被系统的生长；部分蛇有毒腺，能分泌毒液。

（2）属于肉食性动物，食鼠为主，也食蛙类、鸟类等；蛇的食欲强、食量大，通常先咬死猎物，然后吞食。

（3）是变温动物，体温低，又被称为冷血动物，当环境温度低于15℃时，进入冬眠状态。

（4）繁殖一般有季节性，交配多发生在春季，因品种不同，生殖方式有卵生、胎生两种。

（5）肺呈长形，逐渐合并成一个气囊，右肺大于左肺。

2. 在生物医学及药学中的应用

爬行类动物在生物医学研究中应用不多，但其某些生物学特性值得重视。毒蛇的毒液是蛋白质、酶的复杂混合物，在传统医药实践中被用作特殊药物，现在又被开发用作癌症患者的止痛剂；蛇毒是神经药理学研究中的神经毒、抗凝剂、抗血栓药物、高度纯化的 RNA 酶和 DNA 酶的来源。蛇的蜕皮周期由激素调节，可以用于研究激素调节皮肤生长、脱落；蛇调节体温的方式可以用于研究最低临界温度以下引起冷麻醉的机制。

（郝智慧　孔丽娟）

第五节　鱼纲动物

（一）斑马鱼

相对于啮齿类，无脊椎动物如果蝇、线虫，因其生命周期短和价格低廉的优势，也用于医学生命科学的动物实验，但因其进化位置低，使用常受限。斑马鱼是哺乳动物和无脊椎动物之间的一种过渡，已经成为一种模型系统，被越来越多地用于模拟人类某些疾病，成为科学研究实验中使用最广泛的鱼类模式生物，现已被广泛用于生物、医学、药物、毒理学以及多种人类疾病的研究。斑马鱼被美国 NIH 列为继大鼠、小鼠之后第三重要的实验动物。斑马鱼模型已成为体外实验和哺乳动物体内研究之间的桥梁。该模型具有广泛的应用范围和研究的可操作性。斑马鱼不仅被用于人类遗传疾病的研究，而且还被用于毒理学、发育生物学和组织再生研究等。在过去的 20 年里，对许多疾病生物学和药物毒性的理解，都得益于对这种微小脊椎动物的数千项研究。

斑马鱼（*Danio rerio*，zebrafish）又名蓝条鱼、花条鱼、斑马担尼鱼，属脊索动物门-辐鳍鱼纲-鲤形目-鲤科-波鱼亚科-短担尼鱼属，是原产于南亚、东南亚的一种淡水硬骨鱼类，主要分布于印度、缅甸、孟加拉、尼泊尔等，为一种常见的热带鱼，体侧有斑马一样暗蓝色与银色或柠檬色相间的纵纹。

1. 生物学特性

1）形态、生理、发育及遗传学特性

（1）体态：斑马鱼体呈纺锤形，稍侧扁，身体细长，头微尖，尾鳍呈叉形，体侧从鳃盖后至尾布满数条蓝色纵纹，雄鱼为蓝色纵纹间柠檬色纵纹，雌鱼为蓝色纵纹间银灰色纵纹；体小，易于饲养、管理，幼鱼体长只有 1～2 mm，成鱼体长 4～6 cm；雄鱼体较修长，雌鱼体较肥大，于怀卵期鱼腹膨大明显，由此，雌雄易于区分。

（2）孕育：繁殖能力强，一年四季皆可产卵。成熟雌鱼每周可产卵一次，每次可产卵 100～300 枚，体形大者可达 1000 枚；体外受精，体外发育，发育的前 5 d 身体完全透明；发育迅速，28℃条件下，24 h 完成从受精卵到完整胚胎的发育；受精后约 40 min 即可完成第一次有丝分裂，之后大约每隔 15 min 分裂一次；24 h 后主要器官原基即可形成，各脑室、眼睛、耳、血细胞、体节等均清楚可见；受精后 3～5 d，幼鱼即可离开卵壳自由游动、觅食。

（3）孵后发育：幼鱼孵出后约 3 个月即可性成熟；正常寿命为 2～3 年，在实验室条件下可存活 5 年。

（4）遗传：有 25 对染色体连锁群，基因组中含有约 30 000 个基因。已完成组装的序列总长度为 $1.63×10^9$ bp，已注释的编码基因 21 503 个、RNA 基因 3421 个。斑马鱼基因与人类基因的相似度达 87%，某些疾病相关基因与人类基因保守性高达 99%。

2）行为习性

（1）性情：温和，活泼好动，喜欢在上层水域活动、觅食，对饵料不挑剔，各种鱼虫及人工饲料均可食，且可与其他品种鱼混养。

（2）居性：对水质的要求不高，易饲养。野生斑马鱼喜欢生活于静水或微流水中，常见于稻田、浅水池塘、和缓小溪等水域。

（3）环境温度：耐寒性、耐热性都较强，适宜饲养水温为 20～26℃，于水温 11～15℃时仍能生存；用以繁殖的水温以 24℃ 为宜。

（4）孕育：喜在水族箱底部产卵。亲鱼有自食其卵的习性，为避免鱼卵被亲鱼吃掉，需在鱼缸底部铺一层尼龙网板或铺些鹅卵石，以便产出的卵直接落入网板下面或鹅卵石缝隙中；通常，斑马鱼于黎明到第二天上午 10:00 左右产卵，结束产卵时，将亲鱼捞出，收集鱼卵用于实验。未受精的鱼卵颜色发白，易于辨认，可用吸管吸出丢弃。雌、雄鱼的交配行为对光刺激敏感，可通过调控光周期实现对产卵时间的控制。一般选取 2～3 对亲鱼同时放入繁殖缸中。

2. 常用品种、品系

野生品系有近 20 种，主要区别在于条纹和色彩，也有鳍形上的变化，如长鳍斑马鱼、金丝斑马鱼、闪电斑马鱼和大斑马鱼等。实验研究中常用的野生型品系主要包括 AB 品系、Tuebingen（Tu）品系、WIK 品系等；突变品系、转基因品系也有很多种。

1）野生品系

（1）AB 品系：是实验室最常用的品系，于 20 世纪 70 年代经孤雌生殖获得。

（2）Tuebingen（Tu）品系：是斑马鱼基因组计划所用品系，该品系斑马鱼具有胚胎致死基因突变，用于基因组测序前，致死突变基因已被敲除。

（3）WIK 品系：比 Tu 品系具有更多形态多样性，主要用于基因组作图。

（4）Darjeeling 品系：原产于印度，游泳速度快于其他品系，因其具有多种多态性标记，常被用于基因作图研究。

2）突变品系

突变品系有数千种，具体信息可查阅国际斑马鱼资源中心（Zebrafish International Resource Center，ZIRC）网站（http://zfin.org）。

3）转基因品系

斑马鱼转基因品系当前约有 100 多种，最常见的是各种荧光转基因斑马鱼，如转绿色荧光蛋白（GFP）斑马鱼；血管特异性荧光转基因斑马鱼可用于血管发育跟踪研究。

3. 在生物医学及药学中的应用

作为一种模式生物，斑马鱼具有很多优势，如繁殖力强、体外受精、发育、胚胎透明、性成熟周期短、个体小易养殖、基因与人类同源性高等特点。受精卵直径约 1 mm，肉眼可见，易于进行显微注射、细胞移植等实验操作。在发育的前 5 d 身体透明，有助于原位观察其内部结构，可结合活体染料、荧光标记、探针等方法观察和研究斑马鱼活体样本。在功能基因组时代，斑马鱼已成为生命科学与医学研究中重要的模式脊椎动物，常用于毒理学、安全性评价、新药筛选等实验，现已拓展、深入到生命体的多种系统（神经系统、免疫系统、心血管系统、生殖系统等）的发育、器官功能，以及多种疾病如神经退行性疾病、遗传性心血管疾病、糖尿病等的研究中。

1）安全性、毒性评价

常用斑马鱼胚胎进行药物的致畸效应和毒性评价，优点是用药量少、实验费用低、给药方式简单、试验周期短（1～7 d）、高通量（可用微孔板检测）。斑马鱼胚胎全身透明，便于观察了解整体动物多个器官发育形态，已被成功用于药物的发育毒性与致畸性、心血管毒性等评价中。现普遍将斑马鱼胚胎发育试验列为药物安全性评价标准方法之一。

2）药物筛选

药物有效性评价有体外、体内两种实验方法。斑马鱼兼具体外实验快速、经济、高效，以及体内实验预测性好、可比性高的优点，已被越来越多地应用于药物效果评价，特别是早期药物的筛选。血管生成是肿瘤组织的一大特点，也是癌症治疗的关键靶点。利用血管特异性转基因斑马鱼，可于 96 孔板中进行抗血管新药的体内高通量、高内涵筛选，经济且高效。

3）医学研究

（1）糖代谢疾病。斑马鱼糖代谢速率比肉食性鱼类要快。斑马鱼的胰腺及一些对胰岛素敏感的外周组织如肝脏、肌肉等在进化上保守，一些与糖代谢调控相关的关键机制与哺乳动物相似，因此，斑马鱼可作为糖代谢调节的模型动物，用于人类糖尿病的研究。

（2）心血管系统疾病。斑马鱼的胚胎心脏与人类的胚胎心脏结构相似；斑马鱼能够在没有足够的心脏血液循环的情况下生存，这种特征为心血管发育性疾病的研究提供了良好模型。斑马鱼在胚胎期、幼鱼期身体透明，其发育过程中，胚胎注射血管内皮细胞生长因子（VEGF）后，可观察到明显的新生血管生成；还可利用基因突变品系来研究人类主动脉缩窄性疾病、心脏管的形成过程。

（3）神经系统疾病。斑马鱼神经系统发育演化过程与人类相似，在神经发育生物学研究中有很大价值。一些与糖代谢有关的重要基因，如己糖激酶和葡萄糖转运蛋白的基因在斑马鱼体内活跃表达，这些基因的缺失会引发斑马鱼胚胎发生一系列严重的神经发育缺陷。GFP 转基因斑马鱼实验证实，人类和斑马鱼大脑中存在大量类似的信号蛋白，因此，斑马鱼也被广泛用于神经系统疾病的研究。

（刘顺梅）

第二章 常用哺乳类实验动物结构和生理要点

在所有的实验动物种类中，由于解剖结构、机体生理功能、繁殖生育方式及生化反应的相似性，哺乳类动物在一定程度上能够反映人类机体的基本情况，在对临床疾病的模拟上更贴切，组织病理变化更趋同，更便于理解。哺乳纲目前有约 5676 个不同物种，从属于 1229 个属，归类于 153 个科和 29 个目中，约占脊索动物门的 10%，达地球所有物种的 0.4%。哺乳动物的身体结构复杂，具有特征性的大脑结构、恒温系统和循环系统，以及为后代哺乳、大多数胎生、具有毛囊和汗腺等共同的外在特征。除非特殊情况，使用哺乳类实验动物作为研究对象与疾病模型进行医学研究和药物开发，成功的概率更大，但相应要求也更高。因此，了解和掌握哺乳类实验动物解剖学与生理学的一般性及特征性，是开展动物实验的基础。

第一节 基本结构与生理学概念

一、生命基本活动及功能调节

生命形式不断演化，从原核生物到真核生物，从单细胞生物到多细胞生物，从无脊椎动物到脊椎动物，从爬行类动物到哺乳类动物，等等。生命存在的形态千差万别，但生命活动的基本特征大同小异。哺乳动物体内存在 200 多种不同类型的细胞。来源相同、形态和功能相似的细胞及间质以一定的连接方式彼此组织在一起。动物组织可分为上皮组织、结缔组织、肌肉组织、神经组织 4 种基本类型，不同组织按一定的构建方式构成能完成特定生理功能的器官，且各器官相对独立。功能相同、相似或相关的若干个器官，共同完成某种连续性的生理功能过程，称之为系统，哺乳类动物机体有运动、消化、呼吸、心血管、泌尿、生殖、神经、内分泌等系统。

（一）生命的基本特征

细胞是生命组织形式的最小结构单元，所有的生命活动都可以归结为细胞及细胞间的活动。各种动物体的生命现象至少包括 4 种基本活动，即新陈代谢、兴奋性、适应性和生殖。

（1）新陈代谢：有机体不断地与环境之间进行物质和能量交换获取原料，以维持生命活动、维护形态结构，同时又不断地消除废物及自身衰老的结构，这一过程称为新陈代谢。新陈代谢是维系生命体自身存续的前提。

（2）兴奋性：机体与环境之间总是处在不断的变化当中，当外界条件的变化能够引起机体做出反应时，环境条件变化称为刺激；机体对刺激产生的反应称为兴奋。兴奋性是一种生命的基本特征，所有的细胞都可以表现出兴奋性，有强有弱。当神经、肌肉、腺体等组织受到一定刺激后，能迅速地产生特殊的生物电反应或分泌反应，生理学将这三类组织统称为可兴奋组织。

（3）适应性：当环境刺激温和时，不足以引起组织细胞的兴奋；当组织细胞习惯于经常存在的刺激时，不再表现为兴奋，而是耐受，是为组织细胞的适应性。动物能随着环境的变化，不断地改变或调整自身功能状态，甚至各部位之间结构、功能的关系，调节体内以与外环境达到动态平衡，适应外界变化，保持机体的正常生存、种族延续。

（4）生殖：生命机体的复制繁衍，称为生殖。一切动物都是通过繁殖或生殖而使种族得以延续，此乃生命基本特征之一。

（二）机体功能活动调节

细胞对外界表现出的兴奋性与适应性，是一系列反应的结果。多细胞生物如哺乳动物对外界刺激做出反应，其过程漫长而复杂；机体对外界环境变化的反应有适应性、整体性的特点。适应性是通过改变功能活动以适合环境条件变化而维持稳定状态。机体对环境条件变化做出适应性反应的过程称为调节。哺乳类动物的整体性反应包括两种：一是运动系统按一定目标进行一系列空间活动，完成一定动作；二是内脏系统活动做出相应的调整，保持内环境的稳定状态。有三种调节机制参与完成调节。

（1）神经调节：反射是神经调节的基本方式，是指在中枢神经系统参与下，机体对体内外环境变化产生的适应性反应。反射活动的结构基础是反射弧：感受器—传入神经—神经中枢—传出神经—效应器。反射弧是一种开放的回路，其效应器内也存在感受细胞或感受器，能将效应器活动的信息传回中枢，适时地调整、校正中枢发出的冲动，使效应器的反应更为准确、协调、适度。神经反射类型包括：①非条件反射，是生来就有的，反射弧较固定，刺激性质与反应之间的关系是由种族遗传因素决定的；②条件反射，是后天获得的，建立在非条件反射的基础上，是机体在生活过程中根据所处生活条件"建立"起来的，刺激性质与反应之间的关系不固定，灵活可变。神经调节的特点是：迅速而准确，作用范围局限，持续时间短暂。

（2）体液调节：动物机体内绝大部分细胞并不直接与外环境接触，而是浸润于细胞间液之中。细胞间液是细胞生活的液态环境，构成机体内环境。高等动物的细胞间液分为两大部分：组织液和血浆。组织液约占体液的 4/5，浸浴着全身组织细胞，并与细胞进行物质交换；血浆约占体液的 1/5，在血管内循环运行至全身，是体内物质运输的主要介质。血浆一方面与组织液进行物质交换，另一方面又通过肺、肾、消化道等内脏系统与外界环境沟通，摄取营养物质和 O_2，排出代谢产物和 CO_2，既能实现组织细胞与外界环境之间的物质交换，又能维持内环境理化构成的相对稳定，为组织细胞提供适宜的生活环境。血液中某些化学成分，随血液循环到达全身组织器官，调节它们的活动，称为全身性体液调节。这些化学物质主要是内分泌腺分泌的激素，来调节机体的新陈代谢、生长、发育和生殖等功能。一些内分泌腺（或细胞）直接或间接受神经调节，在这种情况下，体液调节成为神经调节传出纤维的延长部分，故又称神经-体液调节。除激素外，某些组织细胞通过旁分泌产生的一些化学物质，可影响邻近组织的功能活动，这些化学物质称为局部体液因素。由此，使局部与全身的功能活动相互配合、协调一致。体液调节的特点是缓慢而持久，作用部位比较广泛。

（3）自身调节：是指内、外环境变化时，组织、细胞不依赖于神经、体液调节而产生的自我适应性反应。例如，一定范围内，在心肌收缩前，心肌纤维被牵拉得越长，收缩时其产生的能量越多。自身调节的特点是作用范围小，属于微调。

二、常用解剖学方位、术语

为了便于描述动物各器官的位置，需要将机体人为地建立一个立体坐标系，作为一个统一的基准，方便交流。设定动物四足立定，头眼向前，尾向后，自然状态。由于动物多是四足立地，人体是双脚直立，两者方位有所不同。

（一）轴

根据解剖学的方位，机体可以虚拟出相互垂直的三种轴（直线），这在描述某些结构的形态，特别是关节的运动时，就可以作为依据、锚定。

（1）垂直轴：自上至下垂直于水平面的轴线。在人，此轴相当于身体头尾纵轴。

（2）矢状轴（前后轴）：自头端至尾端并平行于水平面的轴线。

（3）冠状轴（横轴、额状轴）：左右两侧同高点之间的轴线，与水平面平行，并与上述两轴相垂直。

（二）面

在上述三种轴的基础上，假想出三个基本面作为标准，对机体进行方位描述（图2-1）。

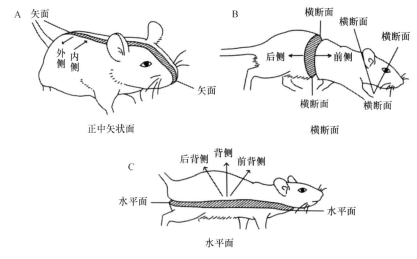

图 2-1 哺乳类动物三个基本面示意图

（1）矢状面：于前后方向，将机体分为左、右两部分的纵切面，即垂直轴、矢状轴决定的面；如果此面位于机体正中，则称为正中矢状面。

（2）横断面：于左右方向，将机体分为前、后两部分的纵切面，即垂直轴、冠状轴决定的面。

（3）水平面：沿水平面将机体可分为上、下两部分，即矢状轴与冠状轴决定的面。

（三）方向术语

按照哺乳类动物静态姿势，规定了一些相对的解剖学名词，用以描述机体结构的相互位置关系。

（1）前、后：在前后方向上，近头侧为前，远离头者为后；也可用颅侧、尾侧作为对应名词。

（2）腹侧、背侧：距身体腹面近者为腹侧，距背面近者为背侧。

（3）内侧、外侧：是描述各部位与正中面相对距离的位置关系名词。例如，眼位于鼻的外侧而位于耳的内侧。

（4）内、外：是表示与空腔相互位置关系的名词，应注意与内侧、外侧加以区别，即内、外只相对空腔而言。

（5）浅、深：是指与皮肤表面的相对距离关系，离体表近者为浅，离体表远者为深。

（6）近端、远端：指距肢体根部的远近。在四肢，距肢体根部远者为远端。

三、动物体表分部

哺乳类实验动物，按照体表部位，大体可以分成：头面、颈、躯干、四肢、尾 5 个部分，见图 2-2。

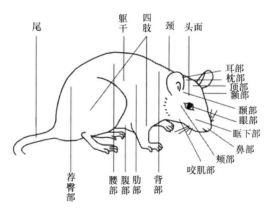

图 2-2　实验动物体表各部位名称

（一）头面

头面分颅部、面部。其中，颅部再分为额部（两眼上方）、顶部（两耳之间）、枕部（颅部后方与颈部交接处）、颞部（额部两侧，耳与眼之间）、耳部（耳郭、耳根）；面部又分为眼部（眼球、眼睑）、眶下部（眼部下方）、鼻部（包括鼻背与鼻侧）、颊部（颊肌所在部位）、咬肌部（咬肌所在部位）。

（二）颈

颈是连接头部与躯干部之间的部分，分布有连接头脑与心胸的血管神经。

（三）躯干

躯干分为胸背部、腰腹部、荐臀部。胸背部再划分为背部（以胸椎为基础）、肋部（以肋骨为基础）、胸部（以胸骨为基础）。腰腹部分为腰部（背部的后方，以腰椎为基础）、腹部（腰椎以下，无骨性结构支撑的部分）。荐臀部包括荐部、臀部，位于腰椎后端，荐部以荐骨为基础，是腰部的延续；臀部是位于荐骨两侧的部分。

（四）四肢

四肢分为前肢、后肢。前肢又分为肩部、臂部、前臂部、前脚部。前脚部再分为腕部、掌部、指部。后肢又分为股部、小腿部、后脚部。后脚部再分为跗部、跖部、趾部。

四、动物体内概况

哺乳类实验动物的内脏主要位于体腔内。体腔以膈肌为界，前部为胸腔，后部为腹腔，末端为骨盆腔，见图 2-3 和图 2-4。

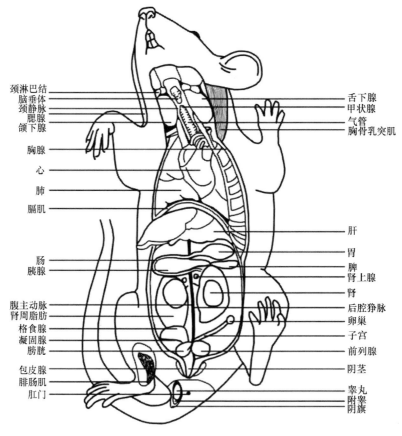

颈淋巴结
脑垂体
颈静脉
腮腺
颌下腺
胸腺
心
肺
膈肌
肠
胰腺
腹主动脉
肾周脂肪
格食腺
凝固腺
膀胱
包皮腺
腓肠肌
肛门

舌下腺
甲状腺
气管
胸骨乳突肌
肝
胃
脾
肾上腺
肾
后腔静脉
卵巢
子宫
前列腺
阴茎
睾丸
附睾
阴囊

图 2-3　大鼠主要内脏

（1）胸腔内容主要有：心、肺、胸腺、气管、食管、血管、淋巴管、胸膜等器官。

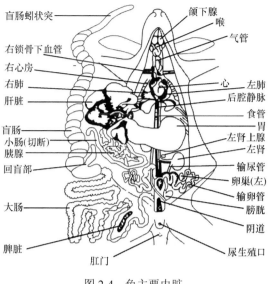

图 2-4　兔主要内脏

（2）腹腔内容主要有：胃、小肠（十二指肠、空肠、回肠）、大肠（结肠、盲肠）、肝、脾、肾、输尿管、卵巢、输卵管、部分子宫（雌鼠）、血管、淋巴管、腹膜等器官。

（3）骨盆腔内容主要有：直肠、输尿管、膀胱、部分子宫（雌鼠）、阴道（雌鼠）、鼠的输精管（雄鼠）、尿/生殖道、性腺（雌鼠卵巢、雄鼠睾丸）等器官。

（魏佑震）

第二节　运 动 系 统

运动系统主要由骨、关节、肌肉构成。

骨、关节构成骨骼。骨骼的主要生理功能有：①支撑身体保持体形；②保护体内软组织器官，如脑、心、肺等脏器；③在运动中起杠杆作用；④参与造血和防御功能；⑤储存钙磷，参与钙磷代谢平衡。其中，骨可分为长骨、短骨、扁骨、不规则骨 4 种类型：长骨支撑躯体并作为运动杠杆，短骨支持和减少震动，扁骨保护内脏，不规则骨构成复杂的结构。骨的化学成分简单，主要成分见表 2-1，每种动物可能存在差异。

肌肉的收缩及舒张牵拉骨骼产生躯体运动和呼吸运动，也可以使器官状态改变而做功，例如，心跳、胃肠蠕动、血管和淋巴管等的舒缩活动。肌肉按照其所处位置、自身结构和功能的不同分为骨骼肌、心肌、平滑肌 3 种。骨骼肌具有展长性、弹性、黏滞性。当骨骼肌受到牵拉或其他外力作用时，可以被拉长，称为展长性；外力解除后，肌肉又能缓慢地恢复原状，称为弹性；当肌肉变形时，由于分子内部摩擦很大，产生一定的阻力，变形缓慢而不完全，称为黏滞性。骨骼肌的展长性和弹性是保证肌肉收缩的必要条件，而黏滞性可使肌肉收缩产生阻力，导致收缩能力减弱，但对肌肉起到了保护作用。

表 2-1　常用哺乳类实验动物新鲜骨的化学成分（平均值）

骨的各成分	百分比含量/%	骨的无机物	百分比含量/%
水分	50.00	磷酸钙	85.00
骨胶原	12.80	碳酸钙	9.00
脂肪	15.35	氟化钙	3.00
矿物质	21.85	磷酸镁	1.50
		其他	1.50

一、骨骼

全身骨主要划分为头骨和躯干骨，见图 2-5～图 2-7。

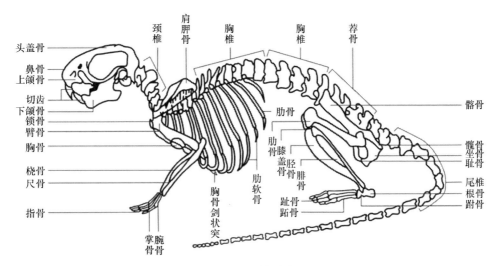

图 2-5　鼠的骨骼

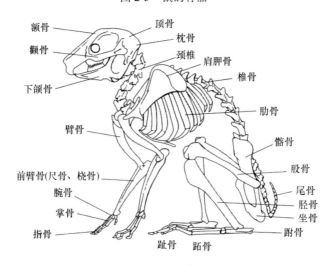

图 2-6　兔的骨骼

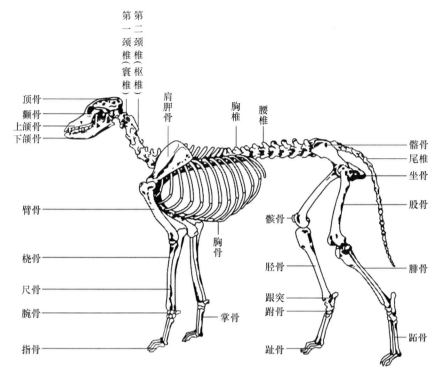

图 2-7　犬的骨骼

（一）头骨

头骨位于脊柱的前端，多数为扁骨或者不规则骨。以眼眶为界，头骨分为颅骨和面骨两部分。颅骨围成颅腔，构成脑、眼、耳及嗅觉器官的保护壁。面骨形成口腔、鼻腔、咽腔、舌的骨性支架。

1. 颅骨

颅骨由额骨、顶骨、顶间骨、枕骨、颞骨、筛骨、蝶骨构成。

（1）额骨：一对，位于顶骨前方，其间骨缝（额间缝）平直。

（2）顶骨：一对，构成颅腔顶壁，长方形。

（3）顶间骨：大致呈六角形，比例较大，构成颅顶后部，四周骨缝明显。兔的骨缝终身存在。

（4）枕骨：围于枕骨大孔四周，构成颅腔后壁及颅底后半部。30 d 的大鼠仍保存有清晰的骨缝，有 4 块骨围绕于枕骨大孔的四周，60 d 后愈合成一块；幼兔的 4 块骨片间骨缝清晰，成年后愈合。

（5）颞骨：构成颅腔侧壁、腹侧壁，大鼠分为鳞状骨、鼓骨、岩骨、乳突骨；兔分为鳞状骨、鼓骨、岩乳骨。

（6）筛骨：位于颅腔前壁，蝶骨前方，容纳大脑嗅球，有嗅神经通过。

（7）蝶骨：构成颅腔底壁，分为基蝶骨、翼蝶骨、前蝶骨、眶蝶骨 4 个部分。前两者与枕骨连接，后两者构成眼窝底部，有视神经通过。

2. 面骨

面骨由前颌骨、上颌骨、颧骨、鼻骨、泪骨、犁骨、鼻甲骨、腭骨、下颌骨、舌骨构成。兔的面骨较长,与其草食性相关。

(1)前颌骨:构成颜面部的骨质支撑,较发达,有切齿齿槽。

(2)上颌骨:构成面部的侧面,位于前颌骨的后面,有臼齿齿槽。

(3)颧骨:与上颌骨的颧突、颞骨的颧突相接共同形成截弓。成年兔的颧骨与上颌骨完全愈合。

(4)鼻骨:构成鼻腔的顶壁,内侧面附着上鼻甲骨。

(5)泪骨:位于眶窝前下方,后与额骨相连。

(6)犁骨:位于鼻腔正中,蝶骨的前方,构成鼻中隔的基础。

(7)鼻甲骨:位于鼻腔两侧,分为上鼻甲骨1对、颌鼻甲骨2对,上鼻甲骨附着于鼻骨上,颌鼻甲骨附着于前颌骨的内侧壁,为卷曲、呈迷路状的骨片。

(8)腭骨:位于上颌骨腭突的后方,鼻后孔的两侧。

(9)下颌骨:左右下颌骨于前端以软骨结合相连,有臼齿齿槽。

(10)舌骨:位于两下颌骨之间,为舌软组织的支架,分舌骨体、大角、小角。

(二)躯干骨

躯干骨包括构成脊柱的椎骨、构成胸廓的肋骨和胸骨。人与常见的几种实验动物躯干骨组成的骨数不同,见表2-2。

表2-2 人与几种实验动物躯干骨的骨数比较

	小鼠	大鼠	豚鼠	兔	犬	人
颈椎	7	7	7	7	7	7
胸椎	12~14	13	13	12	13	12
腰椎	5~6	6	6	7	7	5
荐椎	4	4	4	4~5	3	5(骶骨1)
尾椎	27~29	27	6	15~18	20~23	4(尾骨1)
肋骨(对)	12~14	13	13	12	13	12
胸骨(节)	6	6	6	6	8	3(1)

1. 脊柱

脊柱分为颈椎、胸椎、腰椎、荐椎、尾椎。

(1)颈椎:所列动物的颈椎为7块,第1颈椎(寰椎)由背弓、腹弓围成环,缺椎体、棘突,横突宽扁,其上的横突孔供椎动脉通过;第2颈椎(枢椎)棘突发达;其余5个颈椎短而宽,棘突低矮,横突上有横突孔。大鼠第7颈椎的横突孔小或缺如。兔第7颈椎棘突较高。

(2)胸椎:大鼠、小鼠、豚鼠为13块,兔12块,犬13块。一般接近颈椎的胸椎小,椎体的长度由前向后逐渐增加,椎管的直径较颈椎狭窄,棘突发达。

（3）腰椎：大鼠、小鼠、豚鼠为 6 块，兔、犬为 7 块。每块椎体的长度基本一致，椎体发达，棘突、横突的长度越向后越长。

（4）荐椎：大鼠、小鼠、豚鼠为 4 块，兔 4～5 块，犬 3 块。部分愈合形成一块荐骨，呈三角形，但每块荐椎的形状可分辨，棘突低矮。在人为骶（椎）骨。

（5）尾椎：大鼠 27 块，小鼠 27～29 块，豚鼠 6 块，兔 15～18 块，犬 20～23 块。前 4～6 块尾椎形状与最后荐椎相似，但椎弓逐渐消失，棘突、横突也逐渐变短、消失，第 6 尾椎以后逐渐失去椎骨的外形，形成圆柱状体。在人尾椎退化，融合成一节尾骨。

2. 肋骨

大鼠、小鼠和豚鼠为 13 对，兔 12 对，犬 13 对。前 7 对（犬前 9 对）肋骨经肋软骨与胸骨相连，称为真肋；后几对肋骨的肋软骨不与胸骨相连，称为假肋。

3. 胸骨

胸骨一般有 6 块（犬 8 块），前 5 块胸骨与相应的肋软骨相连，而第 5 块胸骨又与第 6、7 肋软骨相连；第 1 胸骨称胸骨柄，与锁骨构成关节；第 6 胸骨称剑状突，其后面接一扁状剑状软骨。在人，胸骨柄和剑突之外的胸骨融合为胸骨体。

4. 胸廓

胸廓由胸椎骨、肋骨、肋软骨、胸骨组成。大鼠、小鼠的胸廓呈漏斗形，前窄后宽，横断面为左右侧扁的卵圆形；兔的胸廓不发达，胸腔容积小。

5. 前肢骨

前肢骨包括肩带骨、臂骨、前臂骨、前脚骨。

（1）肩带骨：分为锁骨和肩胛骨，与躯干相连。兔的锁骨退化，包埋于肌肉中；犬的锁骨为三角形薄骨片或软骨片或完全退化。

（2）臂骨：为长骨（犬的臂骨呈现扭曲状）。近端与肩胛骨的肩窝构成肩关节，远端与前臂骨构成肘关节。

（3）前臂骨：分为内侧粗大的桡骨和外侧细小的尺骨，尺骨的近端突出构成肘突（鹰嘴）。

（4）前脚骨：由腕骨、掌骨、指骨组成。

6. 后肢骨

后肢骨分为髋骨、股骨、膝盖骨、小腿骨、后脚骨。

（1）髋骨：由髂骨、耻骨、坐骨、髋臼骨连接组成。左、右髋骨由韧带连接，与荐骨、部分尾椎构成骨盆。

（2）股骨：近端内侧有一半球状突起，称股骨头，与髋臼构成髋关节；远端与小腿骨、膝盖骨构成膝关节。

（3）小腿骨：内侧胫骨粗大、外侧腓骨细小，两骨之间上半部有骨间隙，而下半部融合在一起。

（4）后脚骨：分为 8 块跗骨、5 块距骨、5 组趾骨；由内向外，第 1 趾有两个趾节骨，第 2、3、4、5 趾各有 3 个趾节骨。

7. 内脏骨

有些动物于内脏器官中存在着骨骼，是内脏器官的辅助骨骼。例如，牛心脏内有心小骨；犬阴茎内有阴茎骨，位于阴茎突基部，呈半环形，其腹侧面凹陷成沟，有尿生殖道通过。

二、肌肉

常见实验动物的全身肌肉分布及位置见图 2-8 和图 2-9。肌肉两端可以根据肌肉收缩运动的发起分为起点、止点；皮肌外，起、止点都附着在骨头。

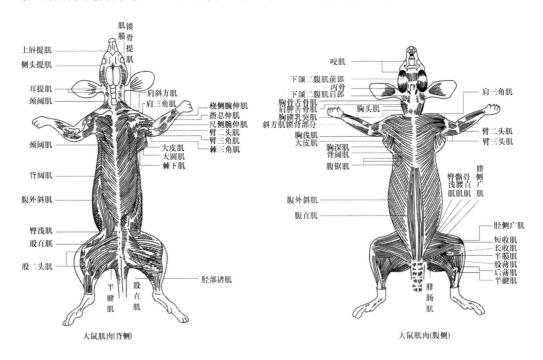

图 2-8　大鼠肌肉

1. 皮肌

皮肌位于皮下的浅筋膜中，薄肌。根据其所在的位置分为面皮肌、颈皮肌、肩臂皮肌、躯干皮肌。不同动物，皮肌发达程度不同。大鼠在头颈部有颈阔肌，躯干部有躯干皮肌。

2. 头部肌

头部肌包括面肌、咀嚼肌。

（1）面肌：呈薄板状或条带状，大多集中在头面部各自然孔裂周围，主要有鼻唇提肌、上唇固有提肌、下唇降肌、鼻孔外侧张肌、口轮匝肌、颊肌；可张开或缩小（或关

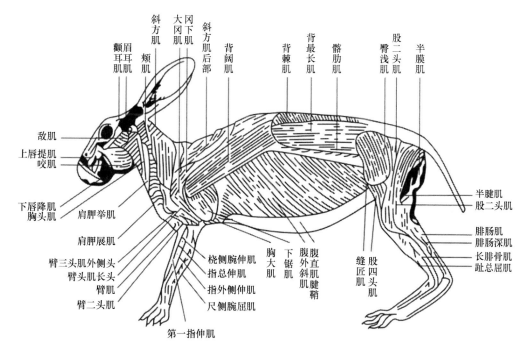

图 2-9　兔肌肉

闭）口裂或鼻孔。犬类缺如下唇降肌，口轮匝肌也不发达。

（2）咀嚼肌：分为开口肌、闭口肌，运动下颌，肌腹及肌力大。开口肌为二腹肌；闭口肌包括咬肌、翼肌、颞肌等，其中咬肌强大，起咬合、咀嚼作用。

3. 颈腹侧肌

颈腹侧肌主要有胸头肌、肩胛舌骨肌、胸骨甲状舌骨肌等，这些肌肉主要与颈部脊柱肌一起，参与颈部的运动。颈背侧肌肉属于脊柱肌。

4. 躯干肌

躯干肌主要包括脊柱肌、胸壁肌、腹壁肌三部分。

（1）胸壁肌：分布于胸侧壁、后壁（膈），可使胸廓体积变化，控制呼吸运动。吸气肌包括背锯肌、肋间外肌、斜角肌、膈等；呼气肌包括背锯肌、肋间内肌等。

（2）腹壁肌：分布于腹壁，呈薄板状，位于胸廓后部与骨盆前口之间，由肌纤维方向不同的 4 层肌肉组成，由外向内依次为：腹外斜肌（肌纤维呈斜向后下方）、腹内斜肌（肌纤维呈斜向后上方）、腹直肌（肌纤维呈前后方向）、腹横肌（肌纤维呈左右方向）；构成腹壁并参与腹壁运动。

（3）脊柱肌：分布于脊柱的背侧、腹侧，主要有背最长肌、髂肋肌、腰大肌、腰小肌、颊肌、颈最长肌、半棘肌、颈长肌、头长肌等；参与脊柱的运动。多数脊柱肌形态上属于短肌。

5. 前肢肌

前肢肌分为肩带肌、游离端肌。

（1）肩带肌：连接躯干与前肢的肌肉。多数为呈扇形的阔肌，起于躯干，止于肩胛骨、臂骨。使前肢骨在躯干上移动，牵拉前肢运动。使前肢向前移动的肌肉包括斜方肌、菱形肌、背阔肌、臂头肌；使前肢向后移动的肌肉主要包括胸肌、下锯肌。

（2）游离端肌：包括肩关节肌、肘关节肌、腕关节肌、指关节肌，是运动四个关节屈伸的肌肉群。这些肢体肌肉属于长肌，多数有比较长的肌腱。

6. 后肢肌

后肢肌分为髋关节肌、游离端肌，是推动身体前进的主要动力源，体积、重量较前肢相应肌（群）大。

（1）髋关节肌：促使髋关节运动的肌肉，包括伸肌群（臀浅肌、臀中肌、臀深肌、股二头肌、半膜肌、半腱肌）、屈肌群（髂腰肌、股阔筋膜张肌、耻骨肌）、内收肌群（股薄肌、内收肌）、外展肌（闭孔肌、股内肌、股薄肌）。

（2）游离端肌：包括膝关节肌、跗关节肌、趾关节肌，是屈伸三个关节运动的肌肉群。运动远端肢体的肌肉，以长肌腱附着于远端趾骨，肌腱有腱鞘包裹。

（倪庆宾）

第三节　消　化　系　统

消化系统由消化管、消化腺及辅助器官共同构成。消化管是食物或其消化产物通过的管道，包括口腔、咽（与呼吸共管）、食管、胃、小肠（十二指肠、空肠、回肠）、大肠（盲肠、结肠、直肠）、肛管；消化腺为分泌消化液的腺体，包括壁内腺（胃腺、肠腺）和独立存在的壁外腺，以及唾液腺、肝、胰腺等。消化系统的生理功能是对食物进行消化、吸收及排除残余物。

消化是食物在消化管内被分解的过程。动物的消化一般可分为三种：机械性消化、化学性消化、生物性消化。机械性消化是通过牙齿的切割与磨碎、胃肠平滑肌的收缩活动将食物颗粒变细小，以便与消化液充分混合，并将食物向后推送；化学性消化是通过消化液中的酶类对食物进行化学分解；生物性消化是通过消化道中共生的微生物群对食物进行消化分解。

吸收是通过消化道黏膜，越过黏膜血（淋巴）管屏障，将消化后的小分子物质吸纳入血液、淋巴液的过程。吸收过程分为两种：①被动吸收，包括由压力差推动的滤过吸收、由浓度差推动的渗透吸收、由溶剂溶解推动的弥散吸收、借助细胞膜载体蛋白或通道推动的易化弥散吸收；②主动吸收，主要依靠细胞膜上所存在的"泵"样转运蛋白，将电解质（Na^+、K^+、Cl^-等）、部分非电解质（一些单糖、氨基酸等），逆着化学梯度吸收到体内。

糖、脂肪、蛋白质是哺乳类动物的三大营养物质。一般认为，糖（单糖）的吸收需经血液途径；蛋白质（小分子肽、氨基酸）的吸收需经血液途径；脂肪（甘油、脂肪酸、甘油酯）的吸收需经淋巴液（中、长链脂肪酸）和血液（短链脂肪酸）途径。糖类、蛋白质、脂肪的消化产物，大部分于十二指肠、空肠内吸收，消化物抵达回肠时，营养物基本吸收完毕，回肠继续发挥吸收作用；大肠回收剩余水分，肠道微生物继续消解食物残渣，吸收部分分解产物。

一、消化管

哺乳类动物的消化管基本结构与功能相似，长短和分段各有特点（图 2-10）。

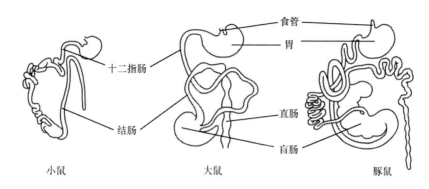

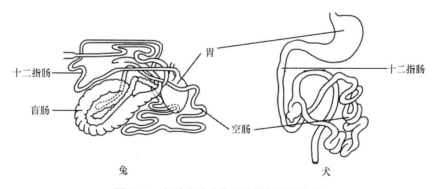

图 2-10　各种实验动物消化管的解剖比较

（一）口腔

消化管起始部，前壁为唇，侧壁为颊，顶壁为硬腭、软腭，底壁为舌，内有牙齿；唇与牙齿之间称为口腔前庭，有些动物具有颊囊；齿弓内部分称为固有口腔。

（1）唇：为上、下两片，富有被毛，上唇两侧有长触须，有探测感知功能；大鼠、小鼠、豚鼠正中线无毛的深沟称为人中，兔正中线处的纵裂为唇裂。

（2）腭：顶壁前部，黏膜光滑，横向黏膜皱褶称腭褶，后连软腭。大鼠在软、硬腭交界处有味蕾（味觉感受器）分布。

（3）颊：口腔侧壁，内表面黏膜光滑。犬的颊部黏膜常见有色素沉积。

（4）舌：舌根部附着于舌骨，舌游离部腹侧正中线处有一条舌系带与口腔底部相连；

大鼠在正中线两侧有两条舌系带；犬的舌游离部较长，可伸出口腔外，起到消散体热的作用。舌的表面有许多乳头，丝状乳头（起机械作用）最多，菌状乳头、叶状乳头、轮廓乳头有味觉感受器存在，菌状乳头散布于舌背侧、两侧，叶状乳头、轮廓乳头各有一对，位于舌根部两侧、背侧。

（5）牙齿：各种实验动物的齿式及齿数有所不同，见表2-3。

表 2-3　几种实验动物的齿式、齿数

动物种类	齿式 2（I	C	P	M）	齿数
大鼠	2（1/1	0/0	0/0	3/3）	16
小鼠	2（1/1	0/0	0/0	3/5）	20
豚鼠	2（1/1	0/0	1/1	3/3）	20
兔	2（2/1	0/0	3/2	3/3）	28
犬	2（3/3	1/1	4/4	2/3）	42

注：I，门齿（incisor）；C，犬齿（canine）；P，前臼齿（premolar）；M，臼齿（molar）。

（二）咽

咽部是消化道与呼吸道交叉的共同通道。前端，腹侧咽峡与口腔相通，背侧后鼻孔与鼻腔相通；后端，背侧食管口与食管相通，腹侧喉口与喉相通。

（三）食管

食管是一肌性管道，分颈、胸、腹三段。颈段沿气管背侧走行，至颈部后段转至气管左侧；胸段伴随气管左侧，经气管分支的上方，在主动脉右侧，左右肺之间走行；穿经膈的食管裂孔进入腹腔，续以胃。

（四）胃

哺乳动物的胃，有的是复胃，有的是单胃。牛、羊、鹿、骆驼等草食动物有瘤胃、网胃、瓣胃、皱胃，称为复胃；只有一个胃的，称为单胃。一般地，具有单胃的草食动物都具有发达的盲肠，以生物消化的方式消化食物中的长链纤维。

常用的实验动物大多是单胃，为 U 形囊状器官，横位于腹腔的前部；与食管连接部称为贲门，与小肠连接部称为幽门。贲门与幽门之间背侧为胃小弯，腹侧为胃大弯。胃内表面是胃黏膜，黏膜中有许多胃腺（壁内腺），分泌消化液、胃酸（盐酸）。犬的胃酸分泌较多，占胃液的 0.4%～0.5%。

（五）肠

肠从形态、位置和功能上分为小肠、大肠。

（1）小肠：小肠分为十二指肠、空肠、回肠。①十二指肠一般呈粉红色，呈 "U" 形，中间系膜上有胰腺。大鼠的十二指肠壁上可见淡粉色小结节状的淋巴集结，称为肠扁桃体。②空肠是小肠最长的部分，形成许多弯曲的肠袢，内容物较少。③回肠较短，管径细，经回盲孔与盲肠相连。一般小肠内壁有许多皱褶、肠绒毛，借以增加与食物的接触面积；黏膜内有许多小肠腺（壁内腺），分泌消化液参与化学消化。小肠由肠系膜悬挂于腹腔背侧。

（2）大肠：可以分为盲肠、结肠、直肠。①盲肠：大肠的起始端，各种动物因其食物种类不同，盲肠的发达程度不同。一般草食动物如兔、豚鼠、大鼠等，盲肠粗大，有明显的肠袋，有典型的回盲口与回肠相接，盲结口与结肠相通，这与盲肠内的生物消化有关。兔的盲肠游离端变细，肠袋消失，称为蚓突；而肉食或杂食动物的盲肠不发达，如犬的盲肠只是回肠与盲肠连接处的一个游离的管腔。②结肠：各种动物的结肠大小、形态、走向都有所不同。大鼠、犬的结肠可分为升结肠、横结肠、降结肠；兔的结肠管起始段管径粗大，称为大结肠，后段的管径狭窄，称为小结肠。③直肠：大肠末段穿过盆腔，在尾根下开口于肛管的部分。肠黏膜表面比较光滑，不形成皱褶，无肠绒毛，黏膜内可见大肠腺、淋巴结。

二、消化腺

独立存在的消化腺有唾液腺、肝脏、胰腺。

（一）唾液腺

唾液腺一般有 3 对，即腮腺、颌下腺、舌下腺，分泌唾液。

腮腺和颌下腺位于外耳的腹侧、下颌骨的后缘。腮腺位于浅层，腮腺导管开口于颊黏膜。颌下腺位于深层，其导管开口于舌下口腔底。舌下腺位于舌的腹侧、口腔底部黏膜内，导管开口于舌下口腔底。兔除以上 3 对唾液腺外还有 1 对眶下腺，位于眶窝底部前下角，其导管开口于第三上齿根的内侧。豚鼠唾液腺有 5 对，即腮腺、颌下腺、大舌下腺、小舌下腺、颧腺；大舌下腺位于颌下腺腹内侧，其导管开口于舌下颌下腺管口旁，小舌下腺位于口腔黏膜下，颧腺位于眼眶内颧弓腹侧眼球下方，其数条导管开口于颊黏膜。

（二）肝脏

肝脏是全身最大的消化腺，呈红褐色，位于腹前区，前与膈相邻，呈凸面，称膈面，后与胃肠等相邻，呈凹面，称脏面；肝脏脏面中部有血管、肝管出入肝脏的区域称肝门，并有胆囊在此与肝管相连，之后发出胆囊管，开口于十二指肠侧壁。肝脏发生来源于肠管，其分泌液胆汁经肝（胆）管流入十二指肠，乳化经胃消化来的脂肪。一般肝脏分为左叶（左外叶、左内叶）、方叶、尾叶、右叶（右外叶、右内叶）共六叶，但不同实验动物的肝脏分叶有所不同，见图 2-11。

大鼠的肝脏分左外叶、左内叶、右外叶、右内叶、尾叶，无方叶，无胆囊，胆总管在肝门区汇合成肝管，开口于十二指肠的乳突。兔的肝脏，分叶完全，肝管与胆囊管汇合成胆总管，开口于十二指肠起始部。

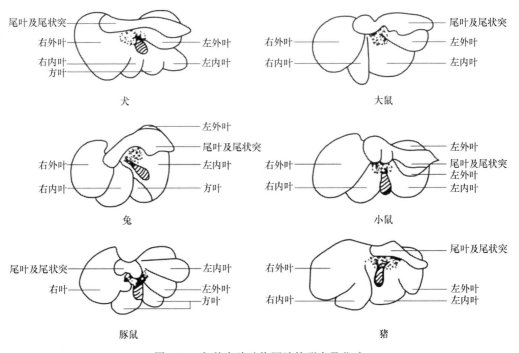

尾叶及尾状突
右外叶
右内叶
方叶
左外叶
左内叶
犬

尾叶及尾状突
右外叶
右内叶
左外叶
左内叶
大鼠

右外叶
右内叶
左外叶
尾叶及尾状突
左内叶
方叶
兔

右外叶
右内叶
左外叶
尾叶及尾状突
左外叶
左内叶
小鼠

尾叶及尾状突
右叶
右内叶
左外叶
方叶
豚鼠

右外叶
右内叶
尾叶及尾状突
左外叶
左内叶
猪

图 2-11　各种实验动物肝脏的形态及分叶

（三）胰腺

　　胰腺形状不规则，位于十二指肠的弯曲之间，有一条胰管在胆总管附近开口于十二指肠侧壁。胰腺分泌胰液，排泄进入十二指肠后参与脂肪、蛋白质、淀粉的进一步消化。大鼠的胰腺呈肉色，不易与周围的脂肪区分，其质地较脂肪稍坚实。兔的胰管开口距离胆总管远。犬的胰腺呈浅粉色，一般有两个胰管开口于十二指肠侧壁。

（倪庆宾）

第四节　呼 吸 系 统

　　呼吸系统由鼻、咽、喉、气管、支气管、肺构成（大鼠呼吸系统见图 2-12）。鼻、咽、喉是上呼吸道，气管、支气管是下呼吸道。气管由骨或软骨作为支架，与肌肉、黏膜等共同围合而成，进行气体输送；肺主要由各级肺内支气管、肺泡构成，是气体交换的场所。

　　呼吸系统的主要功能是进行体内、外之间气体交换。呼吸系统从外界环境吸入 O_2，向外界环境排出 CO_2，这一过程称为呼吸。动物机体需要不断消耗 O_2 进行有氧氧化，分解营养物质以提供生命活动所需的能量，同时体内不断产生 CO_2 并将其排出体外。

　　宏观上，动物的呼吸分为外呼吸、内呼吸、气体运输三个生理过程。外呼吸包括肺通气（气体经呼吸道出入肺）和肺换气（肺与血液间进行气体交换）。组织细胞与血液间进行气体交换的过程，称为内呼吸。根据气体分子扩散的原理，气体由分压高的部分向分压低的部分进行扩散。因此，在外呼吸中，肺泡中 O_2 向血液中扩散，而 CO_2 由血液向肺泡内扩散，血液中红细胞的血红蛋白负载 O_2，静脉血变成含氧的动脉血；在内呼吸中，由于组织中的 O_2 被消耗及 CO_2 的产生，氧分压下降，CO_2 分压升高，使血液中的 O_2 向组织中扩散，组织中的 CO_2 向血液中扩散，从而完成气体交换，血红蛋白卸载 O_2，动脉血变成静脉血。

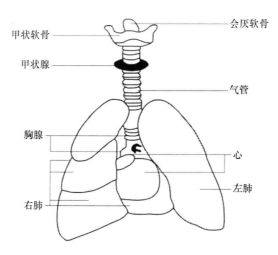

图 2-12　大鼠呼吸系统（气管、支气管、肺）

气体的运输主要靠血液来完成，O_2 的运输主要以血红蛋白（hemoglobin，Hb）和 O_2 的可逆结合，以氧合血红蛋白的形式进行：（脱氧血红蛋白）Hb+ O_2 =（氧合血红蛋白）HbO_2；少部分 O_2 以物理形式溶解于血液中。

CO_2 可以溶于水形成碳酸，以碳酸氢根、氢离子形式存在。CO_2 主要是和红细胞内的水结合，形成碳酸氢盐进行运输。所以，化学结合是 CO_2 在血液中运输的主要形式，约占 CO_2 运输量的 94%。其结合方式有两种：一种是形成碳酸氢盐，约占 CO_2 运输量的 87%，在红细胞内磷酸酐酶的作用下与水反应，在 K^+、Na^+、Cl^- 等离子的参与下，以 $KHCO_3$（红细胞中）和 $NaHCO_3$（血浆中）的形式进行循环运输；另一种是形成氨基甲酸血红蛋白（HbNHCOOH），约占 CO_2 运输量的 7%。CO_2 血液运输的次要方式是物理性溶解，占 CO_2 运输量的 6%。血液到达肺组织后，CO_2 以扩散方式排出到肺泡。

$$CO_2 + H_2O \xrightleftharpoons{\text{碳酸酐酶}} H_2CO_3 \rightleftharpoons H^+ + HCO_3^-$$

（一）鼻

鼻，前经鼻前孔与外界相通，呈长圆筒状，中间有鼻中隔将鼻腔分隔，后以鼻后孔与咽相通；从鼻前孔到咽口，称为鼻腔。鼻腔以骨和软骨作为支架，使之处于开张状态。骨和软骨的表面覆盖黏膜，黏膜内存在腺细胞或腺体，分泌黏液以湿润鼻腔。

（二）咽、喉

咽是消化系统与呼吸系统的交叉共有部位，是空气、食物通过的共同管道。喉位于咽的后部、食管的腹侧、气管的前端，由甲状软骨、会厌软骨、环状软骨、杓状软骨（1对）构成，呈中空结构；在两侧杓状软骨下部附着韧带，其表面覆盖黏膜构成声带，两声带间的裂隙为声门裂，是发声器官。

（三）气管、支气管

气管和支气管是由多个软骨环依次排列构成的长（半）圆筒状器官，生理处于开张状态，保障气体流通。不同动物软骨环数量不等，大鼠 24 个、犬 40～45 个、兔 48～50个。气管前端与喉相续，后端在心基的背侧分为左、右支气管，进入左、右两肺，之后再分为各级肺内支气管。

（四）肺

肺呈粉红色海绵状，质地柔软，有弹性，分左、右两肺，在两肺的内侧（靠近纵隔侧）中部支气管、肺动脉、肺静脉、神经出入肺的地方为肺门。两肺可以进一步分为尖叶、心叶、膈叶，右肺在膈叶处还有一个中间叶。动物种类不同，肺的分叶也有所不同，例如，大鼠的左肺只有一叶，兔、犬的左肺只有尖叶、膈叶等（图 2-13）。

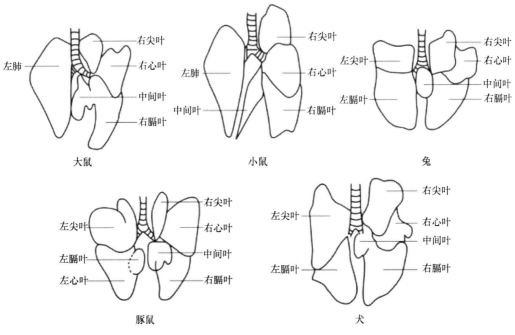

图 2-13　不同实验动物肺的形状

（王　琨）

第五节　心血管系统

循环系统包括心血管系统和淋巴系统。心血管系统由心脏和血管（包括动脉、毛细血管、静脉）组成，血液在心脏的泵压推动下，按照一定方向在血管中循环流动。从液体循环角度来讲，淋巴系统类似静脉的辅助系统。

心脏是血液循环的动力器官，在神经、体液的调节下有节律地收缩、舒张，产生泵压动力推动血液循环流动。动脉起始于心脏的左、右心室，是血液从心脏被推送出的血管，行进沿途反复分支，由大动脉、中动脉至小动脉，愈分愈多愈细，管壁渐薄，最后移行为毛细血管。毛细血管连接动脉与静脉，相互交织成网状，分布于全身各部组织。静脉是将血液回流心脏的血管，从毛细血管开始，逐渐汇合成小、中、大静脉，最后汇入心脏的左、右心房。

心血管系统可分为两个循环。①起始于左心室泵出的血液（动脉血），经动脉流向全身各器官组织中的毛细血管，然后再经静脉回流到右心房（静脉血），称为体循环（或大循环）。其主要功能是将 O_2 输送到全身各器官组织，再将各器官组织产生的 CO_2、废物运送回心脏。②起始于右心室泵出的血液（静脉血），经肺动脉流向肺部毛细血管，然后再经肺静脉回流到左心房（动脉血），被称为肺循环（或小循环）。其主要功能是将 CO_2 运送到肺泡进行释放，再将 O_2 从肺泡带回心脏。

通过血液循环，消化器官吸收的养分可以被运送到肝脏等部位，进而再将营养成分运输到各器官组织，以供代谢；代谢后的非气体成分废物被循环系统运输到肾脏、皮肤等器官，以尿或汗的形式排出体外；循环系统通过皮肤等器官散热，可以调节体温。

一、心脏

（一）心脏的形态

心脏位于胸腔内两肺之间、气管和食管的腹侧、第 2~6 肋骨之间，是具有内腔的肌性器官，一般呈圆锥形。心脏的外表面包裹心包，心外膜与心包之间有心包腔，内有微量心包液，可减少摩擦；其背侧为心底，较宽大，有出入心的大血管；其下部为心尖。

心的外表面、靠近心底处的环形沟称为冠状沟，为心房、心室的表面分界，沟内有脂肪、血管（冠状血管）。心室的左前方、右后方，起于冠状沟处的纵行的沟分别为左纵沟、右纵沟，是左、右心室的表面分界。由此整个心脏分为右心房、右心室、左心房、左心室 4 个腔。犬的心脏内部构造见图 2-14。

（二）心脏的构造

（1）右心房：位于心基的右前部，分为右心耳、右心房两部分。心耳呈盲囊状，内壁由梳状肌形成网状；心房内壁光滑，前、后腔静脉（在人，是上、下腔静脉）及冠状窦口开口于右心房的背侧。

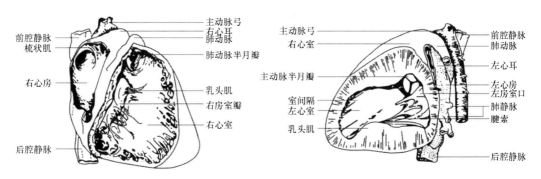

图 2-14 犬的心脏内部构造

（2）右心室：位于右心房的腹侧、心室部的右前部，其内部入口为右房室口，出口为肺动脉口。在右心房与右心室交界处，有致密结缔组织构成的纤维环，其环上附着有3片三角形的瓣膜即三尖瓣。瓣膜表面光滑，顺向心室，其游离端有数条腱索，分别连接于相邻的两个乳头肌上。当心室收缩时，心室内压升高，血液推动，将瓣膜推向房室口，三尖瓣合拢，封闭右房室口，从而驱使血液推向肺动脉口，进而射入肺动脉。犬的三尖瓣呈现2个大尖瓣、3～4个小尖瓣。肺动脉口也以纤维环为基础，环上有3片半月形的瓣膜即为半月瓣，游离缘顺向肺动脉。当心室舒张时，室内压下降，已进入肺动脉的血液迅速回流，充满半月窦（半月瓣与肺动脉壁围成的腔），关闭肺动脉口，防止血液反流入右心室。

（3）左心房：位于心底的左后部，可以分为左心耳、左心房。左心房的背侧有数个肺静脉的汇入口。

（4）左心室：位于左心房腹侧、心室部的左后部，直达心尖。大鼠的左、右心室几乎相等地延伸到心尖。其入口为左房室口，其出口为主动脉口。在左房室口，延展有两片大的瓣膜，为二尖瓣，其构造、作用与三尖瓣类似。主动脉口也有3片半月瓣，其形状、结构、作用与肺动脉瓣类似。

（三）心脏的血液供应

（1）心脏的动脉：心脏的血液供应来自于心脏的冠状动脉。左、右冠状动脉分别自主动脉根部（主动脉窦）发出，每个动脉又继而分为旋支、下行支，旋支行走于心脏的冠状沟内，下行支走行在左右纵沟内。犬的左冠状动脉比右冠状动脉大一倍。

（2）心脏的静脉：回流心脏本身代谢后的静脉血，包括左纵沟内的心大静脉、右纵沟内的心小静脉，两条静脉会合形成冠状窦，在后腔静脉下方开口于右心房。

（四）心脏的传导系统

心脏的传导系统包括窦房结、房室结、房室束及其分支。心脏传导系统由心肌纤维特殊分化形成，其主要功能是产生生物电（即兴奋），并传导冲动，到达心房肌和心室肌，后者按一定的时空顺序进行收缩、舒张。窦房结位于前腔静脉与右心耳间界沟内的心外膜下，是心脏正常活动的起搏点，其分支到心房肌、房室结；房室结位于房中隔，在右心房面的心内膜下，其发出房室束，再分为左、右束支，分别进入左/右心室，进而再分出许多分支纤维分布于心室肌上。

心脏的活动直接受心脏传导系统的支配，间接受交感神经、副交感神经影响，交感神经兴奋使心搏的频率及心肌收缩力增强，副交感神经兴奋使心搏频率及心肌收缩力减弱。

二、血管

根据血管的结构、功能不同，分为动脉、毛细血管、静脉三种。

动脉是导血出心的血管。动脉管壁厚而富有弹性，离心越近则管径越粗、管壁越厚、弹性越大、血压越高；动脉可分为大、中、小三种。

毛细血管是管腔最细、分布最广的血管，介于动、静脉之间，在器官、组织内交织成网，管壁仅由一层内皮细胞构成，利于物质（体）的渗透和扩散，在血液和组织间进行物质交换。

静脉为从器官组织回血向心所流经的血管，也分为大、中、小三种静脉；常与同名动脉伴行，相较同名动脉，静脉管径粗、管壁薄；有些部位的静脉（如四肢），其内膜成对存在静脉瓣，有承托血液、防止血液逆流的作用。

（一）肺循环（小循环）血管

（1）肺动脉：始于右心室，在主动脉的左侧向后延伸，分左、右肺动脉，分别进入左、右肺。在肺内，动脉血管随支气管树反复分支，最后于肺组织内形成毛细血管网，与肺泡腔以气血屏障相隔，在此进行气体交换，释放 CO_2。肺动脉运送的是静脉血。

（2）肺静脉：肺毛细血管网，汇合而成肺内的小静脉，多级汇聚成数条大的静脉血管，出肺门后，以数条开口于左心房。肺静脉运送的是负载 O_2 后的动脉血。大鼠的肺静脉，左肺 1 条，右肺 4 条；兔有 3 条肺静脉。

（二）体循环（大循环）血管

动脉，主动脉为主干，起始于左心室。主动脉在其根部发出冠状动脉，分支分布于心脏；主动脉向后弯曲部分称主动脉弓，主动脉弓发出左锁骨下动脉，分布于左前肢、左前胸、左颈部等，向右发出头臂动脉，从头臂动脉上发出左、右颈总动脉后延续为右锁骨下动脉，分布于右前肢、右前胸、右颈部等。左、右颈总动脉向前伸延，进入头部，分支分布于脑及头部各器官。

主动脉弓后行至胸椎腹侧，称为胸主动脉，有分支分出，分布于胸壁、食管、气管及肺；穿过膈肌进入腹腔改称腹主动脉，在腹部有分支发出，分布于胃、肝、胰、肠、肾等器官；在进入盆腔前分成左、右髂总动脉，再分为髂外、髂内动脉。髂外动脉分支分布于后肢，髂内动脉分支分布于骨盆部各器官。

静脉，体循环的静脉从器官组织向心汇聚，在胸腔内形成两大静脉：前腔静脉和后腔静脉。前腔静脉接受头、颈、前肢、胸前部的静脉血，在胸腔入口处由左右颈总静脉和左右腋静脉会合而成，开口于右心房，兔的前腔静脉分为右前腔静脉和左前腔静脉两支。后腔静脉接受后肢、盆腹腔壁及腔内器官、大部分胸腹壁的血液，开口于右心房。

（魏佑震）

第六节　泌尿系统

泌尿系统由肾、输尿管、膀胱、尿道等构成。肾脏是尿液生成器官，输尿管运送尿液，膀胱暂时储存尿液，尿道是尿液排出体外的管道。兔的泌尿、生殖系统见图2-15。

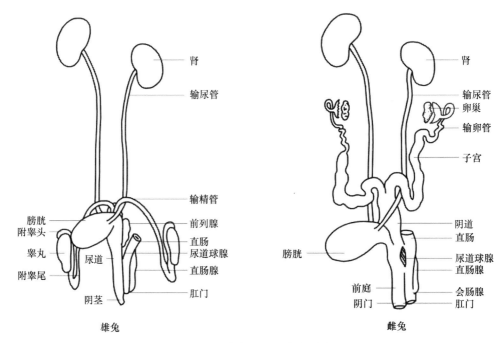

图 2-15　兔的泌尿、生殖系统

泌尿系统是动物体内最主要的排泄系统。新陈代谢过程中所产生的水溶性代谢产物（如尿素、尿酸及各种盐类等）和多余的水分，大部分随血液循环被运送到肾脏，在肾内形成尿液，经泌尿管道排出体外。少部分的代谢废物通过呼吸系统、皮肤及肠道途径排出。

一、肾脏

肾脏是实质性器官，呈红褐色，左、右各一；右肾靠前，左肾靠后，位于第 1～3 腰椎的腹侧，由肾膜包裹埋于脂肪中。肾一般呈蚕豆形，表面光滑，内侧凹陷处为肾门，有神经、血管、淋巴管、输尿管通过。大鼠的肾易于与肾膜剥离；犬肾没有肾盏，肾盂在肾门处变窄，与输尿管相接。

肾脏的基本结构、功能单元是肾单位。肾单位与集合管共同完成泌尿的功能。动物的肾脏约有百万个以上的肾单位。每个肾单位由肾小体、肾小管组成；集合管在尿液浓缩过程中起重要作用。肾小体包括肾小球、肾小囊；肾小管包括近球小管、髓袢、远球小管。

当血液流经肾小球时，血浆中的水、小分子溶质（包括部分血浆蛋白），滤过膜进入肾小囊形成原尿（血细胞、大分子物质通不过）。肾小囊中的原尿进入肾小管后通常称为小管液，通过管壁细胞的被动吸收和主动吸收作用，小管液中约99%的水分、绝大部分葡萄糖和部分盐类被重吸收，后形成终尿。终尿经乳头管、肾盏、肾盂和输尿管进入膀胱。

二、输尿管

输尿管是一个肌性管道，起于肾盂，左、右各一，位于腹主动脉、后腔静脉两侧和腰肌腹侧，后行进入盆腔，于膀胱的背壁，在膀胱壁内斜走一段后，开口于膀胱。由于输尿管的膀胱壁内段穿行膀胱的肌层，这一结构可以保证膀胱充盈时，尿液不向输尿管回流。

三、膀胱

膀胱是中空的肌性器官，位于骨盆腔内、直肠（雄）或子宫及阴道（雌）的腹侧。膀胱具有弹性，其形态、位置及大小随尿液充满程度的不同而发生变化，排空时呈梨形，充盈时几近呈球状。前端钝圆，称为膀胱顶；后端逐渐变细，称为膀胱颈。膀胱颈有括约肌可控制排尿，后连尿道（雌）或尿生殖道（雄）。

（王　琨）

第七节　生殖系统

生殖系统是动物繁殖后代、延续种族的功能系统。哺乳动物生殖系统能够生成生殖细胞——精子、卵子，使精子、卵子结合，在体内孕育成新的个体；生殖系统还能分泌相关激素。雄性、雌性生殖系统有性别差异。

一、雄性生殖系统

雄性生殖系统由睾丸、附睾、阴囊、输精管、阴茎、副性腺等组成，见图2-16。其主要生理功能是产生精液和雄性激素。

雄性生殖活动可由神经-激素途径进行调节，当外界刺激时（如光照），下丘脑分泌促性腺激素释放激素（GnRH），作用于脑垂体产生促卵泡素（FSH）、促黄体素（LH），这两种激素作用于睾丸，促进精子成熟（FSH）、产生雄性激素（LH）。常态下，血液中的雄性激素维持着一定的浓度水平，当有外界刺激时（如雌性气味），即可使雄性动物产生性欲并发动交配行为。

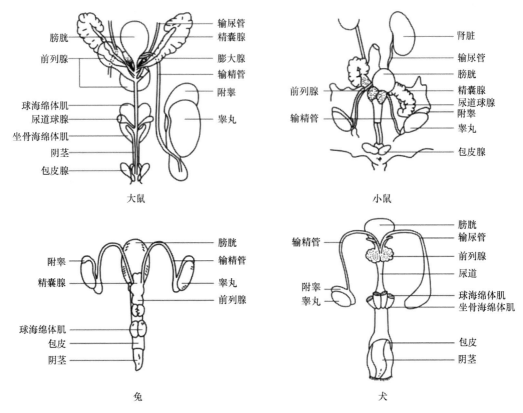

图 2-16 雄性实验动物生殖器官

（一）睾丸

睾丸是成对的实质性器官，位于阴囊。在胚胎期，睾丸位于腹腔的腰腹部。胎儿时期，当发育到一定程度时，睾丸与附睾一起经由腹股沟管下降到阴囊。灵长类（包括人）、食肉动物（如犬）、杂食动物（如猪）的睾丸，下降到阴囊中后，位置就永久不变，以接受相对较低体温环境；而大鼠、兔等动物，睾丸则在一年中有一段时间可再回到腹腔中。

睾丸于性成熟期（青春期）发育增大，呈卵圆形。大多数动物包括灵长类（包括人）、食肉类（犬、猫）等，性成熟后睾丸大小终生不变，并随时保持生育能力。但有些啮齿类动物（如黄鼠），其睾丸呈现退化、增大的交替性变化，仅在一定时期具有生育能力。

睾丸表面被覆浆膜（固有鞘膜），浆膜深部为白膜，由致密结缔组织构成。白膜伸向睾丸内分出间隔，将睾丸分成许多睾丸小叶。每个睾丸小叶内有曲细精管，盲端起始，弯曲盘曲。曲细精管的生殖上皮能产生精子，其间的结缔组织间质细胞能产生雄性激素。各睾丸小叶内的曲细精管向睾丸正中伸延变成直细精管，汇合到一起交织成睾丸网，睾丸网继而再汇成多条睾丸输出管，进入附睾。

（二）附睾

附睾附着于睾丸一侧，功能是储存精子并促使精子成熟，分为附睾头、附睾体、附睾尾。附睾头由睾丸输出管构成，此处睾丸输出管汇集成一条附睾管。附睾体由一条附睾管盘曲而成，附睾尾处附睾管管径增大，延续为输精管。

（三）输精管

输精管是运送精子的细长管道，其与出入睾丸的动脉、静脉、神经及睾提肌等共同构成精索，经由腹股沟管进入腹腔，再向后进入骨盆腔，在膀胱背侧向后延伸，开口于尿生殖道。

（四）阴茎

阴茎为雄性交配器官，与泌尿系统尿道共体，位于阴囊的前方，起始于坐骨弓，包裹于包皮内。其结构由两个阴茎海绵体和一个尿道海绵体构成，尿生殖道走行于尿道海绵体内。有些动物（如猪、牛、羊等）的阴茎，在阴囊后方形成"乙"字状弯曲，当阴茎勃起时，"乙"字状弯曲拉开伸直，使阴茎变长；有些动物（如犬、蝙蝠等）的阴茎结构中有"阴茎骨"，由于有阴茎骨的存在，交配时无须勃起便可插入阴道。

（五）副性腺

副性腺主要有精囊腺、前列腺、尿道球腺。这些腺体的分泌物主要起稀释精液、营养精子、营造精子生存环境、有利于精子生存和运动的作用。但有些动物的副性腺稍有不同，如猫没有精囊腺、犬只有前列腺而缺少精囊腺、尿道球腺。除上述 3 种副性腺外，兔还有前列旁腺；大鼠、小鼠有一对凝固腺，有形成阴道栓的作用；还有包皮腺，产生特有气体分子，散发特殊气味。

二、雌性生殖系统

雌性生殖系统由卵巢、输卵管、子宫、阴道、外生殖器、乳房等器官组成，见图 2-17。其主要生理功能是产生卵子、性激素、孕育新个体。

（一）卵巢

卵巢为实质性器官，成对存在，产生卵子和雌性激素；一般呈椭圆形，位于肾脏的后方、骨盆前口的两侧。其外有一层生殖上皮，皮下为皮质，中央为髓质。皮质内含有

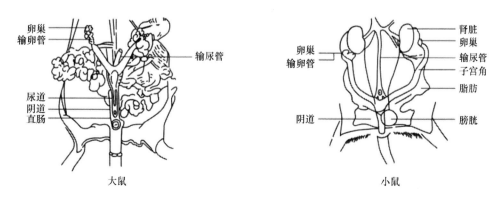

大鼠　　　　　　　　　　　　　　小鼠

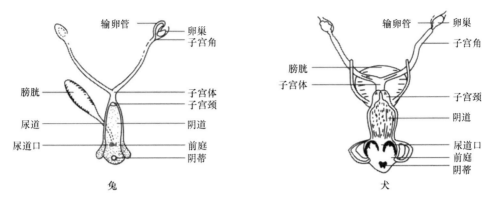

图 2-17　雌性实验动物生殖器官

许多不同发育阶段的各级卵泡，突出于卵巢表面，形成小丘状。卵泡成熟后，在神经内分泌作用下，卵泡破裂，排出卵子。排卵后卵泡壁塌陷，形成黄体（卵泡细胞增大，胞质中出现黄色素颗粒），分泌孕激素。如果卵子受精，黄体继续保持；否则，黄体消失，被结缔组织替代成为白体。卵巢一次排卵数随动物物种、环境条件而定，灵长类（包括人）每次可排 1~2 个卵子；啮齿类动物则可排 4~14 个卵子，甚至更多。

（二）输卵管

输卵管是输送卵子、精子和受精卵的管道，也是发生受精的器官，可分段为输卵管漏斗部、壶腹部、峡部。输卵管壶腹部是受精部位，峡部与子宫或子宫角相通。输卵管的长度、卷曲度等特征在不同动物间有所不同，小鼠一般形成 10 个卷曲襻，兔几乎呈直形。大鼠、小鼠和犬的输卵管伞状体发育不良，灵长类和有蹄动物发育得较为完善。

（三）子宫

子宫是胎儿发育的场所，呈中空的管状或囊状肌性器官，一般位于骨盆腔内、直肠的腹侧、膀胱背侧，怀孕时突入腹腔内。动物的子宫有以下四种类型：一是复式子宫（或双子宫），这种子宫有左、右两个子宫，分别开口于阴道，兔、啮齿类动物属这种类型；二是两分子宫（双分子宫），两子宫的末端靠近，以一个口通于阴道，猪、牛、羊等属这种类型；三是双角子宫，两个子宫的前端分开称子宫角，后端合成子宫体，并由一个子宫颈开口于阴道，一般单胎动物的子宫角短、多胎动物的子宫角长，马、部分食肉类动物（如犬）属这种类型；四是单子宫，两子宫完全合并成一体，只有输卵管成对，人与灵长类是这种类型（图 2-18）。

（四）阴道

阴道是动物的交配器官、产道，其为管状肌性器官，具有较强的扩张性。豚鼠的阴道有一层薄膜将其封闭，发情时自行破裂；大鼠、小鼠阴道内于交配后可见到凝固的阴道栓。

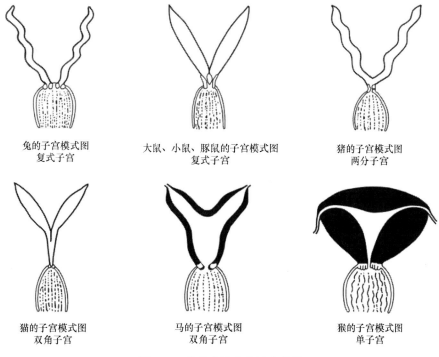

兔的子宫模式图　　　大鼠、小鼠、豚鼠的子宫模式图　　　猪的子宫模式图
复式子宫　　　　　　复式子宫　　　　　　　　　　两分子宫

猫的子宫模式图　　　马的子宫模式图　　　猴的子宫模式图
双角子宫　　　　　　双角子宫　　　　　　单子宫

图 2-18　常见实验动物子宫类型

（五）外生殖器

各种动物的外生殖器区别较大，只有部分灵长类（包括人）具有明显的性皮肤，在发情周期其色泽及轮廓可发生一系列变化。

（六）乳房

乳房实质是一个异化的皮肤腺体，对性激素敏感，受激素调节，到达性成熟时生长发育，妊娠后充分发育，分娩后有分泌乳汁的能力，可视为雌性生殖系统的延伸器官。各种动物乳腺的形状、大小、位置、数量有显著的不同，但其组织结构基本相似。乳房有筋膜起支架作用，将整个乳房分割成许多乳腺小叶，小叶由分泌乳汁的腺泡、导管组成，各小叶间导管汇集成输乳管、乳道、乳池、乳头管。

（七）雌性生殖活动

雌性生殖活动受神经-激素途径调节。外环境的变化，如光照、雄性动物的逗引等，通过中枢神经系统，使下丘脑分泌 GnRH，刺激脑垂体分泌 FSH、LH 和催乳素（prolactin，PRL）等，这些激素又控制卵巢雌激素和孕激素等的产生与释放，从而使雌性动物性成熟，并参与妊娠、分娩等生理过程。另外，下丘脑还分泌 PRL 释放素和抑制素，促进或抑制脑垂体分泌 PRL，从而控制乳腺发育和乳汁分泌。

雌性动物生长发育到一定阶段，生殖器官发育完全，具备繁殖能力，即进入了性成熟期。此时在神经-激素的作用下，开始出现发情、排卵现象。不同动物的性成熟期有所不同，几种常用雌性实验动物的生理周期见表 2-4。

表 2-4　雌性实验动物的各种生理时期

物种	性成熟期/d	性周期间隔时间/d	交配后着床时间/d	妊娠期/d	哺乳期/d
小鼠	35～50	4～5	5	19～21	20～22
大鼠	50～60	4～6	5	21～23	21
豚鼠	60～70	16～19	6	65～72	14
兔	120～240	15～16	7	30～33	30～50
犬	210～270	22	13～14	58～63	42～56

　　雌性动物从一次发情开始到下一次发情开始为性周期（发情周期），在人类以月经为标志，称为月经周期。动物的性周期一般分为 4 期：发情前期、发情期、发情后期、发情间期。发情前期为排卵准备阶段，一般没有交配欲；发情期为排卵阶段，生殖器官出现一系列变化，为受孕做准备，有交配欲，有些动物（如兔、猫等）需要交配刺激后方可排卵；发情后期为受孕的准备时期，妊娠时性周期停止，如未受孕则进入发情间期；发情间期为恢复期，身体状态恢复到发情前期的状态。不同动物的性周期有所不同。

　　动物的个体发育从受精卵开始。从输卵管壶腹部精子与卵子结合开始到受精卵子宫内着床，各种动物所需时间有所不同。从怀孕到分娩的整个妊娠期，以及分娩后的哺乳期，各种动物都有所不同。

　　胎盘是胎儿尿囊绒毛膜与母体子宫内膜相结合形成的器官，是胎儿与母体衔接并交换物质的纽带。根据胎儿尿囊绒毛膜的分布形态和结构，胎盘有 4 种类型。①盘状胎盘（血绒毛膜胎盘）：胎儿胎盘与母体子宫形成一个圆形或椭圆形的盘状胎盘，胎儿尿囊绒毛膜深入母体子宫血管内，母体与胎儿的物质交换要经胎儿胎盘的血管内皮、结缔组织、上皮组织等 3 道屏障，如大鼠、小鼠、兔、灵长类的胎盘。②带状或环状胎盘（内皮绒毛膜胎盘）：胎儿胎盘和母体子宫于中央形成环带状胎盘，胎儿尿囊绒毛膜深入母体子宫血管内皮，母体与胎儿的物质交换要经胎儿胎盘的血管内皮、结缔组织、上皮组织、子宫血管内皮等 4 道屏障，如犬、猫等食肉动物的胎盘。③子叶胎盘（结缔绒毛膜胎盘）：数量不等的胎儿胎盘子叶与母体子宫肉阜（uterine caruncle）结合形成胎盘突，胎儿尿囊绒毛膜深入母体子宫结缔组织内，母体与胎儿的物质交换要经胎儿胎盘的血管内皮、结缔组织、上皮组织、子宫结缔组织、血管内皮等 5 道屏障，如牛、羊、鹿等反刍动物的胎盘。④弥散或散布胎盘（上皮绒毛膜胎盘）：胎儿尿囊绒毛膜深入整个母体子宫内膜的腺窝内，母体与胎儿的物质交换要经胎儿胎盘的血管内皮、结缔组织、上皮组织、子宫上皮、母体结缔组织、血管内皮等 6 道屏障，如猪、马、骆驼等动物的胎盘。不同动物胎盘屏障有不同的生物学意义，在研究药物的胎血屏障时需要注意区别。

（王　琨）

第八节　神 经 系 统

　　神经系统可分为中枢神经（脑、脊髓）和外周神经（躯体神经、内脏神经）。其生理功能是产生并传导神经冲动，感受来源于外界环境、机体内部的刺激，调节机体各器官对刺激做出适当的反应，维持机体与外界环境间的平衡，保证机体的正常生命状态。

　　在功能和结构上，神经系统的基本单位为神经细胞。神经细胞可以分为神经元、神经胶质细胞，神经胶质细胞还分为星形胶质细胞、少突胶质细胞、小胶质细胞等。神经细胞的特点是有一个胞体和由胞体发出的多个突起。神经元的突起因形态、功能不同可分两种：一种较短而分支，能把冲动传向胞体，称为树突，一支或多支，树突上发出的花蕾状突起称为树突棘，树突与树突棘具有形态和功能上的可塑性；另一种长而无支，能把冲动自胞体传出，只有一个突起，称为轴突；轴突被髓鞘包绕形成神经纤维，若干神经纤维集中走行，称为神经纤维束，在外周神经中，神经纤维束简称神经。髓鞘完整的神经纤维称为有髓纤维；没有髓鞘或只是被髓鞘细胞简单包裹的是无髓纤维。神经系统的基本构造模式见图2-19。

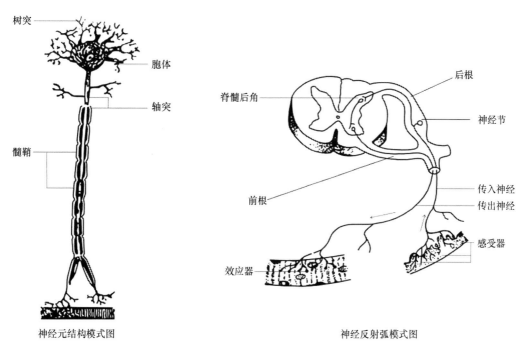

神经元结构模式图　　　　　　　　　　神经反射弧模式图

图 2-19　神经系统基本构造模式

　　神经纤维在传导冲动（神经兴奋）时具有以下特征：①形态结构完整性，必须保持结构上的完整，才能传导冲动；②绝缘性，由于髓鞘或神经外膜具有电屏障性，神经纤维上传导的兴奋基本上互不干扰；③双向性，神经元上任何一点，产生或传播的冲动可沿着纤维向两端传；④相对不疲劳性，不应期极短，可以极高的频率传播信号；⑤不衰减性，神经纤维上传导的神经兴奋即动作电位，具有"全或无"性质，不管传导距离多远，其传导的兴奋冲动的振幅、频率、速度相对稳定。

反射是神经系统的基本活动方式。完成神经反射活动的结构基础是反射弧，由5个连续的单元（细胞）构成，即感受器、传入神经元、中间神经元、传出神经元、效应器。基本传导路径为：感受器接受内外界刺激并转变成神经冲动，由传入神经（感觉神经元）将冲动传入中枢神经内中间神经元，中间神经元将中枢指令冲动传至中枢的传出神经元，后者将冲动传至效应器，引起机体功能反应（肌肉或腺体活动）。如果反射弧中任何一点中断，反射即不能发生。反射弧中枢部分的兴奋传导具有以下特征：①单向传递，即兴奋只能由传入神经元向传出神经元方向传导；②中枢延迟，神经元处理刺激信息并做出适当输出需要花费时间；③兴奋整合，即同时或先后由若干传入纤维将冲动传至同一神经中枢时，各自产生的兴奋电位可发生整合，输出的结果是综合反应；④节律可变，即在一个反射活动中，传出神经的冲动频率不完全等同于传入神经刺激频率；⑤冲动持续，即在刺激停止后，传出神经仍可在一定时间内继续放出冲动；⑥习惯化，刺激达到一定阈值即可引起反应，但长期、规律、频发的刺激会使神经系统表现为减弱、适应。

一、中枢神经

根据部位不同，中枢神经分为脊髓和脑。在中枢神经的切面上，可以比较清楚地区分出灰质、白质。构成神经纤维的鞘磷脂原色瓷白，成束集合走行的神经纤维区域即形成中枢的白质；灰质区域内神经纤维少，存在大量的神经元胞体，故称为灰质。

（一）脊髓

脊髓位于椎管内，外面包被着由结缔组织形成的脊软膜、蛛网膜、硬脊膜。脊髓呈上下略扁、前后延长的圆柱形状。在枕骨大孔处，前端与延髓相连，后端可达荐骨中部。脊髓各段粗细度不一致，颈后部、胸前部较粗大，形成颈膨大；在腰荐部形成腰骶膨大，之后逐渐变细，终于脊髓圆锥。大鼠、小鼠从第4腰椎处开始到尾部，脊髓变细，终于由软脊膜单独构成的细长终丝，锚定于荐骨。终丝与荐神经、尾神经根一起形成马尾。脊髓在横切面上，中央有管为中央管，围绕中央管是一个不规则的"H"形区域，称为脊髓灰质区，外围以周边的脊髓白质区。脊髓灰质区可分为前角、后角，有的节段还有位于前角与后角之间的侧角。前角内有运动神经元，后角内是传递感觉的神经元，侧角内有内脏神经元。脊髓白质区围绕在脊髓灰质周边，由上行和下行的神经纤维束构成。

脊神经从脊髓上成对发出，由背根的感觉纤维、腹根的运动纤维构成。运动神经发自脊髓的前角，感觉神经纤维终于脊髓的后角。背侧根、腹侧根从脊髓两侧发出，在出椎管前合并成脊神经，经椎间孔出椎管后，或单独走行，或参与神经丛的构成，再分支走向感受器或效应器（图 2-20）。

（二）脑

脑位于颅腔内，外包被脑软膜、蛛网膜、硬脑膜，可分为大脑、小脑、间脑、脑干，脑干又可分中脑、脑桥、延髓。兔脑结构见图 2-21。

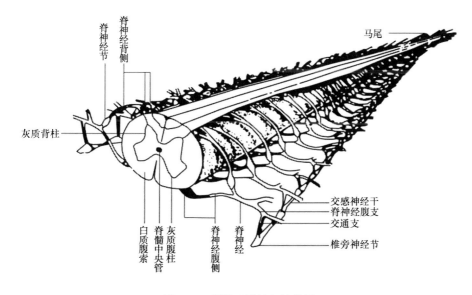

图 2-20 脊髓及脊神经结构图

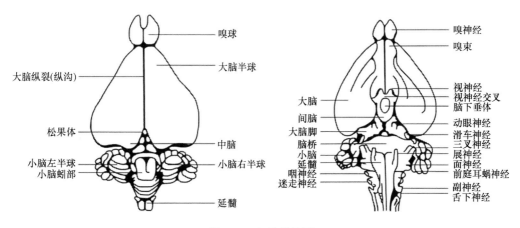

图 2-21 兔脑结构图

1. 大脑

大脑位于脑的前背侧，占颅腔的大部分，一般呈前窄后宽的卵圆形，中央被大脑纵裂分为左、右两个半球，前方有一对突出的嗅球，后端续于间脑。大脑表层称为大脑皮层，在高等动物，其表面有脑沟，两沟之间的突起部分称为脑回，深陷的为大脑沟。犬的大脑表面沟回明显、复杂；兔的大脑皮层很薄，不发达，沟回也不明显；大鼠的大脑表面光滑，无沟回存在。大脑皮层为灰质区，深部为白质区，白质区域内散在或大或小的灰质团块，称为神经核团，核团之间或核团与皮层间有往返的神经纤维联系。大脑的功能参与学习、记忆、计算、语言、意识、精神和情感等，可以反映动物的智能水平。

根据系统发育，大脑皮层可分为新皮层、旧皮层、古皮层；根据位置与功能，可以分为额叶、顶叶、颞叶、枕叶、海马等。各脑区间存在错综复杂的神经纤维联系。

2. 小脑

小脑位于颅腔的后部，前接大脑，腹接延髓、脑桥，呈球形，其前后存在的纵沟将小脑分为两侧的小脑半球、中间的蚓部。犬的小脑左右较宽，前后较短，蚓部凸起，而小脑半球较扁平，两者界限明显；兔的小脑不发达，蚓部宽大，表面有横纹。小脑的功能参与管理本体感觉（肌肉、关节、韧带的位置觉等）与姿势反射，并调节身体平衡、运动协调、肌张力等。

3. 间脑

间脑位于中脑、大脑之间，被两侧大脑半球覆盖。间脑可分为丘脑、上丘脑、下丘脑，两侧丘脑之间是第三脑室。丘脑占间脑的大部分，中间有丘脑联合，背外侧为外膝状体（视觉联络站），内侧有内膝状体（听觉联络站）。上丘脑有松果体，为内分泌腺。下丘脑为内脏神经的高级中枢，调节内分泌与内脏功能。前邻视交叉，下连脑垂体，后有漏斗部，漏斗部后方有圆形隆起的乳头体。

下丘脑位于丘脑的下方，靠近大脑腹面，构成第三脑室的下壁，向下延伸与垂体柄相连，是内脏和内分泌活动的较高级神经中枢。下丘脑从前向后分为视上部、结节部、乳头部；视上部位于视交叉上方，有视上核和室旁核；结节部位于漏斗的后方；乳头部位于乳头体。下丘脑神经分泌通过门脉流入垂体前叶，有促释放激素（RH），也有抑制激素（IH），如促甲状腺激素释放素（TRH）、促肾上腺皮质激素释放激素（cRH）、促卵泡生成激素释放激素（FSH-RH）、促黄体生成激素释放激素（LH-RH）、生长激素释放激素（GRH）、生长激素抑制激素（GIH）、泌乳激素释放激素（PRH）、黑素细胞刺激素抑制激素（MRIH）及黑色细胞刺激素释放激素（MRH）等。下丘脑核团损伤会引起动物摄食、饮水、性行为、打斗、体温调节和活动水平等明显的异常。

脑垂体位于脑底部，一般呈椭圆形，借漏斗部连于下丘脑，是下丘脑的下级中枢，调控复杂的内分泌等。犬的脑垂体较小，呈圆形。脑垂体可分为远侧部、中间部、神经部。脑垂体是体内最重要、最复杂的内分泌腺，分泌的激素功能复杂，既有可直接影响机体代谢的激素，又有调节其他内分泌腺活动的激素，如生长激素、促甲状腺激素、促肾上腺皮质激素、促性腺激素、催产素、催乳素、黑素细胞刺激素等。

松果体是一个红褐色的豆状小体，位于脑正中矢状面上、大脑正中沟与小脑交界处，与小脑相连。其分泌的激素之一褪黑素，通过抑制垂体促卵泡激素和黄体生成素，有效抑制性腺活动，可能参与动物生长、性腺发育。

4. 脑干

脑干分为中脑、脑桥、延髓。中脑位于脑干的最前端，背侧由大脑覆盖。主要由背侧的四叠体（光觉、声觉联络站）和腹侧的大脑脚组成，四叠体与大脑脚间有中脑导水管。大脑脚主要构成成分是大脑与脊髓之间的上行和下行神经纤维束。脑桥位于脑干中央，隆起膨大，由桥底（腹侧横行隆起）、被盖（延髓的延续）两部分构成，主要连接小脑、大脑与脊髓，是中枢的信息传递立体枢纽，包含往返于大脑与脊髓之间、脊髓与小脑之间、小脑与大脑之间的神经纤维束。延髓位于脑干的末端，续延脊髓，呈前宽后窄、上下略扁的锥形，后端于枕骨大孔处与脊髓相连，背侧被小脑覆盖。脑干内部分散存在很多核团，与心血管、呼吸、吞咽、呕吐等调控作用有关，是基本生命中枢。

二、外周神经

从附着部位来看，外周神经可分为脊神经、脑神经；从支配或管理角度来看，可分为躯体神经、内脏神经，躯体神经分布于体表、骨骼肌，内脏神经分布于内脏、腺体、血管，根据功能效应不同，内脏神经又可再分为交感神经、副交感神经。

（一）脊神经

脊神经附着于脊髓，是感觉神经与运动神经的混合神经，出椎间孔后分为背侧支、腹侧支，分布于脊柱背侧、腹侧的肌肉和皮肤上；上传来自躯干部位皮肤的一般感觉、关节韧带的本体感觉；下传神经信号支配躯干四肢的骨骼肌运动。根据与脊髓附着部位，脊神经分为颈神经、胸神经、腰神经、荐神经、尾神经。不同动物的脊神经数不同，见表 2-5。

表 2-5　人类和几种实验动物脊神经的数目比较

种名	脊神经数目（对）				
	颈神经	胸神经	腰神经	荐神经	尾神经
人	8	12	5	5（骶）	1
犬	8	13	7	3	5～6
兔	8	12	7～8	4	6
大鼠	8	13	6	4	3
豚鼠	8	13	6	2	1

（1）颈神经：出椎间孔后，构成臂神经丛，发出支配管理前肢的神经。臂神经丛主要由第 5、6、7、8 颈神经及第 1 胸神经的腹侧支相互交织构成，位于肩关节内侧。由此发出的腋神经、尺神经、桡神经等进入前肢。

（2）胸神经：出椎间孔后沿肋间走行，支配管理胸部皮肤、肌肉。

（3）腰荐神经：出椎间孔后，随即构成腰荐神经丛，腰荐丛发出到后肢的神经。腰荐神经丛主要由腰神经的后几支及第 1、2 荐神经的腹侧支构成，位于腰荐部腹侧。由此发出的坐骨神经、股神经、臀神经等进入后肢，支配后肢的运动与感觉。人类和几种实验动物臂神经丛、腰荐神经丛的组成比较见表 2-6。

表 2-6　人类和几种实验动物臂神经丛、腰荐神经丛的组成比较

种名	臂神经丛	腰荐神经丛
人	C5、C6、C7、C8、T1	T12、L1、L2、L3、L4
犬	C5、C6、C7、C8、T1	L3、L4、L5、L6、L7、S1
兔	C5、C6、C7、C8、T1	L4、L5、L6、L7、S1、S2
大鼠	C5、C6、C7、C8、T1	L1、L2、L3、L4、L5、L6、S1
豚鼠	C5、C6、C7、C8、T1	L3、L4、L5、L6、S1

（二）脑神经

脑神经附着于脑，由脑的腹侧发出，共 12 对，通过颅骨的裂孔出颅腔。根据其所含神经纤维的功能成分，可分为感觉神经、运动神经、混合神经。脑神经在脑表面的附着部位、各自神经纤维成分及分支分布见表 2-7，结构见图 2-22。从严格意义上讲，嗅神经和视神经属于中枢神经纤维束，其周围段在器官内，所以视神经损伤的修复与周围神经如坐骨神经损伤修复不同。

表 2-7 脑神经附着部位、神经纤维成分及分布区域

序号	名称	附着脑部位	神经纤维成分	分布器官
I	嗅神经	嗅球	感觉神经	嗅黏膜
II	视神经	间脑外膝状体	感觉神经	视网膜
III	动眼神经	中脑大脑脚	运动神经	眼球肌
IV	滑车神经	四叠体后丘	运动神经	眼球肌
V	三叉神经	脑桥	混合神经	面皮肤、咀嚼肌、口腔黏膜
VI	展神经	延髓	运动神经	眼球肌
VII	面神经	延髓	混合神经	面、耳、眼睑肌、部分味蕾
VIII	听神经	延髓	感觉神经	内耳、前庭及半规管
IX	舌咽神经	延髓	混合神经	舌、咽部肌，部分味蕾
X	迷走神经	延髓	混合神经	内脏平滑肌、腺体、咽喉
XI	副神经	延髓、脊髓	运动神经	斜方肌、胸头肌
XII	舌下神经	延髓	运动神经	舌肌、舌骨肌

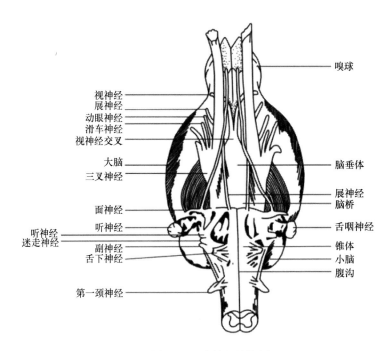

图 2-22 脑神经结构图

（三）内脏神经

内脏神经分布于内脏器官、血管、皮肤。内脏神经也分为感觉神经和运动神经。内脏感觉神经传导来自内脏的感觉；内脏运动神经最终支配的是器官的平滑肌、心肌、腺体，调节的器官功能有体液循环、气体交换、物质吸收与排泄、生殖生长等。内脏运动神经不受意志支配，又称之为自主神经；而躯体运动神经可以受意志支配。

内脏运动神经分为交感神经和副交感神经。对于一个器官来说，一般由交感神经、副交感神经共同支配。两种自主神经对同一器官的作用不同，既相互对抗，又协调统一。例如，交感神经使心跳加强、血压升高；副交感神经则使心跳减慢、血压降低，从而维持心脏正常活动。

副交感神经主要有迷走神经，以及包含在动眼神经、面神经中的副交感神经成分。迷走神经比较粗大，单独走行，分支分布于颈部、胸腹部大部分脏器的平滑肌和腺体；动眼神经和面神经的副交感成分随此两神经走行，分别支配瞳孔括约肌、分布于泪腺及唾液腺等。副交感神经的神经节位于器官内或器官旁。

交感神经由从头至尾两条交感神经干组成，每条交感神经干可分为颈部、胸部、腰部、荐尾部4段。颈部交感神经干位于颈前半部分，与颈动脉、静脉伴行。在部分动物，交感神经干可与迷走神经合并成迷走交感神经干，其上有颈前神经节、颈中神经节、颈后神经节。大鼠、小鼠、兔、犬的颈部交感神经干单独走行，不与迷走神经并行。犬除有上述3个神经节外，还有1个椎神经节，其分支控制头颈部腺体、血管，以及参与心肺神经丛。胸部交感神经干紧贴于脊柱胸椎的腹外侧，每节椎骨侧方都见有一个神经节。一般地，第1、2、3胸神经节与颈后神经节合并构成星状神经节。交感神经的节前纤维经脊神经腹侧根（来自侧角）至脊神经，出椎间孔后在腹侧支内分出交通支，与交感神经干相连，再行至相应的椎间神经节；节后神经一部分再返回胸神经，并随之分布于皮肤表面的血管与腺体，一部分形成内脏支，就近分布于主动脉、食管、气管、支气管，并参与心肺神经丛。较大的内脏支为内脏大神经、内脏小神经。大鼠、小鼠、豚鼠、犬有10个胸神经节，兔有9个胸神经节。

（魏佑震）

第三章　实验动物质量标准化控制

　　动物实验是认识生命过程、揭示生命本质的重要手段和途径，动物实验结果是生命科学研究里最有说服力的证据。动物实验结果的准确、可靠、一致、可重复，依赖于实验动物的品质保障与标准化，只有达到这些基本条件要求，才能作为实验动物。实验动物质量标准化涉及实验动物的遗传、微生物、寄生虫、营养、环境的控制。在实验设计的过程中，要对实验动物的遗传学、微生物学进行严格控制，清楚所采用的实验动物遗传学、微生物学特性，有针对性地进行实验设计。

第一节　遗传学质量控制

一、遗传学控制分类及应用

　　遗传背景清晰明确、稳定一致是作为实验动物的重要前提。实验动物按遗传学控制可分为近交系动物、杂交群动物、封闭群动物。实验动物应具有明确的遗传背景并严格遗传控制，遗传因素会对实验结果造成干扰；也可通过改变实验动物的遗传结构，使某些特定实验能顺利开展。很多生命科学的研究，要求实验动物的遗传结构有较高的同一性、稳定性、纯合性。

（一）近交系

　　近交系（inbred strain）通常经连续 20 代以上亲代与子代交配，与全同胞兄妹交配有等同效果。近交系的近交系数（inbreeding coefficient）应大于 98.6%。实验动物育种多采用兄妹交配（sister-brother mating）的方法近交。近交类型分为纯交（incross）、回交（backcross）、互交（intercross）。纯交是相同基因型个体之间的交配，如 AA×AA，其子一代全为 AA；回交是纯合子与杂合子之间交配，如 AA×Aa，其子一代中纯合子与杂合子各一半；互交是杂合子与杂合子之间的交配，如 Aa×Aa，其子一代中 AA 占 1/4、Aa 占 1/2、aa 占 1/4。

1. 命名

　　近交系一般以 1~4 个大写英文字母命名，亦可以用大写英文字母加阿拉伯数字命名，符号应尽量简短，如 DBA 小鼠、C3H 小鼠等。近交系的近交代数用大写英文字母 F 表示，例如，当一个近交系的近交代数为 25 代时，写成"F_{25}"。

　　（1）亚系（substrain）。亚系是指一个近交系内各个分支动物之间已经发现动物间的遗传差异，我们说原近交系中出现了新亚系。发生亚系分化的原因有以下三种：①在兄妹交配代数达 40 代以前形成的分支（即分支发生于 F_{20} 到 F_{40} 之间）；②一个分支与其他分支分开繁殖超过 100 代；③已发现一个分支与其他分支存在遗传差异，产生这种差异的原因可能是残留杂合、突变或遗传污染（genetic contamination）（即一个近交系与非本品系动物之间杂交引起遗传改变）。由于遗传污染形成的亚系通常与原品系之间遗传差异较大，因此对这样形成的亚系应重新命名，例如，由 GLaxo 保持的 A 近交系于发生遗传污染后重新命名为 A2G。

亚系的命名方法是在原品系的名称后加一道斜线，斜线后标明亚系的符号。亚系的符号可以是以下四种。①数字，如 DBA/1、DBA/2 等。②培育单位或人的缩写英文名称，且第一个字母大写、以后的字母小写。使用缩写英文名称时，应注意不要与已公布过的名称重复。例如，A/He 表示 A 近交系的 Heston 亚系；CBA/J 表示由美国杰克逊实验室（JAX）保持的 CBA 近交系的亚系。③当一个近交系具有两个以上亚系时，可于数字后再加缩写英文名称来表示亚系。例如，C57BL/6J、C57BL/10J 分别表示由美国杰克逊实验室（JAX）保持的 C57BL 近交系的两个亚系。④作为以上命名方法的例外情况，还有一些建立及命名较早并已为人们熟知的近交系，保留原不规则的表示方法，如 129、BALB/c、C57 BR/cd 等。

（2）支系（subline）。品系或亚系经人为技术处置后称之为支系，如胚胎移植或胚胎冷冻、种群的转移，或通过实验手段获得的遗传工程小鼠等。支系的命名方式主要有三种。①经人为技术处置形成的支系，应在原品系名称后附加一个小写英文字母标明处理方式，具体符号见表 3-1。例如，C3HfC57BL、C3HfB 都是表示由 C57BL 品系代乳的 C3H 近交系。C3HeB 表示以 C3H 为供体、C57BL 为受体，近交系 C3H 的受精卵移植给品系 C57BL 雌鼠。②当植入或去除的病毒十分明确时，于品系名称后加一横线，以大写英文字母标明病毒名称，最后加上一个"+"或"−"的符号，C3H/HeN-MTV+表示 MTV 病毒植入取得的 C3H/HeN 小鼠。③一个近交系引种到另一个单位时，用亚系名称后加一斜线表示。例如，C57BL/6J/Lac 表示英国实验动物中心（Lac）保持的 C57BL/6J 近交系的支系。经数次引种的支系，只于亚系名称后标明现在保种单位的名称，而不累计中间引种单位的名称。

表 3-1　人为技术处理的支系命名符号

人为处理方式	符号
胚胎移植	e
奶母代乳	f
人工喂养	h
卵巢移植	o
人工喂养加奶母代乳	fh
冷冻胚胎	p

2. 特征及应用

（1）特征。①基因纯合性：近交系动物中任何一个基因位点上纯合子的概率高达 99%，能繁殖出完全一致的纯合子，品系内个体相互交配不会出现性状分离。②遗传稳定性：近交系动物在遗传上具有高度稳定性，残留杂合基因导致的个体遗传变异概率很小。通过严格遗传控制（坚持近交、遗传监测），其遗传特征可世代相传。③基因等同性：品系内所有动物个体都可追溯到一对共同祖先，即同一品系内每只动物的个体在遗传上都是同源的，基因型完全一致。④表型均一性：基因型一致近交系内个体的表型也是相同的，特别是那些可遗传的生物学特征如毛色、组织型、生化同工酶、形态学特征等。其他一些生物学特征如体重、产仔数、行为等，可受环境、营养等非遗传因素影响，会产生一些差异。⑤品系可辨性：每个近交系都有自己的标准遗传概貌，如毛色基因、生化基因等，选用适当的遗传监测指标即可分辨。⑥个体代表性：每个近交品系都有独自的遗传组成和生物学特性，表现出不同的反应性、敏感性。根据实验目的选择合适的近交系，不能轻率地根据近交系动物遗传均一、基因型相同、反应性一致的特点随意选择。例如，C3H 小鼠为乳腺肿瘤高发品系，而 C57BL 小鼠为乳腺肿瘤低发品系。⑦分布广泛性：近交动物任一个体均携带该品系全部基因库，引种方便，便于在全球范围建立几乎完全相同的标准近交系。⑧资料完整性：近交动物在保种、培育过程中都具备详细记录；分布广泛、使用频繁，已有相当数量的文献记载着各个品系的生物学特性；对任何近交系的每一项研究又增加了该品系的研究用履历档案。这些数据对于设计新实验、解释实验结果有参考价值。

（2）应用。由于近交系动物所具备的特点，其已广泛应用于生物学、医学、药学等领域的研究中。①近交系动物的个体具有相同的遗传组成、遗传特性，对实验反应一致，因此，只需要少量的动物即可得到非常规律的实验结果。②近交系动物个体之间组织相容性抗原一致，异体移植不产生排斥反应，是组织细胞、肿瘤移植实验中理想的材料。③每个近交系都有各自明显的生物学特点，如先天畸形、肿瘤高发率、对某些因子敏感或耐受等，这些特点在医学领域非常重要。④多个近交系同时使用不仅可以分析不同遗传组成对某项实验的影响，还可观察实验结果是否有普遍意义。常用近交系小鼠缩写名称见表3-2。

表 3-2　常用近交系小鼠缩写名称

近交系	缩写名称
C57BL/6	B6
BALB/c	C
DBA/2	D2
C3H	C3
CBA	CB

3. 其他近交系类型

（1）重组近交系（recombinant inbred strain）。由两个不同近交系杂交后，于 F_2 代重组，并连续 20 代以上兄妹交配育成的近交系，称为重组近交系。重组近交系由两个亲代近交系的缩写名称中间加大写英文字母 X 命名。由相同双亲交配育成的重组近交系用阿拉伯数字予以区分。例如，由 BALB/c 与 C57BL 两个近交系杂交育成的一组重组近交系，分别命名为 CXB1、CXB2……

（2）重组同类系（recombinant congenic strain）。两个近交系杂交后，子代与两个亲代近交系中的一个进行数次回交（通常回交 2 次），再经对特殊基因选择的近亲交配育成的近交系。重组同类系由两个亲代近交系的缩写名称中间加小写英文字母 c 命名，其中做回交的亲代近交系（称受体近交系）在前、供体近交系在后。由相同双亲育成的一组重组同类系用阿拉伯数字予以区分。例如，CcS1 表示由以 BALB/c（C）为亲代受体、STS（S）品系为供体，供体向受体做 2 代回交育成的编号为 1 的重组同类系。

（3）同源突变近交系（coisogenic inbred strain）。两个近交系，除了有一个指明位点等位基因不同外，其他遗传基因全部相同，称为同源突变近交系，简称同源突变系。同源突变系一般因近交系发生基因突变或者人工诱变而形成。发生突变的近交系，其原品系名称后加突变基因符号（用英文斜体印刷体），二者之间以连接符"-"分开，如 DBA/Ha-D；当突变基因必须以杂合子形式保持时，用"+"号代表野生型基因，如 A/Fa-+/c。

（4）同源导入近交系（同类近交系）（congenic inbred strain）。通过杂交-互交或回交等方式将一个基因导入到近交系中，由此形成一个新的近交系，其与原来的近交系只是在一个很小的染色体片段上的基因不同，简称同源导入系（同类系）。要求至少回交 10 个世代，供体品系的基因组占基因组总量 0.01 以下。同源导入系名称由以下三部分组成：①接受导入基因的近交系名称 A；②提供导入基因的近交系的缩写名称 B，并与 A 之间用英文句号分开，如 A.B；③导入基因的符号（用英文斜体），与 B 之间用连字符"-"分开。例如，B10.129-H-12^b，表示该同源导入近交系的遗传背景为 C57BL/10Sn，导入的基因为 H-12^b，基因提供者为 129/J 近交系。

（二）封闭群

封闭群（closed colony）或称远交群（outbred stock），是指不从外界引入新种，又非近亲交配繁殖、生产，且连续繁殖 4 代以上的动物种群。

1. 命名

封闭群由 2～4 个大写英文字母命名，种群名称前标明保持者的英文缩写名称，第一个字母须大写，后面的字母小写，一般不超过 4 个字母。保持者与种群名称之间用冒号分开。例如，N：NIH 表示由美国国立卫生研究院（N）保持的 NIH 封闭群小鼠；Lac：LACA 表示由英国实验动物中心（Lac）保持的 LACA 封闭群小鼠。某些命名较早又广为人知的封闭群动物，名称与上述规则不一致时仍可沿用其原来的名称，如日本的 ddy 封闭群小鼠等。把保持者的缩写名称放在种群名称的前面，而二者之间用冒号分开，是封闭群动物与近交系命名中最显著的区别。除此之外，近交系命名中的规则及符号也适用于封闭群动物的命名。

2. 特征及应用

封闭群动物的遗传组成具有很高的杂合性，因此，在遗传学上可作为实验基础群体，用于对某些性状遗传能力的研究；封闭群可携带大量的隐性有害基因，用于估计群体对自发、诱发突变的遗传负荷能力；封闭群具有类似人类群体遗传异质性的遗传组成，因此，在人类遗传研究、药物筛选、毒性试验、安全性评价等方面起着不可代替的作用。封闭群动物繁殖力强，每胎产仔多，胎间间隔短，仔鼠死亡率低，生长快，成熟早，对疾病抵抗力强，寿命长，生产成本低，因而广泛应用于预实验和实验教学中。

（三）杂交群

杂交群（hybrids）是指由不同品系或种群之间杂交产生的后代。

1. 命名

杂交一代按以下方式命名：雌亲代名称在前，雄亲代名称居后，二者之间以"×"相连表示杂交，用"（）"括起，再于其后标明杂交的代数（如 F_1、F_2 等）。品系或种群的名称可使用通用的缩写名称。例如，（C57BL/6×DBA/2）F_1=B6D2F_1；（NMRI X LAC）F_2。

2. 特征及应用

（1）特征。F_1 具有杂交优势，克服了纯系动物的某些缺点，对长期实验的耐受能力较强，经杂交从一个亲代获得的隐性有害基因与从另一个亲代获得的显性有利基因组合，称为杂合子，显性有利基因的作用掩盖隐性有害基因的作用，呈现杂种优势，而且由环境因素所引起变异的可能性也较近交系小。同时，F_1 动物与近交系动物一样具有遗传均一性，且生活力强，使得 F_1 动物在某些方面比近交系更适合于科学研究，主要表现有以下几点。①遗传、表型上的均质性。虽然其基因不是纯合子，但是遗传性稳定，表型也一致，就某些生物学特征而言，杂交 F_1 代比近交系动物具有更高的一致性，不容易受环境因素的影响。②具有杂交优势。杂交 F_1 代具有较强的生命力，适应性强，抗病力高，寿命长，容易饲养，在很大程度上克服了因近交繁殖所引起的各种近交衰退；受精率、产仔率高于纯系动物，出生仔死亡率低于纯系动物。③具有同基因型。杂交 F_1 代虽然具有杂合的遗传组成，但个体间基因型是整齐一致的，具有亲代双亲的特点，可接受不同个体乃至两个亲本品系的细胞、组织、器官、肿瘤的移植。④全球分布广泛，已广泛应用于各类实验研究。

（2）应用。由于杂交 F_1 代动物具有与近交系动物相同的遗传均质性，又克服了近交系动物因近交繁殖所引起的近交衰退，因而在医学生物学研究中得到广泛应用。①干细胞的研究：大部分人认为大淋巴细胞或原淋巴细胞相当于造血干细胞。来自 F_1 代小鼠正常的外周血的白细胞能够在受到致死性照射的父母或非常接近的同种动物中移植、繁殖，使动物存活，产生供体型的淋巴细胞、粒细胞、红细胞，这证明小鼠外周血中存在干细胞。因此，F_1 代动物是研究外周血中干细胞的重要实验材料。②移植免疫的研究：F_1 代动物是进行移植物抗宿主反应（graft versus host reaction，GVHR）良好的实验材料，可以鉴定出免疫活性细胞去除是否完全。例如，CBA 小鼠亲代脾脏细胞经一定培养液孵育后注入 D_2CBAF_1（DBA/2XCBA）小鼠的脚掌，对侧作为对照，如 CBA 亲代小鼠免疫活性细胞去除干净，将不会产生移植物抗宿主反应，否则相反。也可采用 C57BL/6 脾脏细胞悬液经一定培养液孵育后注入 CBAB6F$_1$（CBA×C57BL/6）小鼠脾脏，观察脾/体比重，或用 2 mDBA/2 小鼠脾脏细胞经一定培养液孵育后注入 D2CBAF1 小鼠腹腔，测定其死亡率，鉴定免疫活性细胞的去除情况。③细胞动力学研究，例如，选用 CBAB6F$_1$（CBA×C57BL/6）小鼠做小肠隐窝细胞繁殖周期实验；选用 D$_2$CBAF$_1$（DBA/2XCBA）小鼠作小肠隐窝细胞剂量-存活曲线；选用 B6D F$_1$（C57BL/6×CBA）受体小鼠观察移植不同数量的同种正常骨髓细胞与脾脏表面生成的脾结节数之间的关系等。④单克隆抗体研究：BABL/C 小鼠常被用作单抗的研究，若 BALB/C 小鼠对一特定抗原不产生最适免疫应答时，可采用 BALB/C 小鼠与其他近交系的杂交一代小鼠生产抗体腹水，效果比单独用 BALB/C 好。

（四）转基因动物

遗传修饰动物（genetic modified animal）是指经人工诱发突变或特定类型基因组改造建立的动物，包括转基因动物、基因定位突变动物、诱变动物等。通过实验技术手段，把外源基因稳定地整合至基因组并能遗传给后代的动物称为转基因动物。转基因动物的命名及遵循的原则如下。

1. 符号

一个转基因符号由以下四部分组成：TgX（YYYYYY）＃＃＃＃＃ Zzz。其中各部分符号表示含意为：TgX =方式（mode）；（YYYYYY）=插入片段标示（insert designation）；＃＃＃＃＃=实验室指定的动物序号（laboratory assigned number）；Zzz =实验室的注册代号（laboratory code）。

2. 符号的意义

（1）方式：转基因符号，通常冠以 Tg 字头，代表转基因（transgene）。随后的一个字母 X 表示 DNA 插入的方式，方式 X 常用若干字母表示：H 代表同源重组，如基因剔除；R 代表经逆转录病毒载体感染的插入；N 代表非同源插入，如显微注射。

（2）插入片段标示：插入片段标示是由研究者确定的表明插入基因显著特征的符号。通常由放在圆括号内的字符组成，可以是字母（大写或小写），也可由字母与数字组合而成，不用斜体字、上下标、空格及标点等符号。研究者在确定插入标示时，应注意以下几点：标示应简短，一般不超过 6 个字符；如果插入序列源于已经命名的基因，应尽量在插入标示中使用基因的标准名称或缩写，但基因符号中的连字符应省去。确定插入片段指示时，推荐使用一些标准的名称缩写，目前包括如下几种，见表 3-3。插入片段标示，只表示插入的序列，并不表明其插入的位置或表型。实验客观存在指定序号及实验注册代号：实验室指定序号是由实验室对确已成功的转基因系给予的特定编号，最多不超过 5 位数字；而且，插入片段标示的字符与实验室指定序号的数字位数之和不能超过 11。实验室注册代号是对从事转基因动物研究生产的实验室给予的特定符号。

表 3-3 转基因动物标准名称缩写

名称缩写	插入片段标示
An	匿名序列
Ge	基因组
Im	插入突变
Nc	非编码序列
Rp	报告基因
Sn	合成序列
Et	增强子捕获装置
Pt	启动子捕获装置

3. 举例

（1）C57BL/6J-TgN（CD8Ge）23Jwg：来源于美国杰克逊实验室（JAX）的小鼠 C57BL/6 品系用显微注射法转入人的 CD8 基因组（Ge）；转基因工作由 Jon W. Gordon 实验室（Jwg）完成，这里表示的是一系列显微注射后得到的序号为 23 的小鼠。

（2）TgN（GPDHIm）1Bir：以人的甘油磷酸脱氢酶基因（*GPDH*）插入（C57BL/6JXSJL/J）F_1 代雌鼠的受精卵中，并引起插入突变（Im），这是 Edward H. Birkenmeier 实验室（Bir）命名的第一只转基因小鼠。

根据转基因动物命名的原则，如果转基因动物的遗传背景是由不同的近交系或远交群混合而成，则该转基因符号应不使用动物品系或种群的名称。转基因符号可以缩写，即去掉插入片段标示部分，如 TgN（GPDHIm）1Bir 可缩写为 TgN1Bir。一般于文章中第一次出现时使用全称，以后再出现时可使用缩写名称。

二、遗传质量的监测

动物实验结果的可重复性取决于动物个体差异，主要受遗传基因控制。实验动物的遗传学质量高，可以增加动物实验结果的可比性、可重复性。根据模拟动物基因组与人类基因组的异同，可于遗传限定的动物身上复制出更多的人类疾病动物模型。不同基因型动物，生物学特性有明显差异、对实验刺激有不同反应，对实验动物遗传学质量标准化的深入研究，可以建立一系列相关的生物信息数据库。

（一）遗传质量监测的方法

由一个基因或多基因决定的任何特征都能用来检测一个品系，常用的检测特征包括形态学、免疫学、酶、蛋白质四大类。形态学特征的检测方法如毛色基因检测、下颌骨测量等，免疫学特征的检测方法如皮肤移植、红细胞凝集试验、细胞毒试验等，而蛋白质、酶通常用生化标记的方法进行检测，也可以通过分子生物学技术如限制性片段长度多态性、简单序列长度多态性、DNA 指纹等进行检测。图 3-1 是常用于遗传检测的四类基因染色体位置图。

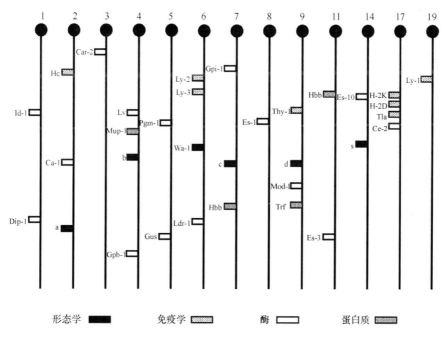

图 3-1　遗传检测中常用基因染色体位置图

　　根据一次检测的位点数，遗传检测方法又可分为检测多基因控制法和检测单基因控制法。皮肤移植属检测多基因控制法，它检测 MHC 系统，有操作简便、检查范围广泛、一次能检测多条染色体等优点，但它只能测出供体、受体动物的基因型是否一致，而不能测出该品系是否保存着原来的基因型，即只能说明遗传的一致性，不能说明遗传的稳定性。由单基因控制的性状，如生化检测一次只能测试一个位点，了解品系在被测位点上基因纯合的程度是否符合遗传的标准型，但它的检测范围狭窄。使用过程中，两种检测方法应相互补充，不能用一种代替另一种，测试的位点越多，遗传控制做得越好。

1. 免疫学方法

　　（1）皮肤移植：主要用于探测组织相容性（H-2）基因的差异，方法灵敏，使用广泛，以尾部皮肤移植法为好。选择核心群的动物（如 6 周小鼠，雌性）4 只以上，全身麻醉，皮肤消毒后，用解剖刀于尾部背面距尾根约 10 mm 处取第 1 块皮片，取皮片的方法是作相距 2～3 mm 两平行切口，切口长 5～6 mm，然后用弯尖剪在两切口尾端剪一横切口，用眼科镊小心地将皮片撕起后剪下。接着于距第 1 块皮片 5～10 mm 处取下第 2 块皮片，近尾根的为 1 号皮片，远离尾根的为 2 号皮片，皮片厚度以不造成严重出血为宜。如此在第 2 只鼠上取下 3 号、4 号皮片，第 3 只鼠上取下 5 号、6 号皮片，等等。依次取下各待测鼠的皮片，所有皮片均依次放入灭菌的平皿内，并做好标记以免混淆。将皮片按原位置交叉移植。交叉移植有两类：一类为自体移植，皮片 2 号→1 号位，4 号→3 号位，6 号→5 号位，……，n 号→n−1 号位；另一类为异体移植，1 号→4 号位，3 号→6 号位……n−1 号→2 号位。自体移植用于检测手术的成功率，异体移植用于检测组织的相容性。放置皮片时要注意移植片的被毛与受体被毛呈相反方向，铺平后，用消毒纱布块轻轻挤出移植物下的空气泡、多余的液体，使移植皮肤与受体皮下组织紧密相贴。在移植皮肤外敷以创可贴。24 h 后取掉创可贴，此时皮片已黏在创面上，若创面潮湿，皮片滑脱，应调整好皮片位置，重新换 1 张创可贴，再保留 24 h 后去除。皮片移植 3 d 后，创面平整、干燥，色泽趋于正常；6 d 后有的创口红肿、浸润、皮片苍白或发黑；8～14 d 渐坏死、脱落。存活的皮片于 20 d 左右移植物表面将长出新毛，皮片急性排斥脱落的创口，将出现无毛瘢痕。由次要的 H 位点群所引起的移植物排斥反应出现较晚，只有当移植物存活 100 d 以上才能作出最终判断。皮片存活始终见有逆向尾毛，排斥则逆向尾毛逐渐稀疏，直至无毛。在不同的移植类型中，移植物的命运不同，表 3-4 说明了移植类型与移植物命运的关系。

表 3-4 移植类型与移植物的命运

名称	遗传			移植物命运
	基因型	个体	品种	
自体移植	同	同	同	长期存活
同基因型移植	同	不同	同	长期存活
同种异体移植	不同	不同	同	移植物于短期内排斥
同种近交系 F_1 代移植	同	不同	同	长期存活
亲代与 F_1 代移植	不同	不同	同	F_1→亲代—排斥 亲代→F_1—存活

（2）红细胞凝集试验：是血清学方法之一，用于检测红细胞抗原、某些 H-2 抗原。用已知近交系的红细胞悬液多次免疫兔，或免疫不同红细胞抗原的另一品系小鼠，制得高效价抗这一近交系小鼠红细胞的抗血清。再用正常兔或同品系小鼠红细胞与之混合，保温 30 min，离心后获得标准抗血清。采集待测小鼠的血液，制成 2% 的红细胞生理盐水悬液，于 96 孔 U 形板中，将标准抗血清用 pH7.2 磷酸盐缓冲液作梯度稀释，加入等量 2% 的红细胞，置于恒温箱中培养 1 h 后，用肉眼读出结果。待测小鼠的红细胞抗原与标准抗血清的抗体相合，则红细胞凝集试验结果阳性。

（3）细胞毒试验：也是血清学方法之一，用于检测 H-2 抗原、Ia 抗原、白细胞抗原。细胞毒试验是根据淋巴细胞或白细胞在对应的抗体、补体存在下，通常不出现细胞的溶解反应而引起细胞的死亡，并以对活体染料（台盼蓝或伊红）的着色反应作为指标观察细胞毒性。具体方法是：用不同品系或组织相容性不同的同类系小鼠，取其脾细胞或胸腺细胞的悬液免疫小鼠，每隔 1 周或 2 周注射 1 次，经多次注射后得到高效价的免疫血清。取待试小鼠的淋巴结捣碎，过滤后制得淋巴细胞悬液，将淋巴细胞悬液、抗血清加入微量测试板，保温 10 min 后加入补体，保温 1 h 后再加入台盼蓝或伊红，在显微镜下观察结果。死细胞胞浆由于不能排出掺入的染料而被着色；相反，染料容易离开活细胞，不能使活细胞着色。计数 100 个红细胞，细胞毒性=（试验管死细胞数−对照管死细胞数）/（100−对照管死细胞数）。豚鼠的血清常作为检测 H-2 抗原时补体的来源，而兔血清用作检测 Ly 抗原时的补体来源更理想。表 3-5 提供了某些基因位点血清学检验的组织与检测方法。

表 3-5　部分基因位点的血清学检测

基因符号	基因名称	染色体	组织[①]	检测方法[②]
Ea-2	红细胞抗原-2		e. s. t.	HA、CT
Ea-3	红细胞抗原-3		e	HA
Ea-4	红细胞抗原-4		e	HA
Ea-5	红细胞抗原-5		e. k. s.	HA、CT
Ea-6	红细胞抗原-6	2	e	HA
Ea-7	红细胞抗原-7		e	HA
Ea-8	红细胞抗原-8		e	HA
Lyt-1	T 淋巴细胞抗原-1	19	t. l.	CT
Lyt-2	T 淋巴细胞抗原-2	6	t. l.	CT
Lyt-3	T 淋巴细胞抗原-3	6	t. l.	CT
Lyb-2	B 淋巴细胞抗原-2	4	s. b. l.	CT
Ly-4	淋巴细胞抗原-4	2	b. s. l.	CT
Ly-5	淋巴细胞抗原-5		t. l.	CT
Ly-6	淋巴细胞抗原-6		l. s.	CT
Ly-7	淋巴细胞抗原-7		l. s.	CT
Ly-8	淋巴细胞抗原-8		s. l.	CT
Thy-1	胸腺细胞抗原-1	9	t. l.	CT

[①]e，红细胞；s，脾；t，胸腺；l，淋巴结；k，肾脏；b，骨髓。
[②]HA，红细胞凝集试验；CT，细胞毒性试验。

2. 生化标记法

（1）原理：从分子水平上看，每一个遗传标记都是生化标记。然而，在遗传学家们的分类中，生化遗传仅仅限于活动最终产生蛋白质表型的遗传过程。如果一个位点的编码发生变化，它们所产生的蛋白质将发生改变，称之为生化多态性。除了几个特定的同种异构蛋白如血红蛋白（Hba，Hbb）、转铁蛋白（Trf）、精囊蛋白（Svp）外，绝大多数生化基因产生的是酶，酶的多分子形态称之为同工酶（isozymes）。遗传监测就是依据基因的产物——异构蛋白、酶在特定电场内携带的电荷不同，采用电泳的方法将它们区分，这些电泳带型称之为生化基因标记。我们可以根据电泳带型即蛋白质的表现型推断被检测小鼠的基因型，建立各种近交系的遗传概貌，定期对它们进行质量监测。生化基因是共显性的，所以一个基因位点的两个等位基因都能表达于它们的杂合子中。表 3-6 给出了 11 个近交系的等位基因模式。

（2）检测方法总则。①样品制备：采血，分离血浆、血细胞；在去除血浆的红细胞内加入蒸馏水制备溶血素，取肾、肝等组织制备组织匀浆；样品宜新鲜使用或低温保存。②电泳：选择醋酸纤维薄膜为支持物，经浸膜、点样后，于一定 pH 的缓冲液里，在电泳槽纸桥上，4℃下进行电泳。③染色方法：生化基因标记染色方法分蛋白质染色法、酶显色板法、琼脂覆盖法三种。表 3-7 列出了位于 13 条染色体上 18 个等位基因的生化标记方法；图 3-2 为小鼠血清 Es-1 电泳图，从负极到正极泳动速度较快的带为 Es-1^a 型，较慢的带为 Es-1^b 型，两条带为 Es-1^{ab} 杂合型。

表 3-6 11 个近交系等位基因模式

品系	位点								
	Es-1 (8) [①]	Ea-3 (11)	Gpd-1 (4)	Gpi-1 (7)	Idh-1 (1)	Ldr-1 (6)	Mod-1 (9)	Pep-3 (1)	Pgm-1 (5)
A/He	b	c	b	a	a	a	a	B	a
AKR	b	c	b	a	b	a	b	B	a
BALB/c	b	a	b	a	a	a	a	A	a
CBA	b	c	b	b	b	a	b	B	a
C3H/He	b	c	b	b	a	a	a	B	b
C57BL/6	a	a	a	b	a	g	a	A	a
DBA/2	b	c	b	a	b	a	a	B	a
LP	b	c	b	a	a	b	a	A	a
RIII	b	c	b	a	a	a	b	B	a
SJL	b	c	b	a	b	a	a	B	b
ST	b	b	b	a	a	a	b	B	a

①位点下括号内的数据是染色体编号。

表 3-7 位于 13 条染色体上的 18 个等位基因生化标记法

基因符号	基因名称	染色体	组织[①]	检测方法[②]
Akp-1	碱性磷酸酶-1	1		E
Car-2	碳酸酐酶-2	3	e	E
Ce-2	过氧化氢酶-2	17		
Es-1	血清酯酶-1	8	e. k. p	E
Es-3	血清酯酶-3	11	k. l. e	E
Es-10	血清酯酶-10	14	e	E
Gpd-1	磷酸葡萄糖脱氢酶-1	4	k	E
Gpi-1	磷酸葡萄糖异构酶-1	7	e	E
Gpt-1	谷丙转氨酶-1	15	l	E
Gus	葡萄糖苷酸酶	5	l	E. T. S
Hbb	血红蛋白 β 链	7	e	E
Idh-1	异柠檬酸脱氢酶-1	1	l. k	E
Mod-1	苹果酸酶-1	9		E
Lv	σ-氨基-γ-酮戊酸脱水酶	4	l	E
Pep-3	肽酶-3	1	e	E
Pgm-1	磷酸葡萄糖变位酶-1	5	e	E
Trf	转铁蛋白	9	p	E

①e，溶解的红细胞；k，肾脏；l，肝脏；p，血浆或血清；s，精囊液。
②E，电泳；T，热不稳定性试验；S，分光光度计比色法。

3. 形态学方法

（1）下颌骨形态分析法（mandible measurement）：动物的骨骼形态具有高度的遗传性，而各种骨骼的形态、大小及其出现的差异均可作为鉴定品系的方法。现简介英国实验动物中心 Festing 的下颌骨分析法：取同日或（20±1）g 小鼠的下颌骨，置于 L 形直角坐标板上测量 11 个位点，见图 3-3。（1）～（6）为高度测量点，（7）～（11）为长度测量点，将各测量点的值记入表 3-8 中，并列 4 个判别函数。

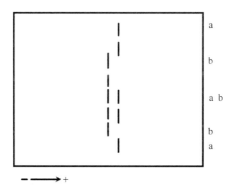

图 3-2 小鼠血浆（清）Es-1 变异的电泳图

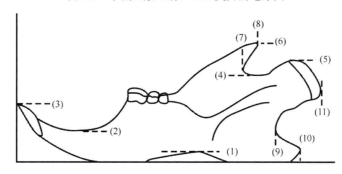

图 3-3 下颌骨测量

表 3-8 下颌骨测定算式与函数

测量点	算式 I			算式 II			算式III			算式IV		
	x	r_1	$r_1 \cdot x$	x	r_2	$r_2 \cdot x$	x	r_3	$r_3 \cdot x$	x	r_3	$r_3 \cdot x$
1		3.62			9			5.04			−0.6	
2		5.76			5.79			−3.21			4.92	
3		2.14			1.18			−3.96			−6.51	
4		0.14			−1.18			2.28			0.63	
5		3.30			−1.52			0.66			−0.69	
6		−0.40			2			5.38			−8.9	
7		−3.23			−0.25			0.2			−2.04	
8		6.4			0.31			4.93			1.55	
9		−5.99			3.3			1.23			2.27	
10		2.73			6.52			1.49			−5.16	
11		5.37			2.73			4.15			−0.56	
	Σx		$\Sigma r_1 x$	Σx		$\Sigma r_2 x$	Σx		$\Sigma r_3 x$	Σx		$\Sigma r_4 x$
	k_1=136.6			k_2=226.83			k_3=216.11			k_4=−151.61		
计算公式	$DF_1 = \dfrac{\Sigma r_1 x \times 100}{\Sigma x} - k_1$			$DF_2 = \dfrac{\Sigma r_2 x \times 100}{\Sigma x} - k_2$			$DF_3 = \dfrac{\Sigma \gamma_1 \times 100}{\Sigma x} - k_3$			$DF_4 = \dfrac{\Sigma r_4 x \times 100}{\Sigma x} - k_4$		

注：x 为测量值，r 为判别系数。

计算 1～10 批样品的 DF、x、2SD，并将计算结果填入表中。纵轴为 DF 值，在纵

轴上距 $x\pm2\mathrm{SD}$ 的地方各做 1 条与 X 轴平行的直线，组成置信区，将各组的 DF 值填入图 3-4。DF 值落于置信区内的表示检验合格，落到置信区外的表示不合格。

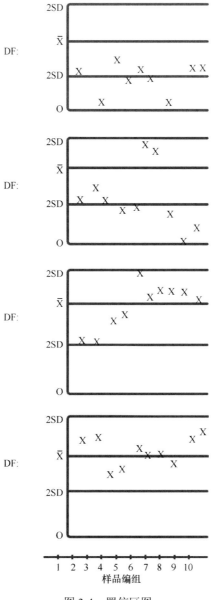

图 3-4　置信区图

（2）毛色基因检测（coat color gene testing）：被毛颜色的变化是基于细胞水平的生化过程，是由基因控制的。在一个小鼠品系中，如果突然发现均一的、异常的颜色，这就意味着一个突变或被带不同毛色基因品系污染了。但是，在生物医学研究中这种现象并不多见，因为我们使用的小鼠多半都是白化小鼠，由于白化基因 c 是各种带色基因的上位基因，所以，白化小鼠间的污染不能"一看而知"，必须用双隐性的带色小鼠与之配种，观察 F_1 代的毛色，观察时间于生后 2～3 周。常用的测试小鼠是：

DBA（aa bb CC dd）　　　　　　　　　淡灰色

BDP（aa bb CC dd pp）　　　　　　　淡黄褐色

C57BR（aa bb CC）　　　　　　　　　棕色

I（aa bb CC dd In，p，s）　　　　　　淡黄褐色、白斑

615（aa bb CC DD）　　　　　　　　　棕色

F_1 代小鼠的毛色基因取决于它的基因型

A—B—C—D—　　　　　　　　　野生色

A—bbC—D—　　　　　　　　　桂皮色

aaB—C—D—　　　　　　　　　黑色

aabb—C—D—　　　　　　　　　棕色

—CC—　　　　　　　　　　　　白化

常用近交系小鼠的标准毛色基因见表3-9。

表 3-9　近交系小鼠的标准毛色基因

品系	毛色基因	品系	毛色基因
A	a. b. c	DBA/2	a. b. C. d
AB	A. B. c. D	NC	A. b. C. D. S.
AKR	a. B. c	NH	a. B. C. D. p. s.
AL	A. b. c	KK	a. B. c. D. S.
BALB/c	a. b. c	NZB	a. B. C.
BL	A. B. C	NZW	A. b. c.
CBA	A. b. C. D. p.	SWR	A. B. c.
CPB-F	a. b. c. D. p.	101	A^w. B. C.
CPB-FT	A. B. C.	129	A^w. B. c^{ch}. p.
C3H	a. B. C.	615	a. b. C. D
C57BL	a. B. C.	TA_1	a. b. c. D
C57BL/6	a. B. C.	SSB	a. b. c. D
C57L	a. b. C.		

注：A，野生色；A^w，白腹野生色；B，黑色；bb，褐色；C，有色；c^{ch}，青紫蓝色；D，深色；S，无色斑。

4. 分子生物学方法

1）微卫星 DNA 标记

微卫星（microsatellite，MS）是指重复单位为 1～6 bp、重复十数次至数十次的一类 DNA 序列，其排列类似于小卫星（minisatellite），是一种数量可变的串联重复序列方式，其长度一般不超过 300 bp。微卫星在真核细胞中广泛存在，分布均匀，平均 6～60 kb 就有 1 个重复序列。微卫星被用作基因作图的标记，在接近完成的小鼠遗传图谱中，7377 个遗传标记中有 6580 个是微卫星的遗传标记。这些标记的遗传距离约为 0.2 cM。

（1）原理：微卫星标记是 DNA 链的串联重复序列，两侧一般为保守序列，据此可设计特异性引物，通过 PCR 扩增微卫星的等位基因。该序列广泛存在于真核生物的基因组

中，数量丰富，具有较多等位性变异和高度的个体特异性，容易检测，为共显性标记，结果稳定可靠、实验重复性好且经济，可将其作为小鼠遗传质量检测的标记。

（2）方法：①小鼠基因组 DNA 的提取，各种器官组织都可用于提取 DNA，常用鼠尾、肺组织、肝组织、脑组织，以鼠尾皮肤最方便，脑组织常能获得高浓度、高纯度的 DNA。②引物：通过检索小鼠遗传连锁图选定微卫星引物，由基因公司或实验室合成。③PCR 扩增：模板 DNA 30～100 ng，Mg^{2+}（25 mmol/L）0.8～2μl，10×Buffer 2μl、dNTP（10 mmol/L）0.2～0.5μl，Taq 聚合酶 1～2U，引物（2.5 nmol/L）1～2μl，加灭菌双蒸水至 20μl。94℃预变性 3 min，94℃变性 30 s，55～65℃退火 0.5～1 min，72℃延伸 1～2 min，35 个循环后，72℃延伸 5～7 min，4℃保存。④电泳、染色：取 10μl PCR 扩增产物进行聚丙烯酰胺凝胶电泳，经银染显色。⑤结果与分析：依据电泳距离进行基因分型，泳动距离最长者设定为 a，依次分 b、c、d……型。李银银等用 30 个微卫星位点检测了国内 DBA/1、DBA/2、db/db、615、NOD-SCID、SCID、SCID-BG、FVB、BALB/c-NU、C57BL/6J、C3H/HeJ、CBA/J 等 24 个近交系小鼠的遗传状况，表 3-10 是 30 个微卫星位点名称、引物标记的荧光名称、24 个近交系中检测到的等位基因数及等位基因范围。

表 3-10　30 个微卫星位点名称、引物标记的荧光名称、24 个近交系中检测到的等位基因数及等位基因范围

位点	荧光标记	等位基因数目	等位基因范围
D9Mit21	FAM-1	2	178～192
D3Mit29	HEX-1	4	144～202
DXMit16	TAMRA-1	3	90～114
D10Mit12	FAM-2	3	216～240
D6Mit102	HEX-2	9	123～173
D1Mit365	TAMRA-2	3	98～109
D11Mit4	FAM-3	5	246～296
D13Mit3	HEX-3	8	159～197
D15Mit5	TAMRA-3	3	100～128
D9Mit23	FAM-4	5	202～211
D2Mit15	HEX-4	5	140～170
D4Mit235	TAMRA-4	2	96～113
D8Mit33	FAM-5	3	216～224
D12Ndsl1	HEX-5	3	172～178
D12Mit7	TAMRA-5	3	107～123
D14Mit3	FAM-6	2	227～237
D6Mit8	HEX-6	6	164～187
D7 Mit281	TAMRA-6	4	115～146
D6Mit15	FAM-7	5	150～252
D19Mit16	HEX-7	4	113～129
D5 Mit48	FAM-8	8	159～208
D17Nds3	HEX-8	10	114～159

续表

位点	荧光标记	等位基因数目	等位基因范围
D19Mit3	FAM-9	4	198～222
D16Mit9	HEX-9	4	124～144
D7Mit12	FAM-10	5	200～231
D18Mit19	HEX-10	4	134～159
D8Mit14	HEX-11	3	136～163
D15Mit15	HEX-12	5	140～156
D17Mit11	HEX-13	6	148～177
D18Mit9	HEX-14	4	155～165

2）单核苷酸多态性

单核苷酸多态性（single nucleotide polymorphisms，SNP）是指在基因组 DNA 中某个特定核苷酸位置上发生转换、颠换、插入或缺失等变异所引起的 DNA 序列多态性。通常认为 SNP 有两种类型，即双等位基因。

SNP 数量庞大，可选位点极其丰富。例如，人类基因组大约每 1000 bp 就会出现 1 个 SNP，这样在整个人类基因组的 30 亿碱基对中 SNP 分布就多达 300 万个；而在其他哺乳类动物中，基本每 500～1000 bp 出现 1 个 SNP。SNP 分布广泛，可出现于基因组 DNA 的任何位置。

SNP 遗传稳定性更高（微卫星与其他重复序列经历几代就有可能发生突变），数量庞大，分布广泛，再加上其自动化高通量的检测分析方式使其应用快捷、高效、准确，故 SNP 最终成为继微卫星之后的第三代分子标记，在遗传监测、遗传连锁作图、多基因遗传疾病研究等方面广泛应用。

近年来，SNP 技术被用于近交系小鼠遗传质量监测，并建立了近交系小鼠的 SNP 数据库。美国 JAX 对小鼠的 235 个 SNP 位点进行筛选，获取 28 个信息丰富的 SNP 位点，这些标记覆盖了所有小鼠常染色体、X 染色体，足以鉴别 48 个近交系小鼠，表明该方法是一个快速、可靠且高效的遗传检测方法。胡培丽等采用等位基因专一性扩增，用 16 个 SNP 位点对 5 种近交系小鼠进行遗传检测，从基因组水平的单个核苷酸差异来鉴别近交系小鼠遗传质量，发现本方法能够快速、准确地检测出小鼠基因组中的 SNP，通过多个 SNP 位点综合分析，可以有效地鉴别已有的近交系小鼠。SNP 标记的发展极大地提高了鉴别近交系小鼠遗传背景的能力。

（二）近交系遗传监测的实施

1. 保种繁殖近交系的基本要求

（1）具有明确的品系背景资料，包括品系名称、近交代数、遗传组成、主要生物学特性等，并能充分表明新培育的或引种的近交动物符合近交系定义的规定。

（2）用于近交保种及生产的繁殖系谱及记录卡清楚完整，繁殖方法科学合理。

（3）经遗传检测质量合格。

2. 近交系小鼠、大鼠生化标记基因检测的方法及实施

本方法是近交系动物遗传纯度常规检测的常规方法，详细内容可参考 GB/T14927. 1—2008 实验动物近交系小鼠、大鼠生化标记（biochemical marker）检测法。

（1）抽样。基础群，凡在子代留有种鼠的双亲动物都应进行检测。生产群，按表 3-11 要求从每个近交系中随机抽取成年动物，雌、雄各半，一般不超过 30 只。

表 3-11　生化标记检测抽样规则

生产群中雌性种鼠数量	抽样数目
≤100 只	6 只
>100 只	6%

（2）生化标记基因的选择及常用近交系动物的生化遗传概貌。近交系小鼠选择位于 10 个染色体上的 14 个生化位点，近交系大鼠选择 6 条染色体上的 11 个生化位点，作为遗传检测的生化标记，见表 3-12 和表 3-13。

表 3-12　常用近交系小鼠的生化标记基因

生化位点	染色体位置	中文名称	A	AKR	C3H/He	C57BL/6	CBA/J	BALB/c	DBA/1	DBA/2	TA1/TM	TA2	615
Car2	3	碳酸酐酶-2	b	a	B	A	b	b	a	B	b	a	a
Ce2	17	过氧化氢酶-2	a	b	B	A	b	a	b	A	b	b	b
Es1	8	酯酶-1	b	b	B	A	b	b	b	B	a	b	b
Es3	11	酯酶-3	c	c	C	A	c	a	c	C	a	c	c
Es10	14	酯酶-10	a	b	B	A	b	b	b	B	b	a	a
Gpd1	4	葡萄糖-6 磷酸脱氢酶-1	b	b	B	A	b	b	a	B	b	b	b
Gpi1	7	葡萄糖磷酸异构酶-1	a	a	B	B	b	a	a	A	b	b	a
Hbb	7	血红蛋白 β 链	d	d	D	S	d	d	d	D	s	d	s
Idh1	1	异柠檬酸脱氢酶-1	a	b	A	A	b	b	b	B	a	a	a
Mod1	9	苹果酸酶-1	a	b	A	B	b	a	a	A	b	b	b
Pep3	1	肽酶-3	b	a	B	A	b	b	b	B	a	b	b
Pgm1	5	磷酸葡萄糖变位酶-1	a	a	B	A	a	a	b	B	c	b	a
Trf	9	转铁蛋白	b	b	B	B	b	b	b	B	b	b	b
Akp1	1	碱性磷酸酶-1	b	b	B	A	a						
H-2D	17	组织相容性抗原-2D	-	k	K	B	k	d	q	D	b	b	k
H-2K	17	组织相容性抗原-2K	-	k	K	B	k	d	q	D	b	b	k

表 3-13 常用近交系大鼠的生化标记基因

生化标记			主要近交系大鼠的标记基因					
生化位点	染色体		ACI	F344	LEW/M	LOU/C	SHR	WKY
	位置	中文名称						
Akp1	9	碱性磷酸酶-1	b	a	a	a	A	b
Alp	9	血清碱性磷酸酶	b	b	b	b	A	b
Cs1	2	过氧化氢酶	a	a	a	a	B	b
Es1	19	酯酶-1	b	a	a	a	A	a
Es3	11	酯酶-3	a	a	d	a	B	d
Es4	19	酯酶-4	b	b	b	b	A	b
Es6	8	酯酶-6	b	a	a	a	A	b
Es8	19	酯酶-8	b	b	b	b	B	a
Es9	19	酯酶-9	a	a	c	a	A	c
Es10	19	酯酶-10	a	a	a	a	A	b
Hbb	1	血红蛋白	b	a	b	a	A	a

（3）结果判断，见表 3-14。

表 3-14 检测结果判断

检 测 结 果	判 断	处 理
与标准遗传概貌完全一致	未发现遗传变异，遗传质量合格	
有一个位点的标记基因与标准遗传概貌不一致	可疑	增加检测位点数目、增加检测方法后重检，确实只有一个标记基因改变则可命名为同源突变系
两个或两个以上位点的标记基因与标准遗传概貌不一致	不合格	淘汰，重新引种

3. 皮肤移植法

每个品系随机抽取至少 4 只相同性别的成年动物，进行同系异体皮肤移植（skin grafting）。移植全部成功者为合格；发生非手术原因引起的移植物排斥，判为不合格。

4. 其他办法

除以上两种方法外，还可选用其他方法对近交系动物作遗传质量检测，如毛色基因测试、下颌骨测量法、染色体标记检测（cytogenetic technique）、DNA 多态性检测法（polymorphism）、基因组测序法（genomic sequence）等。

5. 检测时间间隔

近交系动物核心群中每代动物必须进行一次遗传检测，而生产群动物每年至少进行一次遗传质量检测。

（三）远交群遗传检测的实施

远交群遗传检测的目的，是让一个群体在各繁殖世代基因出现频率保持不变，或各代间始终维持一个群体原来遗传因子的分布。实施远交群的遗传检测，应该记录繁育群体中各种各样的特点，并把它作为未来繁育对的选择参数，这些检查与记录内容应包括以下内容。

（1）繁殖数据：窝间隔天数，每窝活仔数，断奶时的活仔数，2周时仔鼠平均重量。

（2）淘汰的种鼠特征。形态学数据：体长、11个下颌骨位点的测量、尺骨长、淘汰时体重。分析数据：总体脂、干物质。血液学数据：白细胞数、血红蛋白数、红细胞数、血细胞比容、平均细胞容积。生化位点检测：Acp-1、Gdc-1、Hbb、Gpi-1、Hk-1、Mpi-1、Pgm-1。

美国Charles River Laboratories（CRL）公司利用原ICR小鼠、SD大鼠建立了质量更好的CD-1系列封闭群大、小鼠。这个封闭群是从来自全球的CRL种群中选出100对可育动物建立的。通过剖腹产得到200窝幼仔，每窝中的1个幼仔建立3个家系，从而建立了巨大的CRL CD-1封闭群的核心种群，这个核心种群利用计算机追溯到前20～30代，以保证每个种鼠能最大限度地避免近交。此外，每隔3年从基础群动物中取出一些直接进入生产群，5年后再将小量生产群动物返回基础群。CRL一直采用生化标记检测法监控着CD-1核心种群等位基因的变化，表3-15就是CRL CD-1不同种群生化标记等位基因的出现频率。

表3-15　CRLCD-1不同种群生化标记等位基因的出现频率

生化标记等位基因	A	B	C	D
Hbb（d）	23	14	8	11
Hbb（sd）	60	42	40	50
Hbb（s）	17	44	52	39
Gpi-1（a）	70	46	34	46
Gpi-1（ab）	26	46	58	49
Gpi-1（b）	4	8	8	5
Gpd-1（a）	3	12	34	28
Gpd-1（ab）	46	38	34	47
Gpd-1（b）	51	50	32	25
Pgm-1（a）	27	38	34	31
Pgm-1（ab）	50	46	52	50
Pgm-1（b）	23	16	14	19
Mod-1（a）	7	10	2	1
Mod-1（ab）	21	14	10	6
Mod-1（b）	72	76	88	93

（四）全球目前采用的检测方法

2002年，国际小鼠基因组测序联盟完成了经典的实验室品系C57BL/6J（B6）的全测序。同年，Celera公司也完成了另外三个近交系的全序列草图。由于SNP与微卫星数量庞大，高通量的基因分型能降低成本，故实验动物公司都已使用该遗传标记进行遗传检测。对于遗传质量检测并没有统一的标准，其位点组合与数量是根据各公司的实际情况决定的。全球比较知名的实验动物供应商，如 JAX、CRL、Taconic Biosciences、Harlan Teklad 等，均提出了各自的遗传监测标准。JAX 提供 2000 个 SNP 评估芯片，采用 27 个位点的 SNP 库对小鼠进行遗传检测。CRL 曾采用 6～9 个微卫星位点进行遗传检测，目前采用 32 个位点的 SNP 库对小鼠进行遗传检测、384 个位点的 SNP 库对小鼠进行遗传背景分析，以及订制的全基因组微卫星数据库进行小鼠背景分析（http//www. criver.com）。Taconic 采用 2 个微卫星位点即可区分一个近交系小鼠是否受到遗传污染；采用 96 个位点的 SNP 库对小鼠进行遗传检测。Harlan 采用 48 个位点的 SNP 库对小鼠进行遗传检测（http//www. harlan.com）。基于 SNP 与微卫星技术的小鼠遗传质量检测方法逐渐成为全球通行标准。对于大鼠，尚未查到明确的相关信息。

　　然而近交系动物等位基因并不是 100%一致，再加上啮齿类动物拥有上万种微卫星位点、上百万个 SNP 位点，现在遗传检测的数量、覆盖率是很低的，并不能有效地检测到遗传漂变。但这两类检测方法对于因错配引起的遗传污染非常有效，甚至可以分析出引起污染的小鼠品系。因此，这些实验动物供应商均采用了类似的综合方法进行遗传质量控制。首先，利用毛色等表型特性，避免将毛色一致的品系饲养在同一个房间内；将逃逸的动物安乐死等。其次，在品系管理方面，分为核心群、扩大群、生产群进行分类管理。核心群要求饲养于隔离器中，严格按照全同胞交配（full-sibmating），有明确的谱系（pedigreed）记录。扩大群按照全同胞交配，不要求谱系记录。生产群采用随机交配，一般 3～5 年后，重新从扩大群或核心群引种。对于遗传漂变的控制，主要通过延缓世代间隔的方法。例如，JAX 采用冻存核心群胚胎的方式，一次冻存的胚胎可供 10～25 年使用，每 5 代后复苏胚胎恢复为原来的核心群，这样相当于 10～25 年可使用 1 个世代间隔的小鼠。采用这种方式，100 年该品系仅历经 4～10 个世代间隔，而常规的扩繁方法要历经约 300 个世代间隔。

第二节　微生物/寄生虫质量控制

一、微生物/寄生虫质量等级

　　实验动物微生物学、寄生虫学质量控制是实验动物标准化的主要内容之一，按照微生物学、寄生虫学控制标准，或根据微生物、寄生虫净化程度，国内将实验动物分为三个等级：普通级动物（conventional animal，CV）；无特定病原体级动物（specific pathogen free animal，SPF）；无菌级动物（germ free animal，GF）。根据中国现行标准，删除了清洁级分类，大、小鼠无普通级，犬、猴无无菌级。

（一）普通级动物

　　CV 动物是不携带所规定的人畜共患病病原、动物烈性传染病病原的实验动物。普通动物饲养于开放环境中。例如，普通级豚鼠只排除淋巴细胞性脉络丛脑膜炎病毒、沙门氏菌、皮肤真菌、弓形虫及体外寄生虫等对人类和动物危害较大的病原体。为了预防人畜共患病及烈性传染病的发生，普通动物在饲养管理中必须采取必要的防护措施。例如，垫料要杀灭寄生虫、虫卵，并防止野鼠的污染；饮水要符合城市饮水卫生标准；青饲料应洗净后再喂；外来动物必须严格隔离检疫；房屋要有防野鼠、昆虫的设备；要坚持环境卫生及笼器具的清洗消毒，严格处理淘汰、发病及死亡动物；严禁无关人员进入动物室。

（二）无特定病原体级动物

SPF 动物是除清洁动物应排除的病原外，不携带主要潜在感染或条件致病、对科学实验干扰大的病原的实验动物。

（三）无菌级动物

GF 动物是无可检出的一切生命体的动物，也就是说用现有的检测技术在动物体内外的任何部位，均检不出任何微生物、寄生虫的动物。此微生物是指病毒、立克次氏体、细菌、真菌、原虫。无菌动物来源于剖腹产或无菌卵的孵化，饲育于隔离器中，是人工无菌哺育获得的动物。

二、中国实验动物微生物学/寄生虫学质量标准

表 3-16～表 3-24 是 2022 年发布并于 2023 年开始实施的中国实验动物微生物学、寄生虫等级及监测国家标准。

表 3-16　小鼠、大鼠病原菌检测项目

动物等级		病原菌	动物种类	
			小鼠	大鼠
无菌动物	无特定病原体动物	沙门菌 *Salmonella* spp.	●	●
		念珠状链杆菌 *Streptobacillus moniliformis*	○	○
		支气管鲍特杆菌 *Bordetella bronchiseptica*		●
		支原体 *Mycoplasma* spp.	●	●
		鼠棒状杆菌 *Corynebacterium kutscheri*	●	●
		泰泽病原体 Tyzzer's organism	●	●
		啮齿柠檬酸杆菌 *Citrobacter rodentium*	○	
		嗜肺巴斯德杆菌 *Pasteurella pneumotropica*	●	●
		肺炎克雷白杆菌 *Klebsiella pneumoniae*	●	●
		金黄色葡萄球菌 *Staphylococcus aureus*	○	○
		肺炎链球菌 *Streptococcus pneumoniae*	○	○
		乙型溶血性链球菌 β-hemolyticstreptococcus	○	○
		绿脓杆菌 *Pseudomonas aeruginosa*	●	●
		肺孢子菌属 *Pneumocystis* spp.	○	○
		牛棒状杆菌 *Corynebacterium bovis*	◎	
		无任何可查到的细菌	●	●

注：●必须检测项目，要求阴性；○必要时检查项目，要求阴性；◎只检测免疫缺陷动物，要求阴性。

表 3-17　豚鼠、地鼠、兔病原菌检测项目

动物等级			病原菌	动物种类		
				小鼠	大鼠	兔
无菌动物	无特定病原体动物	普通动物	沙门菌 *Salmonella* spp.	●	●	●
			假结核耶尔森菌 *Yersinia pseudotuberculosis*	○	○	○
			多杀巴斯德杆菌 *Pasteurella multocida*	●	●	
			支气管鲍特杆菌 *Bordetella bronchiseptica*	●	●	
			泰泽病原体 Tyzzer's organism	●	●	
			嗜肺巴斯德杆菌 *Pasteurella pneumotropica*	●	●	
			肺炎克雷白杆菌 *Klebsiella pneumoniae*	●	●	
			金黄色葡萄球菌 *Staphylococcus aureus*	○	○	○
			肺炎链球菌 *Streptococcus pneumoniae*	○	○	○
			乙型溶血性链球菌 β-hemolyticstreptococcus	●	○	○
			绿脓杆菌 *Pseudomonas aeruginosa*	●	●	●
			肺孢子菌属 *Pneumocystis* spp.			●
			无任何可查到的细菌	●	●	●

注：●必须检测项目，要求阴性；○必要时检查项目，要求阴性。

表 3-18　犬、猴病原菌检测项目

动物等级			病原菌	动物种类	
				犬	猴
无特定病原体动物		普通动物	沙门菌 *Salmonella* spp.	●	●
			皮肤病原真菌 Pathogenic dermal fungi	●	●
			布鲁杆菌 *Brucella* spp.	●	
			钩端螺旋体 *Leptospira* spp.	△	
			志贺菌 *Shigella* spp.		●
			结核分枝杆菌 *Mycobacterium tuberculosis*		●
			钩端螺旋体* *Leptospira* spp.	●	
			小肠结肠炎耶尔森菌 *Yersinia enterocolitica*	○	○
			空肠弯曲杆菌 *Campylobacter jejuni*	○	○

注：●必须检测项目，要求阴性。○必要时检测项目，要求阴性。△必要时检测项目，可以免疫。*不能免疫，要求阴性。

三、全球实验小鼠/大鼠检测项目

国际实验动物科学协会（ICLAS）实验动物质量检测中心所规定的微生物检测项目与中国实验动物质量检测国家标准（GB）规定项目相比，基本项目一致。

中国实验动物管理机构制定出了啮齿类实验动物的质量控制标准，定期监测、筛查，从而确保实验动物的健康，在实验动物饲养管理中发挥技术指导作用。定期监测是实验动物管理体系中最被看重的环节，制定适合的定期监测方案可以保证实验动物的健康质

表 3-19　小鼠、大鼠病毒检测项目

动物等级		病毒	动物种类	
			小鼠	大鼠
无菌动物	无特定病原体动物	淋巴细胞脉络丛脑膜炎病毒 Lymphocytic Choriomeningitis Virus（LCMV）	○	
		汉坦病毒 Hantavirus（HV）	○	●
		鼠痘病毒 Ectromelia Virus（Ect.）	○	
		小鼠肝炎病毒 Mouse Hepatitis Virus（MHV）	●	
		仙台病毒 Sendai Virus（SV）	●	●
		小鼠肺炎病毒 Pneumonia Virus of Mice（PVM）	●	●
		呼肠孤病毒Ⅲ型 Reovirus type Ⅲ（Reo-3）	●	●
		小鼠细小病毒 Minute Virus of Mice（MVM）	●	
		小鼠脑脊髓炎病毒 Theiler's Mouse Encephalomyelitis Virus（TMEV）	○	
		多瘤病毒 Polyoma Virus（POLY）	○	
		大鼠细小病毒 RV 株和 H-1 株 Rat Parvovirus（KRV & H-1）		●
		大鼠冠状病毒/大鼠涎泪腺炎病毒 Rat Coronavirus（RCV）/Sialodacryoadenitis Virus（SDAV）		●
		小鼠诺如病毒 Murine Norovirus（MNV）	◎	
		无任何可查到的病毒	●	●

注：●必须检测项目，要求阴性；○必要时检查项目，要求阴性；◎只检测免疫缺陷动物，要求阴性。

表 3-20　豚鼠、地鼠、兔病毒检测项目

动物等级			病毒	动物种类		
				豚鼠	地鼠	兔
无菌动物	无特定病原体动物	普通动物	淋巴细胞脉络丛脑膜炎病毒 Lymphocytic Choriomeningitis Virus（LCMV）	●	●	
			兔出血症病毒 Rabbit Hemorrhagic Disease Virus（RHDV）			▲
			仙台病毒 Sendai Virus（SV）	●	●	
			兔出血症病毒* Rabbit Hemorrhagic Disease Virus（RHDV）			●
			小鼠肺炎病毒 Pneumonia Virus of Mice（PVM）	●	●	
			呼肠孤病毒Ⅲ型 Reovirus type Ⅲ（Reo-3）	●	●	
			轮状病毒 Rotavirus（RRV）	●	●	
			无任何可查到的病毒	●	●	●

注：●必须检测项目，要求阴性。▲必须检测项目，可以免疫；*不能免疫，要求阴性。

表 3-21　犬、猴病毒检测项目

动物等级		病毒	动物种类	
			犬	猴
无特定病原体动物	普通动物	狂犬病毒 Rabies Virus（RV）	▲	
		犬细小病毒 Canine Parvovirus（CPV）	▲	
		犬瘟热病毒 Canine Distemper Virus（CDV）	▲	
		传染性犬肝炎病毒 Infectious Canine Hepatitis Virus（ICHV）	▲	
		猕猴疱疹病毒 1 型（B 病毒）Cercopithecine Herpesvirus Type 1（BV）		●
		猴逆转录 D 型病毒 Simian Retrovirus D（SRV）		●
		猴免疫缺陷病毒 Simian Immunodeficiency Virus（SIV）		●
		猴 T 细胞趋向性病毒 I 型 Simian T Lymphotropic Virus Type 1（STLV-1）		●
		猴痘病毒 Monkeypox Virus（MPV）		○
		犬普通动物所列 4 种病毒不免疫	●	

注：●必须检测项目，要求阴性。▲必须检测项目，要求免疫；○必要时检测项目，要求阴性。

表 3-22　小鼠、大鼠寄生虫学检测指标

动物等级		病原寄生虫	动物种类	
			小鼠	大鼠
无菌动物	无特定病原体动物	体外寄生虫（节肢动物）Ectoparasite	●	●
		弓形虫 *Toxoplasma gondii*	●	●
		全部蠕虫 All Helminth	●	●
		鞭毛虫 Flagellate	●	●
		纤毛虫 Ciliate	●	●
		无任何可查到的寄生虫	●	●

注：●必须检测项目，要求阴性。

表 3-23　豚鼠、地鼠、兔寄生虫学检测指标

动物等级			应排除寄生虫	动物种类		
				豚鼠	地鼠	兔
无菌动物	无特定病原体动物	普通动物	体外寄生虫（节肢动物）Ectoparasite	●	●	●
			弓形虫　*Toxoplasma gondii*	●	●	●
			爱美尔球虫 *Eimaria* spp.		○	○
			全部蠕虫 All Helminth	●	●	●
			鞭毛虫　Flagellate	●	●	●
			纤毛虫　Ciliate	●		
			无任何可查到的寄生虫	●	●	●

注：●必须检测项目，要求阴性；○必要时检查项目，要求阴性。

表 3-24　犬、猴寄生虫学检测指标

动物等级			应排除寄生虫项目	动物种类	
				犬	猴
无特定病原体动物	普通动物		体外寄生虫（节肢动物）Ectoparasite	●	●
			弓形虫 *Toxoplasma gondii*	●	●
			全部蠕虫 All Helminth	●	●
			溶组织内阿米巴 *Entamoeba* spp.	○	●
			疟原虫 *Plasmodium* spp.		●
			鞭毛虫 *Flagellates*	●	●

注：●必须检测项目，要求阴性；○必要时检测项目，要求阴性。

量。日本实验动物中央研究所（CIEA）被 ICLAS 定为微生物、遗传检测中心，日本实验动物质量检测、冷冻胚胎保存、同类系（参照系）的保存都在 CIEA。欧洲实验动物学会联盟（FELASA）每年都会发布实验动物的健康监测指导意见，许多实验动物生产商、使用单位、实验室监测部门以此作为实验动物健康监测的指南。FELASA 声明他们提出的指导意见是实验动物必须达到的最低检测标准，对比之下，中国实验动物检测国家标准有待大幅提升。CRL、JAX、Taconic Biosciences 是美国最具规模的啮齿类实验动

物供应商，对小鼠、大鼠的微生物检测内容比较全面，针对在隔离器或屏障中饲养的实验小鼠、大鼠有着一套非常严格的监测方案，明确指出并阐述了实验动物检测中需要排除的病原体种类、检测的动物数量、采样的频率、检测的频率、检测的动物机能状态、需要的检测组织，以及针对病原特性的检测方法和结果分析等。国际实验动物科学协会（ICLAS）、日本实验动物中央研究所（CIEA）、欧洲实验动物学会联盟（FELASA），以及美国 JAX、CRL、Taconic Biosciences 这六家机构对 SPF 级啮齿类实验大鼠、小鼠病原微生物、寄生虫监测方案略有不同，与中国国家标准（GB）差异比较明显，详见表 3-25～表 3-27。

表 3-25 SPF 级啮齿类实验大鼠、小鼠病毒学标准对比

疾病和病原体	中国实验动物国家标准（GB, China）	国际实验动物科学协会（ICLAS）	欧洲实验动物学会联盟（FELASA）	JAX	Taconic Biosciences	CRL	日本实验动物中央研究所（CIEA）
小鼠肝炎病毒 Mouse Hepatitis Virus（MHV）	•	•	•	•	•	•	•
小鼠细小病毒 Minute Virus of Mice（MVM）	•	•	•	•	•	•	
小鼠微小病毒 Mouse Parvovirus（MPV）		•	•	•	•	•▲	
小鼠轮状病毒 Virus of Epizootic Diarrhea of Infant Mice（EDIM）		•	•	•	•	•	
大鼠细小病毒 RV 株 Kilham's Rat Virus（KRV）	▲	▲	▲		▲	▲	
大鼠冠状病毒 Rat Coronavirus（RCV）/大鼠涎泪腺炎病毒 Sialodacryoadenitis Virus（SDAV）	▲	▲			▲	▲	▲
大鼠微小病毒 Rat Minute Virus（RMV）		▲	▲		▲	▲	
大鼠细小病毒 Rat Parvovirus（RPV）		▲	▲		▲	▲	
大鼠细小病毒 H-1 株 Toolan's H-1 Parvovirus（TH-1）	▲	▲	▲		▲	▲	
脑脊髓炎病毒 Encephalomyelitis Virus（GD7）	•	•	•		•	•▲	
大鼠脑脊髓炎病毒 Rat Theilovirus（RTV）			▲		▲	▲	
小鼠肺炎病毒 Pneumonia Virus of Mice（PVM）	•▲	•	•▲		•▲	•▲	
仙台病毒 Sendai Virus（SV）	•▲	•▲	•▲	•	•▲	•▲	•▲
淋巴细胞性脉络丛脑膜炎病毒 Lymphocytic Choriomeningitis Virus（LCMV）	•	•	•	•	•▲	•▲	•▲
小鼠痘病毒 Ectromelia Virus（ECTR）	•	•	•	•	•	•	•

续表

疾病和病原体	中国实验动物国家标准（GB，China）	国际实验动物科学协会（ICLAS）	欧洲实验动物学会联盟（FELASA）	JAX	Taconic Biosciences	CRL	日本实验动物中央研究所（CIEA）
汉坦病毒 Hantaan Virus（HANT）	●▲	●	▲	●	●▲	●▲	▲
小鼠胸腺病毒 Thymic Virus of Mice（MTLV）				●	●	●	
小鼠腺病毒 Mouse Adenovirus（Mad）		●		●			
小鼠腺病毒 FL 株 Mouse Adenovirus（MAV1）		●▲			●▲	●▲	
小鼠腺病毒 K87 株 Mouse Adenovirus（MAV2）		●▲			●▲	●▲	
小鼠唾腺巨胞病毒 Mouse Cytomegalovirus（MCMV）				●		●	
呼肠孤病毒Ⅲ Respiratory Enteric Orphan VirusⅢ（REO3）	●▲	●	●▲		●▲	●▲	
K 病毒 Mouse Pneumonitis Virus（KV）				●		●	
乳酸脱氢酶病毒 Lacticdehydrogenase-Elevating Virus（LDHV）				●	●	●	
鼠诺如病毒 Mouse Norovirus（MNV）	●	●	●		●	●	
多瘤病毒 Polyoma Virus（POLY）	●	●		●	●	●	
胸腺病毒 Thymic Virus（THY）				●			

注：●代表仅小鼠检测；▲代表仅大鼠检测。

表 3-26 SPF 级啮齿类实验大鼠、小鼠病原菌标准对比

疾病和病原体	中国实验动物国家标准（GB，China）	国际实验动物科学协会（ICLAS）	欧洲实验动物学会联盟（FELASA）	JAX	Taconic Biosciences	CRL	日本实验动物中央研究所（CIEA）
沙门菌 *Salmonella* spp.	●▲	●	●▲	●	●▲	●▲	●▲
支原体 *Mycoplasma* spp.	●▲			●	●▲	●▲	●▲
肺支原体 *Mycoplasma pulmonis*		●▲	●▲		●▲	●▲	●▲
鼠棒状杆菌 *Corynebacterium kutscheri*	●▲	●▲	●		●▲	●▲	●▲
牛棒状杆菌 *Corynebacterium bovis*	●	●		●	●▲		
泰泽病原体 Tyzzer's organism	●▲		●				●▲
嗜肺巴斯德杆菌 *Pasteurella pneumotropica*	●▲	●	●▲		●▲	●▲	●▲
多杀巴斯德杆菌 *Pasteurella multocida*		●▲			●▲	●▲	

续表

疾病和病原体	中国实验动物国家标准（GB，China）	国际实验动物科学协会（ICLAS）	欧洲实验动物学会联盟（FELASA）	JAX	Taconic Biosciences	CRL	日本实验动物中央研究所（CIEA）
肺炎克雷白杆菌 *Klebsiella pneumoniae*	●▲				●▲	●▲	
奥克西托克雷白杆菌 *Klebsiella oxytoca*		●▲				●▲	
金黄色葡萄球菌 *Staphylococcus aureus*		●			●▲	●▲	●▲
木糖葡萄球菌 *Staphylococcus xylosus*		●					
松鼠葡萄球菌 *Staphylococcus sciuri*		●					
绿脓杆菌 *Pseudomonas aeruginosa*	●▲				●▲	●▲	●▲
支气管鲍特杆菌 *Bordetella bronchiseptica*	▲	●▲		●	●▲	●▲	▲
肺炎链球菌 *Streptococcus pneumoniae*	●▲		●▲		●▲	●▲	▲
念珠状链杆菌 *Streptobacillus moniliformis*	●▲		●▲	●	●▲		
无乳链球菌 *Streptococcus agalactiae*		●▲					
柠檬酸杆菌 *Citrobacter rodentium*	●		●	●		●	●
弗氏柠檬酸杆菌 *Citrobacter freundii*		●					
肝螺旋杆菌 *Helicobacter hepaticus*		●	●			●	●
胆型螺旋杆菌 *Helicobacter bilis*			●▲			●	●
幽门螺旋杆菌 *Helicobacter typhlonius*			●				
其他螺旋杆菌 Other species *Helicobacter* spp.		●	●		●▲	●	
CAR 菌 Cilia-associated respiratory bacillus		●		●	●▲	●▲	
乙型溶血性链球菌 β-hemolyticstreptococcus	●▲		●▲		●▲	●▲	
梭状杆菌 *Clostridium piliforme*		▲	●▲	●	●▲		
肺孢子菌 *Pneumocystis* spp.			▲		●▲		
变形杆菌 *Proteus* spp.					●▲	●▲	
分节丝状菌 Segmented filamentous bacteria（SFB）					●▲		
猪霍乱沙门氏菌 *Salmonella choleraesuis*		●					

续表

疾病和病原体	中国实验动物国家标准（GB，China）	国际实验动物科学协会（ICLAS）	欧洲实验动物学会联盟（FELASA）	JAX	Taconic Biosciences	CRL	日本实验动物中央研究所（CIEA）
马肯森沙雷菌 *Serratia marcensens*	●						
洋葱伯克霍尔德菌 *Burkholderia cepacia*	●						
嗜麦芽黄杆菌 *Stenotrophomonas maltophila*（ATCC strain）	▲						
嗜水气单细胞菌 *Aeromonas hydrophila*	▲						

注：●代表仅小鼠检测；▲代表仅大鼠检测。

表 3-27　SPF 级啮齿类实验大鼠、小鼠寄生虫学标准对比

疾病和病原体	中国实验动物国家标准（GB，China）	国际实验动物科学协会（ICLAS）	欧洲实验动物学会联盟（FELASA）	JAX	Taconic Biosciences	CRL	日本实验动物中央研究所（CIEA）
弓形虫 *Toxoplasma gondii*	●▲		排除所有体内和体外寄生虫				
蠕虫 Helminth	●▲			●			
鞭毛虫 Flagellate	●▲				●▲		
纤毛虫 Ciliate	●▲						
体外寄生虫（节肢动物）Ectoparasite	●▲			●			●▲
肠寄生原虫 Intestinal protozoa							●▲
蛲虫 Pinworm				●			●▲
绦虫 Tapeworm				●			
卡氏肺孢子虫 *Pneumocystis carinii*						▲	●▲
鼠肺孢子虫 *Pneumocystis murina*	●			●			●▲
兔脑原虫 *Encephalitozoon cunculi*	▲			●	●▲	●▲	
卵泡螨/毛囊螨 Follicle mite				●			
四翼无刺虫 *Aspiculuris tetraptera*					●▲		
艾美尔球虫 *Eimeria* spp.					●▲		
内阿米巴属 *Entamoeba* spp.					●▲		
鼠贾第鞭毛虫 *Giardia muris*				●	●▲		
膜壳绦虫属 *Hymenolepis* spp.					●▲		
鼠肉螨 *Myobia musculi*					●▲		
鼠癣螨 *Myocoptes musculinus*					●▲		
柏氏禽刺螨 *Ornithonyssus bacoti*					●▲		
鼠鳞虱 *Polyplax spinulosa*					●▲		

续表

疾病和病原体	中国实验动物国家标准（GB，China）	国际实验动物科学协会（ICLAS）	欧洲实验动物学会联盟（FELASA）	JAX	Taconic Biosciences	CRL	日本实验动物中央研究所（CIEA）
疮螨属 *Psorergates simplex*					●▲		
拟拉德弗螨 *Radfordia affinis*					●▲		
啮壳属 *Rodentolepis* spp.					●▲		
管状线虫属 *Syphacia* spp.					●▲		
毛滴虫 *Trichomonads*					●▲		

注：●代表仅小鼠检测；▲代表仅大鼠检测。

四、质量检测标准的实施

（一）检测频率

动物房内应配备兽医工作人员，每天巡视整个动物群体，对不明原因死亡动物进行尸检并出具病理报告，对动物的异常情况密切观察；此外，对动物群体定期进行抽样检查。

CV 动物：每三个月至少检测动物一次。SPF 动物：每三个月至少检测动物一次。GF 动物：每年检测动物一次。每 2～4 周检查一次动物的生活环境标本、粪便标本。

（二）取样要求

（1）选择成年动物用于检测。

（2）取样数量：每个小鼠、大鼠、地鼠、豚鼠、兔的生产繁殖单元，每个犬、猴生产繁殖群体。根据动物多少取样，具体取样数量见表 3-28。

表 3-28 不同生产繁殖单元实验动物取样数量表

群体大小/只	取样数量*
<100	不少于 5 只
100～500	不少于 10 只
>500	不少于 20 只

注：*每个隔离器检测 2 只。

（三）取样、送检

应在每一生产繁殖单元的不同方位取样，应从四角、中央选取动物。动物送检容器应按动物级别要求编号、标记，包装好，安全送达实验室，并附送检单，写明动物品种品系、级别、数量、检测项目。无特殊要求时，兔、犬、猴的活体取样可在生产繁殖单元进行。

（四）检测项目的分类

（1）必须检测项目：是指在进行实验动物质量评价时必须检测的项目。

（2）必要时检测项目：是指从国外引进实验动物时、怀疑有本病流行时、申请实验动物生产许可证和实验动物质量合格证时必须检测的项目。

（陶凌云）

第四章　实验动物管理及伦理规范

从事动物实验的科学研究单位行业性质不同，群体众多，使用的实验动物范围广泛、数量庞大。实验动物本身不仅存在质量标化的目标，同时需要严控动物疫源性疾病的发生与播散，实验动物的饲养与使用过程也必须符合伦理规范。实验动物已被纳入政府管理的范畴。

第一节　实验动物管理

一、法规及管理机构

（一）国家实验动物法规

1.《实验动物质量管理办法》

《实验动物质量管理办法》规定全国实行统一的实验动物质量管理，设立国家实验动物种子中心，提供标准实验动物种子。科技部以科技项目的形式启动建设并批准成立了 7 个国家实验动物种子中心（资源库），即国家啮齿类实验动物种子中心（北京、上海）、国家遗传工程小鼠资源库（南京）、国家兔类实验动物种子中心（上海）、国家禽类实验动物种子中心（哈尔滨）、国家犬类实验动物种子中心（广州）、国家非人灵长类实验动物种子中心（苏州）、国家斑马鱼资源中心（武汉），以及 1 个国家实验动物数据资源中心（广州）。截止到 2017 年年底，8 个中心资源库作为一个整体形成了国家实验动物种子资源保存网络与共享服务平台，在不断强化管理的基础上，通过国外引进、国内收集、自主研发等方式，保存小鼠（包括转基因小鼠）、大鼠、豚鼠、地鼠、兔、犬、猴、鸡、鸭等 9 个品种约 5000 个品系的实验动物种子资源，14 大类 192 个实验动物品种/品系的 34 667 项生理、生化、结构、遗传数据，以及大量动物图像，在资源标准化、数据化的基础上，向用户提供标准化的实验动物种子，在实验动物种子资源的整合集成、有效保存、共享服务、资源质量提升、数据信息交汇等方面发挥了重要作用，为生命科学、生物技术的发展提供了源头支撑。种子中心（资源库）、数据资源中心的建立是国家将实验动物作为科技发展不可或缺的战略性生物资源并推动其持续发展的重大举措，对构建支撑中国科技创新的自然科技资源平台具有前瞻性、战略性意义。科技部先后设立了实验动物微生物、寄生虫、病理、遗传、环境、营养等国家检测实验室，26 个省（自治区、直辖市）先后设立或委托 32 个专门的检测机构，形成了较完善的实验动物质量检测网络。

2.《实验动物许可证管理办法（试行）》

《实验动物许可证管理办法（试行）》由科技部、卫生部、教育部、农业农村部、国家市场监督管理总局、国家中医药管理局、中国人民解放军总后勤部卫生部共同制定、实施，从实验动物生产、实验动物使用两个方面，明确了许可证类型、许可证发放的主体；规定了申请许可证条件、标准、审批、发放程序等；强调了许可证的管理、监督。申请实验动物生产或使用许可证的组织、个人向其所在的省（自治区、直辖市）科技厅（科委）提交实验动物生产许可证申请书或实验动物使用许可证申请书，并附上由省级实验动物检测机构出具的检测报告及相关材料。凡取得实验动物生产许可证的单位，应严格按照国家有关实验动物的质量标准进行生产、质量控制，在出售实验动物时，应提供实验动物质量合格证，并附符合标准规定的近期实验动物质量检测报告。未取得实验动物使用许可证的研究单位，或者使用的实验动物及相关产品来自未取得生产许可证的单位或质量不合格的，所进行的动物实验结果不予承认。

2006 年 9 月 13 日科技部发布了《关于善待实验动物的指导性意见》，将实验动物管理从质量提升到福利的层面。

（二）国内实验动物管理机构

1. 国家科技主管部门

中国实验动物管理实行行政许可制度，管理模式为国家统一规划、逐级管理，地方具体实施，许可证通用，资源共享，即法治化管理、标准化规范、市场化供应、社会化共享。实验动物的行政管理具有关键、核心作用。科技部主管全国实验动物工作，职责之一是提出科技条件保障规划、政策，推进国家科技基础条件平台建设、科技资源共享，制定中国实验动物管理、发展规划、发展方向、发展目标、实施方案。实验动物是推动科技进步、创新的重要资源，也是科技条件基础建设的重要组成部分。2010 年 11 月，科技部成立了第一届国家实验动物专家委员会，主要职责包括：对中国实验动物管理、科研等工作提供科学技术咨询；对中国实验动物法治化管理方针、政策、法规等的制定提出咨询意见和建议；受科技部委托，对中国实验动物资源建设、检测机构建设、相关产品质量等情况开展调研等。

2. 地方科技主管部门

各省（自治区、直辖市）的科技厅（科委）主管行政辖区的实验动物工作，包括行政许可、执法、实验动物科学发展规划、开展实验动物相关学科的项目攻关等。

部分地区科技主管部门组建该地区的实验动物管理委员会（简称"动管会"），通常由科技部门的分管领导牵头、政府的其他相关部门分管领导参与组建而成，为非实体性议事协调机构，其主要职责包括：宣传、贯彻国家实验动物的法规、标准、其他规范性文件，协助主管部门、政府、人大制定本辖区的地方性法规、政府规章、规范性文件等，协调各部门开展实验动物管理工作，对实验动物管理进行监督，促进全球合作等相关工作；有些地区还组建动管会专家委员会，作为动管会的智囊库（团）；有些地区动管会下设办公室，具体执行科技主管部门的实验动物工作。

3. 实验动物行业机构

实验动物行业机构包括中国实验动物学会，以及各地方不同的实验动物学会、协会或挂靠在其他学（协）会的实验动物行业二级机构。

实验动物行业机构组织学术活动、对外交流、专业教育培训、科技奖励、科普，加强行业自律、维护市场秩序、推动公平竞争、提供政策咨询、维护企业合法权益等，对整个行业的发展起到协调作用，是经济领域中不可或缺的机构之一。行业机构还参与行业利益有关的政府决策、立法建议；代表企业进行反倾销、反垄断、反补贴；制定行业、团体标准；开展行业统计、行业调查等。行业机构在国家法规规定范围内实现对本行业的自我管理、自我服务、自我监督、自我保护，发挥着政府与行业或政府与市场之间的纽带、桥梁作用。

4. 涉及实验动物或动物实验的机构或部门

涉及实验动物或动物实验的机构或部门应设立本单位的实验动物管理组织，其任务主要是：宣传、贯彻执行国家、地方的实验动物法规、标准、规范性文件；依法管理本单位的实验动物生产、使用，行使监督检查职责；依据国家、地方的实验动物法规，制定、修改本单位实验动物管理办法、实施细则等；负责对实验动物学科的发展等提供咨询，参与项目立项论证，并对科研成果进行审查。

5. 实验动物福利伦理委员会及其职责

设立实验动物福利伦理委员会，以维护实验动物福利、规范实验动物伦理审查及实验动物从业人员的职业行为。各类实验动物的饲养、动物实验必须获得福利伦理委员会的批准，从业者及实验研究人员经相关知识、技能的培训后方能从事相应的工作。福利伦理委员会的设立，使单位或部门开展有关实验动物的行为有据可依，根据动物保护、动物福利、动物伦理、利益平衡等十大原则对动物实验者进行审查、管理。

（1）动物保护原则：审查动物实验的必要性，各类实验动物的使用必须有充分理由，对实验目的、预期目标与造成的动物伤害、死亡进行综合评估；优化实验动物方案以保护实验动物特别是濒危动物物种，减少动物使用数量；鼓励应用动物实验替代方法，如使用低等动物替代高等级动物，用无脊椎动物或组织细胞替代整体动物，用体外方法如分子生物学、人工合成材料、计算机模拟等非动物实验方法替代动物实验。

（2）动物福利原则：保证实验动物生存全过程享有最基本的权利，免受饥渴，生活舒适自由，享有良好的饲养、标准化的生活环境，管理符合技术操作规程。

（3）动物伦理原则：应充分考虑动物的权益，善待动物，防止或减少动物的应激、痛苦、伤害，尊重动物生命，制止野蛮行为，采取痛苦最少的方法处置动物，实施人道终点。保证从业人员的职业健康与安全；动物实验方法和目的符合人类的道德伦理标准、国际惯例。

（4）利益平衡原则：以当代社会公认的道德伦理价值观为主，兼顾动物、人类利益，全面、客观地评估动物所受的伤害、使用者由此可能获取的利益，在此基础上负责任地出具实验动物或动物实验福利伦理审查报告。

6. 实验动物机构认可评价制度

依据《中华人民共和国认证认可条例》，中国合格评定国家认可委员会（CNAS）作为国家授权的认可机构，创建了中国实验动物机构认可评价体系，并于 2018 年按照 CNAS-RL08 实验动物生产、使用机构认可规则及 CNAS-CL06 实验动物饲养、使用机构质量、能力认可准则等规范性文件，正式启动实验动物机构认可评审工作。该认可评价制度更加关注管理体系、环境设施、饲养管理、兽医护理、职业健康安全等 5 大方面的内容，与许可证制度相互促进、相互补充。同时，利用全球互认平台，有望通过国际或地区、组织之间的互认，帮助有条件的实验动物机构率先通过认可、取得全球地位、参与国际竞争，逐步提升中国在全球实验动物领域的地位。建立、实施的实验动物许可证制度、质量合格证制度、机构认可评价制度相结合的实验动物管理模式，必将促进中国实验动物规范管理、行政监管体系的完善，推动中国实验动物科学事业的快速发展。为推动实验动物机构认可制度，中国合格评定国家认可委员会建立了评审员队伍，并开展业务培训；在评定委员会中增补了实验动物专家；在专门委员会下面成立了实验动物专业委员会；制定认可规则，规定了 CNAS 实验动物机构认可体系运作的程序、要求；制定认可准则，规定了 CNAS 对实验动物机构认可的要求。机构建设、队伍建设、认可体系文件的制定，为科学、规范、稳步推进中国自主研发、创新建立具有中国特色的实验动物机构认可制度提供了有力保障。

（三）国外概况

1. 法律法规

1）美国

美国实验动物管理模式、管理机制完善。美国实验动物管理不设政府专门机构，而是采取联邦、地方的立法机构颁布法律，政府相关部门制定行业法规、指南，多种官方机构、民间组织认证认可的形式进行管理。美国的实验动物管理法规可以分为 4 类：一是联邦、地方立法机构颁布的法律；二是政府部门进行行业管理的法规；三是政府部门或科研组织发布的指南；四是自愿参加的非政府性评估认证（AAALAC）。目前，美国制定了各种法律、法规、制度，建立了一系列实验动物科学的组织机构，对于实验动物的科研、生产、应用、开发，以及与之有关的设施、建筑、笼具、饲料、垫料、各种仪器设备，甚至相关人员培训、单位评审、考核、晋升等，都有明确的规定、标准。美国的实验动物法规十分完善，涵盖了实验动物生产、使用等各个方面及所有层面。其主要特点是提倡动物福利，严格质量管理。

Guide for the Care and Use of Laboratory Animals 由美国实验动物科学研究所、美国国家科学院学术研究委员会、美国地球和生命科学专业委员会编写，扩充了现代实验动物学知识、理念，提供了更为全面丰富的信息、教育性和激励性的内容来突出实验动物管理，强调在研究中对实验动物、动物模型的人性化管理，已成为目前评估实验动物饲养管理、使用计划的主要标准，在确保促进科学发展的同时，提高研究中动物的舒适度、健康、福利。

Animal Welfare Act（AWA）是在《实验动物福利法规》的基础上，经多次修订后形成的一部当今在全世界颇具规范性、权威性的法规，其中包括食品动物、役用动物、经济动物、实验动物、医用动物、观赏动物（宠物），同时对动物的运输、采购、销售、收容、管理、处置进行了规定，特别强调动物的人道管理、照顾、治疗、运输等方面。因此，对实验动物而言，其也是一部论述较为全面、内容十分丰富的执法性工具书。该法规重点论述了与人类具有特殊关系的宠物、部分代表性的专用实验动物，增添了灵长类动物、海洋性哺乳类动物、动物园、旅行流动展览演示等方面的管理及游乐嬉戏、运输等内容。在人类给予动物的限定条件下，该法规制定了一套比较合理完善、便于共同遵守执行的规范性管理条例。

除上述提及的指南、动物福利法外，涉及实验动物管理、使用的法规还有美国公共卫生署制订的 *Policy on Humane Care and use of Laboratory Animal*、美国食品药品监督管理局颁布的 *Good Laboratory Practice*（GLP）、美国跨部门研究用动物委员会制订的 *U. S Government Principles for the Utilization and Care of Vertebrate animals used in Testing，Research，and Training* 等。

2）欧盟

欧盟更多情况下是从实验动物应用的角度制定条约，确立各个国家、组织之间的国际权利、义务、关系，缔约国家、组织要受到条约的约束，体现高度集中的"国际法"作用。

在欧盟层面上，既有欧盟及其大多数成员国参加的欧洲条例，又有欧盟自己颁布的指令、决定，例如，比利时、芬兰等国家于法国斯特拉斯堡通过的 *European Convention for the protection of Vertebrate Animals used for Experimental and Scientific Purpose，ETS 123*；欧洲共同体经济理事会通过的《关于使各成员国有关用于实验和其他科学目的的动物的保护法律、法规和行政规章接近的理事会指令》；欧洲议会、欧盟理事会通过的《关于修订 86/609/EEC<关于使各成员国有关用于实验和其他科学目的的动物的保护法律、法规和行政规章接近的理事会指令>的理事会指令》；欧盟理事会通过的《关于<用于实验及其他科学目的的脊椎动物保护欧洲公约>结论的理事会决定》及《关于<用于实验及其他科学目的的脊椎动物保护欧洲公约>修订议定书结论的理事会决定》；欧盟成员国实施新的保护实验用动物指令 2010/63/EU。新的法规体现了以"3R"（replacement/reduction/refinement）为中心的原则，涉及动物实验的伦理评估，建立持续的伦理审核制度，加强非人灵长类动物的使用法规的透明度和执行力，加强成员国之间动物伦理的合作等内容。欧盟新法规在更高的动物福利水平统一了成员国的立场。《欧盟委员会关于实验及其他科学目的动物饲养、管理推荐指南》，于一般条款中对设计、布局、环境，以及控制、培育、培训、管理做出了详细的规定；在特殊条款中对啮齿类、兔、猫、水貂、非人灵长类（绒猴、松鼠猴、狒狒）、农畜（猪、牛、山羊、马等）、鸟类的环境、健康、饲养、运输等做出了详细规定。

有关实验动物、动物实验的欧洲公约、欧盟指令、欧盟成员国立法，明确承认或者反映了如下原则：实验动物的质量保障、福利保护、经济、科技、社会持续协调发展的原则，实验动物保护、质量保障问题的预防性、综合性、整体性与全过程的原则，实验动物福利保护与质量保障的责任原则，实验动物福利保护与质量保障的公众参与原则。

3）英国

英国是动物福利立法最早的国家，也是实验动物管理最严格的国家，且法规内容多以保护动物福利为主。欧盟各国及其他国家的动物福利法，多数以英国的动物福利法为基础，结合自身国情制定。英国实验动物主要法律为《动物（科学方案）法令》，于1986年发布施行，适用于任何在科学实验中使用的脊椎动物，并可以扩展到一些无脊椎动物。

2. 管理模式

1）美国

主要通过依据联邦法律检查监督动物福利的实施情况，以及将课题资助同实验动物是否符合法规要求相结合，来实行对实验动物饲养、使用和设施的管理。按照美国法规要求，研究机构应建立一套动物管理、使用计划，并符合联邦、州、地方各级法律、规章的要求；还必须建立"实验动物管理、使用委员会"（IACUC）以监督、评定该计划的执行情况。

国家层面的管理由美国农业部动植物卫生检疫局、美国国家食品药品监督管理局（FDA）、美国国立卫生研究院（NIH）三者相互协作，共同管理实验动物的繁育与应用条件，并公布违法的案例。

（1）PHS政策体系，即申请联邦政府资助的科研项目涉及实验动物的，需要同时提交书面说明，保证依法并依据NIH的有关规定饲养、应用实验动物。项目进行过程中，每6个月提交一次由IACUC等专门检查后的评估报告，违规者将被取消资助。

（2）IACUC管理，即各有关研究单位设立IACUC来发挥基层管理的作用。这在美国被视为最主要的管理方式，因为IACUC对自己单位的情况最为熟悉，并且有权检查、监督、审查实验动物工作，也有权否决、批准、中止或暂停有关科研项目。IACUC定期审查单位内部的科研项目，作会议记录并存档；每年要向美国农业部的REAC、NIH的OPRR等单位提交审查报告。

（3）AAALAC认证。目前，欧美国家实验动物行业多采用美国实验动物饲养评估认证协会的认证办法。AAALAC是设立于美国的一个民办非营利的专业技术社团组织，旨在通过评估、认可计划，促进高品质的动物管理、使用、福利，以促进生命科学的研究、教育。实验动物机构自愿接受认证，认证需通过现场审查、年度报告，认证结果受美国官方的认可。AAALAC认证以"实验动物管理指南"所定的标准为审核依据，参考各国家和地区的法律法规、文化背景来决定是否通过认证。通过认证的机构，被认为符合联邦法律、科学界认可的伦理学基本要求。这种管理模式，有助于统一科研中使用实验动物的标准，促进实验动物行业的发展，被欧美国家的医药研发公司、实验动物单位所采用。

2）英国

英国实验动物管理工作分为4个方面。

（1）实验动物许可证。英国的实验动物许可证分为个人许可证、设施许可证、项目许可证三种类型，与中国的实验动物许可证制度相似。个人许可证颁发给实验动物从业人员，需要通过培训考试，并接受监督管理。英国内务部网站上有考核要求、培训资料，申请者可以自学或参加培训班学习。设施许可证面向所有从事实验动物或动物实验的设施，所有的实验动物操作都应在经许可的设施内完成。项目许可证针对每个科研项目，不管是否接受资金资助，科研人员在开展动物实验前，都应该获得此证，同时要经研究所伦理审查委员会（IER）审查。英国内务部大臣任命实验动物管理、福利官员来检查、颁发许可证。

（2）研究机构自我管理。研究机构应该有一名经内务部认可的管理人员，该负责人必须指定一名兽医师、一名全日制护理人员分别负责动物健康、日常护理工作。

（3）内务部检察官。英国内务部检察官由内务部大臣任命，具有兽医学、医学学历，其职责是审查许可证申请书并向内务部大臣提供建议，依照英国动物福利法检查实验动物机构，为许可证申请者提供咨询、帮助。

（4）动物程序委员会。动物程序委员会是英国法定机构，负责对内务部大臣提出的问题开展讨论并提供意见，也可以开展咨询。组成人员有 2/3 来自科学家、兽医或医生，至少有 1 名成员受过法律培训。至少有半数的成员近 6 年来没有参加动物实验。

二、环境与设施

实验动物环境分为陆生环境、水生环境，又可分为小环境、大环境。小环境是指动物直接接触生活的物质环境条件（初级围栏），包括笼具（水生动物的水箱、水沟、水池等）或厩舍等；小环境包含动物直接接触的所有材料，同时限制着动物周围的环境。小环境受多种因素影响，包括照度、噪声、振动、温度、湿度、空气中的气态和颗粒态物质等。次级物理环境由饲养间、厩舍或室外栖息地等构成，也称为大环境。

实验动物设施是用于实验动物生产繁育，或利用实验动物进行科学研究、教学、生物制品和药品生产的建筑物及配套设施的总和，也是实验动物质量得到有效控制的最基础条件。我国实验动物环境设施标准包括：《GB14925—2010 实验动物环境及设施》、《GB50447—2008 实验动物设施建筑技术规范》。

按照洁净度不同，实验动物环境可以分为三大类。

（1）普通环境（conventional environment）：符合实验动物居住的基本要求，控制人员、物品、动物出入，不能完全控制传染因子，适用于饲育基础级实验动物。

（2）屏障环境（barrier environment）：符合动物居住的要求，严格控制人员、物品、空气的进出，适用于饲育 CL 级或 SPF 级实验动物。

（3）隔离环境（isolation environment）：采用无菌隔离装置以保持无菌状态或无外源污染物，隔离装置内的空气、饲料、水、垫料、设备应无菌，动物、物料的动态传递须经特殊的传递系统，该系统既能保证与环境的绝对隔离，又能保持饲育动物时与内环境一致，适用于饲育 SPF、悉生（gnotobiotic）及无菌（germ free）级实验动物。

涉及生物安全的实验动物环境、设施比较少，通常 P1、P2 需要到所在地区的卫生监督部门备案并符合要求后开展工作；P3、P4 必须经 CNAS 认可后方可开展工作。涉及放射性材料的动物实验设施，需到环保部门办理相关手续，批准后方可开展相关工作。

（高　诚）

第二节 实验动物的饲养管理

一、小鼠的饲养管理

（一）饲养环境

小鼠饲养繁育室要保持恒定舒适的温湿度、新鲜洁净的室内空气，以及安静的环境、自然节律且柔和的光线；配备动物适宜的玩具以丰富环境，满足动物行为及心理需求（其他动物同）。小鼠自身调节温度的能力差，对温度变化敏感，过热、过冷不仅影响基础代谢，还会导致母鼠繁殖力低，容易诱发疾病。最适宜饲育温度为 20～26℃，最大日温差≤4℃；小鼠对湿度要求也较高，湿度过低，饲养室内尘埃粒子数高，容易引起过敏性休克，而湿度过高，饲养室内氨浓度增高，容易滋生病毒、细菌、霉菌，引起疾病，因此小鼠饲育室相对湿度应为 40%～70%；换气次数 15～20 次/h，保证室内空气新鲜；氨浓度为 14 mg/m^3；动物笼具处气流速度≤0.2 m/s；光照为 15～20 lx，昼夜明暗交替时间 12 h/12 h 或 10 h/14 h；噪声≤60 dB。

（二）饲料及饮水

（1）饲料：选用全价配方颗粒饲料，根据小鼠不同阶段的生长发育特点，配方比例要符合动物的营养需要；蛋白质含量应为 18%～22%；小鼠对维生素 A 敏感，不得加入抗生素、防腐剂、激素等；具一定的硬度以便小鼠磨牙。饲料灭菌方式为 ^{60}Co 辐照灭菌。小鼠胃容量小，随时采食，在鼠笼的料斗内应经常有足够量的新鲜干燥饲料，成年鼠采食量一般为 3～7 g/d，幼鼠一般为 1～3 g/d，应每周添料 3～4 次。

（2）饮水：CL 级以上的要求使用灭菌水。饮水瓶材料为无毒、无味塑料，耐高温、高压，耐酸碱腐蚀。也可采用自动饮水装置。动物饮水要足量不间断，每周换水 2～3 次，水瓶应整瓶更换。成年鼠饮水量一般为 4～7 ml/d，应常检查瓶塞，防止瓶塞漏水或堵塞。

（三）笼具及垫料

（1）笼具：普遍采用无毒塑料鼠盒，不锈钢丝笼盖，金属笼架。笼架可移动，可多种方法消毒灭菌。笼盒既要保证小鼠有活动的空间，又能阻止动物逃逸，且硬度好，不被小鼠咬破，便于清洗消毒。常用的笼具有架式笼具、隔离器、层流柜、IVC。

（2）垫料：要求无毒、无异味、无刺激性、不可食、粉尘少，还应具备一定的柔软性，吸水、吸附臭气性能好。一般以阔叶林木的刨花、锯末作为垫料，也可用玉米芯加工的颗粒垫料。CL 级以上的动物垫料使用前要进行 ^{60}Co 辐照或高温高压灭菌。小鼠门牙终身生长，除了垫料外，给予能够灭菌的磨牙棒、木板、硬纸板等用于磨牙。

（四）日常饲养管理

（1）健康检查：每日外观观察判断小鼠的健康状况。可通过以下标准观察：食欲旺盛；眼睛有神，反应敏捷；体毛光滑，肌肉丰满，活动有力；身无伤痕，尾不弯曲，天然孔腔无分泌物、无畸形；粪便黑色，呈长颗粒状。检查毛发是简易快捷的体检方法，尤其是毛发脱落，一经发现需要追查原因，尤其注意细菌、真菌或寄生虫感染，或动物免疫功能受损、营养不良，或打斗及自伤行为。

（2）清洁消毒：每周更换 1～2 次垫料。动物的垫料、饲养盒在使用前应经高压消毒灭菌。换垫料时将饲养盒一起替换，将用过的饲养盒移出饲养室处理，防止室内的灰尘污染。要保持饲养室内外整洁，门窗、墙壁、地面等无尘土。室内每周空气喷雾消毒一次，笼具、食具至少每月彻底消毒一次，鼠舍内其他用具也应随用随消毒；可高压消毒或用消毒液浸泡。每年将饲养室彻底消毒一次。

（五）疾病预防

为了保持动物的健康，必须建立封闭防疫制度以减少鼠群被感染的机会。新引进的动物必须在隔离室进行检疫，观察无异常后才能与原鼠群一起饲养。对于长期饲养的种群，也应定期进行检疫，排除易感动物，确保种群的洁净度。饲养人员出入饲养区，必须遵守饲养管理守则，按不同的饲养区要求进行淋浴、更衣、洗手、必要的局部消毒。严禁非饲养人员进入饲养区。饲养区门口采取隔离措施，严防野生动物（野鼠、蟑螂）进入饲养区。有疑似传染病的小鼠应将整盒全部淘汰，然后对疑似动物进行检测，再采取相应的控制措施。

二、大鼠的饲养管理

（一）饲养环境

（1）温湿度：大鼠对环境因素的刺激非常敏感。空气干燥、湿度低于 40% 时，大鼠易得环尾病。大鼠不耐高温，易中暑死亡。一般饲养室温度应保持在 18～26℃，相对湿度以 40%～70% 为宜。

（2）气体成分：粪尿比较多，产生的氨气、硫化氢气体较多。肮脏的垫料、笼内过度拥挤或通风不良、氨浓度高，易发生肺炎（支原体），表现为咳嗽、弓背，直至死亡，特别是春季易发。因此，饲养大鼠时要注意通风换气、及时更换垫料，大鼠要比小鼠更频繁更换垫料。

（3）噪声：听觉灵敏，对噪声耐受性低，强烈噪声会引起吃仔或抽搐现象。饲养间要保持安静，防止噪声扰动。

（4）照度：饲养室光照要适度。强光易引起白化大鼠视网膜变性、白内障。所以，在顶层大鼠笼架应装上光线挡板，以防天花板照明装置对大鼠的影响。封闭的饲养室应采用光照定时装置，保持适当的昼夜变化节律。

（二）饲料及饮水

（1）饲料：大鼠有随时采食的习惯，应保证其充足的饲料及饮水，一般每周加料 2～3 次。大鼠对蛋白质的要求高，投给量要比小鼠多。大鼠在不同的生长发育阶段对饲料的营养要求也不同，可根据实验要求配制特殊饲料，或加葵花籽、维生素等。

（2）饮水：CL 级大鼠可使用 pH 2.5～2.8 的酸化水，SPF 级大鼠则要用高温高压灭菌水或纯化水。大鼠饮水量大，每天更换新鲜的饮水，夏季 2 瓶/笼。

（三）笼具及垫料

饲养大鼠笼具要保证大鼠有足够的活动空间。采用无毒塑料鼠盒、不锈钢丝笼盖、金属笼架。垫料使用前要进行 ^{60}Co 辐照或高温高压灭菌。注意垫料的飞尘要控制于一定范围内，防止大鼠发生异物性肺炎。一般情况下 2～3 d 灭菌一次，高温高湿情况下 1 d 灭菌一次。实验过程中经历手术的动物，垫料要每天更换。

（四）日常饲养管理

（1）健康检查：每日通过以下标准观察判断小鼠的健康状况。①皮毛：有无光泽、竖毛、出血、污物、脱毛等。②眼：有无眼屎、流泪、白内障、角膜损伤等。③口腔：有无流涎、出血等。④耳：有无外伤、耳壳曲折、中耳炎等。⑤四肢：有无外伤、弯曲、脱臼、肿胀、关节炎等。⑥肛门：有无腹泻、血便、脱肛等。⑦精神、食欲：有无沉默、倦怠、动作不活泼、食欲不振、拒食等。⑧营养状况：有无消瘦、过度肥胖、成长异常。⑨姿势、步态：有无姿势异常、行走和站立困难、运动失调、跛行等。

（2）清洁消毒：工作人员必须严格执行屏障环境的进出管理规程，并严格遵循无菌操作原则。要保持室内环境的整洁，门窗、墙壁、地面、鼠盒、架子要及时擦洗，保持无尘状态；每周空气喷雾消毒一次，笼具、食具至少每月彻底消毒一次，鼠舍内其他用具也应随用随消毒，并定期更换消毒液种类。垫料、饲料、鼠盒、饮水瓶等经高压消毒后放到清洁准备间储存，各种用具、物品应定点、定位保管，保持整洁，固定分区使用，用后应清洁消毒，但储存时间不得超过 2 周。

（五）疾病预防

新引进的动物必须在隔离室进行检疫，观察无异常后才能与原鼠群一起饲养。严禁非饲养人员进入饲养区。饲养区门口采取隔离措施，严防野生动物进入饲养区。若发现动物出现疑似传染病、人畜共患病的症状，应立即采取相应的控制措施，做好隔离、检测，患病的大鼠应全部淘汰，然后彻底消毒。

三、兔的饲养管理

（一）饲养环境

（1）温湿度：兔对温度较敏感，当外界温度达 30℃以上时，兔即表现体温升高、食欲下降、生长发育停滞；温度过低会不同程度地影响其正常的生长发育及各项生理指标。一般普通环境温度应保持在 16～28℃且日温差小于 4℃，屏障环境为 20～26℃且日温差小于 3℃。兔饲养室内的适宜湿度为 40%～70%。潮湿的环境易促使病原微生物的滋生，使兔易患疥癣、湿疹等皮肤病。长期处在潮湿的环境中，兔的机体抵抗力降低，发病率增加。此外，潮湿的环境容易使饲料霉变，引起中毒。高温、高湿更不利于兔的繁殖。

（2）气分：兔饲养室内要通风换气，排除室内污浊气体，有利于降低舍内各类微生物的滋生，减少有害气体及传染病发生的来源。

（3）噪声：家兔胆小怕惊，噪声下会发生惊厥、痉挛。当受到过度噪声刺激时，兔的脉搏、呼吸次数增加，血压上升，唾液分泌改变，胃收缩受抑制，胃液酸性降低，血糖升高，淋巴细胞与嗜酸性粒细胞的比值降低，血液中肾上腺素的含量增加。兔饲养室内噪声要求低于 60 dB。

（二）笼具

兔的饲养方式分为湿养、干养。干养是指用托盘或一次性塑料袋接粪便，人工更换、清理，塑料水瓶加水。干养的优点是有利于控制室内湿度，保持干燥，适合于动物数量较少的情况；缺点为工作量大。湿养的优点在于家兔可以自动饮水，循环式冲洗粪便，省时省人力，适于大量繁殖生产；缺点为室内湿度较大。

兔笼一般用镀锌铁丝或不锈钢丝做成，笼底最好用竹片或木条，要求兔粪易于掉下，兔行走方便。食盒采用不锈钢材质，固定于兔笼上，可以转动或自由取下，饲料能被兔顺利采吃。饮水器具有乳头式自动饮水器、陶瓷碗、倒置饮水瓶等方式。产仔做窝用产箱，一般用木料、金属板等材料制成，箱底要有缝隙，以便粪便流出。

（三）饲料及饮水

（1）采用全价颗粒饲料，饲料中加入苜蓿等草本植物增加粗纤维含量（11%～15%）。饲料可分为繁殖料、育成料，满足不同阶段的营养要求；对于普通级兔，可加喂洗净、晾干的胡萝卜。喂食要每天定时定量，上午、下午各 1 次。对幼兔，喂食应少量多次。

（2）充足的饮水。普通级家兔的饮用水质量要符合城市生活用水标准。采用冲水式笼具湿养时，笼子上安装乳头式自动饮水器。干养式饲养，在笼具上倒置塑料瓶，幼兔用陶瓷碗。

（四）日常饲养管理

引进动物前，要进行饲养室清扫，笼具料盒清洗消毒后放入饲养室内，甲醛、高锰酸钾或过氧乙酸熏蒸消毒，房间密闭 1 周以上，然后通风换气。室内用具物品应定点摆放，并保持室内清洁、卫生及干燥。兔的饮水用具每天清洗 1 次，每周消毒 2 次。料盒、笼具要定期消毒。粪盘、水洗板容易结尿石，应及时清洗，每月浸泡一次，刷洗。每周对饲养室喷雾消毒 1 次。笼架与兔笼上的兔毛、尘土每周要擦 1 次，室内窗户玻璃、天花板等每月擦拭 1 次。保持室内干净、干燥。室内地面每天打扫并洗拖 1 次，每周以消毒液消毒 2 次。进入饲养间必须更换工作服、鞋帽、口罩，戴上无菌手套。

（五）疾病预防

新购入的兔子要进行隔离检疫 1～2 周，确认健康后方可移入群内饲养。同时进行体内外驱虫、免疫接种。日常饲养要进行预防接种，幼兔 30 d（离乳）、45 d 各注射一次兔瘟、兔巴氏杆菌、兔魏氏梭菌三联苗。每年春、秋两次进行体内驱除寄生虫。其中，兔球虫病是危害最严重、感染范围最广泛的一种寄生虫病，其症状为拉稀、有胶冻状粪便。该病在高温、高湿季节易发，饲养过程中要及时做好预防，保持室内干净、干燥、通风。球虫病虫卵存于粪便中，要及时清理粪便。如发现患病兔，要及时淘汰，将患病兔笼具、食盒、水瓶等浸泡消毒。饲养笼可拆式不锈钢笼底用消毒液浸泡，晒干。如发现家兔出现疑似传染病（如兔瘟）或人畜共患病症状，捕杀。

四、豚鼠的饲养管理

（一）饲养环境

（1）噪声：豚鼠胆小怕生，听觉灵敏，对突然的声音刺激敏感，容易导致孕鼠流产。饲养室噪声要求在 60 dB 以下，环境安静、防止震动。不要频繁更换雌鼠笼器具。

（2）温度：豚鼠对环境变化敏感，自动调节体温能力差，普通环境控制于 18～29 ℃，屏障环境要求 20～26 ℃且温度恒定。温度的急剧变化可危及幼鼠生命，导致母鼠流产或不能泌乳。

（3）气分：保持饲养室内通风换气、空气新鲜，降低氨浓度，避免肺炎。

（二）笼具及垫料

（1）豚鼠喜欢群居，不登高，不攀爬跳跃，多选用笼架、实底笼盒（较大），抽屉式箱子、大塑料盒也较常用。豚鼠活动性强，要求饲养空间比其他啮齿动物大。也可采用池养方式，在地面用木板、水泥、铁丝网等做成围栏。

（2）豚鼠所用垫料与大小鼠垫料的要求相同。豚鼠产生的粪便量多，垫料易脏，需要每天更换。木屑、刨花较适合作为垫料。

（三）饲料及饮水

（1）豚鼠属草食性动物，对粗纤维消化效率较高，饲喂全价营养颗粒饲料，饲料中粗纤维的含量较高（33%～38%）。粗纤维量少可引起脱毛现象。添加饲料时特别注意少量多次，一般每天 2 次。豚鼠自身体内不能合成维生素 C，需要量为 1 mg/（100 g·d）。可以将维生素 C 片溶入新鲜配制的蒸馏水（1 g/L）或加入到饲料中，或投喂新鲜多汁的绿色蔬菜。但蔬菜不易消毒，易感染疾病。繁殖豚鼠的饲料配方不应轻易改变，否则会引起拒食。

（2）饮水使用塑料饮水瓶、自动饮水器或陶瓷水盆，每天更换新鲜的饮水。

（四）日常饲养管理

（1）豚鼠的饲喂要定时定量。颗粒料上、下午各喂 1 次，饲喂量可视下次吃完为度，不宜一次加料过多，以防饲料在食盒中放置太久发生霉变。应保持足够的饮水。饲喂时及时清除残料、剩水。

（2）清洁消毒、疾病预防：保持饲养室内外整洁，门窗、墙壁、地面等无尘土。垫料至少每周更换 2 次。食具每日刷洗，每周消毒 1 次。室内应定期消毒，最好每季度彻底消毒 1 次。笼具应每月消毒 1 次。

（五）疾病预防

新引进的动物必须经隔离检疫，观察无病时才能与原鼠群一起饲养。定期健康检查，正常豚鼠外观有光泽，被毛平滑，眼睛明亮机警。发现病鼠立即淘汰，不必治疗。特殊情况下，可使用磺胺类药物及某些广谱抗生素进行治疗。

五、金黄地鼠的饲养管理

（一）饲养环境

地鼠能适应较低温度，但不耐高温，以室温（20±2）℃、相对湿度 40%～60% 为宜。光照 12～14 h/d。保持室内安静，空气流通。

（二）笼具及垫料

地鼠可用笼养、放养。笼养应单笼饲养，由于地鼠有啃咬硬物的习惯，饲养笼具须坚固，金属制成，笼盖、门一定要严密，以免被地鼠咬坏或顶开外逃。地鼠的垫料一般选择刨花垫料，用前需要灭菌处理。

（三）饲料及饮水

蛋白质对于地鼠营养需要尤为重要，摄入不足将会导致性功能减退，幼鼠则生长发育迟缓。饲料喂给量也要随生长发育的需要适当调整。金黄地鼠在哺乳期体重增长最快，应喂给营养价值较高的饲料。种雄鼠、2 月龄以下幼鼠饲料中蛋白质含量应不低于 20%，并注意补充维生素。饮水符合饮用标准。

（四）日常饲养管理

（1）垫料应经灭菌处理，每周更换 2 次，防止寄生虫感染。仔鼠离乳后，雌、雄分开饲养。种鼠最好从春夏季出生的 2～3 胎仔鼠中选择。交配时将发情雌鼠放入雄鼠笼内，交配完毕取出单养；也可采用长期同居方式，但要注意雄鼠易被咬伤。

（2）饲喂器具应每天清洗消毒 1 次，饲养笼具每月消毒 2 次，房间每月消毒 1 次。

（3）母性相对较差、胆小、易惊吓，警觉性高，一有动静就把仔鼠含在颊囊里，仔鼠很快窒息死掉。因此，在产前换窝，笼内加入筑巢材料；产后 1 周内暂时不换窝、不触摸仔鼠，可以提高仔鼠成活率。更换垫料时，将少许旧垫料、仔地鼠一起换入新笼盒中，以免因改变体表气味而使母鼠将仔鼠咬死。

六、犬的饲养管理

（一）饲养环境

（1）采用散养、笼养。犬舍应选择在远离住宅区、地势较高的地方，最好是单面向阳，向阳面要有窗。犬舍要求冬暖夏凉，隔音效果好，室内光线充足，地面需要平滑并略有坡度。地面、墙面使用防水涂料以便清洗消毒。实验用犬或尚未免疫的仔犬一般单只单笼饲养。

（2）犬舍需要有大口径自来水管以便冲洗，犬舍内的下水道应为大口径暗沟以防相互传染。

（3）犬舍走廊要求有充分光亮，走廊宽大于 1.5 m。犬舍外要有门，防止犬逃跑。犬的叫声较大，饲养区域中需要有隔音、消音设备。

（二）饲料及饮水

犬属于肉食性动物，一般饲喂全价营养膨化颗粒饲料，也要加入一定的动物蛋白或脂肪，可喂给一定量的动物肉、谷类、蔬菜、鸡蛋、牛奶，并加喂维生素、鱼肝油、酵母、骨粉等。定时定量饲喂，成年犬每天喂食 2 次，早、晚各喂 1 次，每次喂食要保证食物新鲜，饲喂后要及时取出食盆冲洗干净，每周清洗消毒水盆、食盆。可设置自动饮水系统或放置水盆，保证供给充足的饮水，自由饮用。

（三）清洁消毒

犬舍、笼具、食盆每天要清扫冲刷，保持地面干燥，保持室内通风换气。每隔 2 周消毒 1 次地面、笼具。食盆、水盆每天清洗并定期消毒。

定期清洗被毛，夏季应注意有防蝇、防蚊设施，如喷洒杀虫剂。经常注意观察犬的精神状态、进食情况、粪便的颜色性状，观察口、眼、鼻、被毛、皮肤及外阴部，查看立卧、行走姿势。

每批犬实验完毕后要及时清洗地面、笼具、用具等，不能残留粪便、呕吐物、分泌物、血等；实验结束后，应对犬舍进行彻底消毒。

（四）疾病预防

犬的某些人畜共患病（如钩端螺旋体病、狂犬病、弓形虫病等）可直接危害人和动物的健康，必须做好犬场的卫生防疫工作，以提高犬的抗病能力。

（1）检疫接种：新购入的犬要隔离检疫 20 d 以上，隔离期间要与其他实验犬严格分开。一般幼犬于 6～8 周进行首次免疫，然后间隔 2 周左右再进行第二次接种。未经免疫的成年犬也按此程序进行免疫，经正常免疫的成年犬每年加强免疫 1 次。

（2）卫生：犬的很多种疫病都是通过粪尿、污水经消化道传播，或通过污染的空气经呼吸道传播的。应保持犬舍的温湿度，保证有充足的阳光，通风良好，清洁干燥。

（3）驱虫：应有计划地进行定期驱虫，预防寄生虫病。仔犬应于 20 d 左右时进行第一次驱虫，以后每月驱虫 1 次，6 月龄以上的犬每个季度驱虫 1 次；种母犬在配种前驱虫 1 次，哺乳母犬可与仔犬同时驱虫。每次驱虫前进行粪检，根据粪检结果选择合适的驱虫药物。

七、猫的饲养管理

（一）饲养环境

猫爱清洁、明亮的环境。饲养室内应保持干燥、清洁，地面及用具应定期洗刷消毒，最适温度为 18～21℃、相对湿度为 50%。猫可采用笼养或舍养，单笼饲养最好。笼养时通常采用不锈钢猫笼，单笼大小应满足其自由活动。无论笼养或舍养，都要铺垫上吸湿性强的、松软的干草或棉絮，并留出应有的活动余地。采用笼养时可在猫窝旁边放置一浅皿，底面铺上吸湿性较强的沙土等，猫会自动于此大小便。雌、雄猫应分开饲养。

（二）饲料及饮水

（1）猫是肉食动物，喜腥食，有偏食习性，猫的饲料配方中动物性饲料应占 30%～40%。猫的饲料中特别需要有一定量、一定比例的牛磺酸。断奶的小猫可吃些含蛋白质丰富的鱼、虾、肉、蛋等饲料。猫不能利用 β-胡萝卜素，可经常喂猪肝以补充维生素 A。小猫于 3 月龄左右换牙时应饲喂易消化、蛋白质含量高的食物。根据饲养要求，猫一般每天喂饲料 2 次，上午、下午各 1 次，孕猫加喂 1 次。猫对食物的变换敏感，所购的饲料、食料的做法、配方比例及各种成分应保持稳定。

（2）猫饮水可选用自动或水瓶饮水，饮水瓶每天换水 2 次，每次清洗干净，每天消毒 1 次，每只猫每天给水 100～200 ml。

（三）清洁消毒

笼养时应每天更换笼具底托盘，并及时清洗干净，地面及用具应定期洗刷消毒，每周消毒 2 次，笼具每天消毒 1 次，房间每天喷雾 1 次。猫对异常气体、蒸气、所有的酚类都较敏感，室内消毒时要将猫移到室外，避免药物对猫的刺激、影响，且消毒时避免使用酚类消毒剂。

（四）疾病预防

对新购的猫必须进行隔离检疫，隔离期至少 20 d，在隔离期内让新来的猫逐渐适应新的生活环境。在隔离检疫期内要注意狂犬病、出血热、呼吸道感染、肠道感染、肠寄生虫、体外寄生虫的防治。

八、小型猪的饲养管理

（一）饲养环境

饲养室应有充足的空间保障其能够舒适地站立、躺卧。一般要求冬暖夏凉，房间、走廊使用隔音、吸声材料。适宜温度为 20～25℃，相对湿度 40%～60%。饲养室内氨浓度应低于 14 mg/m³，通风换气次数是 10～15 次/h。

（二）饲料及饮水

饲料一般喂混合饲料或固型饲料，也可根据营养需求灵活配料。每日喂食 1～2 次。饲料的量一般为猪体重的 2%～3%，如果是仔猪或受孕的母猪（包括种公猪）则应加倍，每次喂完食都应及时取出食具洗净。每天保证新鲜足量的水，最好采用自动饮水器供应水。

（三）围栏及笼具

应饲养于混凝土地面的房舍内，可圈养，也可单笼饲养。圈养根据面积大小，每圈1～10 头，每圈面积约 6 m²，饲养室应铺有塑料网格、金属围栏，并设有漏粪尿地板。为便于实验操作、观察，也可雌、雄分开，单笼饲养，但不利于猪的活动及饲养。

（四）清洁消毒

猪舍地面需要保持干净，每天冲洗，在猪舍的入口处应设有脚踏消毒液槽（垫），里面的消毒液体每周更换，圈舍每周消毒 2～3 次。食具、饮水具每天清洗干净，每周消毒 1 次。猪圈若加垫料或铺垫物则需要及时更换，铺垫物应消毒以防感染寄生虫。

每次实验完毕，对猪舍、笼具进行彻底消毒处理，以备下次实验使用。

（五）日常管理与疾病预防

新购入的小型猪要进行隔离检疫 1 周以上，无症状方可进入饲养室进行实验。要进行预防接种，预防猪霍乱、猪丹毒、日本脑炎、猪细小病毒传染性疾病，同时要注射猪传染性胃肠炎、萎缩性鼻炎疫苗。观察猪的食欲、粪便有无异常，尤其是腹部膨胀、疼痛时弓腰等不适症状。如出现便秘、下痢、呕吐者，要对症治疗。对于实验型小型猪，要根据实验要求进行饲养、护理，对一些外科手术的动物要加强卫生管理预防感染。

九、猴的饲养管理

（一）饲养环境

（1）繁殖性猴舍分成许多间，每间又分成内、外室。内室应设通风换气、供暖设备，供动物晚间休息、避风雨、防寒。外室是露天的封闭式铁栏网状结构，装有栖息架、秋千，供动物进行户外活动。内、外室面积比为 1∶2 左右，每只猴所占面积不得少于 3 m²。房舍地面为整体水磨石面层，表面防滑耐磨、无裂缝、无渗透，地面坡度应满足清洗排污的要求。房舍内外墙壁要光滑平整，墙面涂料应耐水洗、防腐蚀、无反光、耐冲击，墙角应为圆弧形，便于清洗。

（2）饲养室一般为室内笼养结构，多采用单笼饲养，笼具为特制的不锈钢金属笼，表面光滑、无毛刺、不断裂、不脱焊。笼底部应用托盘收集粪便、残留物，两笼之间有一定距离或有隔板以免动物之间相互伤害。笼底至地面的距离为 60 cm，防止动物摄食地上污染食物。每个笼内附设饲料盒、饮水器各一个。猴房内地面必须要用耐水、耐磨、耐腐蚀的材料，便于经常使用水、消毒液清洗。房舍两边窗户通风透气，门窗、笼舍一定要牢固完好, 窗外罩上铁丝网防止猴外逃。

（3）室内温度应为 20～25℃, 夏天不宜超过 35℃, 冬季不低于 0℃; 湿度为 40%～60%, 光照每天 12 h, 氨浓度≤14 mg/m³, 噪声≤60 dB。室内应设有通风换气设备, 维持室内空气流通。

（二）饲料及饮水

（1）饲料配合要多样化, 要充分考虑猴的生理习性, 并注意饲料的适口性。主饲料为颗粒料或配合饲料加工的窝头等精饲料, 另辅以经消毒的蔬菜、水果类青饲料。饲料应保持清洁干净、新鲜、无杂质、无异味、无霉变、无发酵、无虫蛀及鼠咬。不得擅自加入抗生素、驱虫剂、防腐剂、色素、促生长剂、激素等添加剂。成年猴饲料中粗蛋白含量一般应达到 16%, 还应注意钙磷比例。

成年猴每天饲喂主食 200～300 g, 水果、蔬菜等青饲料 200 g 左右。根据猴子个体大小、身体健康情况, 少吃多餐, 每天喂 3 次。一般上午 9:00、下午 4:00 各喂 1 次精饲料, 每天 11:00 加 1 次新鲜、干净、富含维生素 C 的水果或蔬菜。喂食量应依据动物大小、食欲情况随时增减。应尽量满足实验猴不同年龄、生理、季节的需要。

（2）可通过自动给水装置给水, 让其自由饮水。水质必须达到城市饮用水的标准。用饮水瓶给水时, 每天应更换 2 次。

（三）清洁消毒

（1）实验猴的饲养管理由专人负责, 工作人员必须穿工作衣、工作鞋、戴口罩、手套, 经消毒后进入饲养室。工作结束后, 要认真洗手、消毒, 若发生意外伤害, 受伤者应及时妥善治疗, 以防人畜共患病发生。

（2）猴舍门前应设立消毒室、消毒池, 以便于进入物品的消毒。消毒室内应设立紫外线消毒灯。消毒池内应放置消毒药液, 并保持有效浓度, 至少应每周更换一次。猴舍的一切物品未经消毒不得随意带出饲养区; 饲养区外物品未经处理不许带入工作区。

（3）保持动物室内外清洁、整齐, 动物笼舍要定时清洗、消毒。散养的猴舍地面通常喷洒消毒液进行消毒。每周对猴舍的周围环境进行一次大扫除, 房内禁止存放与动物无关的物品, 并及时清运垃圾, 防蚊蝇滋生。清洁用具、饲养工具要专用, 尽量避免异舍使用, 用后及时清洗、消毒。

（4）定期消毒饮水瓶、食盆及笼具。使用自动给水装置给水时, 每日检查给水管、自动饮水嘴, 确保动物能自由饮水。每日观察记录动物活动状况、食欲及粪便情况。

（四）疾病预防

（1）新购入的动物在进入饲养室前必须进行检疫, 单舍或单笼饲养, 经一段时间驯化、检疫后, 证明健康方可投入实验。对检出患病动物立即隔离, 对饲养笼具应严格消毒并经微生物检测合格后方可重新使用。

（2）饲养场应设立隔离治疗室, 用以隔离治疗患传染性疾病的动物, 以防疾病传播。

（3）发生传染病或发现死因不明的动物, 应及时对所涉及物品、场地、周围环境进行临时性消毒，待动物处理之后，对房舍、单笼饲养的笼具进行彻底消毒。传染病疫情解除后，经过消毒的房舍、笼具应至少闲置 3 个月方可使用。

（4）病死动物应报告兽医进行尸检，查明原因后按要求对动物尸体进行焚烧或深埋，尸体处理场地及传染场地要及时消毒。

（郝智慧　孔丽娟）

第三节　实验动物的繁殖和保育

一、实验动物繁殖

实验动物繁殖是指采取能保持遗传稳定性的特定配种交配以繁衍实验动物后代的过程。实验动物繁殖是一项高度严谨、专业化的工作，严格的技术规范和流程保证了实验动物的品质稳定及一致性。作为从事动物实验的研究人员，了解有关繁殖/保育知识，对于把握和重视实验动物的背景来源是有益的。以不规范繁殖的实验动物为基础的实验结果是不可信的。

（一）繁殖方法

（1）近亲繁殖，用于近交系育种繁殖，是指血缘关系极为相近或遗传背景极相似的个体之间进行的交配繁殖。常有全同胞兄妹交配、父女或母子交配、堂兄妹交配等。

（2）异系杂交，指两个不同的近交品系之间进行的交配，用于杂种一代育种繁殖。

（3）随机繁殖，用于封闭群育种繁殖。群体中每一个体都有同样的机会同异性的任一个体进行交配，即随机进行的交配。

（二）性成熟

性成熟是指动物生长到一定年龄，生殖器官发育完全，开始有生殖能力，并表现性行为和第二性征，交配能够受孕，见表 4-1。

表 4-1　实验动物性成熟与适配年龄

动物种类	性成熟期	适配年龄	成熟时体重
大鼠	2～3 月龄	3～5 月龄	雄 250 g 以上 雌 150 g 以上
小鼠	35～55 日龄	60 日龄左右	20 g 以上
兔	小型：4 月龄 中型：6 月龄 大型：8 月龄	6 月龄 8 月龄 10 月龄	2.5 kg 以上
豚鼠	雄 70 日龄 雌 30～45 日龄	12～14 周龄 84～98 日龄	500 g 以上
犬	280～400 天	12 月龄之后	8～20 kg
猫	7～8 月龄	10～18 月龄	2～3 kg
猪	190～300 日龄	8～9 月龄（雄）	25 kg 以上

哺乳类动物雌性成熟以后，子宫、卵巢、阴道等出现周期性的变化，表现出周期性的动情现象，此变化周期称为发情周期或性周期。大、小鼠属于全年多次发情动物，性周期4~5 d，分4期：①发情前期，发情前的准备期，卵泡加速生长；②发情期，卵泡成熟、排卵，愿意接受交配；③发情后期，指排卵后，黄体生成时期，发情表现逐渐消失；④发情间期（休情期），黄体退化萎缩（表4-2）。以大、小鼠为例，发情期动物外阴部肿胀红润，出现爬跨行为、拱腰反应。小鼠发情在晚10点到凌晨1点，偶尔在早晨7点，很少在白天；大鼠也类似，比小鼠稍早，一般于下午4~5点以后。

表4-2　发情周期的主要组织学变化

发情周期	卵巢	子宫内膜	阴道黏膜	阴道涂片
发情前期	卵泡生长、发育	增生	阴道黏膜上皮增厚	有核上皮细胞
发情期	卵泡成熟、排卵	继续增生	阴道黏膜上皮细胞角化、脱落	鳞片状无核角化细胞
发情后期	黄体生成、分泌、继续增生	腺体分泌	白细胞入侵	大量白细胞
发情间期1	黄体萎缩	静止	静止	白细胞为主及无核角化细胞
发情间期2	黄体萎缩	静止	静止	白细胞及有核上皮细胞

（三）配种方法

（1）同居方式：长期让雌、雄按1∶1或者2∶1同居，在与雄性同居的情况下进行分娩、哺育，操作简单，胎间隔短；缺点是不能准确把握受孕日期，定期合笼可预期。

（2）一雄多雌方式：即多只雌性按顺序与一只雄性同居一段时间，然后进行轮换的繁殖方式。该方法的优点是可以实现有计划的批量生产。

（四）交配识别方法

根据阴道分泌物涂片所观察到的阴道上皮细胞变化，可推测所处的发情阶段。阴道涂片法通过观察雌性阴道内是否存在精子从而确定是否交配。大鼠、小鼠一般于交配后2~4 h，雌鼠的阴道内可见阴道栓，是雄鼠精液、雌鼠阴道分泌物及上皮细胞混合遇空气后变硬而成，小鼠阴栓于交配后12~24 h脱落。

（五）妊娠诊断

（1）摸胎法：触摸腹部感受子宫有无胎儿，用于兔等中大型动物，也可用于大鼠、小鼠的孕后期。

（2）阴道涂片法：阴道冲洗液涂片镜检看发情期是否消失，用于大鼠、小鼠等。

（3）直肠检查法：手插入直肠触摸子宫胎儿，用于猪等大型动物。

（4）实验室诊断：免疫学诊断法、超声波探测法、血孕酮测定法、尿激素测定法。

（六）几种常用实验动物的繁殖

系统了解常用实验动物的繁殖及幼崽哺育过程，有助于对人类生殖生理的理解和生殖异常的对策研究，新生幼崽的哺乳期也是研究人类围产期疾病、新生儿/早产儿发育及相关疾病的参照和对象。

1. 小鼠的繁殖

性成熟的表现是生殖器官发育完全、出现第二性征。这时雄性能产生精子,雌性能产生卵子、出现性的需求。雌鼠阴道口一般于20 d以前处于闭合状态,之后阴道口皮肤逐渐变薄、开口,其开口与卵巢机能活动相一致,阴道开口是雌鼠性成熟的主要标志,出现求偶周期,有交配的欲望,接近雄鼠。雄鼠于25 d左右,睾丸自腹腔落入阴囊,35 d后形成精子,40 d后精子有受精能力。小鼠性成熟日龄因品系及饲养管理条件的不同而有所差异,一般雌性小鼠为35~50 d,雄性小鼠为45~60 d。小鼠一般于60~90 d体成熟,此时小鼠体重增长较缓慢,是适配年龄。

小鼠为多周期发情。雌性小鼠除妊娠期,通常进行周期性排卵。性周期为4~5 d,一般于发情后2~3 h即可排卵。产后12~14 h内,有一次产后性周期,自此以后,由于给仔鼠哺乳,性周期暂时停止。独居生产的母鼠,在仔鼠断乳2~6 d后可现新性周期。

雌性小鼠排卵期为3~4 d,但在排卵期仅有数小时允许雄鼠交配。小鼠能自发排卵,一般排卵发生在发情期末的半夜至凌晨4:30左右;交配发生于排卵前的22:00至次日凌晨1:00,即交配早于排卵2 h左右。交配后精子到达输卵管受精部位需要20~60 min,等待卵子。精子于雌鼠生殖道运动中完成获能,所需时间一般为1 h左右。精子在雌鼠生殖道内保持活力的时间比保持受精能力的时间长,前者可以达到13.5 h,但保持受精能力的时间仅为6 h。小鼠受精是在输卵管壶腹部进行并完成。交配后10 h精子穿卵,17~18 h原核形成。卵母细胞从卵巢排出时处于次级卵母细胞分裂中期,即第二次成熟分裂中期(MII)。精子进入卵母细胞后,刺激卵母细胞完成第二次成熟分裂。小鼠一般为单精子受精。卵母细胞排出时外包卵丘细胞,受精后20 h(体内)卵丘细胞最终消除,恰好处于受精卵的原核形成时期。精子头部的核膨大变成雄原核;卵母细胞抛出第二极体后,所余染色体成为雌原核。两性原核在迁徙过程中进行DNA复制,为第一次卵裂做准备。在雌、雄两个原核靠近和接触的同时,各自核膜呈锯齿状嵌合,最后核膜、核仁消失,各自染色体排列于受精卵第一次分裂中期赤道板上,并最终互相混合,随后完成第一次卵裂。

胚胎的附着植入简称附植,附植前胚胎发育存在品种及个体差异,不同胚胎之间也有不同。早期胚胎的卵裂前期在输卵管中进行,中后期则由输卵管进入子宫中,囊胚期、孵化期的发育于子宫中进行。小鼠的第一次卵裂发生于受精后18~24 h,只要分裂条件具备,真正分裂时间只需15 min左右;其后每隔12 h左右分裂一次,每次需5~10 min,据此基本上可以推算出早期卵裂胚胎各个时期的时龄,2细胞期为受精后24~38 h,4细胞期为38~50 h,8细胞期为50~60 h,16细胞期为60~72 h。

小鼠的妊娠期因品种不同而有所差异。纯系小鼠妊娠期一般为19 d,部分20 d。小鼠的分娩可昼夜进行,以晚间为多。母鼠产前表现不安,常不停地整理产窝。母鼠分娩的全过程一般需要1 h左右。分娩完毕后12~24 h出现产后发情,此时交配多能受孕。仔鼠哺乳期一般18~21 d。离乳仔鼠性别辨识:雄鼠的生殖器距肛门较远,雌鼠较近;雄鼠的生殖器与肛门之间长毛;雄鼠的生殖器突起较雌鼠大;雌鼠乳头较雄鼠明显。

2. 大鼠的繁殖特性

正常发育过程中，雄鼠出生后 23～25 d 睾丸开始下降，30～35 d 进入阴囊，45～60 d 产生精子，60 d 以后就可交配。雌鼠于 70～75 d 阴道开口，不同品种品系开口时间不同，有的 50 d 即开口，达 80 d 即可交配。大鼠最适交配日龄为雄鼠 90 d，雌鼠 80 d。

大鼠发情不受季节、温度影响，具有多发性、周期性的变化规律。大鼠性周期为 4～5 d。在此周期内生殖系统发生系列组织学变化。大鼠发情期多在夜间，排卵通常于发情后 8～10 h；排卵通常自发，但强壮的雄鼠能强迫雌鼠在非发情期接受交配，促进排卵怀孕。黄体的形成及其发育是在发情后期，此时卵子已进入输卵管内。在发情静止期卵巢内卵泡又开始发育。

雌鼠产仔的多少，取决于品种、胎次、饲养条件、雌鼠的年龄和体质。一般情况下，适龄雌鼠第 1～5 胎产仔多，第 6 胎以后逐渐减少。每胎可产仔 8～13 只，SD 大鼠最多可达产仔 20 只。当饲料内缺乏维生素 E 时，大鼠即丧失生殖能力，特别是雄鼠可终身丧失，雌鼠补喂维生素 E 可以恢复生殖能力。室温持续在 30℃ 以上可降低雄鼠的交配能力。雌鼠只于发情期的数小时内允许雄鼠交配，雌鼠被雄鼠反复追逐之后才接受交配。

大鼠的妊娠期因品种不同略有差异，一般为 19～21 d。孕鼠受惊吓往往造成流产或早产。大鼠的分娩以夜间居多。孕鼠临产前表现不安，常不停地整理产窝，随着子宫收缩将仔鼠娩出。分娩结束后 12～24 h，母鼠出现产后发情，此时若与雄鼠交配，多能受孕。

雌鼠体质决定带仔多少，一般 8～10 只。对带仔不足 8 只的可代乳。母鼠产后 1～2 d 内饲料的消耗量突然下降，系母鼠产后不适造成。从第 3 天开始恢复正常，饲料消耗量逐渐增加，1～8 d 内仔鼠体重增长速度慢，平均每天增重 1.8 g。8～9 d 仔鼠长出切齿，14～17 d 仔鼠睁眼，逐渐采食，仔鼠日增重达 2.4 g，此期仍以母乳为主，所以饲料量略有增加，以上阶段称为哺乳第一阶段。从仔鼠生出第一、第二白齿（19～21 d）后，饲料的消耗量迅速上升，这是由于仔鼠从全吃乳期过渡到半吃乳期，到哺乳末期基本以吃饲料为主。此期仔鼠生长发育平均日增重 3.0 g，是哺乳期生长最快的阶段，称为哺乳第二阶段。仔鼠的哺乳期一般为 21 d。哺乳期满的仔鼠要与母鼠分开，雌、雄分笼饲养。如果离乳以后雌、雄混养，2 周内应分开，否则整盒大鼠为不合格动物，不宜用作实验。

3. 豚鼠的繁殖特性

豚鼠有性早熟特征（雌鼠一般为 30～45 d，雄鼠为 70 d），雌鼠一般于 14 d 时卵泡开始发育，于 60 d 左右开始排卵。雄鼠于 30 d 左右开始出现爬跨、插入动作，90 d 后具有射精的生殖能力。

雌鼠全年多发情期，发情的雌鼠有典型的性行为，即用鼻嗅同笼其他豚鼠、爬跨同笼其他雌鼠。与雄鼠放置一起，则表现为典型的拱腰反应，即四条腿伸开，拱腰直背，阴部抬高。阴道涂片检查观察其角化上皮细胞积聚，可确定雌鼠发情。雌豚鼠性周期为 15～16 d，发情可持续 1～18 h，平均 6～8 h；发情时段多于下午 5:00 到第二天早晨，排卵是在发情结束后。发情时间可因交配而缩短。

最适交配月龄为 5 月龄。雌鼠发情期间，雄鼠接近追逐并发出低鸣声，随后出现嗅、转圈、啃、舔、爬跨等行为。交配时雄鼠进行插入，然后射精，终止交配。交配完成表现为舔毛，迅速跑开。射出的精液含有精子、副性腺分泌物，分泌物于雌性阴道内凝固形成阴栓。此栓被阴道上皮覆盖，并在适当的位置停留数小时后脱落。查找阴道栓可确定交配日期，准确率达 85%～90%。另外还可检查雌鼠阴道内容物有无精子，以确定是否交配。

妊娠期为 65～72 d，平均 68 d。母鼠于分娩 2～3 h 后出现一次产后发情，此时交配妊娠率可达 80%。分娩前 1 周，雌鼠耻骨联合出现分离，最大限度可达 3 cm 左右，可做产期判断。分娩时蹲伏，产后把仔鼠身上舔干净，吃掉胎盘。产仔数 1～8 只，多数为 3～4 只。豚鼠只有一对乳房，泌乳能力强，可哺乳 4 只仔鼠。母鼠间有互相哺乳的习惯，这一点与其他啮齿类及兔、犬不同。仔鼠一般于 15～21 d 断奶。豚鼠幼崽，雌性阴蒂小，可见阴道口；雄性有阴茎小隆起，无阴道口，可见龟头。

4. 兔的繁殖特性

用于实验的家兔品种很多，各品种性成熟期有差异。一般大型兔如新西兰白兔，性成熟较迟，在出生后 7 个月以上，体重可达 5.5～6.5 kg；中型兔如日本大耳白兔，性成熟于生后 6 个月，体重 4.5 kg。初配年龄，雌兔是 6～7 月龄，雄兔为 8～9 月龄。家兔为刺激性排卵，于交配后 10～12 h 排卵。雌兔性欲活跃期表现为活跃、不安、跑跳踏足、少食，外阴稍有肿胀、潮红，有分泌物，持续 3～4 d，此时交配极易受孕。雌兔产仔后 1～2 d 内可有产后发情，此时的母兔也可顺利接受交配。雄兔的交配能力因年龄、品种、健康状况、环境温度、交配次数不同而异，一年四季均可顺利交配，但在换毛期、高温季节，性活动减弱。交配时可将雌兔放到雄兔笼中，此时雄兔会追逐雌兔，若交配顺利，则于 5～15 min 内完成。

交配成功 3～5 h 后精子可到达输卵管。精子、卵子在输卵管壶腹部、狭窄部的结合处进行结合，受精卵经 22～26 h 为 2 细胞卵裂期，继续分裂，72 h 后移行至子宫内，继续形成胚囊，第 7 天左右着床。着床时的胚囊直径达到 5 mm。有 3%～10%受精卵于着床前，或有 20%以上于着床后，在妊娠 8～17 d 时死亡，此种死亡的胚胎组织迅速被吸收。98%家兔的妊娠期为 30～33 d，与光照、周围温度有关。

雌兔在怀孕最后 2～3 d 开始叼草筑巢，并从自体的胸部、腹部拉毛铺垫，营造巢穴，此时孕兔食欲不振，一般在凌晨左右分娩。若无其他因素影响，30 min 内可完成分娩过程。可产仔 1～12 只，一般为 5～10 只，依品种不同而异，往往小型兔高产、大型兔低产。仔兔越多，体重就越低。胎胞产下后，母兔咬破羊膜并吃掉羊膜、胎盘，舔净仔体上的羊水、血液。生产过程需要环境的安静，防止雌兔受惊吓而引起吃仔。母兔通常在凌晨或夜间哺乳仔兔，且时间短。一般情况下哺乳期可为 42 d。仔兔雄性肛门距尿道口较远；雌性尿道口与肛门等大，雄性大于肛门；雄性生殖孔呈圆形，雌性呈 Y 形且裂缝及于肛门。

二、近交系动物的繁殖和保育

（一）近交系动物的繁殖

近交系动物的繁殖可分为基础群、血缘扩大群、生产群。当近交系动物生产供应数量不是很大时，一般不设血缘扩大群，仅设基础群和生产群。

（1）基础群：设基础群的目的，一是保持近交系自身的传代繁衍，二是为扩大繁殖提供种动物。基础群严格以全同胞兄妹交配方式进行繁殖；应设动物个体记录卡（包括品系名称、近交代数、动物编号、出生日期、双亲编号、离乳日期、交配日期、生育记录等）、繁殖系谱；基础群（包括血缘扩大群）动物不超过 5～7 代都应能追溯到一对共同祖先。

（2）血缘扩大群：血缘扩大群的种动物来自基础群，以全同胞兄妹交配方式进行繁殖；也应设个体繁殖记录卡；血缘扩大群动物不超过 5～7 代都应能追溯到其在基础群的一对共同祖先。

（3）生产群：设生产群的目的是生产供应实验用近交系动物，其种动物来自基础群或血缘扩大群。生产群动物一般以随机交配方式进行繁殖；应设繁殖记录卡；生产群动物随机交配繁殖代数一般不应超过 4 代，所以，要不断从基础群或血缘扩大群向生产群引入动物，确保基础群与生产群动物的血缘关系和遗传一致性。生产群的动物不留种，种子动物从扩大群中引入。基础群原则上每一代需要有 4～8 只（雌、雄各 2～4 只）为下一代所用，剩余的动物直接供给血缘扩大群，经血缘扩大群扩至一定规模，提供给生产群，用于动物的大量生产。

（二）近交系动物的保育

（1）引种：引进 2～5 对近交系同窝个体。作为繁殖用原种的近交系动物必须遗传背景明确、来源清楚、资料完整（品系名称、近交代数、遗传基因特点及主要生物学特征等）。

（2）保种原则：保持动物的同基因性及基因纯合性，继续保持全同胞兄妹交配繁殖，应该在较小的群体中进行保种（通常小于 30 对），还要进行遗传监测。

（3）保种的方法。①平行线法，从基础群中选择3～5对全同胞兄妹进行交配，再在每对兄妹的子代中分别选留 1 对，以后每对兄妹每一后代都选留 1 对；优点是可防止断种，缺点是性状差异渐明显。②单线法，从基础群中选择3～5对全同胞兄妹进行交配，再于子代中选择 1 对生育能力最好的同胞兄妹进行交配，以后每代都选留 1 对；优点是可增进遗传均一性，缺点是容易断种。③优选法，从基础群中选择 3～5 对全同胞兄妹进行交配，再在子代中选择 1～3 对向下传递，系谱呈树枝状，向上追溯 4～6 代即可找到一对共同祖先；兼有以上两法的优点。

三、封闭群动物的繁殖和保育

（一）封闭群动物的繁殖

选择封闭群动物繁殖方法的原则是尽量保持封闭群动物的遗传异质性及基因多态

性，避免近交系数随繁殖代数增加而上升过快。基于此，从开始引种一直到繁殖生产过程中不能忽视基因异质性。应设基础群、繁殖群。基础群用于保种，为生产群提供种鼠；繁殖群用于大量生产供应。

（1）引种：作为繁殖用原种的封闭群动物必须遗传背景明确，来源清楚，有较完整的资料。为保持封闭群动物的遗传异质性及基因多态性，引种动物数量要足够多，小型啮齿类封闭群动物引种数目一般不能少于 25 对。

（2）繁殖：为保持封闭群动物遗传基因的稳定，封闭群应该足够大，并尽量避免近亲交配。根据封闭群的大小选用适当的繁殖方法。①长期同居法，将 1 只雄鼠与 1 只雌鼠终生同居，由于产后发情，雌鼠于分娩后几小时内又可交配受孕，用此法，一般每只雌鼠每月可生 1 胎；缺点是雌鼠负担重。②定期同居法，一雄多雌同居进行繁殖，比例 1:4，确认雌鼠怀孕后单独饲养，待其产仔哺乳离乳后放回原笼，哺乳期不怀孕，母鼠泌乳好，仔鼠健壮；缺点是生产周期长。

（二）封闭群动物的保育

（1）保种原则：根据封闭群的大小，采用循环交配法等方法进行繁殖，以确保每代近交系数上升不超过 1%。

（2）保种方法。①随机交配，即将断奶后的小鼠编号，按随机数表组成配种对，当种群较大、雄性动物数目多于 100 只时，一般采用这种方法。②分组交叉交配，即将同一批种鼠，雌、雄分别分组编号，配种时按组别交叉配种，可避免同窝雌、雄近亲交配。③循环配对法，即将留种同窝雌、雄个体分别编号，如雌、雄鼠都编为 1 号，于配种时雄鼠编号不变，与相邻编号的雌鼠如 2 号交配，2 号雄鼠与 3 号雌鼠交配，依此类推，n 号雄鼠与 1 号雌鼠交配，如此形成一个环状循环，此法用于小群体生产（雄鼠 9~25 只）。

（3）封闭群保种需注意以下几点。①群体内部分化成若干个小群，要防止其出现分化、独立进行繁殖的可能。若出现分化，各小群独立进行繁殖，则各小群之间有生产出不同品质动物的危险，进一步会导致分化后各小群动物繁殖数目减少，对防止近亲交配不利。②尽可能维持群体内遗传杂合性不发生变化，因此需避免近亲交配——不仅仅是指兄妹交配，还包括血缘较近的个体之间的交配。

但是，不管怎样避免近亲交配，在数量有限且无外部动物进入的封闭群内，随着代数的延续，其群体整体的近交系数会上升。为防止近交系数上升，增大群体内繁殖个体数量是最为有效的方法。然而，繁殖个体数量受到成本、设施面积等多方面限制，且不能完全防止近交系数的上升，所以，现在把封闭群的近交系数控制在每代 1% 以下。

四、杂交群动物的繁殖和保育

杂交群动物的繁殖比较简单，将两个用于生产杂交 F_1 代动物的亲本品系或种群进行交配，所得子代即是。如前所述，在 F_1 代动物生产中，两个亲本的互交情况需表达所用品系的性别。因为虽然是用同样的两个近交系杂交，由于所用的雌、雄个体不同，则 F_1 代动物因母体环境或性染色体的不同而出现差异。F_1 代动物只用于实验，不能留种。

还需要说明的是，F_1 代动物互交后的子代为 F_2 代动物，在个别的科学研究中时有应用。F_1 代动物与亲本之一交配称为回交，与其他品系交配称为三元杂交或四元杂交。

五、突变系的繁殖和保育

（一）突变系动物的繁殖

突变系动物的繁殖分为两个体系，分别是回交体系和杂交-互交体系。

（1）回交体系：回交体系主要用于显性突变、共显性突变、隐性致死性突变、半显性致死性突变。可使携带杂合差异基因的个体反复与近交系回交，第一次杂交定为 N_0 代，以后每次回交定为 N_1 代、N_2 代等，直到 N_{10} 代之后，就可用基因纯合子或杂合子兄妹交配进行维持。

（2）杂交-互交体系：多用于隐性有活力的突变，由于供体品系提供的是隐性等位基因，但杂合状态下不能检出隐性等位基因，因而采用杂交-互交体系，可使携带纯合差异基因的个体与近交系杂交，然后互交，选择纯合个体与近交系再次杂交，这样每次与近交系杂交等于回交系统中的一次回交。每一次杂交定为 M_0 代，以后每轮杂交定为 M_1 代、M_2 代等，直到 M_{10} 代以上，就可以用差异基因纯合子或杂合子兄妹交配进行维持。

突变系的生产，从基础群向扩大群，进一步向生产群的动物生产流程要点与近交系动物的生产基本相同。其基本方法与突变系的保种及近交系的生产相同，但有些突变不能繁殖或者纯合致死的突变系应采取杂合子的方式维持生产。例如，裸鼠有 *nu* 基因，在隔离环境下雄鼠具有繁殖能力，雌鼠因乳腺不发育不能哺育仔鼠，通常采用杂合子回交的兄妹交配方式进行生产，选用纯合子隐形（*nu/nu*）雄鼠与杂合子（*nu/+*）雌鼠进行交配，子代中 *nu/nu* 雌鼠用于实验，淘汰 *nu/+* 雄鼠。其子代裸鼠、正常仔鼠的比例为 1∶1；所有正常的仔鼠都是杂合子，当用这些小鼠作为实验对照时，就可明显地观察到纯合子与杂合子之间的不同差异。仔鼠出生后存活与否，关键在于哺乳。主要原因在于同窝哺乳的杂合仔鼠发育快，体大身壮，竞争力强，与纯合裸鼠争食母乳而影响纯合裸鼠的发育，甚至致死。为了提高裸鼠生长发育度及存活率，采用纯合裸鼠与杂合仔鼠分别哺乳，并对雌鼠加喂高蛋白、高维生素饲料。

雌、雄均有繁殖能力的免疫缺陷动物，由隐性基因所控制的性状，根据表型采用继代选择、淘汰方式繁殖；由显性基因所控制的性状，采用纯合子交配方式繁殖。雌、雄中有一个有繁殖能力的免疫缺陷动物，采用具有繁殖能力的纯合子与杂合子交配方式繁殖。雌、雄动物均无繁殖能力的免疫缺陷动物，采用具有繁殖能力的杂合子间交配方式繁殖。

（二）突变系动物的保育

突变系动物在按一定的方式进行交配、保持一种血缘、保存记录等方面与近交系的要求基本相同，但是根据突变的性质，即显性遗传还是隐性遗传、外观能否加以区分、是否有繁殖能力等，突变系的保种方法也会有所改变。一般来说，可继续采用突变系培育时所用的交配方法。当带有纯合突变基因的个体死亡或丧失繁殖功能时，若能于突变基因座位的同一染色体邻近位置上发现毛色基因等容易检查的基因位点，可将其作为标记利用。

在突变系中，因丧失交配功能、在性成熟前死亡等原因而不能正常繁殖的品系，若卵巢功能正常，则可将突变动物的卵巢移植到正常的动物进行繁殖。此外，可以应用体外授精技术，将取自输卵管的卵子与取自附睾、射出的精液混合，或者交配后雌性子宫的卵子于培养液中混合受精后，体外培养至 2 细胞期或囊胚期，将胚胎移植到假孕状态下的代理母体子宫。

（郝智慧　王　成）

第四节　动物实验中实验动物伦理与福利

一、动物实验伦理

在历史发展与当代社会的实践中，人类利用实验动物来了解生命过程和疾病真相，被认为具有正当性，比之利用人体本身更符合人类社会伦理。伦理问题同样存在于实验动物与动物实验中。在现代科学技术体系下，动物实验存在三个维度的伦理问题：一是动物实验研究的目的和实验结果使用去向是否符合人类社会伦理，如果动物实验的目的或至少是研究结果在于改造人类、有损于人类、有意或无意地造成人类伤害，这样的动物实验研究就不具伦理性；二是实验动物所承担的任务有害性与可承受性，实验动物可被应用于很多不同的场景，如工业品的试毒员、试伤者，农畜产业领域的产品生产厂，如果超出实验动物的耐受极限，甚至其遗传背景被任意改造，则不具动物伦理；三是动物实验过程中实验动物的痛苦体验与牺牲最小化，这在不以获取实验动物的痛苦和死亡为指标的医学动物实验中尤为重要。

二、实验动物伦理

伦理是一个价值判断问题。当我们利用实验动物从事医学科学研究的时候，指向的目标是解释临床疾病和解决临床问题，这无疑是崇高和必要的，也是建立在一个非常重要的人类社会伦理原则基础上，但从被试者的角度，也必须照顾到实验动物的伦理。社会文明累积与进步、自然认知程度的不断提高，尤其是对生命本质的哲学思考，促使我们对生命敬重的价值观逐步内化融入，人与自然、人与动物的关系也被纳入到伦理学研究的范畴。实验动物伦理是人类伦理的外延，也是人类面对实验动物生命存在的自觉内省。践行实验动物伦理是人类内心良知的升华，是研究人员应尽的义务，是社会文明的一大进步。在文明社会，几乎在所有的管理文件中，对于实验动物从生产到使用均有一致的要求、规定，包括在生产、使用、运输过程中，强调关爱实验动物，防止虐待实验动物，维护实验动物福利。从事实验动物或动物实验工作的单位，应设立实验动物管理机构，对动物实验进行伦理审查，确保实验方案符合伦理要求，并对实验过程进行监督管理。鼓励开展动物实验替代、优化方法的研究与应用，减少动物使用量。

伦理审查机构为独立开展审查工作的专门组织，称为"实验动物福利伦理委员会""实验动物管理、使用委员会"等，一般由管理人员、科技人员、实验动物专业人员、外单位人士共同组成。依据实验动物福利伦理委员会章程，审查、监督本单位在开展实验动物研究、繁育、生产、经营、运输、动物实验设计和实施过程中，是否符合实验动物福利、伦理要求。经实验动物福利伦理委员会批准后方可开展各类实验动物的饲养、运输、动物实验，并接受日常监督检查。所有的医学动物实验研究都直接或间接地来自民众的赞助，政府之所以接受和规范动物研究，根本原因是社会普遍认为生物医学动物研究是有价值的，是合乎伦理的。任何动物实验研究如果得不到公众对实验动物伦理和福利保障的认可，可能会使政府或民间资助受阻，甚至完全停止相关的生物医学动物研究。

在医学及生物医药领域，每年实验动物的使用量数以千万，且绝大多数动物要经历各类实验的痛苦、伤害直至最后付出生命。我们应该庆幸和珍惜作为研究人员获得了用动物进行实验的机会，因为并非所有的人都支持动物实验。研究人员应当重视在实验过程给实验动物造成的痛苦和死亡，而不只是关心实验的数据结果。如何在保证动物实验结果科学可靠的前提下来科学、规范地保障和提高实验动物的福利，已经是每个实验动物从业人员和参与动物实验的科技人员将要面临的重要问题。2018 年 9 月 1 日开始实施的国家新标准《GB-T 35892-2018 实验动物　福利伦理审查指南》，进一步规范了实验动物伦理审查的基本原则、审查内容。

实验动物伦理是指人类对待实验动物、开展动物实验所应遵循的社会道德标准、原则理念。伦理问题可能出现在项目研究的各个阶段，从是否有充分的理由使用动物或特定物种，到实验过程中是否适当地对待动物，再到动物的生命何时、如何、是否应该结束，以及对实验中幸存的动物应该保障舒适等。实验动物伦理实质还是人对待实验动物的道德约定，为的是防止对实验动物的无辜暴力和非善意释放。比较高等级的实验动物和人类一样是有血有肉的生命体，一样有感知、感情、喜怒哀乐。今天，为了人类和动物的长远利益，人类在找到有效的替代方法之前，不得不继续进行动物实验，但人类必须尊重生命，尊重动物，充分考虑动物的权益，善待动物，防止或减少动物的应激、痛苦、伤害、意外死亡，制止针对动物的野蛮行为，采取痛苦最少的方法处置动物，以神圣的责任感、同情心善待实验动物，这是每一个实验动物从业者必须具备的伦理道德。从事动物实验的工作者，应杜绝虐待动物，保障善待动物。使用动物时，要尽一切努力避免或减轻动物的疼痛、痛苦；在动物出现极度痛苦而无法缓解时，应选择仁慈终点；应采取无任何痛苦的方式结束动物的生命。

伦理审查是指按照实验动物福利伦理的原则、标准，对使用实验动物的必要性、合理性、规范性进行专门的检查和审定。动物实验自始至终贯穿着科学精神，科学地使用动物表现在：①实验目的必须要有科学价值，说明研究项目旨在发现什么；②进行实验之前，必须科学地选择动物的品种、品系、动物模型，从科学的角度看研究所用的动物模型是否为实现项目目标的良好模型，制订好科学的实验方案、实施计划；③在实验过程中，要采用科学的实验方法，研究项目是否正确地使用模型；④实验结束后，模型或研究结果是否要求以死亡作为终点，或至少允许部分动物安乐死；⑤采用科学的手段进行数据处理。

各类实验动物的饲养、应用或处置必须有充分的理由和依据，实验动物或动物实验项目应通过伦理审查。在实验方案、实施计划中，如果有可靠的替代方法，就绝不选择动物实验的方法；能少用动物就绝不多用；能用低等级动物绝不用高等级动物；没有实际意义的实验、不必要的重复实验，都应该避免。实验动物伦理审查将会是研究项目申请中重要和关键的一环。

三、伦理审查原则

（1）必要性原则：实验动物的种类选择、数量、饲养管理措施、如何使用都应有充分的科学意义，有必需（不可替代性）实施的理由；禁止无意义滥养、滥用、滥杀实验动物，禁止无意义的重复性实验。

（2）动物保护原则：对确有必要进行的项目，应遵守"3R"原则，对实验动物给予人道的保护。在不影响项目实验结果科学性的情况下，尽可能采取替代方法、减少不必要的动物数量、降低动物使用频率、减少危害动物的程度。

（3）动物福利原则：尽可能保证善待实验动物。实验动物生存期间（包括运输中）尽可能多地享有动物的"五项福利自由"，保障实验动物的生活自然及健康快乐。各类实验动物管理、处置，要符合该类实验动物自然生活习性的操作技术规程；防止或减少动物不必要的应激、痛苦、伤害，采取痛苦最少的方法处置动物；通过技术来预防或减少动物痛苦或伤害，这既是福利问题也是科学问题。

（4）伦理原则：尊重动物生命、权益，遵守人类社会公德；制止针对动物的任性、随意、随便、草率、野蛮或不人道的行为。动物实验项目的目的、实验方法、处置手段，应符合人类公认的道德伦理价值观，应符合国际惯例。动物实验项目应保证从业人员、公共环境的安全。

（5）利益平衡性原则：以当代社会公认的道德伦理价值观，兼顾动物利益和人类利益，在全面、客观地评估动物受的伤害及人类由此可能获取的利益基础上，保持利益平衡，达到利益道德比最大化。

（6）公正性原则：审查、监管工作应保持独立、公正、公平、科学、民主、透明、不泄密，不受政治、商业、自身利益的影响。

（7）合法性原则：项目目标、动物来源、设施环境、人员资质、操作方法等各个方面，不应存在任何违纪、违规、违法或违反相关标准的情形。

（8）符合国情原则：福利伦理审查应遵循全球公认的准则、中国的传统公序良俗，符合中国国情，反对各类激进的理念、极端的做法。依据上述原则，由本级实验动物主管部门或从业单位组建的伦理委员会，对动物实验涉及的人员资质、设施条件、实验动物医师、动物来源、技术规程、动物饲养、动物使用、职业健康与安全、动物运输进行审查。伦理委员会对未发现违反实验动物福利有关法规、规定的，应予以通过福利伦理审查，并出具审查报告。伦理委员会应有专人负责档案工作，伦理委员会所有审查材料、审查报告归档保存，相关人员签字齐全，伦理委员会的所有文档在项目结束后还应至少保留 3 年。

在确保生物医学动物研究的伦理行为落实方面，研究人员是主角、责任者，而不是动物伦理委员会、兽医师或政府机构。

四、实验动物福利

实验动物的养育过程要满足动物的基本生理、心理需要，科学合理地饲养并对待动物，保障动物的健康、适宜，减少动物的痛苦。由于人工圈养并非理想的居住条件，加之贫瘠的环境、没有足够的外部刺激来满足行为需求等，导致圈养动物普遍存在不适应行为（如刻板行为）。我们应该接近自然地满足动物福利以减少动物异常或不适应的行为。

随着社会进步、人类文明程度不断提高，善待实验动物既是人类文明道德的体现，也是人与自然和谐发展的需要。把握实验动物福利原则、遵循实验动物福利法规、严格履行动物实验伦理审查制度，是保障实验动物福利的切实路径。

实验动物福利是指人类保障实验动物健康自然生存权利的理念及其提供的相应外部条件的总和。动物福利从不同角度出发有多种解释方法，有人认为动物福利概念由 5 个基本要素组成，即生理福利、环境福利、卫生福利、行为福利、心理福利，也就是说要让动物没有饥渴之忧虑、让动物有适当的居所、要减少动物的伤病、要保证动物有表达天性的自由、要避免或减少动物恐惧焦虑的产生。任何因素造成紧张的动物都不是可靠的研究对象，心理和环境压力可以改变动物的下丘脑内分泌轴及心血管功能，生殖和免疫功能也可能因情绪压力而受损。

1822 年，人道主义者马丁提出的禁止虐待动物的议案获得通过，并首次以法律条文的形式规定了动物的利益，这是动物福利保护史上的里程碑。随后，全球很多国家也相继开始制定通过有关禁止虐待动物的法律，并对反虐待动物的法规进行补充、修改，形成了更加完善的动物福利保护法规，其中的内容更加积极、完善，适用范围也更加广泛。动物福利的概念很快扩展到了实验动物这一特殊群体，实验动物福利也引起大家的关注、重视。1966 年，美国首先颁布了《实验动物福利法》，随后经多次修订，1985 年通过了《实验动物福利标准法》修订案；英国也于 1986 年通过了《实验动物法》；2000 年，澳大利亚也通过了《实验动物保护法》；中国于 2018 年 9 月 1 日正式实施的国家新标准《实验动物 福利伦理审查指南》。这些法律条文的制定与实施，对促进动物实验研究基础平台的建设、实验动物法治化管理起到了非常重要的作用。

五、实验动物福利原则

（一）"五项自由福利"原则

动物福利的概念，从不同角度出发有多种解释方法，是一个相对而非绝对的概念，是指动物与其环境协调一致的精神、行为、生理完全健康的状态，该词目前一般指维持动物生理、心理健康及正常生长所需要的一切事物。目前，全球较为公认的动物福利有五项基本权利或称五项自由福利，包括：①生理福利，为动物提供保持健康、精力所需的清洁饮水和食物；②环境福利，为动物提供适当的庇护、舒适的栖息场所、适当丰富的多元环境；③卫生福利，为动物做好疾病预防，并及时诊治患病动物，使动物免受疼痛、伤病；④心理福利，为动物提供足够的空间、适当的设施及玩具、同种动物伙伴，使动物自由表达正常的行为；⑤行为福利，确保动物拥有避免精神痛苦的条件、处置方式，使动物免于恐惧、悲痛。绝大多数情况下，实验动物处于人为的设置、管理之下。作为开展实验研究的基础条件，五项自由福利原则理应首先得到贯彻。

（二）"3R"原则

科学、合理、人道地使用实验动物的核心即"3R"原则——"替代、减少、优化"原则。"3R"原则是目前全球公认的实验动物基本福利原则，也是各个国际组织机构、各国实验动物法规的重要内容。

1. "3R"的产生与发展

1959年，英国动物学家 William Russell、微生物学家 Hex Burch 出版了 *The Principles of Human Experimental Technique*，其中提出了"3R"概念，为研究人员定下了三个目标：①以试管法替代动物；②借助统计方法减少动物的数量；③使实验更优化，给动物带来较小的痛苦。"3R"概念对一些西方发达国家有关动物实验法规的制定与修正，以及生物医学研究中科研计划与实验程序的论证、实施都产生了深远的影响。尽管科研人员有按照自己独特的方法开展研究的权利，但他们只能在动物权利法规的框架范围内，享有学术自由，最优化地使用动物。拟定、申请研究方案许可证的整个过程，已成为良好科研实践的重要组成部分。"3R"原则经数十年的发展，目前已被许多国家的科研工作者所接受，同时也深受各国政府的重视，在全球成为共同遵循的规范。

"3R"运动目前已逐渐在全球蓬勃开展。过去人们强调"3R"主要是出于对动物保护的考虑，近年来，随着科学技术的更新换代，"3R"在概念上明显发生了变化。人们逐渐认识到应用"3R"不仅是适应动物保护主义的一种需要，而且也符合生命科学发展的要求。"3R"与科学研究之间具有辩证统一的关系。对"3R"的深刻理解与运用，有助于提高生物医学研究的质量，推动生命科学的发展。

2. "3R"的具体内容

替代（replacement）是指使用其他方法而不用动物进行研究实验，即用无生命的如计算机系统作为取代动物的绝对替换品，或用进化程度低等的脊椎动物作为取代高等脊椎动物的相对替代品。对于替代方法，应该有科学的认识和评价。有些实验应用体外方法不仅能够获得与动物实验一致的结果，而且还可能是最佳的实验方法；有些新的替代方法、技术可作为动物实验研究的补充，有助于减少使用动物的数量。但是，在目前的科研中，动物实验尚不可能完全被取代。例如，在毒理学研究、生物安全性评价实验中采用的细胞培养方法，不能像整体动物模型那样作为完整的有机生物系统，用于评价不同途径（如吸入、摄入、皮肤接触）、长期染毒的后果，以及用来预测某些毒性作用的可逆性等。当把无机物、有机物、非生物、生物、微生物、细胞、组织、器官、低等动物、高等动物作为科研实验的材料或对象时，鉴于它们之间本质上的巨大差别，要真正实现它们之间的替代，在理论、实践上都需要进行深入的具体研究、个案探索。有时，受宠小替代受宠大的，也是一种有价值的替代，如用猪代犬。

减少（reduction）是指在科学研究中使用较少量的动物获取同样多的实验数据，或使用一定数量的动物能获得更多实验数据的方法，"减少"到回答一个科学问题所需的最小动物数量。要达到这一目的，实验前必须在充分调研的基础上进行科学合理的设计。减少动物使用数量，是在尊重科学原则、技术规程的前提下进行的。减少动物的使用量应根据实验目的要求，也应遵守有关的技术规范。在一些科研工作中，减少动物的使用量有时是比较容易做到的，很多研究方案是可调整的，也可以选取不同的研究路线；相反，有些实验如药品法定检验的动物数量是不允许减少的。

优化（refinement）是指通过改进、完善实验程序和方法，减轻或减少给动物造成的疼痛和不安，尽量减低非人道方法的使用频率或危害程度，提高动物福利的方法。疼痛、不安可由实验或非实验因素引起，而这些都可通过良好的实验方案设计得以解决。近代科学技术、实验动物医学的最新成就，可为进一步降低、避免给动物造成的疼痛不安提供新的途径。优化、减少的目标，应该建立在考虑平衡的基础上，不鼓励项目负责人倡导重复使用动物作为减少数量的策略，减少动物使用数量不应成为已经历了实验步骤的动物重复使用的理由，特别是在动物福利受到损害的情况下。对一些可能会导致严重或慢性疼痛，或显著改变对动物维持正常的生理或应激充分反应能力的研究，应当包括适当的人道终点的内容描述，或提供为什么不接受特定使用的、普遍化接受的人道终点的科学依据，当疼痛或痛苦超出了研究方案所预期的程度或干预控制不可能时，必须向兽医咨询。使用最合适的动物模型物种可能也会减少对动物的使用量。

3. "3R"在实验动物福利立法中的地位与作用

20 世纪 70 年代初期，由于实验动物使用量增加，动物保护与"3R"研究的问题引起了社会各界的极大关注，不但得到全球范围内广大科技工作者的认同，而且受到各国政府的特别重视。纵观各国实验动物福利法规，一个共同的特点是，把"3R"原则作为法规内容中的重要组成部分。早期制定的法规中没有"3R"内容的，在后期修订过程中也都把"3R"的内容加了进去。例如，美国的《实验动物福利法》（1966 年）制定时"3R"原则还没有引起重视，尚未得到广泛应用，到了 20 世纪 80 年代，由于反对利用动物进行 Draize 眼刺激性实验、LD_{50} 实验的活动，使企业界、国会对通过立法的形式来推动替代方法应用的问题高度重视。1986 年重新修订的《实验动物福利法》不但增加了与"3R"原则有关的内容，而且把"3R"原则在动物实验方面的应用更加具体化。同年，美国国会办公室提出了在检验、教育中动物替代方法的技术评估报告，其中对"3R"原则、替代方法所显示出的作用给予了充分肯定。80 年代，欧洲议会通过了一项新的条例，即《保护在实验中或为达到其他科学目的使用脊椎动物的欧共体条例》，明确表示了对"3R"

研究的肯定。1997 年，澳大利亚发布了《澳大利亚实验动物管理和使用法规》，其中第一章"用于科学目的的动物管理和使用总则"中明确提出了替换、优化、减少的"3R"原则。

　　总之，"3R"原则已经在全球范围内成为动物实验共同遵守的原则，同时也成为各国际组织、各国实验动物法规的重要内容。

六、保障实验动物福利的途径

　　把握实验动物福利原则、遵循实验动物福利法规、严格履行动物实验伦理审查制度是切实保障实验动物福利的有效途径。但针对国内高校学生、医务工作者、实验动物从业人员，关于动物福利伦理认知情况的调查结果显示，对于动物福利伦理管理法规、动物福利概念，大多数人没有清晰的认识和了解。这种现象说明国内关于动物福利教育的普及亟待加强。一方面，高校设置教学计划、方案时，应考虑到涉及动物福利的课程规划；另一方面，通过同行研讨、专题培训、在线教育等模式，也可对动物福利理念的普及、提升起到推动作用。例如，自 2014 年开始，中国实验动物学会实验动物福利伦理专业委员会与英国内政部共同主办"中英实验动物福利伦理国际论坛"，至今已成功举办 4 届，论坛上中外专家对实验动物福利伦理研究的成果进行交流，推动了中国实验动物福利伦理管理、科技水平的提升。中国实验动物学会与中国医学科学院医学实验动物研究所、英国防止虐待动物协会，共同翻译制作了"实验动物福利操作技术规范网站"（http://pwc. cnilas. org）。该网站重点关注给药、无菌操作中实验动物福利操作技术，有丰富的图片、视频资料，是国内首个实验动物福利领域在线学习网站。

　　中国实验动物福利研究、监管工作起步较晚，经近 30 年的诸多努力，在实验动物福利、动物实验伦理、替代方法研究方面取得了一定的进展，但在实验动物立法、监管、教育方面，尚需加快步伐，提升动物福利意识和法治观念还需要全社会的关注与共同推进。

（谷婉莹　张继国）

第五章　动物实验设计

在医学科学与临床医学实践中，往往由于客观原因或者伦理学要求使得研究者无法以人为研究对象，此时动物实验就是一种良好的替代方法，所以，动物实验在人类疾病的调查、防治研究等诸多方面均发挥着巨大作用。进行研究之前需要有一个合理的实验设计来帮助研究者得出客观准确的研究结论。合理的动物实验设计是根据实验目的，运用相关科学知识、原理，结合流行病学、统计学、伦理学的要求，选择适宜的研究对象，采用正确的实验方式收集所获得的实验数据，进而得出客观准确的研究结论，为医学科学提供支持。

第一节　动物实验对象的选择

一、实验动物的可代表性

研究者在选择实验动物时首先要考虑的是动物对人是否存在可代表性。换句话说，就是尽可能选择那些功能、代谢、结构与人类相似的实验动物用于科学研究与实验。通常实验动物越高等、进化越高级，功能、代谢与结构越复杂，其实验结果就越接近人类，例如，猴、猩猩、长臂猿、狒狒等灵长类动物就是动物实验的理想研究对象。同时，应该尽量选择那些结构、生理特点符合研究目的的实验动物。这样，研究人员就能够适当地减少实验准备方面的程序，降低实验操作的难度，易于达到所设定的动物实验目的。

二、实验动物的敏感性与特异性

同种系的实验动物对相同的处理因素的反应一般是相似的，但有时也会存在很大的个体差异，即个体实验动物对于处理因素的敏感度是不一样的。这样实验中选用那些对实验因素较为敏感的动物作为实验对象，对于得出研究结论就显得更为重要。例如，家兔对体温变化十分敏感，适于发热、解热、检查致热原等实验研究；而鸽子、家犬、猴、猫呕吐反应敏感，适于呕吐实验。另外，某些实验动物对一些特定的效应会存在较为明显的特异性反应，例如，器官移植动物试验中，寻求能够诱导受体特异性、对移植物无排斥反应的实验动物也是研究者所探寻的目标之一。因此，敏感性与特异性也是决定实验动物效应的重要指标。

三、实验动物的标准化

实验动物的标准化会直接影响所进行的动物实验质量，也是实验结果具有准确性、规律性、重复性的保证。目前，实验动物的标准化问题受到了越来越多的重视，研究者可以通过标准化过程尽可能地排除微生物学与遗传学等方面的个体差异及不均衡。选用经遗传学、微生物学、营养学、环境卫生学的专业管控而培育的实验动物，并在实验过程中按标准环境进行饲养，以排除实验动物携带的细菌、病毒、寄生虫、潜在疾病对实验结果的影响，并排除因实验动物杂交、遗传上不均衡、个体差异对实验反应不一致的影响。最后还应该在动物实验过程中注意对研究人员的标准化培训，使其技术水平与操作手法也做到标准化，进而提高动物实验的质量。

（郑　亮）

第二节　动物实验的基本原则

一、随机化原则

1. 随机化概念

随机化是保证实验中非处理因素（混杂因素）具有均衡性的重要手段，用较小样本的特征来代表总体的特征。随机化包括两个含义，即随机抽样与随机分组。随机抽样是指总体中每一个个体都有相同的机会被抽到样本中来；随机分组是使得一种选择有相同的概率进入不同的组别之中，换言之，是使每个受试对象接受每个处理的机会相等。

2. 随机抽样

常见的随机抽样方法主要包括简单随机抽样、分层抽样、系统抽样、整群抽样等；亦可以将其中的一种或几种抽样方法相结合来实现最终的抽样目的，如分层整群随机抽样、分层系统抽样等。

3. 随机分组

常见的随机分组方法包括完全随机分组法、配伍随机分组法等。完全随机分组是指采用完全随机化的分组方法将实验动物分配到不同的处理组中分别接受不同的处理方案，进而比较各组之间的差别有无统计学意义的一种方法。

二、对照的原则

1. 对照的概念

在实验设计中没有对照，就没有结论；设立对照可以使处理因素、非处理因素的差异有一个科学的对比。

假设某课题组使用一种新型减肥药，纳入肥胖小鼠共 115 只，结果提示 115 只小鼠中，按研究规定灌胃使用药物后，所有实验对象中有 83 只达到规定的减重效果，另外得到有效控制的有 69 只小鼠。于是研究者计算出使用此减肥药物的肥胖小鼠好转率为 72.2%，有效控制率为 60.0%；能否得出该减肥药物有效呢？答案是否定的，因为假如另外的肥胖小鼠仅仅吃了安慰剂,结果好转率为 75.1%、有效控制率为 60.1% ,就说明该新型减肥药与安慰剂效果差异没有统计学意义。这一设计就是忽略对照的设置,最后无法得出令人信服的研究结论。

2. 对照的类型

常见的对照包括空白对照、安慰剂对照、标准对照、自身对照等。空白对照是指对照组的动物不接受任何处理,研究者可以明显地辨别出哪一组是干预组,哪一组是对照组。安慰剂对照是给予受试对象以无药理作用的药物或物质,换句话说就是干预组、对照组都给予了某种处理,只不过一组处理有药理作用而另外一组没有药理作用。标准对照是使用传统的阳性药物作为对照组,这样的设计更加符合伦理学的要求。自身对照即对照与实验在同一组受试对象上进行,如用药前后的比较。历史对照就是以过去的研究结果作为对照,仅适用于非处理因素影响很小的少数情况。

动物实验中最常见的对照处理失当情况是对溶剂的忽视。例如,药物多数是水溶性的,给药时使用一定量的生理盐水或 PBS 作为溶剂灌胃或腹腔注射。对于一些实验动物模型来说,这一定量的水分和盐分进入体内可能就会影响到实验结果,有时足以改变体液总量和血液组织液的组成变化,特别是实验处理后相当长的时间段内动物不能饮食或禁食的情况下,这相当于补液了。所以,对照组必须同时同量进补。

三、重复的原则

重复即在相同的实验条件下进行多次动物实验,然后对其结果进行观测、记录与比较分析,进而提高实验结果的可靠性。一方面,要求对多个实验对象进行测定比较,要求实验组与对照组达到一定的数量,即样本含量大小的问题;另一方面,对同一个实验对象也要进行重复测量,这样可以保证研究结果的可靠性,例如,测量一只实验猪的体重时,应取三次测量的结果,然后对其取均值作为最终的测量结果。请谨记"一个不可重复的研究是不具备科学性的"。

(郑 亮)

第三节 动物实验设计的类型与步骤

一、实验的基本要素

1. 处理因素

处理因素是实验研究者可以施加和控制的因素,通常是指研究者主动施加于实验对象的某种干预措施(处理因素),其目的就是为了明确该干预措施(处理因素)作用于研究对象后所产生的效应。例如,在饲料中加入增肥剂就是一种主动干预,进而观察其对体重的影响与效应。与此同时,实验对象本身的某些特征也可以成为影响因素,如实验动物的性别、体长、体重等。与处理因素相对应的是非处理因素，在动物实验中，非处理因素往往会产生干扰作用，例如，不同季节制作培养基的条件、培养基放置位置等均可影响污染程度，它们混杂于季节这一处理因素中，起到了干扰作用。

2. 实验对象

实验对象又称受试对象，是指研究者给予处理措施的对象，在动物实验中一般是指动物。需要注意的是，受试对象要具有同质性，一般要求实验动物最好是纯种动物并且是健康的。同质性差的动物实验，其结果的一致性、可靠性、可重复性必然会受到影响，研究结论也不明确。

众所周知，人类疾病的发生发展极为复杂，许多情况下于伦理上无法使用人类患者进行相关的机制研究，因此，利用实验动物进行动物实验就成为现代生物医学研究中最为重要的实验方法，通过动物模型的研究成果进而推广应用在人类，探索疾病的奥秘。这里动物模型可分为自发性动物模型和诱发性动物模型。其中，自发性动物模型是指没有人为处理自然发病的模型，这种模型与人类疾病有更大的相似性，因此，更适合进行人类疾病的病因、发病机制的研究。

3. 实验效应

实验效应是处理因素作用于实验动物的最终结果，常常通过实验指标来体现。这里实验指标的选择是动物实验成功与否的关键环节。实验指标选择的依据是客观性、特异性、敏感性、精确性。其中，主观指标是以研究对象的回答或医生的判断作为研究结果的；客观指标是借助仪器或设备测量出的结果，因此，研究者应尽量使用客观指标。特异性、敏感性反映了一个动物实验的效应大小。特异性又称真阴性率，特异性高可以增强实验效应的针对性或确诊能力；敏感性又称真阳性率，敏感性高可以增强实验效应的筛检能力；精确性反映了测量值、客观真实值之间的吻合程度，包括指标的准确度、精密度。

二、实验设计类型

1. 完全随机化设计

完全随机化设计又称为简单随机设计，是采用完全随机化的分组方法将实验动物分配到不同的处理组中分别接受不同的处理措施，进而比较各组之间的差别有无统计学意义的一种方法。完全随机化设计可以通过随机数字表查表法、统计软件程序等多种手段加以实现，下面就以查表法为例来说明完全随机化分组的操作步骤。

例：某研究生为了研究一种增肥剂的效果，按照纳入与排除标准选择了 12 只小鼠，采用完全随机设计的方法将这 12 只小鼠随机分为两组分别给予增肥剂、安慰剂，进而比较增肥剂的疗效是否高于安慰剂的疗效。利用随机数字表法进行随机分组：先将受试小鼠编为 1~12 号，查随机数字表中任意一行或列的随机数字，去掉大于 12 的数字，然后将符合条件的随机数字填入下表，规定随机数字为单数者编入甲组、双数者编入乙组，结果如下：

小鼠编号	1	2	3	4	5	6	7	8	9	10	11	12
随机数字	03	08	04	05	07	06	09	10	02	11	01	12
组别	甲	乙	乙	甲	甲	乙	甲	乙	乙	甲	甲	乙

2. 配对设计

配对设计是受试者按照一定的条件配成对子，每个对子中两个受试者随机分配处理因素（干预或药物），配对因素应该是影响实验效应的非处理因素。

例：如果想要比较甲、乙两种降糖药物治疗糖尿病小鼠的疗效，假设实验效应为连续型变量，共纳入 20 例受试动物，受试动物鼠龄、病情等差异较大。现有 20 例受试动物，设计如下：先把 20 例糖尿病小鼠按照鼠龄与病情进行配对，共 10 对。然后对其编号并进行随机化分组。例如，第一个对子第一受试者为 1.1，第二受试者为 1.2；利用随机数字表选取指定的随机数字，奇数为甲乙顺序，偶数为乙甲顺序，结果如下：

| 小鼠编号 | 1.1 | 2.1 | 3.1 | 4.1 | 5.1 | 6.1 | 7.1 | 8.1 | 9.1 | 10.1 |
	1.2	2.2	3.2	4.2	5.2	6.2	7.2	8.2	9.2	10.2
随机数字	08	07	06	02	05	09	10	01	04	03
组别	乙	甲	乙	乙	甲	甲	乙	甲	乙	甲
	甲	乙	甲	甲	乙	乙	甲	乙	甲	乙

3. 随机区组设计

随机区组设计是指先按照非处理因素将受试动物配成区组，然后将各区组内的动物再进行完全随机分配，从而达到随机区组的目的，该方法又称为配伍组设计。

4. 拉丁方设计

拉丁方设计是在随机区组设计的基础上发展而成的，能够安排一个已知的非处理因素，提高了组间的均衡性，使随机化效果更好。可以将两个主要控制因素分别安排在拉丁方设计的行与列上。当然还有很多种其他类型的实验设计方法，应该视具体情况而定，不再一一列举。

三、实验设计基本内容

1. 研究目的

实验设计首先应说明的是研究目的，就是指研究者想要解决什么科学问题。动物实验设计必须围绕一个清晰的研究目的来拟定研究计划，并采用恰当的措施来消除存在的偏倚，最终能够对研究目的得出确切的结论。

2. 处理因素

处理因素是指研究者根据研究目的给予实验对象的干预措施或手段。处理因素可以拥有多个水平，也可以存在多个处理因素。例如，在研究增肥剂对小猪生长发育的动物实验中只有一个处理因素就是给予增肥剂，两种水平就是给予和不给予。每次动物实验中处理因素不应过多，这样实验容易把握。需要注意的是，处理因素、干扰因素一定要判定清楚，同时处理因素应该进行标准化处理；否则，将影响动物实验的准确性、稳定性。

3. 研究指标

实验效应是在处理因素作用下动物实验的最终结局与反映，一般是通过观察指标来体现的。因此，在确定研究指标时，一定要充分考虑到指标的客观性、准确性、灵敏性、特异性。

四、实验的基本步骤

1. 提出动物实验假设

根据动物实验的研究目的，提出合理的动物实验假设。在提出实验假设前，必须进行相关的文献检索工作，了解相关的理论知识与研究方法，选定合适的动物模型，排除不必要的重复研究。以相关科学理论为指导、科学实验为基础、科学事实为依据，根据以往研究成果，结合国内外研究进展及有关理论知识、现已具备的条件，在保障动物福利的前提下，提出新的假设，确定研究的主题。

2. 制定动物实验方案

动物实验方案是指阐述动物实验背景、理论知识、实验目的，进而进行下一步的实验组织，包括实验执行、统计学分析。实验方案是进行科学试验的准备工作，详细的实验方案是实验研究的引导指南，也是实验研究成果的保证。作为动物实验的研究人员，制订符合要求的实验方案是顺利开展动物实验的必备素质。

3. 估算样本含量

（1）计量资料的样本含量估算：在动物实验研究中常常会出现两组连续性变量均值的比较分析，此时研究者应该采用计量资料的样本含量估算公式，公式中会出现四个参数，分别是检验水准 α、第二类错误 β、两组均值之差的估计值 δ、总体标准差 σ。对应的估算公式为：

$$n_1 = n_2 = 2 * \left[\frac{U_\alpha + U_\beta}{\delta / \sigma} \right] * \left[\frac{U_\alpha + U_\beta}{\delta / \sigma} \right] + 0.25 * U_\alpha^2 \qquad (5\text{-}1)$$

例如，比较两组小鼠进食量有无差别的实验中，假设两组均数差值约为 0.60、进食量总体标准差为 0.99，请你估算该实验至少需要多少只实验小鼠，这里双侧 α 为 0.05，把握度 1–β=0.9。

依据题意，已知 $\alpha=0.05$，$\beta=0.10$，$\delta/\sigma=0.60$，$U_\alpha=1.65$，$U_\beta=1.28$，带入上述公式可得：$n_1=n_2=59.5$，即每组需要实验小鼠 60 只，两组共计 120 只。

（2）计数资料的样本含量估算：如果在动物实验研究中常常出现两组间某种指标构成比的比较，此时研究者应该采用计数资料的样本含量估算公式，公式中会出现四个参数，P_1、P_0 分别是实验组阳性率、对照组阳性率，α、β 分别为检验水准、第二类错误；对应的计算公式为：

$$n_1=n_2=(U_\alpha+U_\beta)^2*2P(1-P)/(P_1-P_0) \tag{5-2}$$

式中，P 是 P_1、P_0 的均值。

例如，欲分析比较一种新型治疗肝炎的药物与安慰剂对照药物治疗肝炎小鼠抗原的转阴率情况，现已知该抗原自然转阴率约为 15%，而试验新药可以提高其 15% 的转阴率（即可以让小鼠转阴率达到 30%），假设参数 $\alpha=0.05$，$\beta=0.10$，估算所需样本含量。

依据题意，已知 $\alpha=0.05$，$\beta=0.10$，$P_1=0.30$，$P_0=0.15$，$P=0.225$，$U_\alpha=1.65$，$U_\beta=1.28$，代入上述公式可得：$n_1=n_2=(1.65+1.28)^2\times2\times0.225\times(1-0.225)/(0.3-0.15)=19.95$。所以，每组小鼠样本含量为 20 只，两组合计 40 只。

值得注意的是，在动物实验实践中，常常因为人力、物力、财力的限制，使研究者无法按照上述计算出来的动物数量进行动物试验，对于这种情况，研究者也可以根据动物实验的一般原则来设定动物的数量，原则上对于较大动物建议每组 5～15 只（如猩猩、犬等）；对于中型动物建议每组 10～20 只（如兔、猫、豚鼠等）；对于小动物建议每组 15～30 只（如大鼠、小鼠等）。

（郑　亮）

第四节　动物实验中的偏倚及其控制

一、偏倚的概念

偏倚又称为偏性，是指在动物实验设计与执行过程中，受到一些影响因素的系统性倾向的影响，使得干预效果或者研究结论偏离客观真实值，本质上是一种有倾向性的非随机误差。动物实验偏倚主要包括选择偏倚、混杂偏倚、测量偏倚、实施偏倚等。

二、选择偏倚

选择偏倚是指在选择实验动物过程中，由于没有遵循随机化的原则，致使实验组、对照组间出现了不均衡而导致的偏倚，换言之，就是由于选入的实验动物与未选入的实验动物在某些特征上存在差异而导致的误差。选择偏倚主要包括入选偏倚、排除偏倚、不均衡偏倚等。动物实验研究者可以通过设定较为严格的实验动物选择方法、进行随机化处理来降低选择偏倚。

三、混杂偏倚

混杂偏倚是指所研究因素与结果的联系被其他外部因素所混淆，这个外部因素就叫混杂变量。它是疾病的一个危险因子，又与所研究的因素有联系，它在暴露组与对照组的分布是不均衡的。产生混杂偏倚常常是因为以下几种情况：沾染、干扰、误判。控制混杂偏倚可以通过实施限制、配比实验动物等方法来进行控制。

四、测量偏倚

测量偏倚是指在实验或测量过程中，由于研究者或实验对象主观和客观原因所产生的各类偏倚，例如，对实验对象进行某项指标测量时，由于测量技术或测量方法不同，或者由于仪器设备差异而造成的测量值与真实值之间出现偏差。常见测量偏倚有测量方法偏倚、系统测定偏倚等。

防止测量偏倚的主要方法是，通过实施测定人员标准化培训、统一校定测量仪器设备等处理，使得在测定某一项指标时对于所有测定者均有统一的规范，从而尽可能地减少系统测定偏倚。

在动物实验中，除了以上几种常见的偏倚外，还有许多其他类型的偏倚。这些偏倚总是或多或少地存在。偏倚虽然难以避免，但如果研究者采用适当的措施加以控制，还是能够在很大程度上减少偏倚的发生，进而让动物实验结果尽可能地反映客观事实，让研究结论更加科学可信。

（郑　亮）

第五节　动物实验记录及研究报告

实验记录是指科学研究过程中，根据实际情况直接记录或统计形成的原始实验资料（包括数据、文字、图表、图片、照片、音像等）的过程，是科学实验过程中对所获得的原始一手资料的直接记录。实验记录作为科学研究文献记载的重要组成部分，既有科学价值也有历史价值，尤其是对于重大研究项目，是可溯源的原始科学档案之一，可作为不同时期进行该课题研究的基础资料。记录要做到及时、真实、准确、完整；保存要妥善、整洁、完好、无破损、不丢失。实验记录不但是研究生训练的基本要求，也是基金项目、委托项目的规定动作，对于合作项目或分工项目室间互评、重大科研项目尤其是新药研发项目的结题报告等都是重要基础资料；发表重大研究发现时，实验记录也（必将）是必须提交或被查的证据资料。符合规范的实验记录是 GLP 实验室管理的基本要求。

一、动物实验记录的一般要求

1. 动物实验记录的内容及要求

一般应包含项目（课题）名称、实验目的、研究内容、实验日期、实验条件、参考文献、实验材料、实验设计原理、研究方法、实验过程、实验结果、实验讨论、记录者签名。

（1）项目（课题）名称：要求规范、清晰，要标写项目的标准（与标书一致）全称，并要标注课题来源、资助单位、项目编号、项目主持人及项目的起止时间。如需要保密，可使用代号代替。

（2）实验目的：这里不是"研究目的"，一个研究项目可能包含若干个动物实验，每一个动物实验都需要具体翔实地写明实验目的，要求确切、具体、简洁，针对性突出，表明进行具体某一个动物实验的目的是什么。例如，"实验确定***药正常成年 C57BL/6 小鼠尾静脉注射半数致死量"，"18 月龄老年 SD 大鼠 MORRIS 水迷宫空间学习记忆能力测评"，用一句话把本次动物实验的目的说清楚。

（3）研究内容：应具体、明确地写出本次实验所要研究的内容及解决的问题。例如，研究内容"评价***药对脂多糖（LPS）腹膜腔注射炎症模型小鼠血液免疫指标的影响"，其中的内容就包括 LPS 腹膜腔注射模型的体系建立、模型成功的判断执行标准/模型成功率/死亡率、为稳定控制成功率/死亡率对 LPS 用量用法的探索等，还有作为处理因素"***药"的给药方法/途径/用量的探索、药效血清指标（趋化因子及细胞因子）的多因子检测/血液白细胞的分类计数，等等。同时，适当记录实验是为解决哪些问题、解决的方法/技术、重复验证后固化实验结果。实验研究过程多数情况下都是持续一段日期，及时清楚地记录实验研究内容，就会有一个清晰的技术路线和进展路线图。

（4）实验设计原理：遵循随机、对照、重复的设计原则，根据实验目的及研究内容，从而得出客观、科学的实验结论；同时还要符合统计学设计原理，以便后续实验数据的分析和统计。

（5）研究方法：根据研究课题的特点、性质、研究对象，有针对性地选择相应的研究方法，翔实记录本次实验所要采取的具体实验设计、技术路线、实验方法、工艺流程及每个实验步骤。

（6）实验日期：进行实验时的年、月、日、时。

（7）实验条件：应记录动物实验室的温度、湿度，实验动物品种、品系的确切名称、级别、遗传背景或来源、合格证书号及发证单位，实验动物在实验过程中的饲养方式、饲料来源与级别、饮水方式与质量标准、光照条件等。

（8）实验材料：详细记录动物标本或样品的来源、取材方法、取材的时间、样品标号、样品存储形式与时间；实验材料的来源、品质、性能、保存维护；实验应用的试剂、标准品、对照品要标记，并记录其名称、来源、厂家、批号、规格、配制方法、配制过程、配制人员、配制时间、存储条件等；对于实验中所使用到的仪器、设备等，需记录其名称、厂家、出厂日期、生产批号、规格型号、工作条件、维修维护日期、参数设定等信息。

（9）实验过程：是根据设计的内容开始进行实验操作的过程。需翔实记录整个实验过程中的具体情况及观察到的所有反应或现象。从对实验动物着手进行操作直到实验获得结果的全过程，都必须详细记录，如麻醉方法及过程、给药途径及过程、手术步骤及过程、效应观察及（合适载体）记录、取材方法及过程、标本的处理过程、标本的检测过程等。实验动物处死是实验过程的一部分，要记录处死的方法及流程、处死的数量，以及实验动物的尸体收集、保存及处理的方法、日期等。全过程应保留所有的原始记录。

（10）实验结果：实验得出的第一手资料，主要指实验数据；应翔实记录实验过程中所获得的全部实验数据及观察到的现象，如实验实施过程中动物表现的文字表述或影像记录、过程性实验数据记录、动物模型成功率、动物模型死亡率、动物模型的异常表现、行为表现影像、动物形态表现（文字描述或影像记录）、行为学技术检测指标、样本（取材）的得率与样本质量、阶段性结果［包括经固化可长期存储的动物一级标本（尸体/器官/组织/全血）、二级标本（组织包埋块/裱切片或组织芯片/未裱切片/分离血）、直接可辨识的三级标本（可感知的整体或器官组织标本/染色的切片/涂片/组织芯片）、图片或照片样本检测数据（库）、音频数据（库）等］。

（11）实验讨论：对实验的数据结果、实验过程中发现的有价值线索及时进行统计分析，并与本实验设定的目的和目标进行比对，加以思考，有目的地对实验研究方案或研究方向及时进行矫正，对实验过程中所发现的技术性问题进行分析，并提出解决方法、改进技术方法。实验过程中对实验结果的及时分析与思考是很有学术价值的，会抓住"一闪而过的灵感"并及时、准确地记录，往往会成就实验研究的里程碑。

（12）参考文献：实验研究过程往往伴随着文献的不断复习，文献与实验结果之间的反复比照印证是常态。已经发表的文献总体上经过同行科学家的评价认可，应该具有一定的合理性与学术价值，但由于实验条件的非完全一致性，因此，实验结果存在差异不值得惊讶，如果矫正实验条件后实验结果呈现趋势性差异，就值得深究。翔实记录本实验所参考的文献资料并指出其中的参照内容，并非完全是事务性工作，而是树立实验结果的对标物。

（13）记录者签名：要翔实记录参与实验的所有人员，并有个人的签名，最后经课题组组长审核后签名、保存。

2. 动物实验记录的书写与保存

（1）实验记录的书写：实验记录是实验研究过程的原始印记，忠实地留下研究轨迹，是重要的历史文献，所有研究人员都应该加以重视。电子文本的使用为实验记录提供了相对规范和便捷的手段。语言应使用规范的专业术语；计量单位应使用全球标准的计量单位；常用的外文缩写（包括实验试剂等）应符合规范，首次出现时必须有中文注释并要写出英文的全名称，外文译文也应注明其外文全名称。

（2）实验记录的修改：原始实验数据不能任意删除、修改或增减，应该保持原始状态。如必要原因需要作出修改时，应按照要求作出修改：于修改处画一斜线（不能完全涂黑，要保证修改前记录能够辨认），由修改人签字，并标注修改的时间及原因。电子版本的实验记录有更规范标准的修改规则，让任何修改都会留下修改的痕迹。对实验技术/方法和实验程序的修改、补充、更新、添加，也需要根据客观、真实、确切的原则进行标注。

（3）实验记录的形式：如果为计算机、自动记录仪器打印出的图表、数据资料等，要求按顺序粘贴在记录本或记录纸相应位置中，并标注实验日期、时间；实验数据如不宜粘贴，可另行整理后装订成册并进行编号保存，同时于记录本中详细标注，以便需要时进行查对；实验获得的图片、照片等粘贴在实验记录的相应位置上；底片、磁盘、声像等特殊记录的媒体资料，放于统一制作的资料袋内，编号后保存；热敏纸打印的实验记录需保留其复印件；保存于仪器或服务器上的电子数据，需进行备份并注明其对应的数据路径。

（4）实验记录的保存：每项研究课题结束后，原始实验记录必须按归档要求整理归档、保存，实验者个人不得带走；在得到许可的前提下，实验研究人员可复制实验记录供个人使用。

二、动物实验记录软件

实验记录软件也称电子实验记录本，是一种信息记载和处理的软件系统，它汇聚多种来源的实验相关数据，支持记录实验的完整过程、结果，并将其打包成法律法规认可的文件，支持搜索、数据挖掘、协作。历史上，纸质实验记录本、纸质科学论文是科学传承与传播的核心。电子实验记录本安全可靠、便捷、高能、高效，正在逐渐取代纸质记录本。常用的电子实验记录本有下面几种。

（1）InELN 电子实验记录本：中国第一个电子实验记录本，是用于数据追溯的电子实验记录本系统，可供企业、高校或科研机构等使用。

（2）Cambridge E-Notebook 电子实验记录本：E-Notebook 是业界使用最为广泛的电子实验记录本，可供众多领域的研究人员使用。E-Notebook 可以导入一些常用办公软件的数据格式，如 Microsoft Office、PDF、其他图像文件，为研究人员节省了数据录入、重复计算的时间，从而提高工作效率。

（3）iLabber 云端电子实验记录本：iLabber 是一种易于使用、架构灵活的电子实验记录本，提供快速的云端服务，从而有效地控制应用成本。

（4）Agilent OpenLAB ELN 增强型电子实验记录本：是业界领先的软件产品套装组件，可帮助科学家、研究员、实验室管理者快速简单地获取、再利用、共享来自几乎所有分析软件应用程序的科学结果，有效节省时间并促进合作，实现更快获取结果、做出更明智决策的最终目标。

三、动物实验研究报告

研究报告与研究论文不同，研究论文是用研究获得的数据包括实验结果证明一个理论学说、学术观点，或证实一个客观现象，或提供一个问题的解决方案等。所有论据围绕论点展开，材料与方法是为说明证据的可靠性，它只是项目研究得出基于结果的结论表述方式之一。研究报告是研究项目结题后汇总整个研究过程的报告，涉及研究全过程方方面面的每一个环节，全过程客观整体呈现，没有权重，并不要求聚焦结论。在动物实验研究论文中，动物实验设计的合理性及其报告的规范性直接影响其成果向临床研究的进一步借鉴、转化、过渡。设计、实施动物实验的研究者应当充分考虑与动物实验有关的方案，主要涉及动物的数量、特点（包括种类、品系、性别、遗传背景）、住所、饲养，以及所采用的实验方法、统计方法、分析方法（包括使用随机、盲法来减少偏倚）等。

2010 年，《动物实验研究报告指南》（*Animal Research：Reporting of In Vivo Experiments*，ARRIVE）、《动物实验金标准报告清单》（*Gold Standard Publication Checklist*，GSPC）先后发表。这两个报告规范主要针对一般的动物研究，无特殊领域的限定。此后又发表了几个特别适用于临床前药物研究、环境毒理学研究的报告规范。其中，ARRIVE 应用较为广泛。

总之，正确使用动物实验报告规范，尽可能客观、完整、翔实地报告动物实验的实施方法等信息，不仅可以减少实验动物过度使用、确保实验的可操作性及可重复性、促进动物实验向临床试验转化，还能够为动物实验设计、实施、报告、评审、转化提供良好的参考依据。

（王 浩 张鸿雁）

第六章　动物实验操作方法和技术

一个实验研究课题的开展，在确定了动物作为实验对象、确立了实验设计方案后，就进入动物实验的实施阶段。动物实验是一个繁杂过程，所有环节的技术操作影响都会体现在最后的实验结果中，因此，全过程、全指标控制并实现达标、稳定就变得非常重要。对大部分动物实验来说，实验结果的意外表现都几乎源于实验过程的失控。GLP实验室对任何实验研究的每一细节都给予足够的重视，由此才能获得实验室间的互认。

第一节　动物实验过程的影响因素

动物实验的结果会受到很多因素的影响，如实验动物品系、月龄、性别、饲养室环境、饲养条件、动物营养、健康状态、应激程度、麻醉方式、操作过程等。控制影响因素是保证实验结果稳定、可靠的基本要求。在动物实验设计、动物实验过程、实验结果的评判中，对影响因素予以充分的分析与思考，才能够得出接近真实的科学结论。

（1）实验动物因素。健康动物对药物的耐受量更大、对各种刺激的耐受性要强，且实验输出数据稳定，因此一定要选用健康动物进行实验。一些生理性微细差别也会发挥作用，包括实验动物的生物节律、心理或生理状态（如发情周期）等都对实验存在较大影响。例如，发情周期会导致主要生殖激素变化，还会影响前列腺素、血清激素含量，以及对镇痛效应的敏感性，所以雌性动物在性周期不同阶段、怀孕期、受孕期，其机体反应性有较大变化。动物体温升高，对解热药敏感；血压升高，对降压药敏感。机体的有些功能还有昼夜规律性变动，如动物对光照射的敏感性、体温、血糖、基础代谢率、内分泌激素的分泌均发生昼夜节律性变化。另外，不同季节对于动物的繁殖及免疫系统有一定影响，例如，大鼠对巴比妥钠的反应存在季节性变化；动物的体重、性别和年龄在压力感受、抵抗力、体温变化、内分泌、生化指标上也存在差异。

（2）动物的社会性因素。动物的社会性因素最容易被忽略。社会等级是动物世界中最显著的社会行为和基本组织方式。对群体而言，稳定的等级结构可以减少族群内冲突和能量浪费，对个体而言，在社会等级中的地位深刻地影响其生存和繁殖，以及对食物、配偶和住所的选择权。社会等级地位甚至被认为是健康状况的风向标。一个稳定社会等级动物群体可以保证实验的稳定性。

（3）环境因素。动物的感官比人类灵敏，人在操作过程中散发的信息会对动物产生应激。增加实验人员与动物的互动可减少应激，因此在进行神经和感官方面的实验时，实验人员应与动物提前进行适应性接触，这被认为是实验过程的一部分。另外，实验动物饲养环境的微小变化会对动物的行为、生化和生理产生巨大的影响，例如，在其他环境条件恒定不变的情况下，只变换饲养人员就可使小鼠繁殖性能显著下降，这可能与视觉、听觉或嗅觉有关，因此，要保证动物在新环境和更换饲养人员情况下至少适应一周，才能开始实验。除此之外，还要针对不同的实验特性进行个性化饲养，如根据实验制定温度、饮食、生物节律、饲养密度和换笼时间等。

（4）实验因素。在进行标准化动物实验之前，需要考虑实验方法、设备材料、药物制剂、结果分析等对实验结果的影响。在动物实验设计方法上，应加强从生理、生化、免疫等层面全面了解实验动物，强调对实验标的物的理解，将实验动物与实验标的物进行有机联系，排除人为因素对实验本身的干扰，保证实验的确定性。

（5）动物的应激。应激是指当动物体内平衡受到威胁时所发生的生物学反应。不论是急性应激（如疾病、疼痛、攻击、约束等）或慢性应激（如隔离、社群不稳定、丧失控制能力等），都会对动物造成伤害。应激原可以分为营养（如缺乏食物）、物理（如温度）、化学（如毒物）、社会心理（如社会交往）、心理（如认知和感情）和免疫（疾病）。受到刺激后，中枢神经系统调节机体的行为、自律、激素或免疫等来应激重建体内平衡。应激是动物生命活动的一部分，并非总是有害，生物体的进化从一定意义上讲正是各种应激促进的结果。严重的刺激会使动物产生疾病、生长受阻或致不育。在某一具体动物实验中，需要区分良性应激和恶性应激，需要根据具体变量的分值予以评判。

任何一种操作，不管是否引起疼痛，对于动物来说都是一种威胁和刺激，都会影响动物的代谢和内分泌等，如经常抓取小鼠会导致小鼠白细胞数下降，所以在进行实验操作时除了采用麻醉外，还要注意尽量减少重复操作，或者通过技术提升确保操作的标准性和一致性，减少动物应激。当动物遭受到意外刺激时，其神经-内分泌、体液循环，以及机体代谢都会受到影响。所以在整个实验和饲养过程中，操作人员应该亲近、安抚它们以增加信任，特别是对于犬和猴来说，这样可以大大提高它们对痛苦的忍耐和对实验的配合，并且能促进外科创伤的愈合。给药时间、途径、剂量及次数等都会影响实验结果，长期给药试验应有固定的给药时间，给药途径应与受试物临床设计的给药途径相同，给药的次数应考虑药理因素（如药代动力、药效和毒理）。在进行手术操作时，要考虑到麻醉和手术创伤对实验动物的影响：麻醉药的选择要根据实验动物以及动物实验要求来选择，如在制作心梗模型结扎冠状动脉的时候，可以选用戊巴比妥钠进行麻醉，因其对血压和心律失常影响较小；麻醉的深度在整个实验过程中要保持恒定，麻醉过深会使动物处于深度抑制，最终导致死亡，麻醉过浅则会导致动物剧烈疼痛，影响动物生理功能；麻醉会对动物造成影响，长期麻醉会影响实验动物的认知记忆、繁殖性能和神经调节，短期麻醉会影响实验动物的血压、体内代谢系统、视神经传导、神经回路传导等；手术的创伤会影响实验动物的生理和行为认知。

（6）营养因素。饮食可以改变机体的新陈代谢及循环物质（激素、脂质等）的水平，也是科学研究的重要甚至关键部分。实验动物饲料一般分为粗饲料和纯化饲料。粗饲料由多种植物成分组成，其中可能含有异型生物质、非营养物质和重金属，而且植物的生长状况随季节而发生变化，饲料配比中的变量会增多；纯化饲料是经过高度提炼的，不含有异型生物质和非营养物质，且配比公开，消除了饲料引起的实验差异。不同生长发育阶段动物营养需求也不同，繁殖种群要食用繁殖料，成年动物则食用育成料。繁殖料的粗蛋白含量高于育成料，所以涉及动物的交配、妊娠、哺乳阶段的实验要饲喂繁殖料。饲料中的营养因素对动物血液生化指标也有影响，例如，饲料中粗蛋白含量过低会导致大鼠血清中促甲状腺激素、胰岛素等指标降低，粗蛋白含量过高则会引起谷丙转氨酶活性增高。在制作模型时常伴有失血性贫血，或肝肾功能不全引起低蛋白血症，从而导致动物免疫功能低下，应给予高蛋白饲料。

（张笑瑞）

第二节　动物实验基本操作技术

一、实验动物标记方法

在饲养管理和动物实验中，需要通过动物的个别特征或对动物进行特征编号标记识别动物个体。通常使用无损伤、无毒性、操作简单且能长期识别的标记物对动物和笼位进行编号标记。标记物应具有特定的颜色和代码，并记录详细的信息（品种品系、遗传信息、出生日期、来源、动物编号、许可证号、实验名称及人员信息，个别的动物需要记录治疗、手术及育种计划和涉及研究的有害物质等）；还要考虑标号标记是否对动物的生理、生化及行为等产生影响，针对特定的实验选择合适的标号标记方式。

（一）大鼠、小鼠、豚鼠的标记方法

（1）金属耳标：金属耳标是一种短期或永久性的编号标记方式。它可以对动物进行连续编号，而且不同颜色的耳标可以帮助实验分组。但是有些金属耳标含镍，会诱发局部组织过敏，应选择无过敏金属材质的耳标。幼年小鼠佩戴金属耳标容易导致其头部倾斜且容易脱落，所以金属耳标仅适用于成年小鼠，但小鼠之间的相互打斗也会导致耳标脱落。

（2）染色及文身：可使用记号笔或文身系统对小鼠进行短期或永久性的标号标记，它可将实验信息标记于小鼠的耳郭、脚趾、脚垫及尾巴，适用于各年龄段小鼠，且运用灵活广泛。

（3）剪耳和耳洞标记：利用耳朵上的一组特定的凹槽标记，可以对2周龄小鼠在非麻醉状态下进行操作。其标号方式多样，建议标注相应的识别方法。注意：由于创口愈合或小鼠之间的打斗，会导致开口可能会在几周后消失。

（4）剪趾法：通过剪断不同脚趾对动物编号标记。因为剪趾会对小鼠造成损伤和痛苦，同时也对小鼠的步态或负重能力产生影响，所以该法仅限于特殊实验使用（如幼崽的基因鉴定）。对成年鼠操作时还需要对其进行麻醉、镇痛和消毒。

（5）RFID电子标签（无线射频识别技术）：动物皮下植入电子芯片，利用无线射频技术来识别相关信息是最可靠的办法，且长期有效，但成本较高。当微芯片和动物管理软件结合使用时，可以完善实验动物的管理，同时还可以监测体温等生理参数，从而保证实验数据的完整性。需要注意的是，该装置对芯片扫描的距离有一定的限制，还容易受到外源性金属等物质的干扰；动物在进行影像学等设备扫描时，植入的芯片也会干扰成像效果。

（二）兔的标记方法

（1）文身法：可以永久标记，一般选择在耳郭内侧进行文身，这里毛发稀疏，容易辨识。耳郭外侧除了毛发较多影响辨识外，在给药或采血时还会影响耳缘动静脉的找寻，如果操作不当，可能会损伤血管。

（2）耳夹或标签标记：可以用带有编号信息的夹子或标签保定在兔子的耳朵，但容易掉落，仅适用于短期标记。

（3）染色标记：使用染料或记号笔对动物毛发或者皮肤进行标记。染料持续时间较短，需要反复标记。

（4）RFID 电子标签（无线射频识别技术）：将微芯片植入实验兔皮下进行编号标记。该法成本较高。

（三）犬的标记方法

通常使用文身进行编号标记，也可以佩戴有相关信息标识的项圈。另外，也可以皮下植入微芯片，或通过无线射频识别标记。

（四）猴的标记方法

（1）外观特征识别：①头部特征：头部形状、长度和宽度；肤色（交配季节皮肤变红）和斑纹（白斑和斑点）；头顶毛发的形状，包括头发的图案；面部周围的发际线；头发的颜色；眉毛形状；眼睛的形状和颜色；胡须；耳朵形状；嘴巴形状、长度和宽度；鼻孔形状；外部缺损，如伤疤。②身体特征：尺寸；尾巴长度；毛发的颜色和图案；伤疤；步态（例如，因受伤而跛行；老年动物通常行动不便）；行为特征（猕猴具有受遗传易感性、年龄、性别、生殖状况，社会和物理环境影响的个体行为特征）；社交同伴（雌猕猴仍留在出生群体中，因此雌猕猴大部分时间都在一起）。

（2）染色及文身：可使用染料或文身系统对实验猴进行短期或永久性的标号标记。

（3）剪毛标记：通过剪毛进行识别标记，适用于短期识别，无法统一标准且识别难度大。

（4）标签法：给实验猴佩戴有识别标签的颈圈。颈圈容易损坏、积垢，还容易损伤动物。

（5）RFID 电子标签（无线射频识别技术）：通过对动物皮下植入电子芯片，利用无线射频技术进行永久标号标记。

（五）猪的标记方法

（1）耳标法：耳标是一种短期或永久性的标号标记方式。

（2）染色及文身：可使用记号笔或文身系统对猪进行短期或永久性的标号标记，它可将实验信息标记于实验猪的耳朵和身体表面。

（3）项圈法：通过佩戴有信息标识的项圈进行标记。

（4）剪耳或耳洞法：通过剪耳或耳朵打孔，可以对实验猪进行标号标记，还可以标记产仔数等信息。

（5）RFID 电子标签（无线射频识别技术）：通过对动物皮下植入电子芯片，利用无线射频技术来识别相关信息是最可靠的办法，且长期有效，但成本较为高昂。

（六）貂的标记方法

染色和文身法、微芯片法。

（七）鸟的标记方法

实验鸟编号标记的方法通常为足环法，可使用足环钳将足环扣在实验鸟的跗跖上，根据跗跖的尺寸选择合适大小的足环。足环种类较多，其中金属环适宜长期佩戴，可标记品种、年龄等详细信息；塑料环适宜短期佩戴，可根据颜色进行实验分组标记；电子环可以进行身份信息识别和 GPS 追踪。

（八）斑马鱼的标记方法

对于个体斑马鱼，没有实用的标记方法。可以对特定鱼群的缸体进行标号标记。

（九）非洲爪蛙的标记方法

非洲爪蛙的皮肤会脱落，所以不适宜染色或文身标记。非洲爪蛙的脚趾可以重新生长，且剪趾容易导致感染，因此剪趾法也不是一个能够长期识别的方法。可以通过爪蛙表面的皮肤图案或者斑点进行识别，然而，非洲爪蛙的图案或斑点可能会随着季节、年龄等因素而改变。

（1）RFID 电子标签（无线射频识别技术）：可以进行有效识别，但是由于爪蛙为群体饲养，很难识别单个个体。

（2）标签法：将彩色塑料或玻璃珠缝合到爪蛙的皮肤或脚掌表面，或将彩带保定于四肢；标签容易脱落或被摄取，需要注意。

二、实验动物的抓取与保定

当受到外界刺激时动物会出现应激反应，如大小便失禁、面部表情变化或惊叫等。在操作实验动物时，抓取与保定的频率和持续时间对动物影响最大，频繁抓取动物和长期保定会导致其体重下降以及生理、生化指标变化。由于实验动物对外界环境变化较为敏感，实验人员应穿戴合适的防护装备，既能保护实验人员免受过敏原危害，同时也能降低实验动物的应激程度。有些实验动物天生惧怕人类，需要实验人员与实验动物提前适应，早期的相处和适应可能会减少实验动物的恐惧。在日常饲养管理和动物实验中，减少动物应激最好的方式是让实验动物习惯于一些操作，以建立人与动物之间的信任。特别是实验猴，更应该让其提早熟悉实验人员和环境。

动物适应的内容包括：增加与动物相处的时间，尽量减少环境噪声，以轻柔声音与动物交谈，引导并鼓励动物摄取食物和水，用积极的方式与动物互动（如喂食、抚摸），这样动物就不会将工作人员与消极事件联系起来。当实验操作时，应提前让动物适应相关程序，如注射器、需要给药采血的身体部位。有些实验需要对局部进行手术或植入微量注射泵和生物芯片等实验设备，为防止动物舔咬伤口，需要穿戴项圈和马甲。

（一）小鼠的抓取与保定

繁殖期间母鼠表现出较强的防御性，在转移时，应先抓取母鼠、后抓取幼崽，以免母鼠攻击。换笼应取部分原笼盒内的垫料至新笼盒内，以便小鼠更快适应新环境。另外，抓取不同窝幼崽时，应注意抓取工具的消毒去味，以免引起母鼠食仔。

1. 小鼠的抓取

（1）徒手抓取法：在实验操作时，通常用手指夹取小鼠尾巴中前部将小鼠提起，并用另一只手托住小鼠，使它的身体有一定的支撑。抓尾巴时小鼠会感到紧张，出现频繁的排尿或排便，这往往是痛苦、惊吓的信号。这种方式会增加它们的焦虑感，降低与实验人员主动互动的可能性。应将双手合拢，从小鼠下方将其捧起，随后用双手包裹住小鼠。如此抓取，小鼠会主动爬入操作者手中；如果小鼠不熟悉这种抓取方法，可能会立即逃脱，为了避免小鼠逃脱，操作者应将小鼠轻松放置手中 30 s 左右，直到小鼠适应并且逃脱次数减少。习惯了这些步骤的小鼠会表现出嗅探、张望等放松状态。

（2）器械抓取法：通常使用含有橡胶头的长镊，从小鼠后方慢慢接近，小心夹取其颈部上方松弛的皮毛。这是模拟母鼠用嘴叼取幼崽的行为，会减轻成年小鼠的紧张。也可以使用玻璃、塑料器皿或者转移管，将开口端向小鼠移动直至小鼠进入到器皿中。小鼠是穴居动物，会很愿意钻入管内，这样会降低小鼠的焦虑和紧张，也可增加与实验人员的互动。

2. 小鼠的保定

（1）徒手保定：首先将小鼠置于笼盖或其他粗糙表面上，用一只手夹取小鼠尾巴中前部向后拖拽，小鼠会向前爬行，此时另一只手呈握姿从尾根部位向前游离，并给予适当的压力，使小鼠包裹在手中，当游离至头部时，用食指和拇指夹取颈部上方的皮肤，其余手指夹取背部皮肤，使小鼠身体呈一直线。如进一步保定，可用小指勾住尾巴或后肢。

（2）器械保定：保定装置应选用对动物无毒无害的材质，不会对动物和实验人员产生损伤。长期保定还应该满足其基本的生理需求，通风良好以免引起动物的闷热不适。

保定装置的类型繁多，大体分为开放式和封闭式两类，这些大多用于尾部的实验操作，可以根据动物的体形选择合适大小的保定器。首先用手指夹取小鼠尾部中前部位，从保定器的缝隙中将其缓慢地拉入保定器内，在拉入过程中应时刻观察动物状态，如果遇到阻力，可以先行放松，然后再将其拉入。使用限位器保定小鼠时尺度要适中，过紧容易导致动物呼吸困难，过松则使动物活动无限制，影响实验操作。保定器还应设置清洁槽，以便小鼠粪便和尿液很容易被冲洗掉，最大限度地减少交叉污染。

小鼠对红光不敏感，为了减少对小鼠的应激，有些保定器的颜色选用红色。有些实验为了便于查看尾部血管，保定器还加入了红外光等辅助光观察。

（二）大鼠的抓取与保定

大多数大鼠温顺，可以徒手抓取。大鼠自身较重，在抓取时不能像小鼠一样夹取尾巴进行抓取，容易损伤尾巴，并会造成大鼠的恐慌。

1. 大鼠的抓取

实验人员在抓取时，应一只手缓慢地从大鼠尾部向头部靠近，在移动过程中，手掌应贴近其背部，以便大鼠感知并适应手的温度，当拇指移动到其前肢后方时，中指和拇指伸入大鼠前胸并闭合成环状，其余手指轻轻包裹住大鼠，将其缓慢提起。如果大鼠体形较大，可以用另一只手拖住下肢给予支撑。

2. 大鼠的保定

（1）徒手保定：在上述抓取基础上，当拇指移动到大鼠前肢后方时，将拇指伸入大鼠下方并抵住下颌，防止其咬人，食指绕颈部与拇指闭合，其余手指轻轻包裹住大鼠，将其缓慢提起，注意保定的力度要适中，保证胸部正常呼吸。徒手保定的另一种方式是当拇指移动到大鼠颈部时，将拇指伸入到大鼠颈前并抵住下颌，然后用拇指、食指及中指夹取大鼠颈侧的皮肤，将其缓慢提起，其余手指顺势拖住大鼠身体。

（2）器械保定：大鼠的保定装置与小鼠类似，根据大鼠的体形选择合适大小的保定装置。还可以使用毛巾或纱布将大鼠包裹进行保定。

（三）豚鼠的抓取与保定

豚鼠温顺且易于操作，在实验操作时时常会发出尖叫声，偶尔会挣扎和咬人。大多数豚鼠在受到惊吓后会快速逃跑，为了避免受惊和损伤，应尽可能慢慢接近豚鼠。

1. 豚鼠的抓取

最常用的方法是徒手抓取，首先将一只手从豚鼠下方缓慢托起豚鼠的胸腹部，再用另一只手顺势托住下肢。

2. 豚鼠的保定

（1）徒手保定：豚鼠保定最常用的方法为徒手保定，在抓取后用一只手牢牢地抓住豚鼠的前肢并握紧胸部。对于体形较小的豚鼠可以单手进行操作；对于体形较大的豚鼠，在抓取上身的同时用另一只手掌托住下肢，以免造成损伤。胸部挤压时间不宜过久，且抓取力度要适中，避免豚鼠呼吸困难。随着操作次数的增加，大多数豚鼠会逐渐习惯抓取与保定。如果单人操作，也可以将豚鼠放置在平整的台面上，根据实验要求进行操作。

（2）豚鼠生性温顺，一般不适用保定装置进行保定。豚鼠的器械保定一般使用豚鼠保定器，可根据豚鼠的体形选择合适大小的保定器。

（四）兔的抓取与保定

兔子的警觉性很高，一般不喜欢被抓取，会感受到威胁。因其听觉非常敏感，很容易被声音惊吓而逃跑，所以在处理实验兔时应当尽量温和，减少噪声，并进行提前适应和必要的培训。兔的骨骼非常轻且脆弱，但后肢肌肉发达，会通过后肢蹬踹来保护自己，此时如果实验人员处理不当，很容易导致其骨折或者脱臼。因此，在操作时要同时保定住兔的背部和后端，防止其乱踢或挣扎。为避免被兔指甲划伤，应佩戴防抓臂套。

1. 兔的抓取

通常使用徒手抓取实验兔，在抓取时，首先使兔正对实验人员，以防止逃脱，将一只手缓慢地伸入到兔的下方，并位于腋窝下的位置，缓慢托起，另一只手同时托起兔子的臀部承担全部重量。还有一种方式是实验人员用一只手缓慢从后方抓取颈背部松弛的皮肤，同时另一只手托起兔子的臀部。不要直接抓取耳朵、颈背部皮肤、尾巴和四肢，以免造成损伤。

2. 兔的保定

（1）徒手保定：徒手保定的方式较多，可根据实验需求选择合适的保定方式。在抓取实验兔后，将兔的头部放入肘部弯曲处和身体之间，使其观察不到外界环境，此时，一只手拖住臀部，并将整个身体用手臂夹住，另一只手抓住颈背部皮肤，以便进一步控制，防止它试图逃跑。还可以用肘部内侧拖住实验兔的臀部，用手臂和身体将实验兔身体夹住，夹取力度要适中，防止胸部受到挤压，手指夹住兔的前肢，另一只手抓住颈背部的皮肤进行保定。如果对兔的腹部进行观察，可以将手环绕在腋窝下方，保定住兔的胸部，另一只手托住臀部，并将兔的背部紧贴住实验人员的身体。

（2）器械保定：实验兔的保定装置大多数都是金属或塑料材质制成，暴露头部和耳朵。可以根据兔的体形和长度，调整装置上的颈部开口和限位器，但如果兔在这些装置中挣扎，很可能会损伤它们的身体或四肢，为了降低应激，可以在操作前用柔软的材质覆盖住兔的眼睛，同时还可以在装置中添加吸水尿布以增加保定舒适度。如果要对更多部位进行实验操作，可以使用兔专用裹布，通过多个边翼将动物包裹在其中，实验人员可以根据实验要求来定位边翼位置，从而暴露出相应的操作部位。

（五）犬的抓取与保定

大多数实验犬使用徒手抓取与保定，这有助于实验前的适应。在保定期间，大多数犬对外界环境反应良好；而对于暴躁易怒的实验犬，则需要加大保定力度或者给予镇静，以防止咬伤或抓伤实验人员。

1. 犬的抓取

在徒手抓取时，首先用一只手臂轻柔地环绕在颈部以下位置来控制头部，另一手手臂则抱住身体其他部分，将实验犬抱至平整台面上。

2. 犬的保定

（1）徒手保定：在徒手保定时，需要一只手托住下颌部位，另一只手抓住后颈背部的皮肤。如果需要对实验犬进行给药或采血时，一只手托住下颌部位，使实验犬蹲坐在台面上，另一只手抓取手臂。如果需要对实验犬进行心电图测试等实验时，则用双手各抓住实验犬前后肢，使其侧卧在操作台面上。

（2）器械保定：对于暴躁易怒的实验犬，可以佩戴尼龙等透气材质的嘴套，防置咬伤实验人员。在对实验犬进行采样、给药或收集生理数据时，可以使用悬吊装置来保定。实验犬的腿部需要额外支撑。要为外生殖器留取额外的开口，以便及时排出粪便。要特别注意的是，在保定期间，需要实验人员持续观察，保定的时间应该符合规范。

（六）猪的抓取与保定

大多数实验猪的性情温和，但可能会出现防御行为，特别是繁殖期间的公猪和母猪，当出现竖毛、头部和尾巴摇晃时说明会攻击。实验人员应缓慢、安静地接近实验猪，蹲伏在实验猪身旁，用手抚摸实验猪的腹部，并轻声与其交谈。

1. 猪的抓取

对于体形较小的实验猪，实验人员可以站在猪的后方，双手放在猪两侧腋窝处，并用双手包裹住胸部将其抬起。如果动物试图逃跑，可以抓住后腿代替抓取。对于体形较大的猪，可以使用套杆进行抓取。不应抓取猪的尾巴和耳朵。

2. 猪的保定

（1）徒手保定：对于体形较小的实验猪，一般使用徒手保定，在抓取猪后实验人员用手臂托住猪的胸部，另一只手抓取后肢并保定。这种方法适用于颈背部的实验操作。如果要对腹部进行实验操作，可以在抓取后将猪的前肢或后肢立于地面。

（2）器械保定：一般使用悬吊装置来保定猪，根据体形选择合适尺寸的悬吊装置，适用于各种实验操作。还可以使用猪鼻套杆保定住猪的鼻端，猪出于本能反应会与套杆拉力相反方向用力，并与实验人员僵持，此时可以对其进行实验操作，这仅适用于体形大的实验猪。

（七）猴的抓取与保定

在处理猴时，实验人员除了穿戴防护装备以外，还应佩戴专用的皮手套。应根据实验猴的种类和大小来选择相应的手套，在处理大型实验猴时手套应保证坚固性，如果要获得更高级别的保护，可以佩戴附加护套和手臂护套来防止咬伤、抓伤。在处理小型实验猴时，手套应保证灵活性和柔软性。在操作期间，还要保持实验室的门关闭，在打开笼门时，开口应刚好够实验人员的一只手臂进入，防止动物逃逸。在徒手抓取时，实验人员的手应呈拳头状从实验猴的后方靠近，这是为了降低咬伤手指的可能性。

1. 猴的抓取

在被抓取和固定时，猴会认为是一种侵略行为，会表现恐惧和反抗，甚至伴有攻击，从而增加操作困难和风险。同时猴还会产生一些生理反应导致实验数据偏差，所以需要减少操作过程中对动物的应激压力。在实验猴的幼年就应该开始进行培训，让其习惯于实验人员及实验程序，这将有助于实验人员操作，如身体检查、伸出肢体用于给药、采血、张口进行口腔检查、自愿进入猴笼等。

只有在无法实现上述目标时，才会借助挤压式猴笼进行抓取。由于挤压笼会导致实验猴损伤、腹泻、直肠脱垂等不良反应，同时还会对其他猴笼内的猴产生应激，所以在抓取前，应该训练猴适应挤压式猴笼的使用过程，以免猴在挤压过程中过度紧张或受伤。在抽拉挤压网片时，要保证猴的一侧朝向笼前，这个体位能够暴露实验操作部位，便于实验人员操作；在抽拉过程中，还要注意挤压片的缝隙不要夹到尾巴和手指。不要使用挤压笼作为饲养笼，避免增加心理负担。

当实验猴被挤压到笼前时，可以使用徒手抓取或猴杆-颈圈装置抓取。使用徒手抓取时，一名实验人员抓住猴的一侧手臂并保定，然后另一名实验人员打开猴笼，在第一名实验人员的配合下，抓住猴双臂放在背后，并向上提起进行抓取。注意，应抓取猴上臂，在抓取时不要向后拉扯以免造成脱臼或骨折。对于体形较大的实验猴，可以使用猴杆-颈圈装置抓取，这种装置适用于各种实验猴，且对动物影响较小。它是由颈圈和猴杆组成，其中颈圈由金属或塑料制成，并在两侧各有一个开口，猴杆的顶端有一个活动锁扣，可以通过开关控制锁扣开启或关闭。在使用该装置前应对实验猴进行训练，以便其适应操作。在抓取时，一名实验人员将猴杆顶端的锁扣钳于猴颈圈上的开口，并保定动物，另一名实验人员打开猴笼，将猴杆顶端的锁扣钳于颈圈另一个开口，然后解锁之前的猴杆，并缓慢地提起猴杆进行抓取，此时猴的四肢会抓住猴杆。

捕捉网主要用于捕捉逃逸的猴和群体饲养的猴。使用捕捉网，实验人员可以在安全距离对猴进行有效抓取，但其对动物的刺激极大。在选择捕捉网时，应根据动物的体形选择合适的尺寸。一旦捕获，应等待动物镇静后进行抓取，避免由于动物挣扎和反抗而产生损伤，必要时可使用镇静类药物。

2. 猴的保定

（1）徒手保定：是一种相对便捷和快速的方法，适用于短时保定，对操作人员的技术要求较高，如果操作不当，猴很容易脱臼或骨折，同时实验人员也有被攻击的风险，所以应当经过严格的培训，在保定前还需对猴进行适应性训练。

在保定小型实验猴时，实验人员一只手放于实验猴手臂下方，拇指伸入背部，其余四指伸入到胸前，手呈握杯状将胸部包裹起来，注意力度要适中，保证其正常呼吸，另一只手顺势保定住下肢。在保定大型猴时，实验人员抓住猴两侧肘部以上的手臂，并将其放在背后进行保定。

（2）器械保定：一般使用机械装置进行保定，这些装置通常由塑料或金属制成。在使用这些装置前，需要对实验猴进行提前培训和适应。①猴保定管：一般对体形较小的猴使用，实验人员可以根据体形大小选择合适的装置，通常使用徒手抓取猴并放入保定管中。在保定过程中注意避免过度拉扯，防止动物脱臼或骨折，另外保定时间不宜过长。②猴保定椅：这种装置被广泛应用于猴的实验。它适用于各类实验猴，安全性高，操作便捷。猴椅可调，可以调整至舒适的状态进行保定，适合长时间保定。还可以对猴椅自行设计和改造，以满足不同的实验需求。对于体形较大的猴，实验人员可以使用猴杆-颈圈装置将猴移动并保定在猴椅上。对于体形较小的猴，可以徒手抓取并保定在猴椅上。在选用猴椅时应该保证猴的四肢能够正常伸展,可调节的部分(包括可上下移动的底座/座椅、定位器)应该适应个体的身体特征,尾部位置和长度、臀部长度、肢体长度和姿势的变化等都需要考虑。猴椅表面应光滑平整,防止擦伤。猴椅的车轮应配备静音轮并带脚刹。

(八)斑马鱼的抓取与保定

斑马鱼被覆黏液层,作为对抗感染的屏障。斑马鱼对环境变化,如光、噪声和振动等敏感,所以在处理过程中应尽量避免,特别注意避免长时间暴露在外界空气中。

1. 斑马鱼的抓取

可以使用湿润的网或容器进行抓取。

2. 斑马鱼的保定

对于成年鱼和未成年鱼,可以用手指保定背部或腹侧卧位保定斑马鱼。对于成年斑马鱼,还可以配合湿润的海绵使用。操作期间避免与眼睛和鳃的直接接触,同时用湿润的布料覆盖住斑马鱼的表面。也可以使用麻醉剂进行保定。

幼年斑马鱼体形微小,难以保定。一般将它放在 5%甲基纤维素黏液中进行保定。这种高度黏稠的培养基可预防鱼类快速移动,同时不影响发育。

(张笑瑞)

第三节　动物实验常用麻醉与外科技术

一、实验动物的麻醉

麻醉是指以药物或其他方式,抑制动物局部或整体神经组织的活性,使动物部分或整个身体完全失去感觉。止痛是指失去痛觉。镇静是指动物对周围环境失感但能感知疼痛。止痛与镇静可以在术后有效缓解动物疼痛。根据动物福利法则,施行任何形式的动物手术或进行有创伤的动物实验时,都必须在麻醉状态下进行,术后进行适当止痛与镇静。麻醉、止痛、镇静药物须选择经 IACUC 批准认可的药品,并且在操作过程中必须严格按照操作规程进行。根据实验的要求及动物的种类选择麻醉药物、麻醉方法、麻醉深度,而且在整个实验过程中必须保持恒定。

1. 全身麻醉法

全身麻醉法主要有吸入麻醉法和注射麻醉法。

(1)吸入麻醉。吸入麻醉是将挥发性或气体麻醉剂经呼吸道吸入体内产生麻醉效果的方法。麻醉吸入剂能精确控制麻醉深度,是持续时间超过 30 min 或主要外科手术的首选药物,可以通过面罩、气体导管或在安全的容器中输送。最常用的吸入剂是异氟烷,起效快,恢复时间短,不会使心脏对儿茶酚胺诱发的心律失常敏感,心脏抑制少;另外还有氟烷、七氟烷、甲氧氟烷、安氟烷等。

异氟烷吸入麻醉适用于各类小型实验动物的全身麻醉，如小鼠、大鼠、兔、犬等。将异氟烷液体倒入麻醉机中，将动物放入透明、方便观察的容器先做诱导麻醉，待动物自行倒下后立即取出。此时动物肌肉松弛，角膜反射迟钝，皮肤痛觉消失，可转移至操作台进行实验操作。实验过程中继续维持异氟烷的吸入麻醉，维持麻醉深度直至实验结束。

（2）注射麻醉。注射麻醉是实验室最常用的麻醉方法之一，麻醉时间一般较长，多用于需要长时间麻醉的动物实验，一次给药可以保持较长时间的麻醉状态，麻醉过程平稳。注射方式包括静脉、肌肉、皮下、腹腔注射等。但是麻醉药物使用的剂量及麻醉的深度难以掌握，一旦过量，易导致动物中枢抑制而死亡。常用的注射麻醉药有戊巴比妥钠、硫喷妥钠、氯丙嗪等。

戊巴比妥钠呈白色粉末状，使用时配制成1%～3%的生理盐水溶液。其麻醉特点是安全、毒性小、麻醉潜伏期短、维持时间较长。大鼠、小鼠、豚鼠常采用腹腔注射，犬、猫、兔等动物可采用静脉注射。根据体重给予麻醉量；若于实验过程中苏醒，可追加麻药，一般不超过初次给药量的1/3。

2. 局部麻醉法

局部麻醉有表面麻醉、区域阻滞麻醉、神经干（丛）阻滞麻醉等。

表面麻醉的常用麻醉药为利多卡因等，利用局部麻醉药的组织穿透作用，透过黏膜，阻滞浅表的神经末梢。局部浸润麻醉的常用药为普鲁卡因，沿手术切口逐层注射局部麻醉药，阻滞组织中的神经末梢。区域阻滞麻醉的常用药为普鲁卡因，在手术区四周、底部注射麻醉药阻断疼痛的传导。神经干（丛）阻滞麻醉的常用药为利多卡因，于神经干（丛）的周围注射麻醉药，阻滞其传导，使其所支配的区域无疼痛。椎管内麻醉，常适用于大型动物（如猪、马、牛、羊等），常用药为普鲁卡因、可卡因等，在椎管内注射麻醉药，阻滞脊神经的传导。

3. 常用实验动物麻醉药

几种常用实验动物麻醉药及其剂量见表6-1～表6-5。

表6-1　小鼠常用麻醉剂

小鼠	麻醉剂	剂量	注释
全身麻醉剂	异氟烷	2%～5%	可用于取血、造模、手术等；2 min 麻醉，2 min 复苏；开胸类手术
	戊巴比妥钠	40～85 mg/kg 腹腔注射	短效麻醉剂
	硫喷妥钠	1%溶液腹腔注射 0.1～0.3 ml/只	—
	克他命/甲苯噻嗪	克他命：80～120 mg/kg 甲苯噻嗪：10～15 mg/kg	适用于手术：皮下或腹腔注射 0.01～0.02 ml 生理盐水/g 体重
局部麻醉剂	普鲁卡因	不超过 4 mg/kg	4～8 h 麻醉
	利多卡因	—	1～2 h 麻醉
止痛剂	丁丙诺菲	0.05～0.1 mg/kg 皮下注射	8～12 h 有效时间
	卡诺芬	5 mg/kg 皮下注射	24 h 有效时间
	氟尼辛	2.5 mg/kg 皮下注射	12 h 有效时间
	哌替啶（杜冷丁）	10～20 mg/kg 皮下注射	2～3 h 有效时间
	美洛昔康	1～2 mg/kg 皮下注射	24 h 有效时间

表 6-2 大鼠常用麻醉剂

大鼠	麻醉剂	剂量	注释
全身麻醉剂	异氟烷	2%～5%	可用于取血、造模、手术等；2 min 麻醉，2 min 复苏；开胸类手术
	戊巴比妥钠	35～40 mg/kg 静脉、腹腔注射	短效麻醉剂
	克他命	75～100 mg/kg	适用于手术
	甲苯噻嗪	5～10 mg/kg	皮下或腹腔注射 0.01～0.02 ml 生理盐水/g 体重
局部麻醉剂	普鲁卡因	—	8～12 h 麻醉
	利多卡因	—	1～2 h 麻醉
止痛剂	卡泊芬	0.01～0.05 mg/kg 皮下注射	8～12 h 有效时间
	卡诺芬	5 mg/kg 皮下注射	24 h 有效时间
	氟尼辛	2.5 mg/kg 皮下注射	12 h 有效时间
	哌替啶（杜冷丁）	10～20 mg/kg 皮下注射	2～3 h 有效时间
	美洛昔康	1～2 mg/kg 皮下注射	24 h 有效时间
镇静剂	克他命	22 mg/kg 腹腔、皮下注射	恢复时间较长
	Telazol	15～30 mg/kg 皮下注射	
	乙酰丙嗪	2 mg/kg 腹腔、皮下注射	
	氯丙嗪	1～2 mg/kg 腹腔、皮下注射	
	安定	2.5 mg/kg 腹腔注射	

表 6-3 兔常用麻醉剂

兔	麻醉剂	剂量	注释
全身麻醉剂	异氟烷	1%～4%	可用于取血、造模、手术等；2 min 麻醉，2 min 复苏；开胸类手术
	戊巴比妥钠	20～45 mg/kg 静脉注射	可能抑制呼吸，甚至导致呼吸暂停
	硫喷妥钠	15～25 mg/kg 静脉注射	可能抑制呼吸，甚至导致呼吸暂停
	克他命/甲苯噻嗪	克他命：35～50 mg/kg 甲苯噻嗪：5～10 mg/kg	皮下或肌肉注射，不适用于大型手术
	克他命/甲苯噻嗪	克他命：10 mg/kg 甲苯噻嗪：1 mg/kg	静脉注射，不适用于大型手术
	Rabbit Cocktail	0.5～0.7 ml/kg 腹腔、皮下注射	—
	Ketamine/Acepromazine	Ketamine：10 mg/kg 静脉注射 Acepromazine：0.25～0.5 mg/kg 静脉注射	应先给予一半剂量，并观察动物表征。不适用于大型手术
	丙泊酚	5～9 mg/kg 静脉注射	缓慢注射
	盐酸美托嘧啶	0.25～0.5 mg/kg 肌肉注射	与克他命或丙泊酚同时使用
止痛剂	吗啡	2～5 mg/kg 皮下、肌肉注射	4 h 有效时间
	布托菲诺	0.1～0.5 mg/kg 皮下注射	4 h 有效时间
	卡泊芬	0.01～0.05 mg/kg 皮下、静脉注射	6～12 h 有效时间

兔	麻醉剂	剂量	注释
止痛剂	盐酸纳布啡	1～2 mg/kg 肌肉注射	4～5 h 有效时间
	木聚糖	3～5 mg/kg 皮下注射	—
	Tyleno lelixer	2～4 mg/kg 饮水	手术前 2～3 h 使用
	卡诺芬	4 mg/kg 皮下注射	24 h 有效时间
	酮洛芬	2～3 mg/kg 皮下注射	24 h 有效时间
	美洛昔康	4 mg/kg 皮下注射	24 h 有效时间
镇静剂	克他命	20 mg/kg 腹腔注射 30～40 mg/kg 皮下注射	—
	乙酰丙嗪	0.25～1.0 mg/kg 皮下、肌肉注射	
	氯丙嗪	1～2 mg/kg 静脉、肌肉注射	
	地西泮	1～2 mg/kg 静脉、肌肉注射	

表 6-4　犬常用麻醉剂

犬	麻醉剂	剂量	注释
全身麻醉剂	异氟烷	1%～4%	可用于取血、造模、手术等；2 min 麻醉，2 min 复苏；开胸类手术
	阿托品	0.03～0.1 mg/kg	静脉，肌肉，皮下注射
	戊巴比妥钠	20～30 mg/kg 静脉注射	可能抑制呼吸，甚至导致呼吸暂停，可持续 1～4 h
	硫喷妥钠	20～25 mg/kg 静脉注射	可能抑制呼吸，甚至导致呼吸暂停
	乌拉坦	1000 mg/kg 静脉注射	持续睡眠

表 6-5　猪常用麻醉剂

猪	麻醉剂	剂量	注释
全身麻醉剂	异氟烷	1%～4%	可用于取血、造模、手术等；2 min 麻醉，2 min 复苏；开胸类手术
	戊巴比妥钠	300～500 mg/kg 肌肉注射	可能抑制呼吸，甚至导致呼吸暂停，可持续 1～4 h
局部麻醉剂	普鲁卡因	—	8～12 h 麻醉
	利多卡因	—	1～2 h 麻醉
镇静	氯胺酮	10～15 mg/kg 肌肉注射	20～30 min

4. 动物麻醉要注意的几个问题

（1）麻醉药品属于管制药品，需要按照国家规范严格管理。在使用过程中，对易挥发、易燃、易爆的麻醉药品，如异氟烷等，使用时应远离火源。存放时要置于阴凉处。

（2）要注意各种麻醉药的剂量、给药途径，应准确按体重计算麻醉剂量，任何麻醉药使用过量均可引起中毒。由于动物存在个体差异，文献介绍的剂量仅作参考使用。

（3）动物在全身麻醉前，应保证充分的饮水。大型动物全身麻醉前应禁食 8 h 以上，避免呕吐呛咳。家兔或啮齿类动物无呕吐反射，术前无须禁食。

（4）麻醉前，应检查麻醉剂质量、数量是否满足要求，麻醉固定器具是否有破损（漏气或堵塞），有关麻醉中毒急救品、器材是否准备齐妥，以应急需。麻醉过程中，静脉注射麻醉药物时要缓慢推注，并随时观察角膜反射、呼吸频率等指征；动物麻醉及恢复过程中会出现低体温，需要对其进行保暖；5 min 以上的麻醉/镇静，应涂抹眼膏，防止眨眼反射丧失而引发角膜损伤。麻醉后必须保持动物气道的通畅及组织的血供。

二、动物实验外科手术

实验动物手术种类繁多，范围、大小、复杂程度不同，手术过程的顺利与否取决于理论和基本操作的熟练程度。术前准备、手术操作、术后管理是手术过程的三个环节。

1. 术前准备

（1）动物准备：提前单独饲养并注意观察。术前应禁食禁水，避免手术过程中发生呕吐，大动物术前 8~24 h 禁食，术前 6 h 禁水；啮齿类动物如是肠道手术，术前禁食；反刍动物术前 24~36 h 禁食，术前 6 h 禁水。

（2）手术准备：清洗消毒，术前进行空气消毒；手术台清洗消毒，手术器械灭菌消毒，准备辅料、止血及消毒耗材等。

2. 基本手术操作

（1）备皮。备皮就是手术切口部位皮肤区域的准备，包括局部显露、剃毛、清洗除垢、消毒、洞巾铺设等。

（2）皮肤切开。根据实验要求确定手术切口的部位、方向及长短。动物的浅筋膜比较松弛，皮肤的移动度大，所以切开时先绷紧皮肤，将刀刃与皮肤垂直，用力适当，一次切开皮肤全层，切缝整齐而不偏斜。

（3）止血。止血是手术操作中的重要操作。止血完善与否直接影响手术视野显露、手术操作，而且关系到失血、切口愈合、血肿、感染等。术中止血必须准确、迅速、可靠。①预防性止血。术前 1~2 h 内可以使用一些促凝药物以减少术中出血。常用的预防性止血剂有 10%氯化钙、10%氯化钠。局部麻醉时，配合应用肾上腺素，即于 1000 ml 普鲁卡因溶液中加入 0.1%肾上腺素 2 ml，利用其收缩血管的作用，减少手术部位出血。在四肢末梢、阴茎、尾部手术时，可在手术部位的上方临时缠以止血带。②术中止血。手术中出血，一般可先用灭菌纱布或拧干的温热盐水纱布按压止血，避免用干纱布擦拭，以防组织损伤。用止血钳沿与血流垂直方向夹住血管断端，停留一段时间后取下止血钳。压迫无效或较大血管出血时用结扎止血，用止血钳逐个夹住血管断端，要夹准、夹牢，再用丝线结扎止血。电刀凝血，以电刀加热烧灼血管断端，使血液、组织凝固，从而止血。内脏出血时，可用纱布吸净积血，然后将止血粉、云南白药或凝血酶等涂撒创面，稍加压止血。

（4）组织分离法。分离组织的目的在于充分显露，开辟手术径路。操作时要注意以下原则：于同一平面上力求一次垂直切开，以确保切口边缘整齐，禁止斜切、锯切，以减少损伤，便于愈合。切多层组织，必要时可以按组织分层切开，切口大小应适当。分离大块肌肉，一般沿肌纤维钝性分离，避免切割肌肉。

组织分离方法有两种。①锐性分离法：使用刀、剪等锐性器械直接切割，该法用于皮肤、黏膜、各种组织的精细结构、紧密粘连的分离。②钝性分离法：使用刀柄、止血钳、剥离器或手指等分离肌肉、筋膜间隙的疏松结缔组织，推插剥离。

软组织分离，要求按解剖层次逐层分离，保持视野干净、清楚，原则上以钝性分离为主，必要时也可使用刀、剪。结缔组织的分离，用血管钳插入撑开作钝性分离；对薄层筋膜确认没有血管时可使用刀剪，对厚层筋膜边分离边切割，避开血管和神经；使用血管钳作钝性分离时，应慢慢地分层，由浅入深，避开血管；若需用锐器，应事先用两把血管钳作双重钳夹（有时甚至结扎），再于两钳之间切断。肌肉组织的分离，应在间隙顺肌纤维横向作钝性分离，肌肉组织内含小血管，若需切断，应事先用血管钳作双重钳夹，结扎后才可剪断；血管神经的分离，顺其直行方向，用玻璃分针小心分离，切忌硬性牵拉，粗大神经禁止切断。

（5）缝合法。缝合时断端组织对合，保持适当的张力强度，以便组织能顺利修复直至伤口愈合，且不致影响功能。缝合前彻底止血、清创，缝合时应垂直进针，按缝针的弧度出针；对大动物大切口，应依照解剖层次分层缝合，不留死腔；缝线密度适当，一般间距 0.5～1 cm，尽量保证留线张力相等。根据缝针大小、缝合要求选择合适的持针器，于持针器前 1/3 处夹针体后 1/3 弧处，缝合过程中缝针不晃动、不松动及不转向。缝合方法很多。①间断缝合，是最常用的缝合方法，一般组织均可采用，进针/出针点离开创缘一定距离，保持针尖距相等，从皮肤切口中心开始，对称缝合，一针一结，各缝线互不相连。②连续缝合，常用于缝合腹膜及胃肠道等，缝合速度较快，并有一定的止血作用。③毯边缝合，常用于皮片移植缝合、胃肠吻合时缝合后壁全层等，边缘对合整齐，有一定止血作用。④褥式缝合，常用于胃肠道、血管等处的缝合。⑤减张缝合，常用于缝合皮肤，可与其他缝合并用，其特点是缝线的出孔距创缘较远（2～4 cm）。⑥荷包缝合，常用于缝合胃肠道小穿孔及包埋阑尾残端等。⑦"8"字形缝合，常用于缝合筋膜、腱膜、肌肉等，缝针的入孔、出孔要对称，距创缘 0.5～1 cm。缝线松紧适宜。打结集中于创缘的同一侧。

拆线时，根据创口缝合情况，可决定分次拆除或一次拆除。创口化脓时，根据治疗需要拆除全部或部分缝线。拆线前，于缝合处尤其在缝线、针孔上，需用碘酒、酒精消毒。

3. 几种经常做的手术

1）颈部手术

几种常用的颈部手术主要过程介绍如下。

（1）气管插管术：以兔为例。手术前，麻醉动物，仰卧位固定，备皮。然后用解剖刀在颈部自甲状软骨下缘沿下中线剪一长 3～5 cm 皮肤切口，暴露胸骨舌骨肌。用血管钳插入左右胸骨舌骨肌之间，作钝性分离（也可用两食指分离）。将两块肌肉向两边拉开，暴露气管约 3 cm。用弯头血管钳将气管与背后的结缔组织分开，穿线备用。用解剖刀或手术剪在甲状软骨下 1 cm 处的气管两软骨环之间作一倒 "T" 形切口。切口不宜大于气管直径的 1/3。用棉球清理血液或分泌物，以保证呼吸道通畅。然后用镊子夹住切口一角，将适当口径的气管套管由切口处向胸端插入气管内，用备用线扎牢并固定于气管上，以免脱落。

（2）颈部血管分离及插管术：分离神经、血管，在神经或血管附近结缔组织中插入止血钳，顺着神经、血管走行方向撑开止血钳，剥离周围结缔组织。分离细小神经或血管时，先用蚊式止血钳或玻璃分针沿神经血管方向分开周围组织，再用玻璃分针将神经或血管分离出来。最后用眼科镊子在神经或血管的下面穿过细线，以备将神经或血管提起及结扎用。分离术完毕后，纱布盖切口。

（3）颈外静脉-右心房插管术：颈外静脉插管常用于注射各种药物、取血、输液、测量中心静脉压。兔、犬的颈外静脉较粗大，是头颈部的静脉主干。颈外静脉很浅，位于颈部皮下胸锁乳突肌的外缘。分离时将皮肤切开，用手指在颈皮肤外面向上顶起，即可看到呈暗紫红色的颈外静脉，用钝头止血钳或玻璃分针沿血管走行方向将静脉周围组织分离。颈外静脉插管前，首先准备内径为 0.1～0.2 cm 的塑料管或硅胶管，插入端剪成斜面，钝缘，另一端连接输液或静脉压测量装置。插管时先用动脉夹夹住静脉近心端，待静脉充盈后再结扎远心端。用眼科剪在静脉上靠远心端结扎处，呈 45°剪一马蹄形小口，约为管径的 1/3 或 1/2，插入导管。将备用线打一个结，取下动脉夹，把导管慢慢向右心房方向送至所需长度。测量中心静脉压时，需插入兔约 5 cm、犬约 15 cm，此时导管口在上腔静脉近右心房入口处，可从中心静脉压监测仪中观察到液面停止下降并随呼吸明显波动，即可结扎固定导管。颈外静脉用作注射、输液等，导管一般送入 2～3 cm即可。

（4）颈总动脉的分离与插管：颈总动脉导管作测量动脉血压或动脉放血用。颈总动脉位于气管外侧，其腹面被胸骨舌骨肌、胸骨甲状肌所覆盖。分离两条肌肉之间的结缔组织，可找到呈粉红色较粗大的血管，用手指触之有搏动感，即为颈总动脉。颈总动脉与颈部神经被结缔组织膜束在一起。用左手拇指、食指抓住颈皮、颈肌，以中指顶起外翻，右手持蚊式止血钳或玻璃分针，顺血管神经的走行方向分离出颈总动脉。操作时应注意颈总动脉在甲状腺附近有甲状腺前动脉，分离时注意保护。分离过程中需及时用生理盐水湿润手术野，擦拭血液。为了便于插管或作颈总动脉加压反射等操作，颈总动脉应尽量分离得长些（大鼠、豚鼠 2～3 cm，兔 3～4 cm，犬 4～5 cm）。颈总动脉插管内充满肝素生理盐水溶液。分离的颈总动脉下置两根备用线，用一根结扎动脉远心端，将近心端用动脉夹夹住，另一根线打一活结于动脉夹与远心端结扎线之间。血管切口同颈外静脉。导管插入动脉管腔 1～2 cm，然后用线打结，其松紧以放开动脉夹后不致出血为度。结扎固定后再围绕导管打结固定以免导管滑脱。

2）胸部手术

以兔为例，家兔左右两侧胸腔不通，心脏在纵隔中。家兔仰卧位固定、备皮，由胸骨柄窝上方 1 cm 向胸骨柄正中作 5～6 cm 皮肤切口。然后对胸骨柄窝上方的颈阔肌进行分离，分离不宜过深，以免损伤静脉，分离方向紧贴胸骨柄下，用粗剪刀沿胸骨柄正中剪开以免剪破胸膜。最后用粗棉线穿过切开的胸骨柄牵引扩张，充分暴露心脏。在使用剪刀时，要注意向上挑起以防剪破胸膜；术中出血，先用止血钳将出血点夹住，再用线结扎止血。纵隔内，可行胸腺、心脏或和大血管手术。

3）腹部手术

以兔输尿管插管术为例，先麻醉，仰卧位固定，剪去耻骨联合上腹部被毛；然后作耻骨联合上缘向上的下腹部正中切口，长 3～4 cm；再用手术剪沿腹白线剪开腹壁及腹膜，注意勿伤腹腔内脏器官。寻找膀胱，并将其翻出腹外，于膀胱底两侧找到输尿管。注意术中用温热盐水纱布覆盖手术视野，以保持腹腔内温度与湿度。找到输尿管后，在输尿管靠近膀胱处用丝线扣一松结备用，用弯头小镊或小指托起输尿管，用眼科剪在其上剪一小斜口（呈 45°，约为输尿管直径的 1/2），从小口处向肾脏方向插入导尿管（事先充满生理盐水），并用备用丝线固定之，防止滑脱。插好后可见管内有尿液流出。插管要轻，防止插伤。

4）股部手术

（1）股动脉/股静脉/股神经分离术：股三角内的股动脉、股静脉、股神经，处于一层深筋膜之下。分离时，可用蚊式止血钳于耻骨肌与缝匠肌交点处小心地沿缝匠肌内侧缘分离，并将缝匠肌后部轻轻向外拉开，其下方即见深筋膜包围着的血管神经束。仔细分离深筋膜后，血管、神经即完全暴露。股静脉位于内侧，股神经位于外侧，股动脉位于中间。用玻璃分针或蚊式止血钳小心分离各血管、神经之间的结缔组织膜，并穿线备用。

（2）股动脉、静脉插管术：兔的股静脉插管，用蚊式止血钳分离出一段股静脉，于其下方穿两条线，一条先在静脉远心端结扎，再用小镊子将近心端静脉管前壁轻轻提起，用眼科剪直剪，呈 45°，剪开血管直径的 1/3，血管切口面呈倒"V"样的斜切面，然后将静脉导管插入，并用另一条线将导管固定于静脉腔内。如要从股动脉放血或快速注射高渗葡萄糖溶液或输血时，就须做动脉插管。插管前先要在套管内充满 0.5%肝素，插管方法同上。

4. 实验动物急救

对重要实验动物或珍贵动物，当实验进行中因麻醉过量、大失血、窒息等各种原因，使动物心跳减弱甚至停止，血压急剧下降甚至测不到，呼吸极慢而不规则，甚至出现呼吸停止、角膜反射消失等症状时，应立即进行急救。对犬、猪、兔、猫常用的急救措施如下。

（1）辅助呼吸。按压动物胸廓进行人工呼吸。如有电动呼吸器，可行气管插管再连接呼吸器进行辅助呼吸。大鼠 50 次/min，每次 8 ml/kg，即 400 ml/（kg·min）；兔、猫 30 次/min，每次 10 ml/kg，即 300 ml/（kg·min）；犬 20 次/min，每次 100 ml/kg，即 2000 ml/（kg·min）。

（2）注射强心剂。可以静脉注射 0.1%肾上腺素 1 ml，必要时直接作心脏内注射。肾上腺素能够增强心肌收缩力，使心肌收缩幅度增大，加速房室传导速度，扩张冠状动脉，增强心肌供血、供氧及改善心肌代谢，刺激高位及低位心脏起搏点等。当动物注射肾上腺素后，如心脏已搏动但无力时，可从静脉或心腔内注射 1%氯化钙 5 ml。钙离子可兴奋心肌紧张力，从而使心肌收缩加强、血压上升。

（3）注射呼吸中枢兴奋药。可静脉一次注射 25%尼可刹米 1 ml，此药可直接兴奋延髓呼吸中枢，使呼吸加速、加深，对血管运动中枢的兴奋作用较弱，在动物抑制情况下作用更明显。也可静脉一次注射 1%山梗茶碱 0.5 ml，此药可刺激颈动脉体的化学感受器，反射性地兴奋呼吸中枢，对呼吸中枢还有轻微的直接兴奋作用。作为呼吸兴奋药，它比其他药作用迅速而显著；可使呼吸迅速加深、加快，血压亦同时升高。

（4）动脉快速注射高渗葡萄糖液。一般常采用经股动脉逆血流加压，快速、冲击式地注入 40%葡萄糖溶液。注射量根据动物而定，如犬可按 2～3 ml/kg 体重计算。这样可刺激动物血管内感受器，反射性地引起血压、呼吸的改善。

（郝智慧　王　成）

第四节　动物实验给药方法

一、注射给药法

1. 皮下注射

皮下注射一般选取皮下组织疏松的部位，大鼠、小鼠、豚鼠可于颈后、腹部两侧，家兔可在背部或耳根部，犬则在大腿外侧。以小鼠为例，将小鼠保定后，将注射器的针头水平刺入背部皮下，针头可用 5 号针头。推送药液，注射部位隆起。拔针时，以手指捏住针刺部位，可防止药液外漏。

2. 皮内注射

固定动物的方法、注射部位与皮下相同。将注射部位脱毛，消毒，用左手拇指、食指压住皮肤并使之绷紧，于两指之间，用皮试针头紧贴皮肤表层刺入皮内，然后向上挑起并再稍刺入，当针头不能左右摆动时，即表明针头在皮内，缓慢注射，皮肤表面出现白色橘皮样隆起，若隆起可维持一定时间，则证明药液确实注射于皮内。

3. 肌肉注射

应选择肌肉发达且无大血管通过的部位。大鼠、小鼠、豚鼠可注射于大腿外侧肌肉，家兔可在腰椎旁的肌肉、臀部或股部,犬、猴等大型动物可选臂部。注射时针头宜迅速垂直刺入肌肉,回抽无回血,即可注射。

4. 腹膜腔注射

大鼠、小鼠腹腔膜注射时,左手抓取并固定好动物,将腹部朝上。为避免伤及内脏,应尽量使动物头处于低位,使内脏移向上腹,右手持注射器将针头在下腹部腹白线稍左或偏右的位置,从下腹部朝头方向平行地刺入皮下,进针 3～5 mm,再使针头与皮肤呈 45°斜穿过腹肌,针头不宜刺入太深或太靠近上腹部,以免损伤内脏。当针尖穿过腹肌进入腹膜腔时有落空感,然后固定针头,保持针尖不动,回抽无回血,无肠液、尿液,便可缓缓推入药液。小鼠的一次注射量为 0.1～0.2 ml/10 g 体重,大鼠一次注射量为 1～2 ml/100 g 体重,兔的注射部位于腹部近腹白线 1 cm 处,犬在腹白线侧边 1～2 cm 处。

5. 静脉注射

不同动物,静脉注射方法不同。

(1)大鼠、小鼠的静脉注射。大鼠、小鼠的静脉注射常采用尾静脉注射。先把动物固定在暴露尾部的鼠尾固定器内,置鼠尾于 45～50℃的温水中浸泡几分钟或用 75%酒精棉球反复擦拭,以软化表皮角质、扩张血管。注射时,先以左手拇指、食指捏住尾部两侧,以中指从下面托起尾巴固定。一般选用尾尖的 1/3 处,此处皮薄,易注射。采用 4～5 号针头,对准血管中央以 30°左右进针,再将针头抬起,以尽量与尾部平行的角度刺入。注入药液,如无阻力表示针头已进入静脉;如出现白色皮丘,说明未刺入血管,应拔出针头重新穿刺。注射完毕,棉球或纱布按压注射部位并轻轻揉动。如需反复注射,应尽量从尾端开始,按次序向尾根部移动更换血管注射位置。

(2)兔的静脉注射。一般采用外耳缘静脉。先将兔放入固定器内固定好,除去注射部位的毛,75%酒精消毒,手指轻弹兔耳,使静脉充盈。此时可清楚见到充血的耳缘静脉,然后用食指、中指夹住耳根端,拇指绷紧静脉的远心端,无名指及小指垫在下面,另一手持注射器,针头从靠近耳尖部刺入静脉,顺血管平行方向进针 1 cm,回一下血,放松对耳根处血管的压迫,移动拇指于针头上以固定,放开食指、中指,推入药液。皮下不起液泡,即证实药液进入血管。注射完毕,用棉球压住针眼,拔去针头,压迫止血。

(3)犬、豚鼠的静脉注射。多采用前肢内侧皮下头静脉或后肢小隐静脉注射。注射部位剪毛后用 75%酒精消毒皮肤,在静脉血管的近心端用橡皮带扎紧,使血管充盈,从静脉的远心端将注射针头平行于血管刺入,回抽有血即可松开橡皮带,将药缓缓地注入。豚鼠的耳缘静脉也可注射。豚鼠的静脉管壁较脆,注射时应小心。

二、经口给药法

1. 灌胃法

最常用的经口给药方法,是借助灌胃器将药物直接灌到胃内。操作前将灌胃针或灌胃管安装于注射器上,先大致测一下从口腔至胃内位置(最后一根肋骨后)的长度,根据此距离估计灌胃针（或灌胃管）插入的深度。灌胃针一般用鼠类专用灌胃针。灌胃针头插入长度为：小鼠 3 cm，大鼠或豚鼠 5 cm，兔约 15 cm，犬约 20 cm。常用灌胃量：豚鼠 1~5 ml，兔 80~150 ml，犬 200~500 ml。

（1）小鼠灌胃法：抓起小鼠，保定，使腹部朝上，颈部拉直，右手持灌胃针从鼠的口角插入口腔，从舌背沿上颚插入食管。灌胃针可选用适宜口径的硬质塑料管或金属灌胃针。小鼠灌胃量一般是 0.2 ml/10 g 体重，总量不超过 1 ml/只。

（2）大鼠灌胃法：用左手拇指、食指将大鼠头部固定，右手将灌胃针沿上颚后壁慢慢插入食管。将灌胃针全部插入后，可灌入药液。固定动物时颈部皮肤不要向后拉太紧，以免压迫气管；如在插入灌胃针的过程中动物挣扎厉害，应及时退出灌胃针，检查动物食管是否受伤。待动物安静下来重新插入。插入动作要轻柔、缓慢进行。大鼠灌胃量一般是 1 ml/100 g 体重。

（3）兔、犬灌胃法：先将动物保定，将开口器固定于动物口中，压住舌头，然后将灌胃管（常用导尿管代替）从开口器的小孔插入动物口中，再沿上腭壁顺食管方向轻柔、缓慢地送入胃内，同时注意观察动物的反应。将灌胃管的外端浸入水中，观察是否有气泡逸出，辨别是否误插入气管。如有气泡逸出，需立即拔出，再重新插管。插好管后将注射器连于灌胃管慢慢将药液推入。正式推药之前，亦可先用温水试灌一次，如果水不从嘴角流出，灌注很通畅，动物不挣扎，说明进入胃内，为避免灌胃管内残留药液，需再补注 5 ml 生理盐水，然后拔出胃管，取下开口器。

（4）猪灌胃法：即经口入胃法，使用预先做好的一矩形小木块，中间有一洞，让猪咬住，将其固定，再用导尿管由此洞插入。如无阻力、无气泡，可判断进入胃部，随后将药液灌入。

2. 强喂服法

用左手从背部向头部夹紧动物（如豚鼠、兔、犬等），并用拇指、食指分别捏紧左、右口角处，逼开口，右手（或助手）用镊子夹住药物送入舌根，关闭嘴唇，强迫咽下。

3. 顺饮食法

把药物放入饲料或溶于饮水中让动物自动摄取，此法简单方便，但因为动物状态、嗜好的不同，饮水、饲料的摄取量不同，不能保证给药剂量的准确性。此法一般适用于动物疾病的防治、长期慢性实验、长毒性动物模型。要求药物在饲料及水中性质稳定。

（郝智慧　王　成）

第五节　实验动物体液采集方法

动物实验过程中常常需要采集血液、尿液、消化液、淋巴液、脑脊液、腹水、骨髓等样本进行检查分析。各种体液的采集方法不尽相同。标准、规范地采集实验所需要的无污染样本，是保证实验结果准确、真实的重要一环。血液及其他体液采集方法的选择，主要取决于实验目的、所需用量、动物种类。

一、血液采集方法

1. 大鼠、小鼠采血方法

（1）眼眶静脉采血法。动物麻醉后，采血眼眶侧向上固定体位。采血时用左手拇指、食指从背部轻轻压迫大鼠或小鼠的颈部两侧，右手持长（3～4 cm）硬质毛细玻璃吸管（内径 0.5～1.0 mm）向眼眶、眼球之间刺入，刺入深度为小鼠 2～3 mm、大鼠 4～5 mm，刺入达蝶骨深度时，再稍后退 0.1～0.5 mm，若穿刺适当，血液能自然流入毛细管中，得到所需血量后，立即去除颈部的压力，同时拔出采血管（针），用消毒纱布压迫眼球30 s。一般小鼠一次可采血 0.2～0.3 ml，大鼠一次可采血 0.5～1.0 ml，可以左、右眼交替使用，反复采血。间隔 3～7 d，采血部位基本可以修复。

（2）尾静脉采血法。①剪（割）尾采血法。常用于需血量少的实验。动物固定或麻醉后，用手轻揉鼠尾，或将其浸入 45℃水中数分钟，亦可用酒精擦拭鼠尾，使尾部血管充盈。消毒后无菌纱布擦干，将尾尖剪去（小鼠 1 mm，大鼠 5 mm），从尾根向尾尖推挤，即可收集到少量血液。用此法每只鼠一般可采血 10 余次，每次剪去很小一段，取血后用消毒棉球压迫止血。小鼠每次可采血 0.1 ml，大鼠约 0.4 ml。也可采取切割尾动脉或尾静脉的方法采血。用锋利刀于尾静脉或尾动脉切开一小口，血液自行流出，每次可采血 0.2～0.3 ml。几条血管可从尾尖交替切割，切割后用棉球压迫止血。此法主要适用于大鼠。②尾静脉穿刺采血法。操作方法同大鼠、小鼠的尾静脉注射给药法。

（3）颈动静脉采血法。先将动物麻醉仰位固定，切开颈部皮肤，分离皮下结缔组织，使颈静脉充分暴露，可用注射器吸出血液。在气管两侧分离出颈动脉，远心端结扎，近心端剪口将血滴入容器内。

（4）腹主动脉采血法。麻醉动物，仰位固定，从腹中线皮肤切开进入腹腔，使腹主动脉清楚暴露。用注射器吸出血液。

（5）心脏采血法。鼠类心脏较小，心率快，位置难以固定，采血较困难，一般很少采用。取血时将鼠固定，剪去心前区被毛，局部酒精消毒，于左 3～4 肋间心脏搏动最强处，用装有注射器的 4～5 号针头刺入。当针尖刺入心脏时，血液因心脏搏动的力量自动进入注射器。亦可开胸直视下心脏穿刺采血。刺入心脏后抽血应缓慢进行，抽吸过快可能会导致心脏塌陷。

2. 豚鼠、家兔采血方法

（1）豚鼠耳缘剪口采血法：消毒耳缘，用刀片或剪刀割（剪）破耳缘，血液可自切口流出。为防止切口血液凝固，可用 20%枸橼酸钠溶液涂抹切口。此法每次可采血 0.5 ml左右。

（2）家兔耳缘采血法：待兔耳静脉充血后，用 6 号针头沿耳缘静脉远心端刺入血管缓慢抽血。也可用刀片在血管上切一小口，让血液自行流出。采血后用棉球压迫止血。此法一次可取血 5～10 ml。

（3）耳中央动脉采血：此法多适用于兔。兔耳中央有一条较粗的、鲜红的中央动脉，将兔置于兔固定器中，用左手固定兔耳，右手持注射器，在中央动脉的末端，沿着与动脉平行的向心方向刺入动脉，即可见血液进入针管。由于兔耳中央动脉容易痉挛，故抽血前必须让兔耳充分充血。采血动作要迅速，采血针头一般用 6 号，针刺部位从中央动脉末端开始，不要在近耳根部采血。采血后应立即压迫止血。此法一次可采血 10～15 ml。

（4）心脏采血：具体方法同大鼠、小鼠的心脏采血。经左侧 3～4 肋间垂直胸壁穿刺，约 3 cm 即可。经 6～7 d 后，可以重复进行心脏采血。

3. 犬、猫的采血法

（1）肢体浅静脉采血法：此法在犬、猫中最为常用，且方便。可使用血管包括前肢内侧皮下静脉或后肢外侧小隐静脉。操作方法与注射方法基本相同。采血少时可用针刺法，采血量多时可直接用注射器抽取，但抽吸速度要慢。取血完毕后要注意及时止血。

（2）颈静脉采血法：麻醉后固定，取侧卧位，剪去颈部被毛，用碘酒、酒精消毒皮肤。将颈部拉直，头尽量后仰。用左手拇指压住颈静脉处皮肤，使颈静脉怒张，右手持注射器，针头与血管平行，向心端刺入血管。此法采血较多，采血后注意止血。

（3）股动脉采血法：为采取动脉血最常用方法。麻醉后卧位固定于解剖台上，伸展后肢向外伸直，暴露腹股沟三角动脉搏动的部位，剪毛、消毒，左手中指、食指探摸股动脉跳动部位，并固定好血管，右手取连有 6 号针头的注射器，针头由动脉跳动处直接刺入血管，可见鲜红血液流入注射器，取血完成后迅速拔出针头，压迫止血 2～3 min。此法可采集大量血液。

（4）心脏采血法：犬、猫心脏采血方法与鼠类经胸壁直插式心脏采血方法基本相同。

4. 猪的采血法

（1）耳大静脉采血：固定，消毒耳缘。用力擦拭猪耳使耳缘静脉充盈，用连有 6 号针头的注射器直接抽取，抽取时速度不宜过快。少量采血时可直接用刀片切开静脉，用滴管吸取。

（2）心脏采血法：基本方法同鼠类经胸壁直插式心脏采血法。

5. 羊的采血法

常由颈静脉采血，也可于前后肢静脉采血。采血的方法与犬基本相同。一般一次可采 50～100 ml 血。

二、其他体液采集方法

1. 尿液的采集方法

尿液采集的方法较多，常用的有代谢笼集尿法、强制排尿法、无菌手术制造膀胱瘘或输尿管瘘集尿法。在收集尿液前，一般要给动物灌服一定量的水。

（1）代谢笼集尿法。将实验动物放在特制的笼内饲养，动物排便时可通过笼子底部的大小便分离漏斗，将尿液与粪便分开，达到采集尿液的目的。此法适用于大鼠、小鼠。由于大鼠、小鼠每次尿量较少，一般需收集 5 h 以上的尿液，最后取平均值。

（2）强制排尿法。①压迫膀胱法：实验需要间隔一定的时间定时收集动物尿液，用来观察药物的排出等情况。用代谢笼分离器收集尿液可能有时无尿。此时实验人员可用手在动物下腹部轻柔而有力加压，当压力足以使动物膀胱括约肌松弛时，尿液会自动由尿道排出。此法适用于兔、猫、犬等较大动物。②膀胱导尿法：取一根粗细适当的导尿管，用液体石蜡湿润其头端，然后由尿道口徐徐插入膀胱，尿液立即可从管中流出。然后将导尿管固定好，导尿管尾端放入刻度细口瓶内，就可采集尿液。此法多用于兔、犬等大型动物。③穿刺膀胱法：动物麻醉后固定于手术台上，在耻骨联合之上腹正中线剪毛，消毒后进行穿刺，入皮后针头应稍改变一下角度以免穿刺后漏尿。

（3）膀胱瘘或输尿管瘘集尿法。①输尿管造瘘法：动物麻醉后，仰卧固定于手术台上，腹部备皮后，于耻骨联合上缘向上偏正中线 2 cm 作一切口（公犬应避开阴茎），切开腹壁后，找出膀胱，将其翻出腹外，在膀胱底两侧找到输尿管。在输尿管靠近膀胱处穿线结扎。于离此结扎点约 2 cm 处的输尿管近肾端下方穿一根丝线，并扣一松结。以有钩小镊提起输尿管管壁，于输尿管上剪一斜向肾侧的小口，从小口插入一根适当大小的、充满生理盐水的细导管（插入端剪成斜面，并将松结打紧以固定插管）。②膀胱造瘘法：将膀胱翻出腹腔外后，用丝线结扎膀胱颈部，阻断尿路。然后在膀胱顶部避开血管剪一小口，插入膀胱漏斗，用丝线做荷包缝合结扎固定。漏斗最好正对着输尿管于膀胱的入口处。注意不要紧贴膀胱后壁而堵塞输尿管。下端接橡皮管插入带刻度的容器内以收集尿液。

2. 消化液的采集方法

（1）唾液的采集方法。①唾液简便采集法：动物麻醉后，用唾液采集器直接插入动物口腔置于唾液腺开口处，或用唾液腺导管抽吸唾液。此法操作非常简单，但采集的唾液易受口腔内杂质的污染。②腮腺导管法：用外科手术方法将引流导管插入腮腺导管开口内，然后将引流导管穿过皮肤切口引到颊外，将带有导管开口的黏膜片与周围的皮肤缝合，腮腺分泌的唾液就流出颊外。这种方法收集到的唾液比较纯净，大多适用于犬等大型动物。

（2）胃液的采集方法。①直接收集胃液法：动物麻醉后，用灌胃管插入胃内，胃液自行流出，或用注射器连在灌胃管的出口端，轻轻抽吸采集胃液，此法多适用于犬等大型动物；对于大鼠，需手术剖腹，从幽门端向胃内插入一塑料管，再由口腔经食管将一塑料管插入前胃，用 pH 7.0、35℃左右的生理盐水，以 12 ml/h 的流速灌胃，收集流出液。②制备胃瘘法：在慢性实验中，需要大量、连续收集胃液时，多采用手术制备胃瘘法，如全胃瘘法、巴氏小胃瘘法、海氏小胃瘘法等。将动物的胃分离出一小部分缝合起来形成小胃，主胃与小胃互不相通，主胃进行正常消化，从小胃可收集到纯净的胃液，不含胃内纳入的食物。该法可以待动物恢复健康后，于动物清醒状态下反复采集胃液。

（3）肠液的采集方法。多采用小肠手术造瘘法收集。动物麻醉后，仰卧位固定，于右上腹部常规手术打开腹腔。选取靠近十二指肠下部的一段 2～3 cm 空肠作为造瘘肠段。

把肠瘘管缝到腹壁肌上，瘘管口伸出到动物腹部的皮肤外面，待伤口愈合后即可从小肠瘘管中采集肠液。

（4）胰液的采集方法。胰液的基础分泌量少或无，一般多采用手术插管法收集胰液。动物麻醉后卧位固定，常规备皮。于剑突下沿正中线切开腹壁进入腹腔，仔细分离主、副胰管，在主胰管上插入粗细适当的导管，就可采集到胰液，此法多适用于犬等大型动物的胰液采集。大鼠的胰管与胆管汇集于一个总管，在其入肠处插管，并于近肝门处结扎、另行插管，可分别收集到胰液、胆汁。也可通过制备胰瘘的方法来获得胰液。

（5）胆汁的采集方法。动物麻醉后仰卧位固定，常规手术暴露胆囊，然后分离出胆总管。由胆总管向胆囊方向插入一根细塑料管，轻轻压迫胆囊，胆汁就会自然流出。也可做胆囊瘘管长期地采集胆汁。大鼠没有胆囊，几支肝管汇集成肝总管，肝总管、胰管一起汇成胆总管开口于十二指肠。分离胆总管，在靠近十二指肠膨大部后端插入导管，直至肝总管（亦可在肝总管处直接插入导管），然后结扎、固定，即可收集大鼠胆汁。

（6）腹水的采集方法。动物取自然站立位固定，穿刺部位于耻骨前缘与脐之间，腹中线两侧。左手绷紧穿刺部位的皮肤，右手控制穿刺深度做垂直穿刺。穿刺针进入腹腔后，腹水多时，可见腹水因腹压高而自动流出，腹水少时可轻轻回抽或转动一下针头，一旦有腹水流出，立即固定好针头及注射器的位置，连续抽吸。

（7）脑脊液的采集方法。①犬、兔脑脊液的采集：通常采取脊髓穿刺法，穿刺部位于两髂连线中点稍下方第 7 腰椎间隙。动物轻度麻醉后，侧卧位固定，使头部及尾部向腰部尽量屈曲，用左手拇指、食指固定穿刺部位的皮肤，右手持穿刺针垂直刺入，当有落空感及动物的后肢跳动时，表明针已达椎管内（蛛网膜下腔），抽去针心，即见脑脊液流出。家兔亦可在其头枕部枕外隆凸尾端约 2 cm 处用 22 号针头刺入抽取脑脊液。一般在抽取脑脊液后，要注入等量的生理盐水，以保证蛛网膜下腔内的水压及渗透压。②大鼠、小鼠脑脊液的采集：可采用枕骨大孔直接穿刺法，大鼠麻醉后头部固定于立体定位仪上。用手术刀沿颈部纵轴切一纵行切口（约 2 cm），钝性分离项部背侧肌肉，暴露出枕骨大孔，由枕骨大孔进针直接抽取脑脊液。

（8）骨髓采集法。大动物多采取活体穿刺法。一般取胸骨、肋骨、髂骨、胫骨/股骨上端的骨髓。不同骨骼的骨髓穿刺点不同，根据方便性及采集量决定穿刺部位。小动物因骨髓量少，不采用活体穿刺方法收集骨髓，一般采用处死后由胸骨或股骨采集骨髓的办法。穿刺一般使用 16 号穿刺针。

（9）淋巴液的采集方法。大动物通常在两条最大的淋巴管即胸导管（又称左淋巴管）、右淋巴管采集。胸导管于左颈静脉与左锁骨下静脉交界处，靠左锁骨下静脉的背面可找到。右淋巴管在右颈静脉与右锁骨下静脉交界处也很容易找到。插管收集淋巴液时，在暴露的胸导管或右淋巴管下作标记（穿根线）。左手将淋巴管提起，右手持 1 mm 左右粗细的塑料管，小心插入胸导管或右淋巴管，即可收集到呈白色的淋巴液。

（郝智慧　王　成）

第六节 实验动物终点处理

从动物福利、动物保护、动物伦理的角度考虑，实验结束意味着实验动物的贡献已尽，在不影响实验结果的情况下采取必要的措施让动物在无痛苦状态下结束生命。安乐死不只是一种专门的技术，也是一种理念，动物实验过程中必须贯彻到位。

作为实验过程的一部分，实验动物死后取材（器官、组织、细胞）应该按照实验标准流程，以不影响取材数量、质量的方法处死动物，采用适合的处死方法；不同的处死方法，对动物机体器官、组织、细胞的形态结构，以及核酸、蛋白质的生理生化影响程度不同。任何处死方法都要贯彻体现对生命的尊重，最大限度地缩短死亡过程，减少实验动物的痛苦。

1. 窒息或麻醉法

该法是通过气体或药物吸入或药物注射，使动物快速死亡的方法。气体或药物吸入法是动物安乐死的常用方法，适用于大鼠、小鼠等小型动物。吸入的气体或挥发性药物包括 CO_2、CO、乙醚、氯仿等。窒息的方法不适于对缺氧敏感的组织取材，且由于死亡过程比较长，也不适用于组织细胞核酸、蛋白质的研究。药物注射法适用于较大型动物如家兔、犬等，以及啮齿类小动物。药物注射法常用的药物有氯化钾、巴比妥类麻醉剂等。

2. 放血法

将动物一次性放出大量的血液，造成动物失血休克死亡。此法常用于大鼠、小鼠、豚鼠、兔、猫、犬、猪等动物。豚鼠、兔、猫可采用一次心脏放血致死。犬、猪可采用颈动脉、股动脉放血致死。对于较大的动物，放血法的关键是要准确地找到并截断心脏或大动脉，保证放血有较快的速度、较大的总量。若处死作为实验过程的一部分，放血之前需要过量麻醉，让动物于放血的时程内不承受痛苦。放血后取材，若要求器官、组织不受血管内血液成分的影响，放血过程常常利用生理盐水灌流冲洗，将血管内所有的血液成分充分地冲洗掉。

3. 颈椎脱臼法

将动物放在笼盖或粗糙台面上，左手拇指、食指用力往下按住头后部，右手抓住鼠尾，用力稍向后上方一拉，使其颈椎脱臼，造成脊髓与延髓脱离，动物立即死亡。此法速度快，过程短，适于容易抓取、颈部显著、颈椎较小、颈部肌肉有限的小动物，如大鼠、小鼠等，比较适于单纯处死动物，不适于器官或组织的取材。

4. 断头法

此法适用于大鼠、小鼠。实验者双手固定鼠的头部、背部，助手用剪刀于鼠颈部将鼠头直接剪下。断头法快速、简单、准确，动物痛苦的时间短，由于颈总动脉血液的快速释放，脏器含血量少，便于实验后标本的采集，这对于要求标本不受麻醉药影响的实验,尤其是或组织细胞的取材比较适宜。

5. 空气栓塞法

用注射器将一定量的空气向动物静脉内快速注射。注入的空气随心脏的跳动与血液相混呈泡沫状,随着血液循环到全身形成气栓阻塞血管。动物因心、脑等重要脏器发生严重的血液循环障碍而很快死亡。空气栓塞法多用于较大动物的处死,一般兔、猫需注入空气 10~20 ml,犬需注入空气 70~150 ml。该比较适于单纯处死动物,不太适于器官或组织的取材。

(李天明)

第七章　动物实验安全管理

生物安全是相对于生物危害提出的，动物实验安全不单是一个科学技术问题，更是一个严肃的社会管理问题，在科技高度发展的今天，这个问题尤为突出，必须坦诚地面对并认真地应对。实验动物作为人类的生命研究替难者，在生命科学研究，以及疾病机理、药物及疫苗研发等的研究过程中被大规模地使用。随着人们对生命的认识，以及疾病发生发展、预防和治疗方法的研究进展，科学实验过程中用到的实验动物种类、品系也越来越多，除了常规实验动物外，还有利用基因工程技术进行遗传修饰的各种模型动物，有时还因为特殊的需要，利用野生或驯养的动物作为实验用动物，极端的情况下甚至有可能使用珍贵、濒危的动物。这些纳入到实验的动物在饲养、生产、使用、繁殖等过程中，存在危及环境、工作人员的安全隐患，增加了实验室生物安全管理的变量与难度。

人与生物之间的抗争是自然界的基本生存法则和态势，来自微生物、寄生虫的侵袭感染，依然是造成人类疾病的主要因素，甚或造成全球灾难性健康风险。世界各国在不断加强对传染病的防控研究，包括重症急性呼吸综合征（SARS）、新冠肺炎（COVID-19）、艾滋病、流行性出血热、病毒性肝炎、麻风、狂犬病、鼠疫等烈性传染病。历史上曾经发生过实验人员感染结核、出血热、猴 B 病毒等事件，都与实验动物相关，因此，实验动物、动物实验的安全管理，是从事实验动物、动物实验人员特别需要注意的问题。风险不但来源于动物，也来源于实验过程。研究的内容（传染病、病原体）、人为改造修饰生物、有意或无意的疏忽，都会有可能造成灾难性后果。生物实验室管理不善有可能会变成疾病的疫源地。

第一节　动物实验过程中的安全问题

动物实验过程中的生物安全问题错综复杂，涉及方方面面：实验动物患有人畜共患病，携带人畜共患病病原体，动物实验过程中实验人员由于动物实验操作导致的伤害、感染、病原体的传播；动物实验或饲养人员本身患有人畜共患病，携带人畜共患病病原体，在动物实验、饲养过程中感染实验动物，导致实验动物微生物学质量下降；感染性动物实验过程中实验动物、操作人员在动物实验室中接触到人兽共患的病原体，获得感染；实验动物饲养环境存在漏洞，导致实验室内、周围环境中其他人员的感染；实验动物饲养、实验过程中如果对废弃物处理不当，也会导致接触到这些废弃物人员的伤害，并引发向环境中扩散的危险。

一、常见人畜共患病病原生物

按照病原分类，人畜共患病分为病毒性、细菌性、立克次体性、寄生虫性、真菌性疾病。

（1）流行性出血热病毒：又称汉坦病毒（Hanta virus），是 RNA 病毒，可经呼吸道吸入人或啮齿类的分泌物飞沫、气溶胶而感染。汉坦病毒进入人体后，主要感染毛细血管和小血管的内皮细胞，引发以血管渗漏、出血、肾脏损伤、发热等为主要表现的临床综合征，肾脏和肺损伤为重。避免汉坦病毒传播的最重要方法：小心地用清洁剂或漂白水将已死的小鼠或小鼠存在的区域擦拭干净。操作可疑血清时，需于 BSL-2 或以上安全等级实验室进行。

（2）淋巴细胞脉络丛脑膜炎病毒（Lymphocytic choriomeningitis virus，LCMV）：是 RNA 病毒，野生小鼠、实验鼠、豚鼠都可感染。人感染的主要途径是接触携带病毒动物的排泄物和分泌物。病毒入血后导致病毒血症，可能通过血脑屏障而感染脑膜细胞。病毒可出现在血液、脑脊髓液、尿液、鼻咽分泌物、粪便。人类可以感染，潜伏期 1~3 周，表现为流感样症状，如发热、肌肉疼痛、头痛、身体不适。孕妇感染该病毒或会导致胎儿发育缺陷；免疫力受抑者，这种病毒感染可以致命。

（3）狂犬病毒（Rabies virus，RV）：是 RNA 病毒，通过患病犬或带毒犬的咬伤而传染动物或人，也可通过消化道、呼吸道及损伤皮肤、黏膜感染。病毒侵入机体后，于肌梭感受器神经纤维处聚集繁殖，再侵入附近的末梢神经，沿周围神经的轴索浆逆行扩散，到达背根神经节，随即在节内大量繁殖，然后侵入脊髓和整个中枢神经系统，主要侵犯脑和小脑等处的神经元；随后病毒自中枢向周围神经顺行扩散，侵入舌咽神经核和舌下神经核等，临床上可出现恐水、呼吸困难、吞咽困难等症状。交感神经受刺激引起唾液分泌和出汗增多；迷走神经节、交感神经节和心神经节受累时可引起患者心血管功能紊乱或突然死亡。狂犬病毒感染可引起人或动物极度兴奋、狂躁不安、流涎、攻击等特征。狂犬病又称恐水症，属于烈性传染病。对实验犬要定期接种疫苗。人被犬或其他动物咬伤后应立即接种疫苗。

（4）猴 B 病毒（Monkey B virus，BV）：又称猴疱疹病毒，同人单纯性疱疹病毒相近，猕猴科动物是主要的自然宿主，感染率可达 10%~60%。携带 B 病毒的猴子绝大多数情况下不表现出临床症状，或仅在口腔黏膜出现疱疹、溃疡等病变。这种隐匿性对接触猴类的人员构成的威胁更大，所以对猴的口腔检查必须仔细。该病毒通常通过直接接触和交换身体分泌物水平传播。BV 对人类的致病作用远比对猴强，可使人类产生致死性的脑炎或上行性脑脊髓炎，70%~80%感染者发生死亡。人类感染后，首发症状主要为流感样症状（发热、寒战、肌肉酸痛、乏力、头痛等）和周围神经系统症状，病毒传播至中枢神经系统时，可引起感觉过敏、共济失调、复视、焦虑和上行性松弛性麻痹等。呼吸衰竭伴上行性麻痹是最常见的死因。实验用猴类要确认无 B 病毒后方可用于实验，这是必查项目。

（5）沙门菌（Salmonella）（鼠伤寒、大肠杆菌为主）：沙门菌是寄居在人类和动物肠道内的革兰氏阴性杆菌，它是一类肠道致病菌，人和动物都可发病。实验动物的沙门菌病主要发生于小鼠、豚鼠，在动物中可交叉感染，或同时感染两种沙门菌。由沙门菌引起的疾病主要是伤寒和副伤寒，以及急性肠胃炎。经消化道或结膜感染，以肠炎、败血症为特征，感染者出现严重腹泻。幼龄动物较成年动物更为敏感。实验鼠如果出现感染，感染源可能是野鼠，所以动物实验室需要坚壁清野。实验室人员接触病鼠后需要彻底清洗消毒。

（6）布氏杆菌（*Brucella* spp.）：革兰阴性菌，绝对嗜氧菌，可还原硝酸盐，能在细胞内寄生，可以在很多种家畜体内存活。布氏杆菌属有 6 种，其中引起人类疾病的有羊、牛、猪和犬布鲁杆菌。布鲁杆菌感染，病菌自皮肤或黏膜侵入人体，可被吞噬细胞吞噬；若吞噬细胞未能将菌杀灭，则细菌在胞内生长繁殖，吞噬细胞破裂则大量细菌进入淋巴液和血循环形成菌血症。细菌在肝、脾、淋巴结、骨髓等处的单核-吞噬细胞系统内繁殖，形成多发性病灶。细菌在血液中生长、繁殖，形成败血症，出现全身性症状，如盗汗、食欲不振、肝脾处淋巴结肿大、全身肌肉和大关节疼痛、以脊柱为主的骨骼疼痛无力等；以生殖系统侵害为特征，主要表现睾丸炎、附睾炎，慢性期可出现精索神经痛，以致出现阳痿、遗精、性机能减退等；女性患者可出现乳房肿痛、腰痛、小腹痛、月经不调、闭经或经血过多、白带过多、性欲减退、早产、流产、死胎等表现。

（7）志贺菌（*Shigella* spp.）：通称痢疾杆菌，革兰染色阴性。志贺菌感染可引起人、动物志贺菌病。该细菌有 A、B、C、D 四个群共 45 个血清型，对人和动物均有致病性，致病方式主要是其侵袭力和细菌释放的内毒素。此菌主要在人类、灵长类动物间传播，苍蝇、蟑螂是重要传染媒介。人、猴以细菌性痢疾为主要症状，急性菌痢的胃肠道表现为脓血便、腹痛、里急后重；急性中毒性菌痢主要表现为全身严重中毒症状，临床主要有高热、神志障碍、休克等。该病致死率较高。

（8）结核分枝杆菌（*Mycobacterium tuberculosis*）：即结核分枝杆菌，属于专性需氧菌。感染后可在动物多种组织器官中形成结节性肉芽肿、干酪样坏死，造成结核病；主要通过空气中的气溶胶传播，也可通过患病动物的粪、尿等污染饲料或饮水而感染其他动物。结核病患者、患病动物是该病的传染源，尤其是开放性结核病患者。所以，结核病是实验人员入职健康查体必检项，实验动物也必须检测。结核分枝杆菌不产生内、外毒素，其致病性与其在细胞内大量繁殖引起的炎性分子、菌体、代谢物（荚膜、脂质和蛋白质）引发的免疫反应有关。

（9）钩端螺旋体（*Leptospira* spp.）：钩端螺旋体病是一种人畜共患、自然疫源性传染病，世界各地流行，热带亚热带地区多发。鼠类、猪是其主要传染源，啮齿类是最重要的储存宿主，带菌时间长达 1～2 年，甚至终生；主要通过皮肤、黏膜、交配、人工授精感染，可于菌血症期间通过吸血昆虫如蜱、蚊、蝇等传播。临床表现主要有急起高热、全身酸痛、极度乏力、眼结膜充血、浅表淋巴结肿大及触痛、腓肠肌压痛等，轻型似感冒，重型可有明显的肝、肾、肺弥漫性出血和中枢神经系统等多器官损害，甚至死亡。该病以预防为主，动物房舍进行经常性消毒，防止水、饲料污染。常用消毒剂均易将其杀灭。

（10）弓形虫（*Toxoplasma gondii*）：细胞内寄生虫，属于原虫，能够在人与动物之间传播弓形虫病。小鼠、大鼠、地鼠、豚鼠、犬、猴为中间宿主，猫为终末宿主。自然感染的大鼠、小鼠、地鼠临床症状不明显，但脑组织切片上可见炎性灶。豚鼠的主要表现为肝大、脾大，猫、犬急性发病时有时出现呕吐、腹泻等胃肠道症状；出现体温升高、嗜睡、呼吸困难等神经系统症状。实验室获得性寄生虫感染，主要有利什曼病、疟疾、弓形虫病、美洲锥虫病、非洲锥虫病等。原虫随血流到达全身各部位，可以侵染并破坏大脑、心脏、眼底等，导致免疫力下降。孕妇发生原发性感染，可以通过胎盘传染给胎儿，是该类疾病最重要的一种感染途径。

二、常致人体反应的动物过敏源

实验动物工作人员经常接触动物，40%以上出现不同程度的过敏症状；70%以上过敏体质的实验动物工作人员会对实验动物过敏，常表现为鼻炎、眼睛发痒、皮肤红疹等；约有10%的实验动物于数月到数年内出现职业性哮喘。

常见实验动物的致敏源主要存在于粪便、尿液、唾液、呼出气、皮毛、毛屑、寄生虫、垫料中，或有其他不明途径来源。常在处理动物粪便、剪毛、更换饲养笼和垫料，以及清理动物房时形成气溶胶而引起过敏反应。为了减少、降低致敏原的危害，需要配备个人防护设备，如实验工作服、隔离衣、手套、面罩、呼吸设备、生物安全柜、垃圾处理站。

三、实验动物源控制

实验动物患有人畜共患病，携带人畜共患病病原体；动物实验过程中，实验人员由于动物实验操作会导致感染或病原体的传播。为预防此类生物安全事故的发生，需要确保新引进的实验动物不带病原生物，以及患病实验动物的清除。

对于实验动物来源，有相应的标准、法规。实验动物需要来源于取得实验动物生产、繁育资质的生产单位，并附生产资质证明；实验动物具有明确的微生物、寄生虫等级，需附检验合格证明。从事实验动物生产经营或使用的单位、个人，必须取得实验动物生产许可证、实验动物使用许可证，方可进入科学实验环节；许可证管理制度是保障实验动物、动物实验质量的重要措施。实验动物使用单位和个人购买、使用实验动物前，需要查验动物的质量合格证。实验动物质量不合格，不许进入实验室。

动物实验室管理或动物实验人员，在订购的实验动物到达实验单位后，需要对实验动物的来源、数量、性别、规格、包装、质量合格证或检疫报告等基本情况进行查验，并根据实验动物的微生物学等级，启动相应的检疫程序。

普通动物，从包装笼具中取出后，通过肉眼观察评判动物的质量：精神状态良好、活泼、运动敏捷、四肢健全、无畸形及外伤、皮毛光滑、皮肤弹性好、无破损及创伤、天然孔裂无异常分泌物、发育良好。达到以上要求的动物，可以进入普通动物的检疫间进行检疫。普通动物不建议进行实验室（研究单元）之间的转移和交换。

CL级动物、SPF级动物，需要对外包装进行彻底消毒后，通过动物传递窗进入屏障环境中的实验动物观察检疫室。动物到达观察室后，打开运输包装笼具，转入专业观察饲养笼盒中进行3～7 d的观察，未出现异常，才能转入实验室进行饲养、实验。

动物实验过程中使用的实验动物，需要来源于取得动物生产、繁育资质的生产单位，并附生产资质证明；到达动物实验室，需临床观察健康状况，应有健康监测、检疫合格证明和本动物的人畜共患病检疫合格证明；超过3个月的长期实验，期间应定期进行人兽共患病的监测。

对于来源于非实验动物生产单位的动物，为了确保不带病源，必须进行隔离检疫，就是在隔离期间应用各种动物传染病的诊断方法，对实验动物及其产品进行疫病检查。检疫项目根据相关实验动物微生物检查要求进行。啮齿类动物隔离期一般为2周，犬猫为3周，兔为2周，灵长类动物为4周。具体检疫期限，遵照我国动植物检验检疫法的规定执行。新引进的啮齿类动物，应有实验动物供应商提供的实验动物质量合格证、最近的健康检测报告，检查运输包装，注意运输途中是否被病原污染，兔、犬、猫等普通级动物除供应商提供的健康报告外，还需要疫苗接种证明，从野外捕捉的野生动物检疫要特别注意。

四、实验人员管控

所有的安全规定，其出发点和归宿都是为了保护人类自己。实验室人员的安全教育培训，是保证安全的重要措施。实验室生物安全培训是实验室管理的日常项目。主要规定包括以下方面。

（1）实验室生物安全常见原因、途径及方式。

（2）意外事故等可能引起的感染、风险及应采取的预防措施。

（3）气溶胶污染空气引起的感染；气溶胶产生的原理、物理性质、传播途径、减少气溶胶发生的操作方法；强制性口罩佩戴原则。

（4）处理感染性生物样本的原则及方法。

（5）实验室生物材料废弃物的危害及其处理方法。

（6）实验动物的接种、管理及动物尸体无害化处理原则。

（7）生物安全柜的使用方法、操作规程。

（8）压力灭菌器、干燥箱的使用方法及灭菌效果监测。

（9）生物学实验室空气消毒方法及其效果监测；保持动物房舍及工作区域的清洁。

（10）常用化学消毒、物理消毒的性质及其应用范围；强制性洗手、洗脸，勤洗澡。

（11）在检测感染性标本时必须戴手套。如果感染动物血液或液体有可能漏溅到黏膜时，必须戴口罩、眼镜及面罩。

（12）工作时避免接触脸、挠发或抓痒。

（13）生物安全实验室工作人员必须穿戴个人防护服（工作服、实验衣）。防护服内不可放食品及个人用品；若接触传染性病原体、感染动物、感染性标本、特种化学品等，必须穿隔离衣、戴口罩。接触感染性标本时，应使用一次性手套。实验工作服保护人体，属于污染物品，离开工作区以前必须脱去实验工作服。怀孕期间不适宜在动物实验室工作。

（14）对动物实验人员要有详细的病史记录，包括所有职业病、外伤、传染病的记录，并定期进行健康检查、预防接种、结核菌素试验等；对从事狂犬病毒等处理的实验室人员均需做相应的预防接种。从事实验室研究工作期间接触实验动物的人员本身必须保证健康，不能患有可传染的人畜共患疾病。罹患或疑似疾病状态的实验动物，需要被强制脱离动物实验过程，以确保实验动物的生命安全与动物实验数据的质量。

五、动物实验过程中物理性伤害控制

对动物操作或保定过程中，动物挣扎逃跑可对操作人员造成咬伤或抓伤。符合国家CL 级、SPF 级的大鼠/小鼠等啮齿类动物，由于不携带人畜共患病，也不携带导致动物严重疾病的病原，轻微创伤需要避免伤口感染；较大的普通级动物或野生动物，由于所携带的病原微生物不确定，如猫、犬、兔、灵长类等动物，对工作人员的咬伤或抓伤可能会较严重，除避免伤口感染外，需要针对动物所携带的微生物进行治疗或疫苗接种。在保定操作动物时要使用正确的捕捉、固定方式，戴手套，穿长袖实验服以保护手臂。受伤后要及时处理伤口，如用大量清水或肥皂水冲洗并进行消炎处理，视情况就医。

动物实验操作过程中，由于注射器、针头、手术刀等锐器使用不当，或进行尾静脉或腹腔注射、采血、接种等操作时，由于动物保定不当导致动物挣扎逃跑，实验操作者就有可能被注射器扎到或被针头刺到或被手术刀划到，导致伤害。为避免伤害的发生，要求从事实验动物、动物实验的专业人员具有所从事岗位相应的专业背景，符合实验动物从业人员的健康要求，获得实验动物从业人员岗位证书、职业资格证书并经过专门训练；同时，从事实验动物、动物实验的专业人员、辅助人员，需掌握动物实验室的设施设备、动物实验等的风险评估和风险控制方面的知识与技能。

动物实验人员需了解实验动物的习性，对动物具有认知能力、操作能力、信息采集能力、分析能力、防护能力，熟练饲养设施设备，掌握实验动物保定、操作技能，能够对动物进行正确的操作，了解实验材料的特性、动物实验的目的和方法，进行风险控制。

传染性疾病的研究必须在生物安全二级（P2）及以上级别实验室进行，在满足以上要求的基础上，研究人员、饲养人员须掌握生物安全知识，接受生物安全培训；须掌握实验动物知识、动物实验技能，包括饲养管理、临床观察、样本采集、解剖分离、组织材料、动物尸体的无害化处理等；掌握实验动物饲养及实验设施设备的性能、安全操作、异常情况处理，具有风险控制技能。

（马雪云　魏佑震）

第二节　动物实验过程安全应对措施

动物实验过程中防护不到位或操作不熟练，会导致意外感染而引发生物安全事故；实验室单位对实验废弃物处理不当，也会导致工作人员感染或环境污染而引发生物安全事故；实验室的安全防护不到位，有可能造成感染性微生物于设施内外扩散，从而引发生物安全事故。

一、感染性实验安全隐患及应对

动物实验感染事故，多数是由于工作人员个人防护不到位或操作不规范引起的，良

好的生物安全操作技术是生物安全的保证。处理感染性实验动物或使用感染性微生物材料接种动物实验过程中，手不可避免地需要接触感染性材料或被感染性材料污染的台面、设备，必须做好个人防护，戴手套、口罩，穿防护服，必要时戴眼罩、护目镜。实验前，反复研究实验方案，演习动物实验操作流程，反复练习技术操作，熟读操作规程。谨慎地处理血液、体液或组织器官样本，刀片、注射针头等锐器使用完毕后，放入特殊锐器盒；实验结束后，清扫消毒实验室地面、擦拭消毒实验台面；将实验废弃物带出实验室，放置于指定地点；在离开实验场所前，脱下实验工作服，放置于指定地点。工作过程中，一旦发生感染，需要立即停止工作，进行相应的处理。

在 P2 及以上实验室中进行的动物实验，实验室中产生的气溶胶有可能通过呼吸道、消化道、黏膜、皮肤途径感染实验室中的人员和实验动物。实验室中的气溶胶分为两类：一类是飞沫核气溶胶，这种气溶胶是由于搅拌、研磨或混合过程中产生的液体颗粒分散于空气中，颗粒中的水分迅速蒸发，留下核心的病原体颗粒悬浮于空气中，形成气溶胶；另一类是粉尘气溶胶，是由饲养、繁殖、抓取等过程中产生的动物皮肤、毛发、饲料和垫料碎屑或地面的灰尘等形成微小的颗粒，悬浮于空气中形成的气溶胶；同时，动物在呼吸、排泄、跳跃等过程中也会产生一定量的气溶胶。为避免气溶胶感染，需要做到以下几点。

（1）严格控制进入实验室的人员、动物：动物实验项目得到批准后，由实验室主任安排生物安全动物实验室，进入动物实验室的所有人员须与动物实验申请表上的名单一致，进入动物实验室的动物种类与申请的种类一致，严禁未被允许的人员、动物进入生物安全实验室。吸入含有病原体的气溶胶时，需要迅速撤离现场，到达空气新鲜处。

（2）预防经口摄入病原体：禁止在实验室内吃东西、喝水、抽烟；禁止在实验室的冰箱中存放食物；禁止用嘴吸移液管；禁止用嘴开启任何实验室设备；发现摄入病原体，应立即就医。

（3）意外接种：实验过程中，容易出现被污染的针刺伤、被刀片或玻璃片划伤、被动物咬伤或抓伤。实验室感染的 25% 是被针刺伤，16% 是被刀片划伤、被动物咬伤。应对措施：实验室中如果发生意外接种，应立即停止工作，对受伤接种部位进行消毒，手部损伤应脱掉手套，撤离到实验室非污染区域，由另一位工作者戴上手套并按规定程序对伤口进行消毒处理，用自来水冲洗 15 min 左右，之后尽快就医。

（4）由皮下或黏膜接种：含有病原体的液体洒于皮肤或眼睛、鼻腔、口腔黏膜，或者皮肤或黏膜接触被病原体污染表面，特别是实验过程中用手抓痒或脱戴操作，都会造成皮肤或黏膜感染。应对措施：皮肤接触，应立即脱去污染的手套或防护服，紧急喷淋接触部位，必要时尽快就医；眼睛接触，立即提起眼睑，用大量流水冲洗眼睛至少 15 min，必要时尽快就医。

二、错误操作的应对措施

80% 的生物安全事故是由工作人员操作失误引起的，20% 则是由防护设备故障引起的。导致感染最多的 4 类事故是：实验试剂的洒溢，针头、注射器、锐器、碎玻璃划伤，动物咬伤或抓伤，被动物身上的寄生虫叮咬。

具有感染性的生物材料发生洒溢时应立即停止操作，用消毒过的布或纸巾覆盖被感染性材料污染区域或含有感染性材料的破碎物品，然后在上面覆盖消毒剂，消毒剂作用30 min 后，再将布，纸巾、破碎物品清理掉，玻璃片应用镊子清理置入锐器盒，然后再用消毒剂擦拭污染区域。动物实验过程中需要对生物样本进行处理，这些样本包括病毒、细菌、动物血液、组织器官、动物分泌物等。需要按照接触程度，恰当清消，避免污染环境、人员和动物。

（马雪云　魏佑震）

第三节　实验动物基因工程研究中的生物安全

基因工程生物的制备过程及其产品挑战自然物种的基因库，对生态系统的自然性、多样性、稳定性、安全性、甚至人类遗传可能构成潜在威胁，某些特殊技术的使用还可能对伦理道德、宗教信仰带来冲击，对现在和未来的生物安全、社会经济产生不良的影响。特殊情况下的某些生物基因改造会导致生物性能的改变，直接或间接地对人类造成潜在或现实危害。随着现代生物技术的迅速发展，基因工程的生物安全问题逐渐成为全社会关注的热点，甚至引发忧虑与担心，必须予以足够重视。

一、基因工程中的生物安全法律法规

目前，世界上许多国家在加快基因工程技术发展的同时，采取了一系列政策、措施，将转基因生物安全管理作为维护世界经济安全、人类健康安全、环境安全的重要战略组成部分，如多个国家参与组织制定了《生物安全议定书》。1993 年，国家科学技术委员会（现科技部）发布了《基因工程安全管理办法》，国务院于 2001 年、2017 年分别颁布、修订了《农业转基因生物安全管理条例》，加强我国转基因生物的安全管理，保障基因工程相关产业发展，保障人类健康、动植物和微生物安全，保护生态环境，也将基因工程技术的研究、实验、生产、经营、进出口活动纳入了法治化管理的轨道。1984 年 11月 15 日，我国加入《禁止细菌（生物）及毒素武器发展、生产及储存以及销毁这类武器的公约》（《禁止生物武器公约》），中国政府一贯主张全面禁止和彻底销毁包括生物武器在内的一切大规模杀伤性武器，重视公约在维护世界和平与安全方面的积极作用，避免全球范围内出现生化危机。法律法规的制定具有一定的滞后性，特别是当前新的基因编辑技术对基因工程领域带来冲击，需要进一步强化、完善相关法律法规。

二、基因工程中的生物安全问题

1. 生物多样性问题

生物多样性是生物与环境形成的生态复合体、与此相关的各种生态过程的总和，包

括生态系统、物种、基因三个层次。生物多样性的形成是长期自然进化、生物之间互相选择和适应形成的,稳定的生物多样性构成是环境生态和人类赖以生存的条件,是社会经济可持续发展的基础,是生态安全、粮食安全的保障。不仅人类生产活动会影响生物多样性,各种基因工程活动也会对生物多样性构成影响。

目前,通过人工对动物、植物、微生物甚至人的基因进行相互转移,转基因生物已经突破了传统的界、门概念,具有普通物种不具备的优势特征,若释放到自然环境,会改变物种间的竞争关系,破坏原有自然生态平衡,导致物种灭绝、生物多样性的丧失。转基因生物通过杂交、基因漂移,也会破坏野生种群的遗传多样性基础。缺陷型的转基因物种,在自然界中通常处于不利地位,如果没有人工选择,会慢慢地被动消失,但是获得抗逆条件的生物,则会在自然选择中占据优势。这样,人工利己价值取向就介入到了自然选择过程,自然生态平衡就会被打破。

2. 动物基因污染问题

实验动物科学研究中,应用基因工程对基因进行操作,添加或者删除一段特殊的DNA 序列,再导入早期胚胎细胞中,就会产生基因修饰动物。这种基因修饰技术已经很成熟并普及化,在创建人类疾病动物模型方面也得到广泛认可与应用,但是如果基因修饰动物的外源基因向野生群转移,就会污染到整个自然种质资源基因库,导致动物群体基因变异、基因频率发生变化。这种风险是普遍性的存在,而风险管控的意识和措施显得很薄弱,实验室的管理控制面临极大的挑战。因此,必须采取严格的预防措施,防止基因修饰动物流入到野外,或者与正常野生群动物交配,污染野生动物基因库。动物遗传资源的多样性是动物为了适应不同环境、长期自然选择的结果,如果具有特殊优势的转基因动物进入自然群体,将会使动物群体基因构成走向单一化,丧失多样性,失去适应不同环境的遗传基础。

3. 生态安全问题

基因修饰生物的生态安全问题技术性很强,生态风险的出现具有长期的滞后性,必须通过系统的研究才能做出正确评价。对转基因抗虫植物食物生态链的研究结果表明,转基因抗虫性植物对捕食性昆虫生物学特性产生不利影响,表现为发育延迟、死亡率增高、畸形率上升等。目前,我国对基因修饰动物带来的生态安全研究还相对缺乏,对基因修饰动物带来的环境压力、生物多样性的影响都未进行跟踪监测,无法系统了解基因修饰动物释放到外界环境后可能带来的问题。2021 年修改了《北京市实验动物管理条例》,增加了实验动物安全监管等方面的内容,禁止将使用后的实验动物流入市场,增加了对基因修饰实验动物的管理要求。生态安全问题进入管理视野。

三、基因工程操作中的生物安全问题

1. 质粒使用过程中的问题

质粒存在于许多细菌、酵母菌等生物中,是其染色体外能够自主复制的很小的环状

DNA 分子。天然质粒的 DNA 长度从数千碱基对至数十万碱基对，同一细菌可能含有一种或多种质粒。质粒携带的基因则可以赋予细菌额外的生理代谢能力，包括对抗生素的抵抗力。基因工程技术通常以质粒作为载体，广泛应用于生物科学领域。为了满足各项研究，构建了大量包含细菌、病毒、动物、植物不同物种的基因序列的质粒载体，这些质粒于生产制备的过程中通常会用大肠杆菌等原核生物进行扩增，而扩增体系中含有细菌及其残液，通常用强碱、高压灭菌、烘烤等方式处理用过的器皿、残液，而不能直接冲洗释放到废水中。对于质粒的提取、转运、转让也要做好记录，防止质粒逃逸到自然界。实践证明，扩增残液的不当、违规处理普遍存在，这是生物实验室安全管理存在的一个弱点，必须引入刚性管理机制。

2. 各种病毒载体的包装、使用

病毒是由核酸分子（DNA 或 RNA）与蛋白质构成的非细胞形态的生物，通常由一个保护性外壳包裹一段 DNA 或者 RNA。病毒利用宿主的细胞系统进行自我复制，在此过程中病毒可以将自身遗传物质插入到宿主基因组中。由于病毒具有将其基因组插入到细胞基因组的特性，所以在对细胞、实验动物的基因递送过程中，利用病毒壳体包装外源基因，然后进行基因转移的技术已经被广泛使用。实验室常用的病毒包括逆转录病毒、腺病毒、腺相关病毒、单纯疱疹病毒、慢病毒、仙台病毒、甲病毒等。这些病毒生产壳体、包装必需的基因已经被分散到多个质粒、细胞系中，通过将包含不同组分的质粒转染细胞系，就可以汇聚病毒的多个元件，生成完整的病毒外壳，但是经过组装后的病毒只携带少量的遗传物质元件，不含有病毒再次复制的质粒元件，使用这种病毒感染靶细胞后可以形成转基因细胞株。这种没有致病性、无二次感染能力的病毒被称为复制缺陷病毒，在转基因动物制作过程中安全系数比较高。但是，由于长期进化过程中不同动物的基因组中都有不同病毒元件残留，所以不能够排除病毒载体、体内元件重组的可能性。在实验室、实验动物中使用病毒载体应该遵循严格的技术规范。

（1）要熟悉所使用病毒载体的安全等级，经过相关部门的批准。

（2）在包装病毒的过程中要使用生物安全柜，做好严格的个人防护，防止液体接触到实验者。二级生物安全柜目前应用最为广泛，病毒包装实验室必须装备二级以上的生物安全柜。二级以上的生物安全柜具有回风系统，能够保证操作区的空气回流到无害化处理回风口，不会吹向操作者。另外，柜体整体呈负压状态，能够保证操作区的气体不会外溢。

（3）在病毒包装过程中，对用来包装病毒的细胞残液、器皿、病毒回收浓缩的器皿要进行无害化处理，通常采用强碱、高压灭菌、烘烤等方式处理。对于利用病毒载体感染细胞实验中产生的废液，同样要进行无害化处理。

（4）对于利用病毒载体进行动物感染的实验，实验过程中接触过病毒的器皿、注射器等都要无害化处理。对于实验过程中意外死亡的动物，要进行无害化处理。对于利用病毒载体感染的动物，或者利用病毒载体制备的转基因动物品系，实验动物管理使用部门要有完整的生产、繁殖记录，杜绝此类动物逃逸到自然界。

3. 基因修饰动物的管理

基因修饰动物目前已经得到广泛的使用，转基因、基因敲除动物一般不会表现出特殊的生物危害，但是由于基因型的变异可能会增加感染疾病的机会，或者成为病毒的中间宿主，或者获得更好的生存机会，这些都是潜在的生物安全威胁，打破了进化的自然选择机制，破坏自然遗传的平衡。所以，对于基因修饰动物必须做到使用登记，同时加强管理和安全教育，对发生逃逸的单位要进行严肃处理。基因修饰的实验动物既往多数为小鼠，现在由于新一代基因编辑技术的使用，基因编辑的动物已经扩展到多数实验动物，包括哺乳动物、鱼类、昆虫等。可操作动物的多样性给基因修饰动物的管理带来很大的难度，尤其小的鱼类、昆虫，有非常大的逃逸风险，这不仅需要管理部门加强管理、约束，出台管理处罚措施，也需要科研工作者对保护生物安全有清醒的认识。

另外，对实验动物、农业动物的交叉范围，同样需要认真对待，对于圈养动物、散养动物使用病毒载体、基因修饰的实验必须严格控制。

（李善刚）

下 篇

人类疾病与疾病动物模型

第八章　人类疾病模型概论

第九章　免疫缺陷与基因修饰动物模型

第十章　消化系统疾病与动物模型

第十一章　呼吸系统疾病与动物模型

第十二章　泌尿系统疾病与动物模型

第十三章　生殖 / 围产疾病与动物模型

第十四章　心血管系统疾病与动物模型

第十五章　内分泌代谢性疾病与动物模型

第十六章　神经系统疾病与动物模型

第十七章　心理与精神疾病与动物模型

第十八章　运动系统疾病与动物模型

第十九章　视器疾病与动物模型

第二十章　听器疾病与动物模型

第二十一章　肿瘤发生与动物模型

第二十二章　再生医学动物模型

第八章　人类疾病模型概论

现代医学关于人类疾病本身及其诊治方法的发现依赖于实验，所以，一定意义上将现代医学视为实验医学，从而将之与传统医学、经验医学区分开。新药从概念验证到候选药物的功效测试、安全性评估、畸形学和毒理学评估，再到转化研究和相关产品开发，整个过程中都离不开实验，使用并可能依赖于疾病模型，包括分子模型、细胞模型、动物模型等。分子模型是新药研发的前期工作的基础工具，疾病分子病理学和分子生物学等的研究往往可以揭示疾病发生发展的过程轨迹，暴露出可以利用的靶点，根据不同靶点特性设计相应的化合物，针对靶点与化合物之间物理和化学作用，进行理论测算及实际验证，优化设计具有特定属性的全新分子结构，这个过程在现代多由人工智能（AI）辅助完成；小分子化合物的生成和发掘也常基于各种各样小分子化合物库。当候选分子药确定以后，需要进行细胞实验以验证其功效。细胞是独立的生命体，也是人体构造的基本单元。在存活的细胞上借助其简单的生命结构，可以比较清晰地观察细胞应对外界刺激做出的形态、行为、生化、电生理等的变化，通过这些变化可以推测或验证刺激因子的功效及其机理；很多单细胞生物及哺乳类动物细胞种类已经被开发成工具细胞、模式细胞，即便正常的原代细胞，在施加不同的培养条件下，也可能会成为所谓的细胞模型。细胞模型最大的优点是其可培养和独立存活，然而在细胞模型取得的实验结果往往不能有效复制到临床患者身上，其主要限制因素就在于人体组织的复杂性，也就是机体组织是由大量不同种类细胞构成的混杂复合体，细胞之间尤其是不同种类细胞之间存在复杂的相互作用。独立细胞上的生物效应常常会湮灭在整体组织或器官的混合效应输出中。

作为多细胞生物的动物自然是医药生物研究中更具价值的对象。动物为人类生物学和疾病研究提供了足够好的模型，动物实验过程通常被认为是可靠的，动物实验的结果可用于了解疾病的病理生理学，评估新开发药物的安全性和有效性，以及监测环境健康风险等。在寻求医学科学知识和减轻人类疾病痛苦方面，动物模型为人们提供了宝贵的信息和线索，让我们对疾病、病理生理过程的认识得以深入，帮助我们探索和完善治疗措施手段。人类疾病的动物模型在现代生物医学中起着核心和基础性作用。构成现代生物医学的各分支学科，都脱离不了利用各种动物模型进行的临床前研究。

历史证明，使用动物实验对人类健康和疾病防治具有极大科学价值。动物实验曾经推动了外科技术的发展，例如，气管切开术，最初是 12 世纪由伊本·祖尔在山羊身上进行的；腹腔镜起源于 20 世纪耶奥里·克林（Georg Kellings）在犬身上的研究；20 世纪 40 年代，维维恩·托马斯（Vivien Thomas）和艾尔弗雷德·布莱洛克（Alfred Blalock）开发了一种犬的模型以模拟法洛四联症，使之外科矫正技术得以发展。动物实验也助推了疫苗、抗生素的开发，艾伯特·萨宾（Albert Sabin）在 20 世纪 30 年代用猴子研制脊髓灰质炎疫苗；胰岛素是 20 世纪 20 年代在犬上发现的；糖尿病研究的基础则主要依赖于转基因小鼠和大鼠模型；大多数抗生素在用于人类之前都要在动物身上测试生物效应，并得出安全性、有效性结论。疾病易感性被认为仅由 DNA 序列中携带的遗传信息决定，近年来，表观遗传被认为在疾病的发展中扮演着同样重要的角色，特别是在关键阶段，发育非常容易受到环境调节的影响。人类和动物的广泛研究表明，早期生命恶劣环境可能是一些成人疾病的病因学中最重要的发展起源，包括癌症、代谢疾病和心血管病。鉴于有些微生物的高传染性、致病性、致死率，如果没有动物研究，对于病原学、免疫反应、传播动力学，以及预防和治疗手段，就无从所知。

不但如此，基因的发现也有动物研究的助力推动，并在机制研究和治疗途径的开发中发挥了关键作用。目前的动物模型中不管是基因敲除还是人类等位基因的敲入，通过对基因的操控研究人类疾病或异常表现，提高了我们对疾病的理解与治疗对策的拓展。

当然，将动物模型实验转化为人类临床试验有时结果不可预测。越来越多的科学文献批判性地评估动物实验（特别是动物模型）的有效性，质疑其可靠性和对人类试验结果的预测价值。现有的动物模型仅仅部分地概括或演绎了人类某种疾病的病理生理特征，而远不是临床疾病的全部，将单一的动物实验结果转化临床应用往往出现非预期数据，甚至一败涂地，是将临床问题简化后进行分析出现的偏颇，说明动物实验选用的疾病模型的局限性和误差。因此，动物实验研究需要采用多样、多维、多层立体且针对性更强的动物模型，以更接近地再现人类疾病病理生理学。这也是建设和发展动物实验学的基本要义之一。

疾病的发生不是因与果之间的简单线性关联，而是在一个混杂体系下的各方反复炎性演变的结果。目前，开发应用的医学动物实验用疾病模型，其种类还远远不够多，质量也有待提高。例如，乳腺癌细胞归巢到骨诱导溶骨病变的机制尚不清楚，模仿人类乳腺癌独特转移部位的动物模型将非常有价值，但目前这种模型是有限的；老年痴呆症的影响因素多且复杂，但真正的原因（始动因素）以及各因素之间的内在逻辑关系并不明了，现已开发出来的动物模型只是反映了病理变化和症状的某些方面，理想的模型尚未出现。疾病动物模型的研发创制也是随着人们对疾病的本质性认识而不断进步，例如，上消化道溃疡发病机制既往是基于"无酸无溃疡"理论，开发使用的是胃酸分泌增加的疾病模型，待到认识到真实致病元凶是幽门螺杆菌（HP）之后，科学家才创造出 HP 感染模型，并由此推动了治疗方案的更新与优化。有些疾病是新发生的或不断演变的，而疾病模型的创制是滞后的，需要不断创新。

（魏佑震）

第一节　人类疾病动物模型概念

人类为摆脱疾病的困扰展开同疾病的斗争，经验的积累、记录、整理、铭文，形成了自然医学。这种自然医学刻画出人类追求健康的历史轨迹，构成了现代医学科学的基础与思想源泉。作为科学的现代生物医学，需要突破历史的、文化的、经验的、想象的束缚窠臼，按照科学的规范和要求去重构、发展、建设。自然科学的基本求证范式是实验。以人体作为实验对象来进行医学研究，往往在伦理上和方法学上受到限制。利用分析的策略和方法，将人体的复杂巨系统拆分为若干个分系统、子系统，寻找和利用简单的模式动物，简化问题，牺牲动物，让动物替身代为的动物实验便成为现代生物医学发展的基本模式。

一、人类疾病动物模型的基本含义

广义地，人类疾病动物模型（animal models of human diseases）是指所有为生物医学研究而建立的、能够模拟人类疾病的动物实验对象和材料，包括来自动物整体和来自动物离体的器官或组织，不刻意追求与临床上的全方位逼似；狭义上是专指具有人类疾病状态模拟的动物模型，即能将人类疾病复制出来的动物模型，强调整体完整性与临床相似性。能模拟人类与其他动物共病或类似疾病的动物模型称为疾病动物模型（animal models of disease）。

人们利用动物模型研究疾病最早可追溯到 18 世纪，开始只是一种自然的研究活动，直到 19 世纪人们才开始有意识地将一些可能致病的微生物接种到动物身体内，通过实验证明猜想。1876 年，德国医生罗伯特·科克（Robert Koch）将分离出来的炭疽杆菌接种到小鼠体内，复制出小鼠炭疽病；1884 年，路易斯·巴斯德（Louis Pasteur）和他的同事利用动物模型研制成功狂犬病疫苗；美国医生丹尼尔·盖杜谢克（Daniel Gajdusek）1965年用病死者脑组织悬液给黑猩猩进行脑内注射，成功地复制出库鲁病（Kuru disease）模型。这些都是早期构建的经典动物模型。20 世纪 80 年代后，随着现代分子生物学发展，人们对疾病的本质认识深入到基因水平，加之技术的发展与普及，建立了许多基因修饰动物用作疾病模型。为使动物实验更科学、准确和重复性好，在标准化的实验动物基础上，利用各种方法把某些生理或病理活动相对稳定、均一地显现，这种标准化的实验动物被称为模式动物。

人类疾病种类很多，有先天遗传的，有发育障碍的，有后天获得性的，病因及其影响因素多种多样，发生与发展过程复杂，表型不同，结局不一。任何一种疾病的全过程都是一个庞大的混杂体系，从自然的疾病体系难以理清其中的因果关系。利用分析的方法，把控影响因素的稳定，调控致病原因，就有可能探寻出影响因素与疾病发生发展过程及结果的关系。以人类疾病动物模型对人类疾病开展研究，是一种将复杂体系简单化的尝试，有助于人们更清晰、有效、有针对性和条理性地探寻人类疾病的发生发展规律，探求防治措施。

二、人类疾病动物模型的价值与意义

1. 转移实验显在和潜在的健康风险

所谓"实验"，即是对理论或猜想的实际验证，施加的因素、实验的过程和结果，都具有不确定性，因此，从人道主义考虑，实验是不宜或不能直接在人体上进行的。而动物可以作为人类的"替身"，承受人类的健康风险与痛苦，甚至牺牲生命。这是目前科技发展时态下的一种无奈选择。

2. 研究对象的标准化

现实中的疾病人群较少受到疾病本身诊治之外的约束，疾病发生发展的影响因素呈现自然状态。将疾病人群按照指标进行分类，发现不存在指标完全相同的任何两个病人，也就是说，任何一位病人都是独特唯一的，不存在所谓"标准化病人"。为了研究结果的可重复性、一致性、稳定性，基于现实病人的严格分组小样本对照研究是难以实现的。例如，患有心脏病的病人，可能同时又患有肺或肾脏等其他疾病，即使疾病完全相同的病人，其遗传背景、年龄、性别、体质、先天禀赋、体重、体脂比、代谢状态、激素水平、组织构造、饮食习惯、食物构成、药物服用、胃肠道菌群（构成、各占比等）等因素也各不相同，对疾病的发生发展均有影响。动物疾病模型的制造，几乎能将大部分的因素进行控制，得到比较均一化的"标准疾病模型"，严格控制实验条件、保障实验材料的一致性。

3. 利于开展大量样本的实验研究

生物医学研究存在和鼓励个案研究，事实上，个案报道也是医学的传统，历史上很多重大疾病的发现及其疗法、药物的新作用或毒副作用及重大传染病起源等都是通过个案报道而显现的。但是，基于生物个体多样性和生命过程的系统复杂性，个案多数情况下通常并不能代表群体。生物医学研究是基于群体的研究，根据统计学原理，对样本量是有具体而明确要求的。利用动物疾病模型开展动物实验就能满足样本量的要求，尤其是样本量大时。

4. 缩短研究周期

动物实验的研究周期可以缩短：致病因子的剂量、攻击频次、抵达路径等可以人为设定，以便加速成模，缩短成模周期；增大样本量；动物生命周期短，疾病发病过程更快；给药剂量大、给药或处理手段的路径更为直接、给药频次更大。

5. 易于采集生物样本

临床上，只有机体的分泌物、排泄物、附着物、渗出物或流出物（如血管损伤后出血），或是手术切除的赘生物、坏死物，可以较为无障碍地获取用以医学检验，除此之外，侵入性地取得身体的组织需要得到许可并要符合伦理原则，有些组织甚至是无法也不许获取的。然而对于动物实验，只要符合动物伦理规范，获取模型动物的器官组织就相对比较容易。

6. 深入理解疾病的本质

制作和使用人类疾病动物模型，最基本的出发点是作为研究的对象和"工具"，但是，通过"人为地制造疾病"（模型）可以让我们对某些疾病的本质认识得以深化，尤其是在病因、病程和转归方面。

（魏佑震）

第二节　人类疾病动物模型分类

国际疾病分类法（International Classification of Diseases，ICD）根据疾病的病因、解剖部位、临床表现和病理特征，系统收录了近 26 000 条疾病记录。ICD 分为疾病、损伤、中毒；疾病分为传染性和非传染性，非传染性疾病包括遗传性疾病、发育障碍性疾病、后天获得性疾病。模拟人类疾病动物模型的分类方法多种多样，如系统器官疾病分类、模型制作病因分类等。使用动物模型的关键是选择与人体组织或疾病状态相似的动物模型。本书使用动物疾病模型以研究人类疾病，旨在发现预防、减轻或治愈人类疾病的方法，其覆盖的范围不包含使用实验动物进行工业品，如家用产品、化妆品及工业化学品等的安全性检测，也不包含实验动物本身及其在农业及畜牧业方面的用途、兽医的动物实验研究。设计和制作疾病动物模型的过程也是发病机制学说和病理结局的再验证。

一、按系统器官疾病分类

各系统疾病动物模型是指与人类各系统疾病相对应的人类疾病动物模型，包括呼吸、消化、泌尿、生殖、运动、心血管、血液与造血、内分泌、神经等系统的疾病动物模型。在系统项下，进一步可分为器官疾病动物模型。例如，消化系统中，有胃病疾病模型、肝脏疾病模型、胰腺疾病模型、肠道疾病模型等。这些疾病模型分类是基于传统的解剖学和组织病理学的划分，对应临床科别分类的疾病，如内科（消化、呼吸、心内、肾脏、神经内科等）病、外科病、妇产科病、儿科病、传染病、皮肤科病、五官科病、寄生虫病、地方病、维生素缺乏病、物理损伤疾病、职业病、肿瘤等。

全身性疾病动物模型，如感染性疾病，致病因素在一定条件下作用于动物，对动物全身组织、器官可能造成系统性病理损伤，出现多种器官组织功能、代谢和形态结构的变化；而有些变化是许多疾病都可能发生的，如炎症、发热、缺氧、水肿、休克、弥散性血管内凝血、电解质紊乱、酸碱平衡失调等，都属于疾病基本病理生理过程。

二、按模型制作病因分类

疾病动物模型按造模致病原因分为自发性、诱发性、基因修饰动物模型。正常者，即没有可观察到（行为）缺陷的动物，可以用于评估疗法或药物的安全性/毒理学风险，以及研究化合物的生物学特异性及其作用机制。

1. 自发性动物模型

自发性动物模型（spontaneous animal model）是指在自然条件下发生的自发性疾病动物，以肿瘤和遗传疾病居多。自发模型包括老年动物、表现出自发和内源性精神或神经疾病的动物、自然发生的突变、遗传系（自交系及杂交）、选择性繁殖产生的系，以及从特定动物种群中选择的极端情况，常为系统性疾病，可分为代谢性疾病、分子性疾病和特种蛋白合成异常性疾病等，如自发性高血压大鼠、自发性糖尿病地鼠和大（小）鼠、肥胖症小鼠、自发性高脂血症家兔、自发肿瘤小鼠和大鼠、脑卒中大鼠、癫痫长爪沙鼠、裸鼠、脾缺失小鼠、联合免疫缺陷动物等。自发模型通常是由于基因突变、遗传育种保留下来的模型动物。

在不断开发动物品种、品系、亚系的进程中，人们有意识地发现、扩大疾病易感性疾病模型动物。例如，乳腺癌在不同品系小鼠中发病率亦不相同，C3H 雌性小鼠的乳腺癌发病率接近 100%；还有山羊家族性甲状腺肿、牛免疫缺陷病（BIV）等，在不同品系动物中的发病率也不同。此类模型动物来源比较困难，种类有限，作为动物模型有利有弊。动物自发性肿瘤模型因实验动物品种、品系不同，肿瘤发生的组织类型和发病机制也不同。自发性疾病模型的动物饲养条件高，自然发病率低，发病周期长，适合于小众实验研究；优点是动物完全在自然条件下发生疾病，排除了人为的因素，疾病的发生、发展与人类相应的疾病更相似，应用价值高。

2. 诱发性动物模型

诱发性动物模型（induced animal model）又称为实验性动物模型。物理、化学、生物或复合多致病因素作用于动物造成组织、器官或全身损害，出现某些类似人类疾病的功能、代谢或形态结构方面的病变，即为人工诱发特定疾病动物模型。

（1）物理因素诱发动物模型：以机械、放射线、气压损伤、手术改造等制造。例如，重物下坠或外力撞击脊髓造成脊髓损伤模型；放射线方法制成大鼠萎缩性胃炎动物模型、鼠或犬的放射病模型等；紫外线照射皮肤灼伤模型；外科手术方法复制大鼠急性肝衰竭动物模型、大鼠肺水肿动物模型。采用物理因素复制动物模型比较直接、简便，是目前常用的方法。

（2）化学因素诱发动物模型：化学药物致癌、化学毒物中毒、强酸强碱烧伤、某种有机成分的增加或减少导致营养性疾病等。例如，应用羟基乙胺制造大鼠急性十二指肠溃疡动物模型；应用 D-氨基半乳糖导致大鼠肝硬化动物模型；注射 3-硝基丙酸（3-NP）导致亨廷顿病模型；无碘饲料造成大鼠缺碘性甲状腺肿动物模型；应用胆固醇、胆盐、甲硫氧嘧啶及动物脂肪制成动脉粥样硬化动物模型等。

（3）生物因素诱发动物模型：如细菌、病毒、寄生虫、生物毒素等。生物因素导致发生的人兽共患病（传染性或非传染性）占很大的比例。传染病、寄生虫病、微生物学和免疫学等研究经常使用生物因素诱发动物模型，例如，以柯萨奇 B 族病毒致心肌炎动物模型；福氏Ⅳ型痢疾杆菌或志贺杆菌复制后的细菌性痢疾动物模型。以致病微生物诱发疾病模型，需要报备审批，在具备生物安全级别二级以上的实验室进行。寄生虫感染性疾病模型有锥虫病原体感染小鼠模型、钩端螺旋体感染豚鼠肺出血动物模型等。

（4）复合因素诱发动物模型。以上 3 种诱发动物模型的因素都是单一的，有些疾病模型应用单一因素不是充分条件，诱发难以实现，必须使用多种复合因素诱导才能复制成功，这些动物模型的制作往往需要较长时间，方法比较烦琐，但其与人类疾病比较相似。例如，制作大鼠或豚鼠慢性支气管炎动物模型可使用细菌加寒冷、香烟加寒冷，也可使用细菌加 SO_2 等方法；以四氯化碳（40%棉籽油溶液）、胆固醇、乙醇等因素制作大鼠肝硬化动物模型；以二甲基偶氮苯胺和 ^{60}Co-γ 射线方法制作大鼠肝癌动物模型。

3. 基因修饰动物模型

基因修饰动物（genetically modified animal）也称遗传工程动物，是研究人类基因功能、基于基因的人类疾病机制及新药研究开发的重要模型动物。利用基因修饰动物的方法研究基因的表达调控与疾病发生的关系，建立各种人类疾病的动物模型，为人类疾病发病机制的研究提供了实验材料和技术手段。常用的基因操作技术有转基因、基因敲入、基因敲低/敲除等。

4. 移植动物模型

将异体的材料移植到体内，可以构建移植动物模型。根据移植物与宿主的关系，可分为同种或异种移植动物模型；根据移植物的形态，有器官移植、组织块移植、细胞移植；根据移植的部位可分为异位移植、原位移植。同种移植是将生物材料移植于同系或同种受体动物，例如，Walker-256 瘤株原为大鼠乳腺自发的一种癌肉瘤，可将该瘤株注入健康大鼠腹腔用于制备肝癌模型；异种移植动物模型是将生物材料移植到不同种的生物体内，如将人类肿瘤组织块或细胞悬液移植到受体动物体内。肿瘤组织或细胞异位移植到皮下比较容易观察，原位移植则更符合组织生长环境，此或可称为细胞生长的组织环境适应。

器官移植动物模型多用以研究移植本身带来的免疫排斥反应机制及探索应对措施。对于大多数晚期器官衰竭相关疾病，器官移植是最后的有效治疗手段，同种异体器官的来源有限，非人源器官生物供体及机械器官移植是可选项。灵长类动物与人类基因组最接近，可作为异种器官移植供体的动物，但伦理要求高、可及性差；猪在解剖、生理以及疾病的发生机制方面与人类相似程度也比较高，人猪共病的疾病谱较小，猪器官形态、大小与人的器官相仿，是人类临床异种器官移植的首选供体。

（魏佑震）

第九章　免疫缺陷与基因修饰动物模型

　　免疫是生物机体一种重要生理保护功能，有几道屏障机制：皮肤黏膜的物理性隔离与清洗，组织中存在的吞噬细胞与杀菌物质的天然肃清，专职（免疫）细胞接受抗原后获得的特异性免疫反应。特异性免疫包括 B 淋巴细胞产生的体液免疫和 T 淋巴细胞负责的细胞免疫。人体是自然界的一份子，与其他生物存在紧密关系，有互生、共生、寄生、侵犯等。有机体演化并进化了对异物的识别、排除或消灭的功能，包括外源性的理化致病因子、病原微生物、寄生虫，以及来自身体内部病变异化的组织细胞等。概括来说，免疫系统的功能主要表现为三个方面，即防御功能、免疫稳定和免疫监视，这些功能一旦失调即产生免疫病理变化。当自我稳定功能过高时，可能患类风湿关节炎等，导致自身免疫疾病；当防御保护功能过于敏感时，会出现过敏甚至超敏反应；过于低敏感或失敏时则会由于免疫缺陷招致感染；免疫监视功能过低时，对内部异化细胞失察，可能会形成肿瘤等。人体免疫功能及其机制属于精细化调节，免疫功能的正常存在是机体免受侵袭、自稳舒适的保障。

第一节　免疫缺陷病动物模型

　　后天获得性疾病，从物理、化学、生物性侵袭到自身退行性病变，从普通病毒感染到肿瘤形成，按照组织病理学的本质都是炎症，均经历炎症过程。所谓炎症，就是自身免疫系统与外来致病因素之间的生物反应。

　　免疫缺陷病是指机体免疫系统中某一组缺失或者功能不全而导致免疫功能低下或缺陷的疾病，其临床特征性的表现是抗感染能力低下、容易发生严重感染、易患肿瘤、常伴发自身免疫疾病、多系统受累、遗传倾向。免疫缺陷的分子基础涉及补体缺陷（调节成分：C1q-INH、DAF/CD55；固有成分：C1、C2、C3、C4、MAC/C5-8）、MHC I 类分子缺陷（由于 *TAP* 基因突变，内源性抗原不能经 TAP 转运至内质网，使得 $CD8^+T$ 细胞介导的免疫应答缺失，表现为慢性呼吸道细菌感染）、MHC II 类分子缺陷（抗原提呈受阻，影响 $CD4^+T$ 细胞分化，表现为迟发性超敏反应及对 TD 抗原的抗体应答缺陷）、NADPH 缺陷（杀伤性超氧自由基形成障碍，被吞噬的细菌持续存活，表现为 1～2 岁开始反复化脓性感染，刺激 $CD4^+T$ 细胞增生成肉芽肿）、T 细胞信号转导缺陷（T 细胞膜分子及胞内信号转导分子/TCR 表达异常或缺失等）。免疫缺陷病按照病因分为原发性免疫缺陷和继发性免疫缺陷；按照累及的免疫成分分为 B 细胞免疫缺陷、T 细胞免疫缺陷、联合免疫缺陷、吞噬细胞功能缺陷、补体缺陷等。免疫缺陷动物是指由于先天性遗传突变或用人为方法造成一种或多种免疫系统组成成分缺陷的动物。免疫缺陷动物模型（immunodeficient animal model）是研究炎症、肿瘤、免疫缺陷病必不可少的工具。免疫缺陷动物有自发性的、诱发性的。其中，自发性免疫缺陷动物又可依据 T 细胞、B 细胞、

NK（nature killer）细胞功能的有无，分为单一淋巴细胞免疫缺陷和多种免疫细胞联合缺陷。T 淋巴细胞功能缺陷动物主要有裸小鼠和裸大鼠等；B 淋巴细胞缺陷疾病模型常表现为免疫球蛋白缺失、细胞免疫正常，如 CBA/N 小鼠；NK 细胞功能缺陷如 Beige 小鼠；T、B 淋巴细胞缺陷的小鼠如严重联合免疫缺陷（severe combined immune deficiency，SCID）小鼠。

裸小鼠（nude mouse）无毛、无胸腺，可以直接作为人体肿瘤异种移植的受体，不需要进行附加处理，可使人体肿瘤移植后生长良好。肿瘤细胞形态、染色体数量和同工酶水平与人体肿瘤一样，说明未发生细胞选择和细胞杂交现象，细胞动力学和生物化学特征也未变，是异种移植人体肿瘤进行免疫学和肿瘤学研究中的常用载体工具，可以看成是细胞在体培养基。将裸基因（*nude*，*nu*）导入不同近交系动物，已培育出数十种近交系裸鼠动物模型。

一、T 淋巴细胞缺陷动物

多能干细胞分化为淋巴样祖细胞，在胸腺中发育分化为成熟 T 细胞，经由 TCR 信号转导活化为效应 T 细胞。T 淋巴细胞免疫功能缺陷动物，表现为毛发缺乏和胸腺发育不全。有多种遗传性无胸腺动物，如裸小鼠、裸大鼠、裸豚鼠和遗传性无脾症小鼠。裸小鼠和裸大鼠应用最多。

1. 裸小鼠

裸基因（*nu*）是一隐性突变基因，位于 11 号染色体。通过回交已经将裸基因导入到不同遗传背景的多个小鼠品系中，包括 BALB/c-nu 和 C57BL/6-nu 等。各系裸小鼠遗传背景不同，细胞免疫反应和反应指标也不尽相同。裸小鼠主要特征表现为无毛（hairless）、裸体（nude）和无胸腺（athymia），发育迟缓，皮肤增龄性变薄，头颈部皮皱。胸腺缺失或仅有胸腺残迹或异常上皮，T 细胞不能正常发育分化，不能执行正常 T 细胞功能，缺乏成熟 T 细胞的辅助、抑制及杀伤功能，因而细胞免疫力低下，在混合淋巴细胞反应（MLR）中不产生细胞毒效应细胞，对刀豆素 A 或植物凝集素 P 亦无有丝分裂原应答，无接触敏感性，没有移植排斥。

裸小鼠的 B 淋巴细胞理论上正常，但其功能也不完全正常，免疫球蛋白主要是 IgM，只含少量 IgG；成年裸小鼠（6～8 周）NK 细胞活性也较普通小鼠高，这是需要加以重视的。

2. 裸大鼠

裸大鼠（nude rat）基因符号为 *rnu*，其免疫器官的组织学与裸小鼠极为相似。裸大鼠只见胸腺残体，未见淋巴细胞，淋巴结副皮质区实际上没有淋巴细胞，T 淋巴细胞功能丧失。裸大鼠一般特征与裸小鼠相似，但并非完全无毛，躯干部仍有稀少被毛，头部及四肢毛更多些。裸大鼠体大，移植肿瘤组织大、细胞多，取血量多，可行某些外科小手术，比裸小鼠具有一定的优势。

二、B 淋巴细胞缺陷动物

B 淋巴细胞（B lymphocytes）简称 B 细胞，其祖细胞存在于胎肝（胚胎小鼠 14 d 或人 8~9 周）的造血细胞岛中，此后 B 淋巴细胞的产生和分化场所逐渐限于骨髓。成熟的 B 细胞主要位于淋巴结皮质浅层，以及脾脏红髓和白髓的淋巴小结内。B 细胞受抗原刺激后分化为浆细胞，可合成和分泌抗体（免疫球蛋白），执行机体的体液免疫。B 淋巴细胞缺陷模型，细胞免疫正常，体液免疫-免疫球蛋白缺失。以 CBA/N 小鼠为例，其 B 淋巴细胞功能减退，为 X-连锁隐性突变系，其基因符号为 xid（X-linked immune deficiency）。纯合型雌鼠（xid/xid）和杂合型雄鼠（xid/y）对 II 型抗原（非胸腺依赖性抗原，如葡聚糖、肺炎球菌脂多糖、双链 DNA 等）没有反应；对胸腺依赖性抗原缺乏抗体反应，血清中 IgG、IgM 低下。若移植正常鼠的骨髓，宿主的 B 细胞缺损可得到恢复；相反，把 xid 鼠的骨髓移植给受放射线照射的同系正常小鼠，其仍然表现为不正常的表型；T 细胞功能没有明显的缺陷。该动物是研究 B 淋巴细胞的发生、功能以及与 B 细胞免疫相关疾病的理想工具，其病理改变与人类性联无丙种球蛋白血症（Bruton 综合征）近似，也类似 Wiskott-Aidsch 综合征，即湿疹血小板减少伴免疫缺陷综合征，这是一种 B 细胞、T 细胞和血小板均受影响的 X-连锁隐性遗传性疾病，以免疫性缺陷、湿疹和血小板减少三联症为临床表现。

三、NK 细胞免疫功能缺陷动物

NK 细胞被认为属于一种特殊类型的 T 细胞，推测是 T 细胞分化过程中的一个分支，不依赖于胸腺发育。NK 细胞参与抗肿瘤、抗病毒感染和免疫调节，与超敏反应和自身免疫性疾病也有关。NK 细胞具有抗体依赖性的细胞毒性作用，其低亲和力的 CD16 分子与靶细胞的 IgG 抗体复合物结合以后，活化酪氨酸激酶（PTK），使磷脂酶 C（PLC）酪氨酸磷酸化，裂解膜上磷脂酰肌醇并脱下三磷酸肌醇（IP_3），Ca^{2+} 从内质网钙池释放进入细胞质使细胞内高钙，进而引发细胞释放穿孔素和颗粒酶等毒性物质，杀伤靶细胞。NK 细胞还具有天然细胞毒性，不需要抗体介导，直接杀伤靶细胞。NK 细胞可以通过释放细胞毒素活化靶细胞的 Caspase 途径介导靶细胞的凋亡。NK 细胞也能合成并分泌多种细胞因子，如 IFN-γ、TNF-α、IL-1、IL-5、IL-8、IL-10 等。

Beige 小鼠为 NK 细胞免疫缺陷突变系小鼠，bg 是隐性突变基因，位于 13 号染色体。纯合子出生时眼睛颜色很淡，成年被毛完整、毛色变浅，耳郭和尾尖色素减少；由于细胞溶解作用的后识别过程受损伤，内源性 NK 细胞功能缺失。纯合 bg 基因同时还损伤细胞毒 T 细胞功能，降低粒细胞趋化性和杀菌活性，延迟巨噬细胞调节的抗肿瘤杀伤作用的发生，并影响溶酶体的发生过程，导致溶酶体膜缺损、溶酶体功能缺陷，因此，Beige 小鼠对化脓性细菌感染及各种病原体都较敏感。

四、重度联合免疫缺陷动物

在遗传过程中，极端免疫缺陷受到自然界的挑战与打击，临床上重度联合免疫缺陷的病例是罕见的。研究和开发重度联合免疫缺陷动物的目的，更侧重于建立一种免疫特殊状态，以便研究免疫的机制并提供一种近乎免疫豁免的动物工具。

1. SCID 小鼠模型

SCID（severe combined immune deficiency）小鼠先天性 T 和 B 淋巴细胞缺陷，系16 号染色体的 SCID 隐性基因（*Prkdc*）（protein kinase，DNA-activated，catalytic subunit）突变所致，*Prkdc* 基因点突变导致蛋白质翻译提前终止，抗原受体基因重组障碍，无法产生功能正常的抗原受体蛋白，淋巴细胞在成熟之前死亡或被巨噬细胞、粒细胞和 NK细胞清除。SCID 小鼠外观与普通小鼠差异不大，体重发育正常，但胸腺、脾、淋巴结的重量降低，只有正常重量的 30%，组织学上表现为淋巴细胞显著缺乏。胸腺多被脂肪组织包围，组织水平见不到皮质结构，残存髓质区域主要由类上皮细胞、成纤维细胞构成，边缘偶见灶状聚集淋巴细胞群。脾脏白髓不明显，红髓正常，脾小体无淋巴细胞聚集，主要由网状细胞构成。淋巴结无明显皮质区，副皮质区缺失，淋巴细胞脱失，组织由网状细胞所占据。小肠黏膜下和支气管淋巴集结较少见，结构内无淋巴细胞聚集。其骨髓结构成分正常；外周血白细胞总量较少，淋巴细胞的白细胞占比急剧下降达 10%～20%（正常占比 70%）。所有 T 和 B 淋巴细胞功能均为阴性，对外源性抗原无细胞免疫反应、无体液抗体反应。但其淋巴性造血细胞分化不受突变基因的影响，巨噬细胞、粒细胞、巨核细胞、红细胞等呈现正常状态，NK 细胞及淋巴因子激活细胞呈正常状态。移植外源正常骨髓或胎肝细胞后，SCID 小鼠体内来自供体的淋巴组织将获得部分或完全重建，从而恢复部分正常功能。

2. NOD/SCID 小鼠

这是一种在 1 型糖尿病模型 NOD 小鼠（nonobese diabetic）转入 SCID 突变基因而成的模型。1 型糖尿病是由 T 细胞介导的自身免疫性疾病，机理是当机体出现免疫调节机制失调时，自身反应性 T 细胞活化、增殖，发动对胰岛 β 细胞的攻击，β 细胞遭到破坏，不能分泌产生胰岛素而发生糖尿病。非肥胖性糖尿病小鼠是一种广泛应用的自身免疫性 1 型糖尿病品系动物，该系小鼠在近交第 20 代时，60%～80%的雌鼠和 20%～30%的雄鼠可自发性发展为 1 型糖尿病。

将 SCID 突变基因导入到 NOD 小鼠身上获得 NOD/SCID 小鼠，此鼠具有 T 和 B 淋巴细胞联合免疫缺陷、NK 细胞活性低下、骨髓功能不正常、约 30%纯合子无补体成分C5、缺乏补体系统的溶血活性、巨噬细胞和抗原呈递细胞功能损害等特性，缺乏适应性免疫，不再发生自身免疫性糖尿病，是一种更易于移植成功并可稳定应用的模型动物，近年来已成为研究人类肿瘤移植瘤比较理想的载体工具。

3. NOG、NPG 小鼠

NOG 小鼠是在 NOD/SCID 小鼠遗传背景基础上，敲除 IL-2 受体蛋白的 γ 链基因（*IL2rg^{null}*）得到的。后来又培育了类似的免疫缺陷小鼠——NPG 小鼠。IL-2 受体的 γ 链是 IL-2、IL-4、IL-7、IL-9、IL-15、IL-21 的共同受体亚基，这些白细胞介素都具有重要的免疫功能，该基因敲除后，这些细胞因子结合失据，就不会启动细胞膜与细胞内信号转导，不启动细胞基因转录，致使机体免疫功能严重降低，尤其是 NK 细胞活性几乎完全丧失。这是迄今免疫缺陷程度最高的动物，被公认为最好的人源异种移植受体宿主。

4. Motheaten 小鼠

Motheaten 小鼠突变基因（*me*）位于 6 号染色体上。此鼠表现为严重联合免疫缺陷，对胸腺依赖或非依赖抗原均无免疫反应，对 T、B 细胞分裂素的增殖反应严重受损，细胞毒和 NK 细胞活性减低。纯合型（*me/me*）小鼠可伴有自身免疫反应，其免疫反应复合物可沉积在肾、肺、皮肤等处，表现出相应症状。Motheaten 小鼠对判别生命早期免疫功能缺陷研究，以及某种自身免疫性疾病发生具有较大科学价值，是重要的动物模型。

先天性联合免疫缺陷型小鼠是将 NK 细胞缺陷的 *Beige* 基因、T 细胞缺陷的 *nu* 基因、B 细胞缺陷的 *xid* 基因，经过杂交、筛选并导入，可以育成 T、B、NK 细胞联合免疫缺陷小鼠。

免疫缺陷动物是研究机体免疫的重要活体工具，根据实验设计要求，利用不同的免疫缺陷动物模型，可以进行免疫机制的科学性探索。

（魏佑震）

第二节　人源化动物模型

人源化动物模型是指带有功能性的人类基因、细胞或组织的动物模型。将动物作为人类某种（些）特殊生命单元的寄生载体，用以实现脱离人体环境研究生命现象、疾病过程、病理反应、药物机制。下面以人源化肝脏嵌合体小鼠模型为例，说明其原理及实际应用价值。

一、临床问题

乙型肝炎病毒（hepatitis B virus，HBV）、丙型肝炎病毒（hepatitis C virus，HCV）等嗜肝性病毒感染，导致肝炎、肝硬化和肝癌。从 HBV、HCV 入侵人体到产生肝炎、发展为肝硬化和肝癌是一个漫长的过程，其间涉及病毒的感染复制、机体对病毒侵染的反应，以及病毒对肝细胞的攻击、肝组织的炎症反应、肝细胞的坏死和凋亡、死亡细胞的有效清除、肝组织的纤维化、肝癌的产生等。

人类 HBV、HCV 具有高度的种属特异性和组织特异性，在自然情况下，HBV、HCV 仅能感染人和少数高等灵长类动物（如黑猩猩等）的肝细胞。以大猩猩等灵长类动物作为实验模型的成本较高；体外培养的人和灵长类动物原代肝细胞可以支持 HBV、HCV 的复制，但细胞维持时间很短、来源有限，而且体外培养环境简单，并不适合 HBV、HCV 诱发肝脏疾病的研究。HBV、HCV 不感染常用的实验动物——小鼠，多个实验室分别建立了 HBV/HCV 全基因组或者表达特定蛋白基因组片段的转基因鼠，但人类 HBV/HCV 病毒无法在小鼠中产生典型的肝炎反应，肝炎的后期病理状态无法模拟，故不能用传统实验动物模型的制备方法来产生可用于肝炎病毒研究的啮齿类动物模型。

将人肝细胞异种移植到受体小鼠肝脏内建立人源化肝脏的嵌合体小鼠（人鼠嵌合肝），特别结合人源化免疫系统的双嵌合体小鼠，是开展 HBV/HCV 感染研究的理想模型。

二、造模机制

用于人源化肝脏造模的动物模型通常具有两个基本特性。第一，完全的免疫缺陷动物，可以接受异种移植的人肝细胞。第二，在这些模型中，小鼠自身的肝细胞通过基因修饰使得其在特定条件下死亡，进而为供体肝细胞提供增殖的空间以及增殖的刺激因素，最终使原代人肝细胞能重建受体小鼠的肝脏。

延胡索二酰乙酰乙酸水解酶（fumarylacetoacetate hydrolase，FAH）基因剔除小鼠（Fah$^{-/-}$小鼠）是建立人源化肝脏嵌合体小鼠的理想模型。FAH 酶是肝脏酪氨酸代谢途径中的关键酶，与临床上缺乏 FAH 酶导致的 I 型酪氨酸血症类似，Fah$^{-/-}$小鼠因不能进行完全的酪氨酸代谢而在肝脏中积累丁二酰，从而造成肝实质细胞的死亡。药物 NTBC［2-（2-nitro-4-trifluoro-methylbenzyol）-1,3 cyclohexanedione］可抑制酪氨酸代谢中的羟苯丙酮酸氧化酶，从而抑制丁二酰前体的合成。在饮用水中添加 NTBC 饲养的 Fah$^{-/-}$小鼠，其肝功能正常并可正常发育和繁殖，但在停止喂食 NTBC 后将在 4～6 周内因肝功能衰竭而死亡。由于可通过药物控制肝脏损伤的时间，Fah$^{-/-}$小鼠可以在任何阶段造成肝损伤，没有严格的移植窗口期。

Fah$^{-/-}$小鼠的肝脏微环境特别适合于移植细胞的增殖，野生型小鼠肝细胞（FAH 表达正常）经脾脏移植后 90% 以上可以重建 Fah$^{-/-}$小鼠的肝脏，受体小鼠可恢复正常的肝功能。Azuma 等将 Fah$^{-/-}$小鼠和完全免疫缺陷的 Rag2$^{-/-}$、IL2R$^{-/-}$小鼠杂交后，获得了三基因敲除的 Fah$^{-/-}$Rag2$^{-/-}$IL2R$^{-/-}$小鼠（FRG 小鼠）。FRG 小鼠缺少成熟的 T、B 细胞及 NK 细胞，当移植人肝细胞后，可以获得大于 90% 的再殖比例。使用 HCV 感染者血浆或细胞培养的病毒均可以感染人源化的 FRG 小鼠。然而，育种困难、移植处理过程复杂，阻碍了 FRG 小鼠作为人源化肝脏嵌合体小鼠模型的规模应用。基于此，作者繁育了 Fah$^{-/-}$Rag2$^{-/-}$小鼠品系，建立了完全的免疫抑制方案，并实现了原代人肝细胞在 Fah$^{-/-}$Rag2$^{-/-}$小鼠中的高度嵌合，该方案避免了嵌合鼠模型的高死亡率，制备的人源化肝脏嵌合体小鼠模型能够感染人乙型肝炎病毒并开展 HBV/HCV 相关研究。

三、造模方法

1. 人肝细胞的分离

临床获得的肝组织修剪为平均大小约 6 cm^3，人肝细胞的基本分离方法及试剂配制同小鼠肝细胞的原位灌注分离方案。寻找肝组织块断面的血管断端，以静脉套管针直接插管灌注，也可采用直接以套管针多次穿刺断面灌注的方法，正常情况下得率为 $0.5×10^7～2×10^7$ 个/cm^3，人肝细胞体积小于小鼠肝细胞，因此有更高的细胞活力，可达到 90% 以上。

2. 对移植受体的预处理

选择 8～10 周龄、体重 22 g 以上的 Fah$^{-/-}$Rag2$^{-/-}$小鼠。移植前 7 d 对 Fah$^{-/-}$Rag2$^{-/-}$小鼠进行逐渐撤药处理（维持剂量是 7.5 mg/L，NTBC）。具体方案是：4.0 mg/L NTBC 喂养 3 d，2.0 mg/L NTBC 喂养 2 d，完全停药 2 d，诱导小鼠提前进入肝脏损伤阶段以利于移植细胞的植入和增殖。移植后继续停药 12 周，仅在 4 周时以 4.0 mg/L 的 NTBC 喂养 2 d。

3. 细胞移植

按照每只小鼠移植 1×10^6 个人肝细胞，通过脾脏移植免疫缺陷的 Fah$^{-/-}$Rag2$^{-/-}$小鼠。

4. NK 抑制剂处理 Fah$^{-/-}$Rag2$^{-/-}$小鼠

取 Anti-asialo GM1 AB（Wako）50 mg 溶解在 200 μl 的生理盐水中，人肝细胞移植前 24h i.p.与 Fah$^{-/-}$Rag2$^{-/-}$小鼠。该抗体抑制 NK 细胞的作用期限为 1 周，因此首次注射后每 7 d 重复注射一次。

5. 移植后免疫抑制药物处理

他克莫司（Tacrolimus，FK506）是一种大环内酯类强效免疫抑制剂。FK506 以 7.5μg/ml 的浓度溶解在无菌蒸馏水中，作为移植后小鼠的饮用水。成年小鼠每天饮水量为 4～5 ml，因此可以保证 30 μg FK506 的摄入量，即 1 μg/g 体重。

6. 检测

移植 4 周后，通过检测小鼠血液中人血白蛋白，初步判断人肝细胞在宿主小鼠肝脏中的整合情况。8～10 周后再次收集小鼠血液检测人血白蛋白，部分小鼠可通过部分肝切进行 FAH 或人特异 Alb 免疫组化染色确认人肝细胞整合状况，从而筛选出人肝细胞再殖比例高的肝脏人源化小鼠。

四、模型评估

（1）由于 Fah$^{-/-}$Rag2$^{-/-}$小鼠的特殊遗传背景，小鼠肝细胞缺乏 FAH 蛋白，而再殖的人肝细胞表达 FAH，因此嵌合肝组织的 FAH 免疫组化染色是评估人肝细胞再殖率的"金标准"。

（2）建立人肝细胞再殖效率的血清学评价体系。人白蛋白（hAlb）是人肝细胞特有的功能性蛋白，因此，同时检测血清 hAlb 含量和肝组织 FAH 表达比例，可通过数据分析建立两者的关联性，得到一元线性回归方程（图 9-1）。这样，通过人特异白蛋白 ELISA 试剂盒检测小鼠血清中的人白蛋白分泌量，可以实时预估人肝细胞在体内的整合比例。

五、模型特点

1. 人源化肝脏嵌合体小鼠是开展 HBV/HCV 感染研究的理想模型

嵌合肝小鼠主要建立在 uPA（urokinase plasminogen activator）转基因小鼠和 *FAH* 基

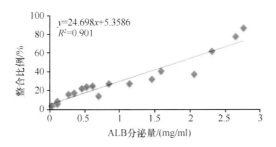

图 9-1　以血清 hAlb 分泌量预估人肝细胞再殖肝脏的效率（张鲁狄供图）

因剔除小鼠基础上。有关人肝细胞在 uPA 小鼠肝脏中再殖的最初报道，使用的免疫缺陷动物分别是 *Rag2* 基因敲除小鼠和 SCID 小鼠。通过白蛋白启动子在肝脏中特异性表达尿激素型胞浆素原活化体，引起细胞内蛋白质降解，最终导致肝细胞死亡。其人肝细胞的再殖比例并不高（15%左右），但已经可以开展肝炎病毒的感染研究。在小鼠体内注入 HBV 患者血清 4 周后，HBV DNA 滴度可达 $4.5 \times 10^8 \sim 10.0 \times 10^8$ 拷贝/ml，小鼠肝脏中可检测到代表病毒复制的 HBcAg。有报道，HBV DNA 甚至可达 2×10^{10} 拷贝/ml，并且这种高滴度的表达能够持续很长时间；在长期随访中发现病毒的高复制水平和病毒蛋白的高表达，可致人肝细胞毛玻璃样改变和严重坏死，这些表现与免疫抑制的慢性 HBV 患者非常相似，表明小鼠处于免疫缺陷状态时 HBV 仍可成为直接致病因子。目前已有使用该小鼠模型研究 HBV 基因型与疾病进展、药物治疗效果的报道，并取得了一定的进展，人源化肝脏嵌合体小鼠为 HBV 的深入研究提供了可行的研究平台。

与 HBV 不同，HCV 的感染需要在嵌合鼠中实现更高程度的人肝细胞再殖。为了确保小鼠被 HCV 感染，嵌合鼠血清中需含有>1 mg/ml 的人血白蛋白。发生 HCV 感染后，病毒将会快速复制，在感染 HCV 后的第 10 周能达到 8.1×10^7 IU/ml。有人用原代人肝细胞构建 uPA/SCID 人鼠嵌合肝，先以人的抗 HCV 多克隆抗体 IgG 预处理小鼠后，再用 100%感染剂量的 HCV 病毒感染小鼠，发现 5/8 的小鼠免于 HCV 感染。

在构建的人源化肝脏 FRG 小鼠中进行了嗜肝性病毒感染和药物清除的实验研究，结果发现 D 基因型 HBV 在人肝细胞再殖率较低的嵌合小鼠上也能实现体内感染，感染 6 周后 HBV DNA 可达 8.15×10^8 拷贝/ml，嵌合肝内可以检测到 HBV cccDNA、HBV DNA 及复制中间体，这对于研究 HBV 的根治性清除具有重要意义。

2. 不同模型选择的优缺点

（1）uPA 转基因小鼠模型的缺点。选择合适的肝脏损伤小鼠模型是构建肝脏人源化动物模型需要解决的一个重要问题。uPA 转基因小鼠模型新生鼠死亡率较高、移植窗口期短（需在出生后 2 周内移植）、部分小鼠存在转基因失活。另外，该模型需要移植细胞的数量大，加剧了原代人肝细胞来源紧张的现状，这些缺陷限制了该模型作为人源化肝脏小鼠模型的研究。

（2）Fah$^{-/-}$Rag2$^{-/-}$是构建人源化肝脏嵌合体的理想模型。选择 Fah$^{-/-}$Rag2$^{-/-}$小鼠具有以下主要优势：①肝脏损伤的时间和程度可以通过一个药物选择系统（NTBC）进行控制，外源细胞的再殖率高达整个肝脏的 90%以上；②Fah DNA 和 FAH 酶的表达是检测再殖肝细胞（Fah$^{+/+}$）的理想标志；③移植人肝细胞后不会产生补体反应，因而没有肾脏损伤的问题。

3. 获得充足的非供体来源肝细胞是规模化建立人源化肝脏嵌合体模型的关键

原代人肝细胞供体来源匮乏且伦理学要求高，极大地限制了肝脏人源化小鼠的应用。获得充足的非供体来源的肝细胞，例如，从多能干细胞分化为肝细胞或经谱系重编程将皮肤成纤维细胞转分化为肝细胞，将是人源化肝脏嵌合体小鼠模型得以广泛应用的关键。

六、模型应用

1. 开展 HBV/HCV 感染研究

选择人肝细胞再殖程度大于 30% 的嵌合体小鼠，将来源于乙型肝炎患者的高滴度 HBV-DNA 血清，通过 i.p.的方法感染人鼠嵌合肝模型，通过肝组织 HBsAg、HbcAg 免疫组化染色检测到 HBV 病毒蛋白的表达，通过血清 HBV-DNA 检测证实了 HBV 不仅感染了嵌合鼠肝脏中整合的人肝细胞，且在人肝细胞中进行了复制，并发现人 ES 细胞分化的肝祖细胞移植 Fah$^{-/-}$Rag2$^{-/-}$小鼠后，也可作为 HCV 感染研究的理想模型。

2. 用于评价非供体来源人肝细胞的体内功能

（1）通过转染肝脏转录因子 FOXA3，HNF1A 和 HNF4A 实现了将人成纤维细胞谱系重编程为成熟的肝细胞，应用 Fah$^{-/-}$Rag2$^{-/-}$小鼠模型证明谱系重编程来源的人肝细胞具有成熟肝细胞的体内功能，获得的诱导型人肝细胞在生物医学研究和制药工业上具有极大应用价值，并以此作为肝细胞来源构建了全新的人源性生物人工肝系统。

（2）经胆管化可将人原代肝细胞诱导为胆管样肝前体细胞，应用 Fah$^{-/-}$Rag2$^{-/-}$小鼠模型证明诱导的人肝前体细胞可在体内分化为成熟的肝细胞。

（何志颖）

第三节　实验动物转基因技术

实验动物转基因技术是将来源于其他物种的基因、基因片段或人工合成改造的基因，经过不同的方式导入到另一物种的基因组中。携带转入基因的物种性状会发生相应改变，成为转基因物种，携带转入外源基因的实验动物则称为转基因实验动物。转基因实验动物一般能够稳定地将外源基因传递给后代。实验动物转基因技术起源于 20 世纪 80 年代携带大鼠生长素基因的“超级小鼠”。经过近 40 年的发展，实验动物转基因技术充分融入了分子生物学、分子遗传学、病毒学、工程机械、纳米技术、大分子技术等领域的最新进展，在方法上有了很大的进步，形成了显微注射、脂质体转染、转基因克隆、逆转录病毒、精子载体、干细胞转基因等多种转基因技术。同时，转基因实验动物已经在生命科学研究、疾病机理研究、发育生物学等领域做出了巨大贡献，也形成了数以千计的转基因实验动物模型。

一、转基因实验动物制备常用技术

1. 转基因载体的设计、目的基因的制备和扩增

外源基因在细胞内的表达同样需要完整的基因结构，在设计、构建基因表达载体时，要注意对载体中的复制起点（Ori）、抗性基因启动子、抗性基因及 polyA 等结构的保护，同时要注意深入研究自己设计转移的基因片段中的启动子、阅读框、polyA 和内含子的选择与组合。基本上所有的启动子都有表达的组织特异性，而 polyA 和内含子的设置也会影响基因表达的丰度，可以根据研究的需要选择启动子的类型和启动子的调控方式，也可以在启动子、表达框和非翻译区加入一些特殊元件来增强基因的表达，如在慢病毒表达载体中加入 WPRE 元件。

多拷贝、高质量的目的基因 DNA 载体的制备是转基因技术成功的基础，目前比较成功的大片段 DNA 的扩增是依赖大肠杆菌或者酵母进行质粒扩增，当然 PCR 扩增产物也可以用来进行转基因。质粒扩增是将需要的片段通过工具酶切割连接进入质粒，而后转化大肠杆菌，经过涂板，利用质粒中抗性基因筛选出携带目的质粒的菌株，再利用该阳性菌株的大量繁殖进行质粒的高拷贝数复制，然后进行质粒提取，应用于后续实验。需要注意的是，应该对不同载体携带外源基因的容量有较好的了解。另外，由于大肠杆菌的繁殖过程中会产生内毒素，所以最好选用能除去内毒素的试剂和器皿，防止内毒素导致胚胎和细胞的生长抑制。质粒的大量提取过程都有标准化的试剂盒，能够保证过程稳定且可重复。对于核内注射，为了促进外源基因整合到基因组，主张在注射前对质粒进行酶切线性化处理。

2. 基因转移的方法

（1）原核注射转基因技术。利用显微玻璃针，将 DNA 直接注射到动物受精卵的原核内，从而使外源 DNA 整合到基因组的方法，称为原核注射法。此方法过程直观、快速、重复性好，而且有较好的安全性，尤其适用于大的片段 Yac 和 Bac 载体转移，是传统上制作转基因实验动物的方法，第一只转基因小鼠的诞生就使用的是原核注射技术。该法也有缺点，如效率相对较低（1%～5%）、需要精密仪器、技术要求高、容易造成多片段插入、整合位点多变、容易发生基因沉默等。

原核注射过程中，由于玻璃针直接插入原核，操作不熟练极易导致受精卵死亡，注射过程和剂量靠经验判断，需反复训练。现已有专业化微注射泵和带芯的玻璃管，方便进行连续、重复的注射操作和 DNA 溶液装载。注射过程中使用相差显微镜可以更好地观察原核的位置和体积变化。

原核注射的主要环节如下。①DNA 溶液装载，将 DNA 溶液加入到拉制好的带芯玻璃管，在表面张力的作用下，DNA 溶液会自动聚集到针的尖端。②制作注射针开口，将注射针连接注射泵，调节水平和维持压，在持卵针上进行轻微撞击，产生一个小的断

口。如果注射针的断口过大，注射后胚胎迅速裂解，需要果断地换新的注射针，重新撞击。③调整注射压和注射时间，使激发注射操作时刚好看到原核微微膨胀。注射后迅速撤回注射针。④重复注射多次后，针尖会有堵塞或者黏附大分子物质，这时可以进一步撞击或者换新的注射针。⑤注射后的胚胎恢复一段时间后移入培养滴，DNA 注射的当天或者培养至第二天进行胚胎移植。

（2）精子载体转基因技术。利用受精过程将外源基因片段带入受精卵内，并且整合到基因组中，产生携带外源基因且能够稳定遗传的后代。最初的精子载体法是将精子和携带外源基因的质粒进行孵育，使外源基因黏附到精子表面，但是这种方法的效果很不稳定，每个实验室的结果不尽相同。后来研究者又开发了脂质体介导外源基因进入精子、使精子的细胞膜短暂穿孔等方法，甚至用碱处理破坏精子的细胞膜以增进外源基因进入精子内部的机会，在小鼠和家兔等物种上都取得了成功。精子载体法的优点是简单易行；缺点是不稳定，受操作者的技术和仪器因素影响比较大。

（3）胚胎干细胞转基因技术。将外源基因转染培养的胚胎干细胞（embryonic stem cell，ES），经过筛选和验证正确后，利用转基因小鼠的 ES 细胞制作嵌合体，通过嵌合体产生转基因后代。通过该方法可以产生稳定遗传的后代，而且结果稳定可靠，转基因过程可以控制，可以通过抗性基因的表达筛选转基因克隆，也可以在制作嵌合体以前对外源基因的表达进行初步的检测和分子生物学鉴定。该法的缺点是只能在拥有 ES 细胞培养技术和嵌合体制作技术的实验室才能进行，而胚胎干细胞的建系、培养和干性维持要求较高。

（4）转基因克隆技术。对体外培养实验动物的体细胞进行转基因，经筛选获得转基因细胞系，利用转基因细胞系做核移植获得的动物，就是转基因克隆实验动物。该法的优点是通过体细胞阳性细胞系的筛选，提高了转基因实验动物的制作效率，尤其适于饲养成本比较高的单胎实验动物。该方法已经在绵羊、猪和家兔等实验动物上获得了成功。通过转基因克隆技术建立的转基因实验动物，原代个体完全相似，遗传稳定，而且原代细胞的性别决定克隆实验动物的性别，有利于快速扩大转基因动物种群。可以对没有建立 ES 细胞系的动物进行转基因操作。该技术的缺点与核移植技术缺点类似，就是克隆技术的过程比较复杂，影响因素比较多；另外，克隆实验动物的成活率相对较低，出生后的生理缺陷也比较多，但多数的转基因克隆动物都能繁殖，产生正常的后代。

（5）复制缺陷型逆转录病毒介导的转基因技术。逆转录病毒，尤其是由 HIV 病毒改造而来的复制缺陷慢病毒，可以将携带的外源基因整合到宿主的基因组内，从而获得转基因动物。如果逆转录病毒的插入发生在早期胚胎，则可以获得能够稳定遗传的转基因实验动物。该法首先在小鼠和猴子上获得成功，并迅速在猪、羊、鸡等实验动物上获得成功。该法的优点是操作简单，转染效率高，遗传稳定。将包装浓缩好的慢病毒直接注射到受精卵的透明带下，即可造成转染，转染效率一般在 20% 以上，而且多数是单拷贝的插入，外源基因的表达不受插入位点的影响。该法的缺点是逆转录病毒框架会带来潜在的风险。另外，不同物种早期卵膜上的蛋白质种类不同，造成受精卵对不同种类病毒的感染效率不同。逆转录病毒的转染效率比较高，也可以用来感染培养的细胞系，常用的有慢病毒载体、仙台病毒、腺病毒和腺相关病毒载体等。

（6）精原干细胞转基因技术。精原干细胞是来源于出生前后的动物睾丸的干细胞，原代或者培养扩增，对培养的精原干细胞进行转基因处理后再进行移植，即注射到小鼠睾丸，可以发育成生精细胞，并参与精子的形成，从而获得转基因的后代。精原干细胞培养技术仅在少数实验动物上建立，结果不稳定。但是用慢病毒直接感染新生动物的生精干细胞，可以获得转基因动物，在小鼠和羊上都获得了成功。

（7）孤雄单倍体干细胞转基因技术。孤雄单倍体干细胞来源于仅由雄原核发育而来的胚胎干细胞，由于单倍体干细胞在培养的过程中会发生二倍体化，所以需要经常进行单倍体筛选。孤雄单倍体干细胞在遗传物质和遗传印记上具有精子的特性，将孤雄单倍体胚胎干细胞注入卵母细胞后，经人工激活可以发育成新个体。孤雄单倍体干细胞技术最早由李劲松在小鼠上建立，对孤雄单倍体干细胞进行转基因，再进行细胞注射后就可以获得转基因的后代。这种方法比胚胎干细胞转基因方法相对高效，可以减少一个世代周期；缺点是技术复杂。

（8）成体电脉冲转基因技术。电脉冲法的实施对象多数是早期的睾丸组织，将外源DNA注射到睾丸精原干细胞间隙，然后通过电击，使DNA进入精原干细胞内，从而整合进基因组形成转基因精原干细胞，最终精原干细胞分化形成携带外源基因的精子，经过自然繁殖获得转基因后代。该方法相对粗放，可以结合脂质体包被DNA，或者结合逆转录病毒技术同时使用，能够提高效率。目前该技术已经在小鼠、山羊等多个物种上取得了成功。

二、转基因实验动物制备的常见问题

1. 转基因的插入位点

目前，对转基因的具体过程还属于推测，一般认为转基因插入位点是随机的。随机插入的序列容易导致内源基因结构的破坏或者构象改变，最终导致某些转基因阳性个体出现不孕、发育或者行为异常等。

2. 转基因表达水平

通常大部分转基因动物的外源表达水平很低，几乎难以检测到，也称为基因沉默，但也有个别基因表达过高。发生基因表达异常的原因有很多，一方面是插入位点的问题，如整合到异染色质区域的基因容易受到抑制，携带原核生物基因启动子的载体在体内容易沉默；另一方面是转入基因的稳定性及邻近基因的活性，基因活性高的区域不容易受到抑制性调控因子的干扰。当然，外源基因的高水平表达也往往是宿主难以承受的。例如，表达外源生长激素的转基因猪，高生长激素环境使内分泌平衡遭到破坏，会出现多种疾病。

3. 转基因的拷贝数

为了提高转基因效率，人们往往选择相对高的DNA浓度及线性化的质粒，这往往会形成多拷贝重复序列，而其中有些序列还不完整。由于多拷贝重复序列在复制的过程中会出现异常重排，导致拷贝数减少，这就会使转基因实验动物的遗传不稳定，产生遗传变异。为获得有用的阳性个体，需要经常进行转基因检测，这个问题往往会被一些转基因实验动物的使用者忽略。

三、转基因实验动物的应用领域

1. 通过转基因建立实验动物模型

有些疾病模型不能靠简单的手术和药物处理获得。由于遗传的差异，有些疾病在实验动物上并不发病，这就需要改变实验动物的基因表达，而转基因是人们认识并掌握基因技术以后常用的方法之一，通过增强、增加或者异位表达某些基因，从而使实验动物呈现某种病理现象，这已经成为生命科学领域的重要手段之一，如通过转基因技术使实验动物模拟镰状细胞贫血、白血病、家族胆固醇血症等。另外，借助其他高分子领域的研究成果，通过转基因形成特异表达 RNAi 和 miRNA 的转基因实验动物，从而调控一个基因或者一个基因家族的表达，形成心肌肥大、糖尿病等病理模型。在免疫学领域，通过转基因表达不同的病毒或者肿瘤的抗原，也为开发潜在的药物提供了很大帮助。

2. 实验动物生物反应器

具有生物活性的大分子，如第Ⅷ凝血因子有重要的医疗应用价值，但是这种来源于高等实验动物的蛋白质成分，在合成过程中需要大量的翻译后修饰，如糖基化等，这不能在原核生物合成，必须在哺乳实验动物体内合成修饰。因此，需要通过转基因技术将表达载体转入到实验动物基因组，然后利用实验动物生产特殊的药用蛋白，然后从乳汁或者血液中分离。这种用于生产特殊药用大分子的动物被称为实验动物生物反应器。生物反应器的研究经过 20 多年的研究，目前已经可以生产多种药物活性蛋白，并已经进入临床使用。

3. 实验动物体内示踪技术研究

动物组织的每一类型细胞都会启动几种组织特异的表达，利用组织特异性启动子驱动某些可视蛋白的表达（如 GFP），可以活体观察某种组织器官的形状和分布；或者将可视蛋白与组织特异区化分布蛋白融合表达，从而观察该蛋白质在组织结构内的分布，研究蛋白质与发育和器官功能的关系。目前已经建立的 OCT4-GFP 小鼠、Nestin-GFP 小鼠，还有不同脑神经组织表达不同荧光的脑虹小鼠，都在生命科学的研究中发挥了很大作用。目前不断有新的活体示踪转基因技术加入进来。

4. 基因功能研究

基因功能的研究是了解基因图谱的方法之一，新基因的分离、表达和克隆一直是功能性基因的研究热点。利用转基因技术、基因过表达技术可以了解基因的表达调控，以及该基因在胚胎和个体发育中的作用，结合基因敲除后的表现可以完整地分析基因表达产物的功能。通过不同启动子区克隆长度的转基因则可以详细了解基因启动子区的调控作用，以及与其他基因表达的相互作用。目前，基因干扰、基因敲除、转录后调控、体内失踪、融合荧光蛋白等技术的加入，使得转基因技术在基因功能研究中得到了广泛应用。

四、转基因实验动物制作过程中的常规技术

1. 卵子和胚胎相关的常用操作技术

（1）培养基。卵子和胚胎操作常用的培养基有多种，对于小鼠的胚胎操作，常用的液体为 M2、H-WA、PBS 和 H-CZB 等，这些培养基内多数含有 Hepes 以提高液体的缓冲能力。在培养箱内培养，常用的液体为 HTF、KSOM、CZB、B2 和 M16 等，这些液体的成分相对复杂，可以提供早期胚胎生长发育所需的能量和物质。为了方便操作，胚胎接触的液体多数含有 BSA，其黏附在胚胎、器皿和操作管的表面，使它们带有相同的电荷，从而避免互相粘贴，方便胚胎的转移操作；如果想去除培养基中动物源性物质，可以用 PVA 代替 BSA。对于胚胎培养基的配制，最好使用纯度较高的化学试剂和去除内毒素的超纯水。

（2）微滴培养。胚胎和卵子的生长发育通常受自分泌的影响，所以胚胎及卵子的操作和培养通常在 20～50μl 的微滴内。胚胎的操作和培养需要一定的温度。为了避免微滴快速蒸发，通常在微滴上面覆盖一层矿物油。覆盖矿物油的微滴培养基，其 pH 和渗透压相对稳定，而且不容易发生污染；不足之处是胚胎的代谢产物不容易释放，不适合长期培养。由于 pH 改变较慢，所有的培养微滴都需要提前 2～6 h 准备。培养环境一般是在 37℃、含 5%CO_2 空气和饱和湿度的二氧化碳培养箱内。培养的胚胎对空气中的乙醇、臭氧和甲醇等很敏感。

（3）玻璃微管操作。不同物种的胚胎和卵子大小不同，哺乳动物的着床前胚胎和卵子的直径为 100～160 μm，所以操作时需要合适的内径。玻璃微管的后方可以接橡胶管和滤器组成气压调控装置，实验室内常用吹吸的方法控制液体进出微管（简称口吸管），但是在实验动物饲养室操作推荐使用手控吸管。由于水在玻璃微管内有毛细现象，所以进行胚胎转移前，玻璃微管要在培养滴内平衡后再进行胚胎转移操作，这样可以防止液体由于毛细现象迅速进入管内，意外吸入胚胎。

2. 同期发情和超数排卵

（1）同期发情。在自然条件下，哺乳动物有各自的发情周期和不同的排卵模式，有些实验动物属于刺激性排卵。为了进行胚胎移植，需要调节动物的发情周期，以使同期发情。对大型动物牛、羊等的同期发情多采取黄体消融术；对于小动物如小鼠和家兔，多数采用 PMSG 进行催情处理。

（2）超数排卵。在自然条件下，哺乳动物的排卵数量比较少，单胎动物每次只排一枚卵。为了获得大量的卵或者胚胎以便于进行集中操作，需要用激素类药物进行处理，激活动物卵巢内的多个早期卵泡同时进行发育；待到卵母细胞发育接近成熟时，采用药物处理使卵母细胞排出第一极体，然后穿刺取卵，或者自输卵管的膨大部收集成熟的卵

子。如果需要收集胚胎，则需要使雄性动物与之交配，13 h 后在输卵管内获得受精卵，或者在不同的时间收集不同发育时期的胚胎。哺乳动物的胚胎在输卵管内不断被动前行，3～5 d 后进入子宫。囊胚和着床后胚胎需要从子宫收集。

对于小鼠的超数排卵，通常采用 2.5～10 IU/只的绒毛膜促性腺激素（HCG）进行处理，促使卵母细胞发育，46～48 h 后采用 5～10 IU/只的 HCG 进行处理，而后进行交配，在 13 h 后获取受精卵或者卵子。不同品系和不同周龄小鼠对激素敏感性不同，但是多数以青春期前的小鼠、封闭群和杂交系 F1 的超排效果相对较好。由于激素的来源与配制稀释的方法不同，建议通过小批量实验确定激素用量和超排的时间窗口。

3. 卵母细胞、胚胎和精子的收集

（1）卵母细胞的收集。未成熟的卵母细胞可以从卵巢表面的卵泡内获得，用带负压的针头吸取；成熟的卵母细胞可以从输卵管内获得。卵母细胞排出后聚集在输卵管膨大部，靠透明质酸将带颗粒细胞的卵母细胞黏附成卵团。小鼠的卵团可以在 M2 液体内借助镊子和注射器针头从输卵管膨大部划破挤出。挤出的卵团可以通过透明质酸酶消化和玻璃管的吹打去除颗粒细胞，获得透明裸露的卵母细胞供进一步操作。不同品系的小鼠卵母细胞质量差异巨大，一般封闭群（ICR，KM）和杂交系 F1（C57XDBAF1，C57XCBAF1）的卵子质优量多、相对均一，体外操作和培养的效果好，C57 小鼠超排处理的效果不稳定，而且卵子的质量稍差。

（2）胚胎的收集。早期受精卵的收集与成熟卵母细胞相同，而 2-细胞期到早期桑葚胚阶段胚胎的获得则需要用培养基冲洗输卵管。晚期桑葚胚和囊胚已经进入子宫，需要大量的液体冲洗子宫才能获得。由于子宫内有大量的皱褶，会导致冲出的胚胎数量低于预期。考虑到蛋白质的黏附性，子宫的剪取和冲洗操作过程最好能够保温，且应操作迅速。

（3）精子的收集。精子在睾丸内形成、在附睾内成熟，成熟的精子累积于附睾尾。因此，未成熟的精子细胞可以通过穿刺睾丸获得，而成熟的精子需要从附睾尾获得。大型动物的精液活体采集都有成熟的设备。对于小鼠，多数会牺牲小鼠，分离附睾尾，然后通过穿刺和挤压的方式将精子释放到液体中。为了获得高质量的精子，最好使雄性动物在体外受精前进行交配以排出陈旧的精子。

4. 假孕实验动物和胚胎移植

（1）假孕实验动物和输精管结扎。体外操作后的动物胚胎，需要移植到合适的母体内才能完成胚胎发育。而自然怀孕的动物，由于竞争关系一般不用于胚胎移植，所以需要准备处于受孕状态的动物，也就是假孕动物。有的实验动物是无刺激排卵，只要监测到排卵就可以作为假孕受体，如猴子、羊、猪等。刺激性排卵的动物经过排卵处理可以作为假孕受体，如家兔。但是对于小鼠，需要交配行为的刺激才能更好地受孕。为此，做小鼠胚胎移植时，需要准备输精管结扎的雄鼠。小鼠的输精管结扎与其他哺乳实验动物类似，在附睾尾后的输精管处进行结扎，或者去除一段输精管。结扎后的小鼠需要约 2 周时间进行体质恢复，此时输精管中的精子彻底死亡，如果有必要，也可以进行交配测试，连续两次不能使见栓的雌性动物怀孕，可判断结扎成功。

（2）胚胎移植。体外操作后的胚胎必须移植回到体内才能继续发育，一般来说，除非技术限制，越早回到体内，发育结果越好。大的实验动物多数采取子宫内移植，如牛和马等；小的实验动物，输卵管移植则比较普遍。小鼠实验中，由于研究目的和移植的对象不同，子宫移植和输卵管移植都有使用。由于小鼠个体较小，其输卵管的移植需要借助体视显微镜，将原核期至 4 细胞期早期胚胎，经过输卵管伞口吹入输卵管的膨大部。而小鼠子宫的结构相对较大，可以在子宫壁上用注射器针尖扎一个洞，经此将桑葚胚至囊胚期的胚胎利用玻璃微管吹入。

5. 胚胎基因工程常用技术

（1）体外受精。体内受精过程发生在输卵管膨大部，而精子和卵子于体外同一培养基内发生受精称为体外受精（in vitro fertilization，IVF）。体外受精的培养基需要尽可能地模拟体内输卵管的生化环境，一般以人的输卵管液作为基础进行改良，以适应不同的物种。由于体内精子在穿过生殖道的时候发生了精子获能过程，所以新鲜的精子进行 IVF 时要在培养基内提前培养 1 h 进行获能，以保证受精率。成熟卵子的受精时间窗口一般 5～8 h，通常是在超排处理后的 13 h 取卵进行体外受精。体外受精成功的标志是卵母细胞第二极体或者雌雄原核出现。受精的胚胎可以进行转基因操作。操作后的胚胎需要转移到培养基继续培养，也可以直接进行胚胎移植。

（2）胞质内精子注射。胞质内精子注射（intracytoplasmic sperm injection，ICSI）是指利用注射针直接将单个的精子注入卵子的胞质内。这一技术先后在仓鼠、人上取得成功，而小鼠由于卵膜比较脆，需要借助脉冲式压电驱动装置（Piezo）将精子注入卵内。由于小鼠的受精过程中精子尾巴不进入胞质，所以需要将精子的尾巴断开，这个过程可以借助 Piezo 或者超声震动达到目的。只要保证精子头内遗传物质的完整性，就可以利用 ICSI 技术获取后代，这对挽救冻存失败的精子、基因修饰雄小鼠意外死亡、长时间运输的精子等状况有很大优势。其他动物的卵子在无法进行 IVF 的情况下也可以使用 ICSI，只不过不用去掉精子的尾巴。

（3）嵌合体制作。由来自两个不同胚胎的细胞和组织发育成的个体称为嵌合体。嵌合体曾是研究胚胎发育的优秀工具，小鼠 ES 培养技术出现后，利用 ES 细胞制作嵌合体，由 ES 细胞参与生殖细胞发育，从而将 ES 细胞的遗传信息传给后代，这为遗传工程小鼠的制作插上了翅膀，也使得嵌合体制作技术和用途有了很大发展。目前小鼠 ES 嵌合体制作技术常用两种方法。一种方法是将离散的单个 ES 细胞直接注射到小鼠的囊胚腔内，使 ES 细胞黏附到内细胞团上，从而参与个体全部组织的发育。另一种方法是将 ES 细胞团块与去掉透明带的桑葚胚放在一起，聚合成一个胚胎，共同发育成一枚个体。无论哪种方法，能够产生来自 ES 细胞的后代，是该技术的最终目的。为了增加 ES 细胞的发育机会，可以将 ES 注入 2 细胞到 8 细胞期的胚胎，延长 ES 细胞的发育和融合时间，而将 ES 细胞与只参与胎盘和胎膜发育的四倍体胚胎融合可以直接获得完全由 ES 细胞发育而来的个体。目前，小鼠的嵌合体技术已经成熟且多样化，是遗传修饰小鼠实验的常规技术。该技术在其他物种研究得较少。

（4）核移植技术。将一个细胞的细胞核转移到卵母细胞中，然后启动发育过程，此法称为核移植。由于所获得的个体遗传物质完全相似，所以也称克隆动物。克隆技术所遵循的技术原理，是利用去核的 M II 期的卵母细胞内的 MPF 使处于 G_0/G_1 期的供体细胞核染色质重新凝集并回复到类似卵母细胞核的状态，然后激活克隆胚胎，使之像受精卵一样完成个体发育。使体细胞核染色质状态回复到受精卵的染色质状态的过程，也称为重编程。如何创造有益于重编程的条件是克隆技术的重点研究内容。两栖类实验动物的核移植技术在 20 世纪中叶就取得了成功，而对于哺乳类实验动物，早期的研究集中在利用各期的卵裂球制作克隆动物，直至 1997 年，英国罗斯林研究所利用成年母羊的乳腺细胞获得了克隆羊"多莉"，为核移植技术的发展和广泛应用打开了一扇大门，克隆动物也逐渐成为体细胞克隆的代名词。

核移植技术的整个过程融合了多项胚胎工程技术，主要包括成熟卵母细胞大量获取、成熟卵母细胞去核、供体细胞培养和周期调整、供体细胞（核）注射、细胞融合、克隆胚胎的激活、克隆胚胎的培养和胚胎移植、亲子鉴定等。由于供体细胞可以在体外培养并进行基因编辑，克隆技术被广泛应用于基因修饰动物的制备。同时，来源于克隆胚胎的 ES 细胞则成为细胞移植治疗和重编程研究的良好素材。通过近 20 年的研究，目前大多数常用实验动物和家畜都已经被克隆，包括羊、牛、小鼠、大鼠、猪、马、驴、兔、犬、雪貂、鹿、猫和骆驼等，同时克隆技术的发展也促进了人们对多个物种的繁殖机理和胚胎发育过程中早期事件的理解，例如，遗传印记在早期胚胎中的变化、遗传印记与重编程的关系等。

（李善刚）

第四节　实验动物基因修饰技术

随着基因组和蛋白质组时代的到来，研究者对基因、基因结构、基因转录、蛋白质翻译，以及转录和翻译后的调控有了较多的了解。通过对基因、基因结构、转录过程和转录后调控的改变及施加影响，可以获得动物表型的改变，称为基因修饰动物。基因修饰动物的制备方法也是随着分子生物学技术的前进而不断发展的，除了经典的、基于同源重组的基因打靶技术、条件性基因敲除技术、基因诱变技术和基因捕获技术，近十年来又产生了 ZFN、TALEN 和 Cas9 等基因识别性敲除技术，并在此基础上发展出基因敲入、定点突变和能改变基因印记的基因激活或者基因沉默技术，极大程度上丰富了科学研究的模型动物种类。

一、常用的基因修饰技术

1. 基因重组技术

细胞核内 DNA 完全相同的片段称为同源片段，同源片段之间由于可以互相识别，从而引发同源重组，而两组同源片段可以通过同源重组使同源片段之间的序列发生替换

（图 9-2）。通过分子设计将外源基因或者特殊序列插入到两段同源片段之间形成重组供体，将重组供体导入到细胞核内，通过同源重组，外源基因或者特殊序列就可以替换基因组中两段同源片段之间的序列。由于同源序列在体内基因组的位置是固定的，所以这个过程是定向的，也称为基因打靶。

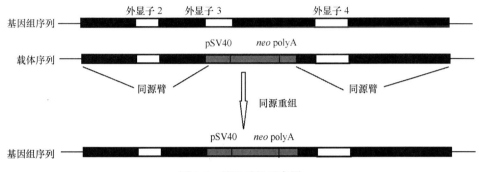

图 9-2　基因重组示意图

由于基因打靶的效率比较低（大约百万分之一），所以在哺乳动物受精卵内进行基因打靶是不可行的。1981 年建立了小鼠 ES 技术，这种来源于小鼠内细胞团的 ES 细胞能够在体外迅速增殖，而且增殖的 ES 细胞移植回囊胚后能够掺入内细胞团，并参与机体的发育形成嵌合体，ES 细胞在嵌合体中能够发育分化成配子，将 ES 细胞的遗传信息传递给后代。因此，在小鼠 ES 细胞内进行基因打靶，并且将有药物抗性的外源基因作为供体同源重组到基因组，在破坏内源基因的同时带入抗性基因，从而使发生同源重组的 ES 细胞拥有抗药性，能够在添加药物的培养基内迅速扩增获得大量基因重组的 ES 细胞，最后利用嵌合体技术可以获得基因重组的小鼠个体。

通过同源重组技术获得基因打靶的小鼠是一项复杂的工程，从同源重组载体的设计、构建，到 ES 细胞的转染、筛选、鉴定、干性维持，嵌合体制作的每一步都有非常强的技术性。全球范围内只有少数实验室全面掌握了基因打靶小鼠制作技术。

2. 条件性基因打靶技术

基因敲除小鼠的所有细胞都存在基因的缺失，导致所有的细胞都缺乏靶基因编码的蛋白质。有些基因在胚胎发育或者神经发育过程中具有重要的功能，基因敲除会导致胚胎早期死亡。另外，有些基因在个体发育的不同细胞类型或者不同阶段发挥的作用不同，利用基因敲除动物很难研究这些现象。因此，一种特殊的基因序列结构——LoxP 和 Cre 酶系统被引入基因敲除，后来又有一种 Flp-Frt 也被引入使用。这种技术首先通过分子设计，将两段 LoxP 序列重组到靶基因关键外显子的上、下游内含子序列中（图 9-3）。正常情况下，LoxP 序列不影响基因的转录和剪切，细胞的表型不变。但是当细胞核中出现 Cre 酶的时候，它可以识别 LoxP 结构，切除两个同向的 LoxP 之间的序列，使外显子缺失，破坏基因的表达。通过在不同组织表达的启动子控制 Cre 的表达模式，可以实现目的基因在不同时间和组织类型中进行基因敲除，也称为条件性基因敲除。此设计比基因打靶设计更为复杂，包括筛选标记的设置和去除、Cre 酶表达的调控，以及敲除效率的检测等，都需要更多的技术支持。但是这项技术大大拓展了基因敲除的应用范围。

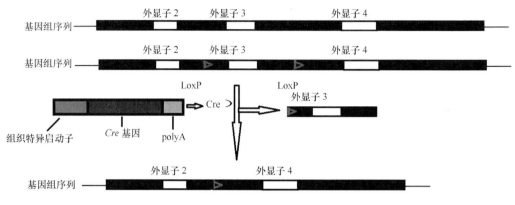

图 9-3　LoxP 基因重组示意图

条件性基因敲除为研究在胚胎早期和发育后期都有重要作用的基因功能提供了可能，也为研发某些渐进式的疾病模型提供了依据。目前，条件性基因敲除的小鼠基因越来越多，而不同组织和细胞表达的 Cre 载体转基因小鼠也是层出不穷，这为精细组织结构发育过程及调控的研究提供了很好的模型。

3. 基因诱变技术

作为一种遗传物质，DNA 结构并不稳定，在物理因素（如γ射线）和化学因素（如烷化剂）的作用下会发生断裂或者碱基改变，经过自体修复后会导致 DNA 片段的缺失、异位或者碱基改变。目前，化学诱变在小鼠和大鼠上应用比较广泛，通常的做法是将 ENU（N-乙基-N-亚硝基脲）注射雄性小鼠，使其生精细胞发生大规模的基因突变，然后和野生小鼠交配，在其 G_1、G_2 中选择不同的表型，形成不同的品系，最后结合近交和遗传分析，进行反向遗传学分析，获得变异表型产生的遗传原因。ENU 诱变结合基因定位技术，可以分析未知基因的功能，同时大规模的基因诱变容易形成数量性状的改变，导致多基因控制的遗传病发生，从而建立糖尿病和心血管疾病的模型。由于反向遗传学的研究思维普及度较小，诱变技术的应用仅在少数实验室内进行，而且诱变后代的繁殖体系比较庞大，需要很大的经费维持。

4. 基因捕获技术

基因捕获技术是将转基因技术和基因插入突变结合起来的技术，该技术综合了反向遗传学和分子生物学的优势。其主要方法是将报告基因表达框的一部分随机整合到基因组中，然后根据 ES 细胞或者后代中报告基因的表达和分布推测报告基因整合到哪个基因的序列中，结合分子生物学已知序列的侧翼步移测序获得周围的序列，分析被随机打靶的序列。根据导入基因构建的缺失部分（启动子、增强子、polyA）可以捕获不同基因的启动子、增强子、polyA，而常用的报告基因 LacZ、neo 和 GFP 等是可以显色或者染色的基因。目前基因捕获技术在小鼠 ES 中已得到了广泛应用，并且有新的载体设计和转导方法加入。

5. ZFN 基因敲除技术

锌指核糖核酸酶（*ZFN*）基因敲除技术是利用了氨基酸组合能够识别并绑定不同碱基的原理。ZFN 由一个 DNA 识别域和一个非特异性核酸内切酶（*Fok*I）构成。DNA 识别域是由一系列 Cys2-His2 锌指蛋白（zinc-fingers）串联组成，每个锌指蛋白组合识别并结合一个特异的三联体碱基，通过不同的组合连接就可以识别一段短的基因序列。所以 DNA 结合特异性的氨基酸引入序列的改变可以获得不同的 DNA 结合特异性。利用一对 ZFN 从正反方向识别并结合指定的基因序列位点，并利用 *Fok*I 切断 DNA 序列。随后细胞利用天然的 DNA 修复过程来实现断端 DNA 重新连接，在连接的过程中会发生插入、删除和修改，从而造成碱基缺失或插入（Indel），形成移码突变（图 9-4）。传统的基因敲除技术依赖细胞内自然发生的同源重组，其效率只有百万分之一，而 *ZFN* 基因敲除效率能达到 10%～20%。利用这些技术可以在受精卵内实现基因敲除，直接获得基因敲除的实验动物，这比传统 ES 细胞基因敲除省时省力。另外，如果在切开特定序列的同时存在同源序列，也可以进行同源重组，定点整合外源基因，也就是基因敲入。ZFN 技术中设计特异性的 ZFN 是最关键的环节，ZEN 的设计技术受专利保护。另外，如何降低 ZFN 的脱靶（off target）率仍是一个挑战。

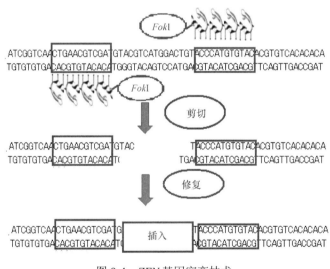

图 9-4　*ZFN* 基因突变技术

6. TALEN 基因修饰技术

ZFN 技术的应用开拓了利用氨基酸识别碱基序列的思路，转录激活因子样效应物（TALE）是来源于植物病原菌黄单胞菌属的一种致病蛋白，可以识别短的碱基序列，在 TALE 共表达一个核酸内切酶形成 TALEN，通过改变氨基酸序列 TALEN 可以识别不同的碱基序列，并将 DNA 序列切开，通过内源的非重组修复形成突变。该技术已经发展为碱基编辑组合识别模块，研究人员可以利用分子生物学技术组装这些模块，从而靶定他们想要的任何序列。与 ZFN 相比，TALEN 相对便宜，但是设计思路背景技术的基础是相同的，同样可以进行基因的破坏和敲入。目前 TALE 基因组编辑技术已经被广泛用于细胞系和受精卵内的基因敲除、敲入、转录激活等。

7. Cas9 基因修饰技术

CRISPR/Cas9 是"规律成簇间隔重复短回文序列"（clustered regularly interspaced short palindromic repeat/CRISPR-associated nuclease 9）的简称，可以对基因组中的靶位点进行敲除、敲入等操作，目前已被广泛地应用于基础科学研究的多个领域，在治疗等方面也展现出了良好的应用前景。CRISPR 序列是古细菌用来抵御外来噬菌体入侵的机制，可以利用转录出的 RNA 与 Cas 蛋白复合物结合，达到切割外源 DNA 序列的目的。2012 年人们首次通过 Ⅱ 型 CRISPR/Cas 系统在目的 DNA 的特定位点实现双链断裂。2013年报道了利用 CRISPR/Cas9 技术在人类和小鼠细胞中进行基因编辑，通过靶点特异性的RNA 将 Cas9 蛋白携带至基因的特定位点，从而对靶序列进行定点切割产生突变。CRISPP/Cas9 系统凭借 RNA 的碱基互补配对原则，识别目的 DNA。成熟的 Cas9 技术根据基因组内 PAM（proto-spacer adjacent motif）（如 NGG）的前 20 个碱基序列进行碱基互补识别，通过更换 20 个碱基的先导序列就可以识别感兴趣的基因片段，操作非常简单（图 9-5）。

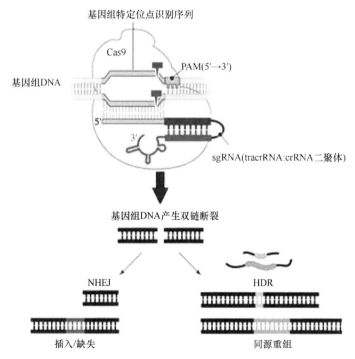

图 9-5　Cas9 介导的基因突变和重组

Cas9 技术设计简单，基因定位准确、编辑高效，通过利用并优化该系统很快发展了降低脱靶效率的单链切开系统、单碱基突变技术，以及识别不同 PAM（protospacer adjacent motif）的 Cas9 系统。除了基因敲除、敲入，在基因激活、基因库筛选和基因治疗方面 Cas9 技术也表现出巨大的潜力。

二、Cas9 技术

1. Cas9 技术的组成

CRISPR/Cas9 结构域由 sgRNA（small guide RNA），以及具有 RuyC 和 HNH 两个催化活性域的 Cas9 核酸酶组成。sgRNA 通过碱基配对识别靶序列上的 PAM 后，会指导 Cas9 蛋白对 PAM 上游 3～8 碱基对的位置进行切割，生成 DNA 双键断裂（DNA double strand break，DSB）。细胞检测到 DNA 损伤启动核酸修复机制，通常通过非同源序列连接（non-homologous end joining，NHEJ）的方式修复，导致碱基缺失或者插入。如果在修复的同时有同源片段存在，则细胞可以通过同源重组方式修复同源序列双键断裂处。核酸修复时采用的修复类型极其关键，因为采用同源重组的方式可以进行精准的基因校正，而在非同源序列加入修复方式时，可能会产生插入/缺失突变。因此，利用 Cas9 技术制作基因修饰动物或者基因修饰细胞系的关键在于 sgRNA 的设计、Cas9 的选择及同源重组片段的构建。如何高效地将 Cas9 导入到受精卵和细胞，已开发出了多套方法，使用者可根据自己的实验条件进行选择。

2. Cas9 的选择及体外合成

Cas9 具有很强的可塑性，既可以通过灭活 Cas9 的两个催化活性功能域（HNH 或 RuvC）中任何一个使其成为缺口酶 Cas9，又可以将 Cas9 的两个催化活性功能域全部灭活使其成为死亡 Cas9（dCas9）。dCas9 是完全丧失催化活性的，但仍可以通过 sgRNA 靶向到目的 DNA，具有广阔的应用前景。CRISPR 技术用于基因调控有两种方式：CRISPR 干扰用于基因抑制；CRISPR 激活用于基因激活。两者均使用 dCas9 与转录抑制因子和转录激活因子融合。在细菌中，单独的 dCas9 与 sgRNA 可以有效地使沉默基因表达。另外，将 CRISPR/Cas9 和 APOBEC 胞嘧啶脱氨酶整合而成的 Cas9CBE3，可以在基因组靶向位点实现 C→T 的碱基转变，随后 Cas9CAES 又实现了 A→G 的碱基转变，并且进行了系列优化和应用。对 Cas9 的持续开发也发现了低脱靶率的 Cpf1、蛋白质更小的 saCas9，以及识别 PAM 更为广泛的 xCas9。每种 Cas9 蛋白都有对应的质粒，可以从 Addgene 网站订购（http：//www.addgene.org/）。这些质粒分别由不同的启动子启动表达，也含有 T7 启动子，便于体外转录合成 Cas9 蛋白的 mRNA。另外，在酵母或者大肠杆菌中合成的 Cas9 蛋白同样有活性，也可以用于 DNA 切割实验。

3. sgRNA 的设计及体外合成

sgRNA 在 CRISPR 基因敲除/敲入系统中起重要的引导定位作用。sgRNA 最早由 tracRNA 和 crRNA 组成，但是当两部分融合表达后，sgRNA 也能很好地引导 Cas9 酶靶向基因组 DNA 进行剪切。设计特异性好的 sgRNA 对降低脱靶效应和实现高的切割效率值极为关键。很多实验室开发了不同的设计软件。sgRNA 设计的大体原则如下：①对于 sgRNA 的长度，一般应为 20 nt 左右；②由于不同的 Cas9 针对不同的 PAM 区，需要针对 PAM 区去寻找 sgRNA 序列；③推荐选择 GC 含量超过 50%的序列，sgRNA 种子序列尽量避免以 4 个以上的 T 结尾；④sgRNA 的种子序列与脱靶位点的匹配数尽可能低，这可以通过各种网站评分确定；⑤构建 U6 或 T7 启动子驱动 sgRNA 的表达载体，需考虑 sgRNA 的 5' 碱基为 G 或 GG，以提高其转录效率，对于 5'碱基不是 G 的序列可以改作 G，这不会影响 Cas9 的工作效率；⑥对于靶基因的结合位置，出于基因突变的需要可以选择 CDS 区 ATG 下游 100 bp 左右的位置。同时要考虑基因是否有多个间接异构体；如果有，最好选择在共有序列中进行 sgRNA 设计。序列确定以后，可以根据不同 sgRNA 表达载体的酶切位点黏性末端的突出剪辑序列，设计合成寡核苷酸，经过退火后连接进入载体。对于扩增后的载体，可以测序确定是否正确。U6 启动子驱动 sgRNA 的表达载体可以用于转染各类细胞表达，启动子驱动 sgRNA 的表达载体可以用于体外转录。如果只需要 sgRNA 的体外转录进行实验，可以免去质粒构建过程。将 sgRNA 序列设计到长的引物中，以通用 sgRNA 表达载体为模板，利用简单的 PCR 方法扩增体外转录模板。sgRNA 的体外转录，已经有多家公司提供转录和回收的试剂盒，可以保证产物质量。

4. 培养细胞的 Cas9 系统转染

对培养的细胞进行 Cas9 系统的转染有多种形式，最普遍的形式是利用脂质体介导 sgRNA 表达载体和 Cas9 表达载体共同转染细胞。将 sgRNA 表达载体和 Cas9 表达载体导入慢病毒载体然后转染，可以取得较高的转染效率。另外，在转染的时候，最好在载体中加入抗性筛选基因或者荧光蛋白标记，便于富集阳性的细胞。

5. 受精卵的 Cas9 系统转染

对受精卵进行 Cas9 系统转染经常采用以下两种形式：①将体外合成的 sgRNA 和 Cas9 mRNA 注射到受精卵胞质中；②sgRNA 表达载体和 Cas9 表达载体注射到原核内。此外，利用慢病毒或者 rAAV 病毒介导表达载体进入卵内，利用电穿孔的方法将 Cas9 mRNA 或者蛋白质连同 sgRNA 转移到受精卵内的方法都有人尝试。Cas9 系统转染后的胚胎经过胚胎移植，可以获得基因突变动物。在不干扰胚胎发育的情况下，将 Cas9 系统转入受精卵越早，转染效率越高。

6. Cas9 系统导致基因突变的检测

对于获得的细胞系或者突变动物进行检测，确定突变效率和类型是后续试验的基础。突变的检测方法多数是基于 PCR。突变的基因组 DNA 经过 PCR 扩增后，通过电泳可以发现 20 bp 以上的缺失。通过 T7EN1 酶切的方法可以初步确定扩增片段内是否有大量突变存在。通过 DNA 测序结果可以直接判断突变的具体类型，但是需要一定的经验，其判定结果也需要进一步的验证，如采用 PCR 产物 TA 载体克隆测序的方法明确突变序列。

三、基因修饰实验动物的应用

基因修饰动物和转基因动物的应用领域没有明显的分界，而且两者经常混合使用。

但基因修饰动物更广泛和更深入的应用领域，主要表现在发育生物学研究、基因表达调控的过程和机理研究、基因功能的多时空研究、基因多态性研究、早期胚胎发育谱系的追踪、精准的基因治疗以及可视型发育模型等方面，甚至用来改良动物源性组织器官，以便人体移植。当然，由于 Cas9 技术的高效性，在制作基因突变的大型实验动物方面有突出的贡献，已经相继在非人灵长类、家兔、羊、犬等动物上实现了基因突变和基因敲入。另外，在基因修复治疗方面，Cas9 介导的基因修复也在实验动物上取得了很多突破。

（李善刚）

第十章　消化系统疾病与动物模型

人体等高等哺乳类动物的消化系统已经发展成为一个复杂系统，由口到肛，是一条长长弯曲的消化管，其管壁上存在无数的消化腺，有的腺体成长变大、突出游离形成独立的器官，如唾液腺、胰腺、肝脏等，共同执行完成消化功能。如果将人体结构极度简化、抽象成肠腔动物，那么从皮肤到肠黏膜就是肠壁，所有的中胚层发育而来的器官组织都位于这个"肠壁"内。机体从外界获取物质，以自身的机械与生化力量予以消化分解，然后吸收摄取其中的部分物质。被吸收的物质有的是有益的，有的无益甚至有害，所有吸收的物质都会被运送到"肠壁"。在生物演化过程中，人类的口腔由于唾液腺而获得了初级分解消化功能，舌面发育了味觉感受器（味蕾），能对食物的部分化学性质进行品味选择；食物被推进入胃内后，胃保留了一定的选择性，对于极端不适物可以通过呕吐予以排出；下降到肠道的进食物面临最后的筛选，不适者会被以"腹泻"方式排泄出去。尽管如此，胃肠黏膜组织细胞并没有十分精细的益害分辨和控制能力，所以，胃肠道会吸收很多无用甚至有害的物质进入血液。作为机体的生化车间，肝脏发展并保留了一定的解毒能力，以使血液中的有毒有害物质被化学解构、解毒。然而，胃肠道是对外界开放的，对可食物品的选择、判断没有足够的自然分辨能力，且胃肠道黏膜屏障和防御功能是有限的，对于食物的选择处试错模式，所以，胃肠道和消化腺面临极大的健康风险。

第一节　胃炎大小鼠模型

胃炎（gastritis）是指由各种原因引起的、发生在胃黏膜层的炎症，为最常见的消化系统疾病之一，临床上一般分为急性胃炎和慢性胃炎。大多数急性胃炎的病理学表现为胃黏膜固有层出现中性粒细胞为主的炎性细胞；少部分表现为以糜烂出血为特征的黏膜病变。慢性胃炎是胃黏膜损伤与修复同时存在的一种交替过程，按组织学分类分为慢性浅表型胃炎、慢性萎缩型胃炎，前者发生于黏膜层，且以淋巴细胞和浆细胞（B 细胞受激增殖分化而来）浸润为主，后者发生于固有层，以炎性细胞浸润、腺体减少（萎缩）为主，可伴有细胞增生。引起胃炎的最主要病因是幽门螺杆菌（*Helicobacter pylori*，Hp）感染；此外，非甾体类抗炎药物、激素、饮食习惯（酒精、过冷或过热食物、粗糙食物、刺激性食物）、毒素、自身免疫性疾病及应激（创伤、手术、感染）等都是致病因素。

根据成因不同，研究使用的疾病动物造模方法也不同。在造模时间上，急性胃炎一般数天或数周内出现，可在数周内恢复或转变为慢性胃炎；慢性胃炎造模需时较长（几周至几十周），有时可出现慢性胃炎急性（活动性）发作。炎症持续存在，则有肠化生等癌前病变风险。常见的胃炎动物模型有以下几种。

1. Hp 感染急性胃炎模型

澳大利亚科学家对幽门螺杆菌以及它在胃炎和消化性溃疡病中的作用研究，证实了 Hp 是引起胃炎的重要病原菌。马歇尔（Marshall）以自身口服 Hp 诱发了急性胃炎，并经抗 Hp 治疗后胃炎痊愈的试验结果证实。

1）造模机制

Hp 感染后，常驻口腔、胃窦和幽门。其致病机制为：①Hp 可以分泌黏附素使其定植在胃黏液层与上皮细胞之间；②Hp 产生大量的、活性极强的尿素酶，将尿素分解成氨和碳酸氢根离子（HCO_3^-），形成一个使自身免遭胃酸攻击的碱性保护层；③Hp 释放的过氧化氢酶、细胞毒素和致空泡毒素等，都会对胃黏膜细胞造成损害。毒素诱导 IL-8 分泌，促进中性粒细胞趋向损伤和炎症部位，形成并加重胃黏膜炎症。

2）造模方法

（1）Hp 感染 Wistar 大鼠的急性胃炎模型：Wistar 大鼠，雌性，10 周，体重 190～250 g。灌胃前 24 h 禁食禁水。Hp 菌株取自十二指肠溃疡患者病变组织，浓度为 1×10^8 CFU/ml。第 1 天，每只鼠灌胃 2 ml，上、下午各一次，第 3 天上午再灌胃一次。每次灌胃 2 h 后恢复饮食饮水。第 4 周或第 8 周处死动物，获取胃组织。胃窦和幽门肉眼见黏膜充血，镜下见黏膜上皮细胞、腺窝上皮细胞和固有层大量中性粒细胞浸润。胃黏膜涂片 Hp 阳性率均为 87%。Hp 培养阳性率分别是 74%（第 4 周）和 87.5%（第 8 周）。Hp 尿素酶阳性率均为 100%，血清抗 Hp IgG 抗体阳性率分别是 76%（第 4 周）和 100%（第 8 周）。

（2）Hp 感染小鼠的急性胃炎模型：C57BL/6 小鼠，雄性，10 周，20～25 g。实验前 12 h 禁食禁水。预先给每只小鼠 0.5 ml 碳酸氢钠（0.1 mol/L）灌胃处理，1 d 后，再给予 Hp 标准菌株 SSI（10^9～10^{10}CFU/ml）灌胃，每只小鼠 0.5 ml，每天一次，共 5 次。末次灌胃后 2 周、4 周、6 周、8 周分别处死动物、取胃黏膜组织。结果发现，灌胃后 2 周，Hp 主要定植在胃窦和窦-体交界处黏膜，Hp 感染率为 33%左右，尿素酶阳性率为 90%左右。随时间延长，Hp 定植和感染率逐渐增加，灌胃后 8 周，Hp 感染率可达 91%，尿素酶阳性率接近 100%。

3）模型评估

Hp 感染的急性胃炎，胃镜下可见胃窦部多灶性或弥漫性炎症分布，特征为：胃黏膜变薄，皱襞变浅或消失，色苍白而平滑；透过变薄的黏膜可见黏膜下小血管；长期严重的病例，还可见胃黏膜（多在幽门部）呈细颗粒状或结节状，甚至形成息肉；偶见点状出血糜烂。病理组织学特征是：胃黏膜固有腺体不同程度萎缩；伴有不同程度和范围的腺上皮再生、增生、异型增生与化生；有的可见固有层内结缔组织增生、炎性细胞浸润和淋巴小结形成；小部分可见黏膜肌层增生等。特殊染色可见 Hp 阳性，炎症组织 Hp 培养阳性。造模成功的关键是保持 Hp 的活性、浓度及持续对胃的刺激。

4）模型特点

成模率高，病理变化确切，病因符合临床。小鼠因价格低廉、易于饲养繁殖、可大量造模等而被广泛使用；其次常用的是大鼠和家兔模型；其他动物造模也有报道，但成本高。

5）模型应用

此模型可用于观察 Hp 感染的病理过程及各种抗 Hp 感染药物的疗效观察，对于研究 Hp 感染与胃炎、消化性溃疡、胃癌等的关系及其发病机制都有重要意义。

2. 药物、乙醇、应激等急性糜烂型出血性胃炎

1）造模机制

非甾体类药物、酗酒、创伤及手术应激等常引起以胃黏膜多发性糜烂为特征的急性胃炎，又称急性胃黏膜病变或急性糜烂出血性胃炎。非甾体类抗炎药如阿司匹林，通过抑制环氧酶活性、减少前列腺素合成，削弱胃黏膜屏障；乙醇的亲脂性和溶脂性能够直接破坏胃黏膜屏障，损伤上皮细胞，黏膜内出血和水肿亦可导致胃酸分泌亢进而损伤黏膜；盐酸可抑制内源性一氧化氮生成而导致黏膜通透性增加；应激状态时去甲肾上腺素和肾上腺皮质激素分泌增加，内脏血管收缩，胃血流量减少，不能清除逆向弥散的 H^+；缺氧和去甲肾上腺素使前列腺素合成减少，黏液分泌不足，HCO_3^- 分泌也减少；应激状态时胃肠运动迟缓，幽门功能失调，造成胆汁反流，胆盐进一步损伤缺血的胃黏膜上皮，使胃黏膜屏障遭受破坏，最终导致黏膜发生糜烂、出血。

2）造模方法

（1）乙醇模型：Wistar 大鼠，雄性，250～300 g，造模前 24 h 禁食、不禁水。75% 乙醇按 1 ml/只灌胃。

（2）阿司匹林盐酸模型：Wistar 大鼠同上，造模前 24 h 禁食、不禁水。用 2%阿司匹林或水杨酸溶液，以 50 mg/kg 体重灌胃，每次间隔 1 h，共计 2 次；也可与 0.6 mol/L 盐酸按体积 1∶1 混合，按 100 mg/kg 体重灌胃一次。灌胃后 4 h 处死动物取出全胃。

（3）应激模型：Wistar 大鼠同上，造模前 24 h 禁食、不禁水。非插管麻醉状态下，用胶带将大鼠束缚于固定架上（不影响正常呼吸）。束缚期间仍禁食，平均每小时补充 1 ml 生理盐水。束缚 12 h 后处死大鼠，然后取出全胃进行相关检测。

3）模型评估

首先观察大体形态，然后取一部分动物的胃窦全层组织，生理盐水冲洗后，10%甲醛固定，石蜡切片 HE 染色。大体可见：标本胃黏膜充血水肿，部分可伴有灶状糜烂和出血点。光镜下可见上皮细胞重度脱落变性、固有层炎性细胞重度浸润、黏膜下层间质重度充血、水肿，伴炎性细胞浸润。可取另一部分标本胃黏膜组织，测量胃湿重/体重之比（胃系数），测定 PGE2、NOS、促胃液素、胃蛋白酶原含量。与正常组相比，胃系数增大，PGE2 含量下降、NOS 活性下降，促胃液素和胃蛋白酶原含量均显著升高。

4）模型特点

急性糜烂型出血性胃炎模型，胃黏膜改变以糜烂出血伴炎性细胞浸润为特点。胃系数增大，PGE2 含量下降、NOS 活性下降，促胃液素和胃蛋白酶原含量升高。造模刺激仅需数次或数小时，病变即可在几个小时内出现，病理变化基本位于黏膜浅层，一般不超过黏膜肌层。该模型成功率高（70%～100%），重复性好，操作简单，造模时间短。

5）模型应用

适合于非 Hp 感染性急性胃炎的各类治疗方法的观察与研究。

3. Hp 感染慢性胃炎模型

1）造模机制

Hp 感染引起的急性胃炎迁延未愈，导致 Hp 在胃内持续存在，或 Hp 少量、长期感染等，都可导致胃黏膜的慢性炎症。具体机制有以下两个方面。①炎性细胞浸润：Hp 可刺激胃黏膜上皮产生 IL-8，后者为中性粒细胞趋化因子，可使中性粒细胞于胃小凹处形成"腺窝脓肿"。 Hp 可激活辅助性 T 细胞，促进其分泌 IL-2 和 IFN-γ 从而引起胃黏膜炎症。炎症前期，IFN-γ 可激活血管内皮细胞、中性粒细胞、巨噬细胞、NK 细胞等，上调 II 类 MHC 分子的表达，促进 T 细胞和 B 细胞的分化。Hp 所产生的 Cag、VoeA 毒素、毒性酶类等均可诱导炎症。CagA 阳性的 Hp 菌株更可强化该因子分泌，从而引起炎症反应。②胃黏膜上皮损伤：大量炎性细胞浸润诱导的炎症反应可导致黏液耗损、上皮细胞变性坏死。少数细菌可直接穿入细胞内，使胞内黏液颗粒减少，发生空泡变性等病理性改变。长期的胃黏膜损伤会导致腺体萎缩的发生率和严重程度均增高，甚至引起肠化生。

2）造模方法

（1）Hp 感染慢性浅表型胃炎大鼠模型：Wistar 大鼠，雌性，8 周，220～270 g。灌胃前 24 h 禁食、禁水。Hp 菌株是 NCTC1637 标准菌株，浓度为 $1×10^8$ CFU/ml，每只鼠灌胃 1 ml，上、下午各一次，隔天上午再灌一次，灌胃后 2 h 恢复饮食、饮水。第 4 周起肉眼即可见胃窦及幽门处黏膜局灶性或弥散性淋巴细胞浸润和淋巴滤泡形成，并伴有轻至中度中性粒细胞和嗜酸性粒细胞浸润，与人的胃炎相似。

（2）Hp 感染慢性萎缩型胃炎小鼠模型：普通级 CD1 小鼠，雄性，8 周，25 g 左右，灌胃前 24 h 禁食、前 4 h 禁水，每只小鼠灌 Hp 标准菌液 0.5 ml（$1×10^8$CFU/ml），每天一次，每次间隔 1 d，共灌胃 3 次。灌胃后继续禁食水 4 h。可见 Hp 主要定植于贲门、胃体和幽门黏膜上皮的黏液层，组织病理可见胃黏膜上皮充血、坏死、脱落，固有层和黏液下层有明显的炎症细胞浸润，以淋巴细胞为主，其次是中性粒细胞和少量嗜酸性粒细胞，腺上皮组织萎缩、腺体结构破坏。

3）模型评估

慢性胃炎一般分为浅表型和萎缩型。前者主要表现为内镜下可见黏膜红斑、黏膜出血点或斑块、黏膜粗糙（伴或不伴水肿）、充血渗出等；后者主要表现为黏膜红白相间，以白色病变为主，皱襞扁平甚至消失，部分黏膜血管显露；可伴有黏膜颗粒或结节状等表现。当慢性胃炎出现活动期改变时，可见到中性粒细胞浸润与淋巴单核细胞浸润并存，此时 Hp 银染阳性率可达 95% 以上。

4）模型特点及应用

此模型可用于观察 Hp 感染的病理过程及各种抗 Hp 药物的疗效，用于研究 Hp 与慢性胃炎、消化性溃疡及胃癌等的关系。除大鼠和小鼠外，同样可以用悉生动物（gnotobiotic animal）如仔犬和仔猪，犬的胃黏膜中可见局灶性或弥散性淋巴细胞浸润和淋巴滤泡形成，并伴有轻至中度中性粒细胞和嗜酸性粒细胞浸润，这与人的胃炎相似，且中性粒细胞是持续存在的，而在悉生仔猪则是短暂存在的。人和猪的 Hp 感染通常局限在胃内，而在仔犬除胃以外的胃肠道其他部位如咽部、食管、十二指肠、空肠、结肠也能检出。用犬作为模型的优点在于可在无菌条件下饲养数年，而且容易发生自发性溃疡，而猪在长到 40～60 d 时，由于体积大，不宜在无菌条件下饲养；另外，因为易于受到饮食和应激的影响而发生溃疡，该模型用于溃疡发病机制的研究受到限制。

4. 非甾体类抗炎药慢性萎缩型胃炎模型

1）造模机制

目前临床使用的非甾体类抗炎药（NSAID）主要有阿司匹林、吲哚美辛、对乙酰氨基酚、双氯芬酸和布洛芬等。细胞内环氧酶（COX）有两种同工酶（COX-1，COX-2）。COX-1 常态下广泛存在于胃肠道组织细胞，可以将膜磷脂花生四烯酸氧化成前列腺素（PG）和血栓烷 A2，PG 主要是 PGE，调节各种功能包括酸分泌、黏液产生和黏膜血流量，促进胃肠道黏膜上皮细胞分泌 HCO_3^- 以中和 H^+。NSAID 通过以下几种方式抑制 COX：①对胃黏膜上皮细胞的损伤，胃内酸度越高、损伤越严重；②降低胃黏膜血流，胃黏膜的氧和营养物质的供应减少直接影响胃黏膜的防御功能；③影响胃黏液和碳酸氢盐的分泌，导致 H^+ 反渗，并有利于胃蛋白酶的激活，进一步破坏黏膜的保护功能；④胃黏膜的疏水层降低，并可影响胃黏膜上皮的更新。NSAID 还产生 ROS，引起细胞凋亡等。以下介绍吲哚类药物致慢性胃炎的造模方法。

2）造模方法

选用雄性 Wistar 大鼠，8 周左右，200～230 g。造模前禁食 24 h。0.05%吲哚美辛溶液每天灌胃一次，每次 10 ml/kg 体重，或使用吲哚美辛溶液灌胃加 0.05%～0.1%氨水自由饮用的混合造模法。

3）模型评估

0.05%的吲哚美辛，无论单独灌胃还是与氨水合用，3 个月皆可出现胃炎，5～9 个月可出现典型的萎缩型胃炎。评判模型的标准是胃黏膜组织病理表现符合萎缩型胃炎特征性变化。

4）模型特点

此种造模方法周期长、费用相对较高，故要求操作技术熟练，避免动物死亡。造模成功率接近 100%，模型病变典型，个体差异小，成本低，制作方便。

5）模型应用

该动物模型一方面可以评价非甾体类药物的安全性及副作用，另一方面可用于研究慢性萎缩型胃炎转归及治疗方法的疗效等。在药理研究方面，被 PGE2 激活的受体在药理学上被细分为至少 4 种亚型（EP1～EP4），这些受体的分布被认为可以解释 PGE2 在各种组织中（包括消化道在内）的多重作用。吲哚美辛等 NSAID 通过不良反应损伤胃黏膜，由于这些药物通过抑制 COX 活性引起内源性 PG 的消耗，因此在该模型中，PG 的缺乏被认为是一个主要的致病因素。PGE2 对吲哚美辛引起的胃溃疡有明显的预防作用，且呈剂量依赖性。西咪替丁、奥美拉唑、阿托品等抗分泌药物也能预防这些病变，证实了腔内酸在这些病变中的重要性。

5. 其他导致慢性萎缩型胃炎的造模方法

1）造模机制

除了上述用 NSAID 造模的方法外，还有其他两种造模方法：①15%氯化钠+75%乙醇可以模拟高盐和乙醇对胃的刺激作用，如在用前加热至 55℃还可模拟高温食物对胃的刺激作用；②去氧胆酸钠+热水可以模拟胆汁反流性胃炎。

2）造模方法

Wistar 大鼠，雄性，平均体重 200 g。

方法一：新鲜配制浓度为 20 mmol/L 脱氧胆酸钠，每天灌胃 6 ml/kg 体重，60%乙醇每周 2 次灌胃 5 ml/kg 体重，连续 27 周。

方法二：60%乙醇（15%氯化钠+无水乙醇）灌胃，灌胃前恒温至 55℃，实验周期共 13 周。实验第 1～35 天，大鼠自由饮用脱氧胆酸钠溶液，同时每隔 5 d 以 60%乙醇 10 ml/kg 体重灌胃一次；36～91 d，每 3 d 交替饮用脱氧胆酸钠或 15%乙醇，同时每隔 7 d 以 60%乙醇灌胃一次。造模期间，配合使用饥饱失常法：1～56 d，饱食 2 d，禁食 1 d；57～91 d，饱食 2 d，禁食、禁水 1 d。

3）模型评估

13 周后，大鼠体重明显下降，标本胃黏膜厚度明显减小。大体病理可见胃黏膜皱褶变平甚至消失、黏膜血管暴露、黏膜呈颗粒或结节状，组织病理可见黏膜内炎性细胞聚集、腺体明显减少、排列不整、黏膜厚度明显减小。

4）模型特点

此类方法模拟了慢性萎缩型胃炎的多因素作用过程，通过直接损伤胃黏膜屏障，影响体内前列腺素的合成等不同环节，从而影响胃黏膜的生理功能，造成腺体萎缩使胃黏膜变薄，但黏膜肌层相对增厚，大量炎性细胞浸润。模型成功率高，与临床患者的胆汁反流性慢性萎缩型胃炎有相似之处；不足之处是各种因素综合作用，较难区分每种因素在发病中的作用权重。

5）模型应用

作为疾病模型，其工具性明显，适用于慢性萎缩型胃炎药物治疗的综合性药效学观察。由于影响因素多且时程长，该模型不适于病因学研究。

（葛　文）

第二节　炎症性肠病大小鼠模型

炎症性肠病（inflammatory bowel disease，IBD）是累及回肠、结肠、直肠的一种特发性肠道慢性炎症性疾病，是以严重腹痛和腹泻为特征的特发性、慢性、反复发作的炎症性疾病，主要包括溃疡性结肠炎（ulcerative colitis，UC）和克罗恩病（Crohn disease，CD）。UC 是结肠黏膜层和黏膜下层连续性炎症，疾病通常先累及直肠，逐渐向全结肠蔓延；CD 可累及全消化道，为非连续性全层炎症，最常累及部位为末端回肠、结肠和肛周。因 UC 和 CD 有许多相同或相似的表现特征，故统称为 IBD。UC 的临床表现为肠道损害，多先出现在远端结肠和乙状结肠，故以左下腹持续性隐痛或钝痛为主，腹泻后疼痛可缓解；大便多呈黏液或脓血样，可伴里急后重。而 CD 的临床表现多为腹痛、右下腹绞痛或痉挛性锐痛，呈阵发性发作，绞痛多发生在餐后；大便为黏液便或水样便，可出现便秘与腹泻交替的现象。发生肠狭窄、梗阻、肠瘘、息肉、癌变的机会，CD 较 UC 更为多见。肠道菌群失调和精神压力也影响 IBD 的发病、环境因素（如饮食、季节、应激等）的综合作用，导致机体免疫应答的异常，是 IBD 发生的重要原因。此观点成为 IBD 动物模型建立的理论依据。UC 和 CD 在病理特点及病变部位等方面既有共性，又各具特点，但在发病诱因、临床表现和治疗原则上又基本相同。在模型制备上，以 UC 多见，但有时不做严格区分。乳糜泻和 UC 是慢性进行性炎症，可影响整个胃肠道和结肠黏膜，可能与结肠癌风险增加有关。

目前 IBD 动物模型有以下几种分型：自发性 IBD 动物模型、细胞移植型动物模型、化学物质诱导型动物模型、基因工程动物模型、中医 IBD 动物模型、肝螺杆菌型动物模型、蠕虫 IBD 动物模型。诱导型模型是 IBD 动物模型的主要来源。

一、自发性 IBD 动物模型

自发性 IBD 动物模型是指某些动物在生活过程中自发地出现与人类 IBD 相似的肠炎，如棉顶绢毛猴（cotton-top tamarin，CTT）模型和 C3H/He J 小鼠模型。

南美的 CTT 笼养后可自发出现与人类 UC 相似的肠道炎症，无论雌雄，在 1.5～2 岁时均可自发出现急性或慢性结肠炎，表现为腹泻、黏液血便、体重下降等，组织病理可见肠上皮广泛的中性粒细胞浸润、杯状细胞减少，或固有层淋巴单核细胞浸润、隐窝卷曲或结构缺失、结肠上皮增生等。如果给予柳氮磺胺吡啶（口服，每天 50 mg/kg 体重）治疗 5 周，结肠炎可得到显著缓解。其具体致病机制尚未阐明，但与 UC 患者相似的是，CTT 发生自发地反复结肠炎是免疫应答失调导致的。C3H/He J 小鼠一般在 2～4 周发病，3～6 周最严重，12 月龄或以上也偶见发病，表现为腹泻、黏液血便、体质量下降等，组织病理主要见右半结肠和直肠急慢性炎症，如炎性细胞浸润、隐窝脓肿、溃疡、组织增生及黏膜下瘢痕形成等，发病无性别差异。

成年 CTT 结肠炎呈反复发作，且笼养 5 年，40%的动物伴发结肠腺癌，此类模型是 UC 及 UC 相关性结肠癌的理想模型。但由于 CTT 动物稀少、昂贵，为濒危保护动物，因此，用于研究人类 IBD 受限。雌性 C3H/He J 小鼠如果患有严重结肠炎，与正常雄性小鼠杂交后，其子代 C3H/He JBir 小鼠也易发生结肠炎，这种具有遗传性的自发性结肠炎模型可用于研究 IBD 的遗传学和免疫学机制。

二、诱导型 IBD 动物模型

诱导型 IBD 动物模型制备的方法主要有化学诱导法、免疫诱导法及复合因素诱导法。

（一）化学诱导法

化学诱导法已成为 IBD 模型制备最成熟和最常用的方法。早期多用乙酸、硝基苯磺酸等具有腐蚀性的化合物；随后，用具有半抗原作用的三硝基苯磺酸（TNBS）、恶唑酮和具有免疫增强作用的角叉菜胶诱导模型。高分子质量聚合物葡聚糖硫酸钠（dextran sulfate sodium，DSS）对淋巴细胞有非特异激活作用，令动物按不同方式饮用 DSS 水溶液，可诱导急性和慢性 UC，动物模型的炎症因子分泌与人类似。

1. 乙酸模型

1）造模机制

乙酸主要作用机制为腐蚀肠黏膜，增加血管通透性。乙酸还可激活激肽酶原，水解纤维蛋白，并干扰凝血过程，通过激活环氧合酶和脂氧合酶途径而启动炎症的发生。在结肠内给药 1.5 ml 0.6%醋酸，1 h 后结肠内刺激大鼠腹腔收缩次数显著增加。

2）造模方法

成年 Wistar 大鼠，雌雄不限，吸入麻醉，将外径 2 mm 的聚乙烯导管从肛门插入结肠内 5～8 cm 处，缓慢注入 5%乙酸 2 ml，经 10～20 s 后用 5 ml 生理盐水冲洗 1 次，保持仰卧、头低脚高的位置 30 s，以防止结肠内液体流出。模型诱导成功的关键是乙酸的浓度和作用时间，以产生弥散性炎症而不发生穿孔为宜。

3）模型评估

一周内应可见动物腹泻、血便、体重下降、黏膜出血、上皮坏死、黏膜下水肿、肥大细胞、巨噬细胞、中性粒细胞浸润等，炎症可逐渐延至固有层、黏膜下层甚至肌层。有报道称，结肠内给予低浓度乙酸（<1%）可使传入神经元对机械刺激致敏，而不引起结肠黏膜炎症（IBS 模型）。相反，高浓度会引起组织炎症和髓过氧化物酶（MPO，存在于中性粒细胞中的酶）活性的增加，一旦炎症反应停止（IBD 模型），内脏过敏。在动物模型中，通常使用高浓度的乙酸。

4）模型特点

该法操作简单，模型成功率高，病变程度稳定；属于急性炎症，黏膜损伤持续时间短且非特异性，动物自愈性较强；炎症介质与人类急性肠炎的炎症介质相似。该模型的不足之处是不能确切反映人类 UC 的免疫学变化，不能表现人类 UC 所具有的慢性、复发的特点。

5）模型应用

病变愈合迅速，机制和免疫指标的改变都与人类 IBD 有较大差异，只能用于研究人类 UC 的急性期、炎症介质致炎机制及药物效应，不适于免疫机制的研究。

2. 葡聚糖硫酸钠模型

1）造模机制

葡聚糖硫酸钠（dextran sulfate sodium，DSS）是一种由蔗糖合成的硫酸多糖体；本品为淡黄色粉末，易溶于水，不溶于乙醇、乙醚，6%水溶液为无色或淡黄色澄明液，

pH 5～7.5，曾用作代血浆，后用于降血脂和抗动脉粥样硬化。高浓度 DSS 诱导溃疡性结肠炎的机制尚未阐明，可能与巨噬细胞功能障碍、肠道菌群失调，以及 DSS 的负电荷影响结肠上皮 DNA 合成、抑制上皮细胞增生、破坏肠黏膜屏障而导致肠道菌群向黏膜固有层移动，继而引发巨噬细胞过度激活和 Th1/Th2/Th17 细胞功能失调有关。

2）造模方法

BALB/c 小鼠，雌雄各半，8～9 周，18 g 左右；5%～8% DSS 以蒸馏水配制而成。

方案一：小鼠自由饮用 5%～8% DSS 水溶液，7～10 d 后即可形成急性结肠炎样改变，此为急性 UC 模型。

方案二：小鼠自由饮用 5%～8% DSS 水溶液，7 d 后改为正常饮水，此为 1 个循环，完成 4 个循环后，可诱导形成慢性期 UC 模型。

方案三：让动物长期自由饮用 0.5%～1.5% DSS，15～30 d 后可诱导形成一定比例慢性溃疡性结肠炎，肠道炎症可维持 6 周以上。

3）模型评估

急性期小鼠在造模开始后的 4～5 d 即出现腹泻，隐血试验阳性，5～7 d 肉眼可见血便，持续 8～9 d。病变自肛门向口端连续性发展，以直肠最为严重。病变部位黏膜充血水肿，可见散在性糜烂或溃疡，黏膜和黏膜下层以中性粒细胞浸润为主。慢性期小鼠不仅腹泻和血便出现的时间与急性期相同，而且在停用 DSS 5～6 d 后仍可见血便和腹泻，并可见结肠肉芽组织增生、黏膜结构丧失、腺体变形萎缩及肠管缩短。黏膜和黏膜下层以淋巴细胞、浆细胞和巨噬细胞等浸润为主。

4）模型特点

此模型通过控制给药浓度和时间，可模拟慢性炎症或慢性炎症急性发作，且与人类 IBD 的临床特点较吻合，可用于研究人类 IBD 的急性期和缓解期的病理学表现特征。结肠黏膜病变主要见于左侧，并可导致结肠上皮萎缩、发育不良，从而增加癌变概率，这一点与人类 UC 的癌变具有相似性。

DSS 诱导的成模率、病变的严重程度与 DSS 浓度有关，也与动物种系有关。方案一最为常用，实验方法简单，成模率高，但缺点是病变为急性，不适合筛选慢性 IBD 的治疗药物。后两种方法可诱导出与人 UC 症状类似的模型，但实验时间长、成本高，且模型动物个体间病变的差异大，重复性差；方案三让动物自由饮用 DSS 而出现 IBD，将造模时人为因素的干扰降至最小，如果能再精确地掌控动物饮用的 DSS 量，则会进一步降低模型病变的差异。

5）模型应用

该模型常用于筛选 UC 相关性大肠癌的预防和治疗药物。

（二）免疫诱导法

炎症性肠病（IBD）是世界上最常见的胃肠道疾病。有证据表明，它们是受遗传和环境因素（尤其是产生心理应激的因素）影响的多因子疾病，具有免疫反应的激活、上皮屏障渗透性增加、微生物组异常和疼痛感知异常。同样，也观察到心理障碍的共病，如抑郁和焦虑。随着异位疼痛（对非疼痛性刺激的疼痛反应）和痛觉过敏（对疼痛性刺激的疼痛反应夸张）的发展，内脏的敏感性也会增加，表现为严重的反复腹痛。

1. 硝基苯磺酸诱导法

1）造模机制

使用二硝基氯苯（DNCB）诱导肠道迟发型过敏（delayed-type hypersensitivity，DTH），在豚鼠和家兔上成功诱发结肠炎。DNCB 引起的结肠炎不仅在病理改变上与人的 UC 相同，而且从反应机制上看，也有重要的相同点，即都是以激活 T 淋巴细胞为主的迟发过敏反应性肠炎。但因 DNCB 具有毒性，其储存、管理和购买均受到严格控制，近年来逐渐被三硝基苯磺酸（TNBS）或二硝基苯磺酸（DNBS）取代。但无论哪一种半抗原，在造模程序上，均首先让动物在肠外（通常是皮肤）接触抗原（致敏），然后以相同抗原刺激肠道（激发过敏）。它们都遵循同一原理，即半抗原与体内大分子组织蛋白质结合成为完全抗原，诱发肠道免疫反应。肠组织的病理表现也有共同特点。

2）造模方法

成年 Wistar 大鼠，180 g 左右，TNBS 溶于不完全弗氏佐剂中，配成不同浓度。先在大鼠背部皮内注射 0.8% TNBS 0.5 ml 致敏，24 h 后再以 2% TNBS 按 100 mg/kg 体重灌肠，每天一次，共 3 周。最后一次灌肠后 24 h 处死动物。该模型中，病变程度由 TNBS 的用量及浓度决定，一般以 100 mg/kg 体重为造模的最佳剂量。

3）模型评估

IBD 发生率 100%。大体可见结肠浆膜面有红斑，静脉明显瘀血。肉眼可见小肠远端黏膜表面充血水肿，镜下可见肠壁全层有淋巴细胞浸润、透壁性肉芽肿并伴多形核细胞浸润为特征的炎性病变。①病变表现为固有层淋巴细胞增多，中性粒细胞浸润较少出现。②TNBS 灌肠前须致敏，否则不会出现肠炎；致敏后不灌 TNBS 而只灌其溶剂，也不出现肠炎。③病变部位 T 细胞数量及活性增强，而 LMIF 由致敏 T 淋巴细胞释放，是 DTH 反应的特异性指标，TNBS 灌肠液浓度增大时上述反应增强，说明出现的结肠炎确实是 DTH 机制介导的。④肠黏膜损伤是继发于局部免疫反应，而非炎症损伤。

4）模型特点

DNBS 造模的机制、造模方法、临床症状及组织病理学表现与 TNBS 结肠炎相似，但 DNBS 毒性较小，价格相对也较低。TNBS 造模方法简单易行、经济实用，体现急性炎症向慢性转化的动态过程，是较为理想的动物模型；缺点是缺乏特征性急性期表现，且动物死亡率高。需要注意的是，该造模方法诱导出的结肠炎模型与动物的种属相关，对该模型所属疾病还存在争议。

5）模型应用

TNBS 诱导的结肠炎是最常见的实验性结肠炎模型之一。结肠黏膜暴露于接触致敏剂三硝基苯磺酸，这是一种共价反应化合物，附着在自体蛋白上，形成半抗原修饰的自体抗原，刺激产生延迟型超敏反应。其广泛用于 IBD 病因、发病机制和治疗新药的开发研究。

2. 恶唑酮诱导法

1）造模机制

恶唑酮（OXZ）是一种半抗原，经实验证实其用于动物身体各个部位时都能发生变态反应。在 OXZ 结肠炎中，IL-4 是恶唑酮结肠炎产生的初始细胞因子，但 IL-4 很快被 IL-13 的产生所取代，IL-13 可以激活上皮细胞分泌黏液和液体。这种细胞因子和 IL-4 可以破坏上皮细胞之间的紧密连接，从而为细菌入侵打开大门。

2）造模方法

BALB/c 小鼠，8 周左右，雄性，体重 20 g 左右。首先将小鼠腹部或者后背部皮肤剃毛（2 cm×2 cm 左右），然后在被剃毛皮肤处涂抹 200μl 的 3% OXZ（溶解于无水乙醇中），正常饲养 2 d 左右，用以预先致敏小鼠。随后对小鼠进行麻醉，将一根直径约 2 mm 的导管由肛门缓慢插入 4 cm，最后将溶解于 50%乙醇的 1% OXZ 150μl 缓慢注入导管内，完成后将小鼠尾巴提起倒置约 30 s。1 周后可形成模型。

3）模型评估

OXZ 诱导产生的结肠炎以远端结肠病变为主，呈连续性分布，且炎症局限于黏膜和黏膜下层，主要表现为上皮细胞缺失、糜烂和浅溃疡形成，杯状细胞减少，早期可见以中性粒细胞为主的多种炎症细胞浸润，后以淋巴细胞、单核细胞和浆细胞浸润为主，上述特征均与人类似。CD4$^+$和 CD8$^+$ T 细胞共同控制免疫反应的强度。CD4$^+$ T 细胞/CD8$^+$ T 细胞比值是反映 T 淋巴细胞功能状态的重要指标。T 细胞亚群失调、免疫调节失调、细胞因子等细胞受体表达和功能异常都会导致炎症细胞和炎症介质异常，进而引起肠黏膜损伤。因此，CD4$^+$ T 细胞和 CD8$^+$ T 细胞在 UC 的改善及治疗中发挥着重要的作用。CD4$^+$ T 细胞介导的免疫反应在 IBD 患者中显著增强，CD4$^+$ T 细胞是潜在的 IBD 炎症反应的生物标志物。UC 患者肠黏膜固有层有大量 T 淋巴细胞浸润。CD4$^+$ T 细胞、CD8$^+$ T 细胞表达水平显著升高，CD4$^+$ T 细胞/CD8$^+$ T 细胞比值在 UC 活动期最高。CD4$^+$ T 细胞和 CD8$^+$ T 细胞的异常表达导致 UC 患者获得性免疫失控。OXZ 诱导的 UC 模型小鼠肠道黏膜固有层 CD4$^+$ T 细胞表达水平的升高明显高于 CD8$^+$ T 细胞表达水平的升高，导致肠黏膜固有层中 CD4$^+$/CD8$^+$ T 细胞比值的增加。CD4$^+$ T 细胞表达水平的升高会增强 CD4$^+$ T 淋巴细胞的功能，增加大量促炎因子的释放，刺激 B 淋巴细胞活化产生抗体，通过体液免疫引起过敏反应。这种活动进一步刺激补体系统，从而引发肠道黏膜的炎症反应，表明 CD4$^+$ T 淋巴细胞有助于触发肠道炎症的启动和维持。

4）模型特点

该动物模型制作简便，成模时间短，重复性好，并有学者证实此种方法所致的 IBD 动物模型的组织学特征与人类 UC 极相似。

5）模型应用

适合用于 UC 的病因病机、新药开发等研究。OXZ 所致的模型成型时间快，但持续时间短，加上小老鼠自愈性强，其临床症状都处于急性期阶段，无慢性期变化，因此，此种模型不适合对慢性复发性类型 IBD 的研究。

3. 角叉菜胶诱导法

1）造模机制

角叉菜胶（carrageenan，CGN）（又名卡拉胶）是红海藻中提取的一种硫酸多糖，化学名为聚半乳糖硫酸酯，具有增稠剂、胶凝剂、乳化剂和稳定剂等特性，广泛用于加工食品中的食品添加剂。在体外和动物实验模型中，CGN 被广泛用作致炎剂和佐剂，用于研究免疫过程或评估抗炎药物的活性。CGN 可激活炎症的先天免疫通路，改变肠道菌群组成和黏液屏障的厚度，破坏肠黏膜屏障功能，引起继发性肠道炎症反应。临床证据表明，CGN 参与炎症性肠病（IBD）的发病机制。

2）造模方法

成年豚鼠，雌雄不限，体重 1000 g 左右，自由饮用降解的 3% 角叉菜胶水溶液，一般 2 周后可出现明显的 UC 症状。

3）模型评估

动物发生病变时间和病变程度与角叉菜胶水溶液浓度及配制时间有关。早期标本中即可见以中性粒细胞为主的大量炎症细胞浸润腺体，后期则以淋巴细胞、单核细胞和浆细胞浸润为主，这与人类病变表现很相似。

4）模型特点

该模型病变持续时间长，但因早期模型动物多选用豚鼠，成本较高，周期较长，不适用于人类 IBD 的研究。后来有学者尝试低浓度（1%）水溶液饲喂大鼠，亦可形成模型。该模型方法简单，重复性好；缺点是病变易自愈，病理变化维持时间短。

5）模型应用

用于抗 UC 新药的筛选，或用于 UC 机制研究。

三、基因工程 IBD 动物模型

基因工程动物模型，即通过基因敲除或转基因技术得到特殊的、针对某一因子的基因缺陷动物模型，利用这种模型可以研究细胞因子、细胞因子受体、T 细胞受体、抗原呈递细胞及肠上皮细胞在炎症性肠病免疫发病机制中的作用。随着分子生物学技术等的快速发展以及各种基因的广泛应用，基因敲除或转基因所致的炎症性肠病动物模型应用已越来越普遍，所得到的炎症性肠病动物模型越来越接近人类炎症性肠病。

1. AGR2 基因敲除模型

1）造模机制

AGR2（anterior gradient-2）是一种分泌蛋白，广泛存在于肺、乳腺、前列腺、胰腺和结肠等腺体组织中，在一系列生物学过程中发挥重要作用，如内质网应激、肢再生、结肠炎等。AGR2 是一种内质网蛋白，它是蛋白质二硫化物异构酶家族的成员，有助于内质网蛋白的折叠。在肠道中，AGR2 主要在杯状细胞中表达。AGR2 调节内质网应激，在形成凝胶的黏蛋白 Mucin 2、Mucin 5AC 和 Mucin 5B 的加工和产生中发挥重要作用。内质网应激本身就是导致人类炎症性肠病的一个过程。在小鼠模型上的研究证实了内质网应激在 IBD 中的相关作用，并表明肠分泌细胞（杯状细胞和 Paneth 细胞）对内质网应激特别敏感。例如，敲除小鼠肠上皮细胞内质网应激信号蛋白（X-Box Binding protein，Xbp1），导致内质网应激，杯状细胞和 Paneth 细胞凋亡损失，肠道炎症自发发生。MUC2 单独错误折叠也可以触发杯状细胞内质网应激。杯状细胞内质网应激增加，导致杯状细胞丢失，黏液屏障受损，出现自发性结肠炎。

2）造模方法

有学者通过基因打靶方法敲除小鼠 *AGR2* 基因，获得 AGR2$^{-/-}$ 小鼠。

3）模型评估

该模型小鼠会出现自发性腹泻、毛发干枯、反应迟钝等症状，同时可出现杯状细胞形态异常、潘氏细胞分布异常，并且在结肠和回肠末端观察到肉芽肿性炎症，这与人类的克罗恩病有病理性的相似。AGR2$^{-/-}$ 小鼠存在胃增生和早死现象，组织学分析表明整个腺上皮（胃体和胃窦）明显增厚，颈黏液细胞向主细胞转变的过程被扰乱，主细胞和壁细胞数目减少。

4）模型应用

特别适于针对该基因及其蛋白质功能的 CD 发病机制研究和药物研发。

2. 白细胞介素-2 基因敲除模型

1）造模机制

IL-2 又名 T 细胞生长因子，它是由激活的 T 细胞产生的淋巴因子，其作用是放大免疫效应、促进 B 淋巴细胞分化，以及活化巨噬细胞、NK 细胞和淋巴因子，激活杀伤细胞（LAK 细胞）。IL-2 是重要的促炎性细胞因子，因此干扰 IL-2 的信号传递可有效阻止自身免疫的发生。研究发现，即使在无菌的条件下，IL-2 基因敲除小鼠仍然能够产生较轻的局灶性炎症，没有明显的临床症状。

2）造模方法

通过基因敲除技术将小鼠 IL-2 的基因片段敲除。

3）模型评估

白细胞介素（IL）-2 是一种多效细胞因子，是预防胃肠道慢性炎症所必需的。IL-2 的保护作用涉及调节性 T 细胞（Treg）的生成、维持和功能，低剂量 IL-2 已成为炎症性肠病（IBD）患者的潜在治疗策略。控制 IL-2 产生的细胞和分子途径尚不明确，有研究发现 IL-2 在维持整个胃肠道的 Treg 和免疫稳态中是基本的，先天性淋巴细胞 3（ILC3）是 IL-2 在小肠中的主要细胞来源，它是由 IL-1β 选择性诱导的，巨噬细胞在小肠产生 IL-1β，该通路的激活涉及 MyD88 和 Nod2 依赖的微生物感应。ILC3 衍生的 IL-2 在维持 Treg、免疫稳态和小肠对膳食抗原的耐受方面至关重要。此外，克罗恩病患者的小肠中 IL-2 的 ILC3 产生显著减少，这与 Treg 减少相关。

4）模型应用

该模型小鼠的建立可帮助深入了解克罗恩病和溃疡性结肠炎的机制，尤其有利于阐明 IL-2 在其中的生物性作用。

（葛　文）

第三节 消化性溃疡大鼠模型

常用的非甾体抗炎药（NSAID）会引起上消化道症状、消化性溃疡疾病和小肠肠病，可并发胃肠道出血和穿孔。限制 NSAID 使用或与质子泵抑制剂（PPI）合用可减少消化不良、消化性溃疡疾病和并发症的发生率。在预防上、下消化道并发症方面，选择性环加氧酶（COX）-2 抑制剂与添加 PPI 一样有效。心血管高危患者建议使用 COX-2 抑制剂，COX-2 抑制剂单药治疗不明原因缺铁性贫血可能是首选，出血高危患者建议使用 PPI。消化性溃疡（peptic ulcer）是一种多发病、常见病，可造成消化性溃疡出血发生，范围从较小的黏膜毛细血管渗出到较大的动脉分支出血。溃疡的形成有各种因素，其中酸性胃液对黏膜的消化作用是溃疡形成的基本因素，酸性胃液接触的任何部位，如食管下段、胃肠吻合术后吻合口、空肠，以及具有异位胃黏膜的 Meckel 憩室，均可发生。绝大多数的溃疡发生于十二指肠和胃（胃窦-幽门和十二指肠球部）。溃疡形成的根本原因是胃酸/胃蛋白酶的"自身消化"作用与黏液抵御能力之间的失衡。消化性溃疡常见的病因有胃酸、胃蛋白酶、幽门螺杆菌感染、非甾体类抗炎药（NSAID）、遗传因素、胃十二指肠运动异常、吸烟、饮食、病毒感染等。消化性溃疡的组织病变过程一般比较缓慢。目前抗溃疡药物的广泛使用有许多缺点，如成本、毒性、药物与药物的相互作用和扰乱（某些心脏疾病）。因此，寻找更安全、更有效的无毒药物是一个值得关注的问题。

一、Hp 消化性溃疡模型

1）造模机制

Hp 是引起胃炎的重要病原菌，当 Hp 长期感染时，可导致消化性溃疡。Hp 对 D 细胞有直接破坏作用，使其生长抑素的分泌减少，解除了其对 G 细胞的抑制作用，G 细胞分泌促胃液素增多，促使壁细胞分泌大量盐酸；Hp 分泌一些毒素及潜在的毒性酶，如细胞毒素、尿素酶、黏蛋白酶、脂多糖、脂酶和磷脂酶 A、溶血素等，都损伤胃黏膜；诱发中性粒细胞黏膜侵入激活、单核及巨噬细胞的激活、血小板活化因子、自身免疫反应、嗜酸性粒细胞浸润和脱颗粒等一些胃黏膜炎症反应，引起胃损伤。在这些因素共同作用下，黏膜屏障功能降低，不能有效阻挡 H^+ 向黏膜内回渗和胃酸/胃蛋白酶对黏膜的侵蚀而发生溃疡。

2）造模方法

成年 Wistar 大鼠，雄性，8 周，200～250 g。灌胃前 24 h 禁食、前 4 h 禁水。每只动物给予国际标准菌株 Hp（ATCC 43504）灌胃 0.5 ml。隔天灌胃一次，共 7 次。12 周后成模。Hp 菌株 TN2GF4（$1×10^8$ CFU/ml）灌胃 1 ml，12 周后，即成十二指肠溃疡模型。

3）模型评估

取标本，肉眼可见胃黏膜明显出血、炎症及溃疡，溃疡多发生在胃窦，呈圆形或卵圆形，直径 0.2～0.5 cm，边缘稍微凸起。镜下在小弯侧胃窦部可见到溃疡。可发现十二指肠重度炎症表现，十二指肠球部胃化生，该处黏膜浅层出现溃疡。

4）模型特点

Hp 菌株比较固定地定植在幽门黏膜，十二指肠球部黏膜的胃化生具有幽门型上皮特征，为 Hp 在此处定植提供了条件。本模型中可见十二指肠溃疡下方有十二指肠腺的存在，说明溃疡发生于十二指肠球部胃化生处。两个模型中，选择的 Hp 菌株不同，因此灌胃所需细菌数量和溃疡出现的部位也有差别，提示 Hp 菌株毒力、个体对 Hp 的易感性等可影响溃疡的发生部位及严重程度。该动物模型除了禁食、禁水以外，不对消化道黏膜做任何保护性或破坏性预处理，尽量真实地模拟了 Hp 感染的特异性作用。通过对标本进行血清抗 Hp-IgG 抗体检测，发现其抗体明显升高，与人类感染 Hp 后的病理变化相似。

5）模型应用

模型成功率 85%～100%，适合于分析 Hp 在消化性溃疡中的作用机制及药物疗效评价。

二、非甾体类抗炎药胃溃疡模型

1）造模机制

非甾体抗炎药（NSAID）在引起上消化道消化性溃疡方面仅次于幽门螺杆菌感染。它们通过环加氧酶（COX）-1 抑制，减少细胞保护性黏膜分泌前列腺素，减少胃和小肠中保护性碳酸氢盐黏液屏障的分泌，引起黏膜损伤。与 NSAID 慢性萎缩型胃炎的造模机制类似，水杨酸类药物阿司匹林（aspirin）作为 NSAID 之一，可以进行胃溃疡造模。阿司匹林能够抑制环氧酶（COX），使得胃肠道黏膜细胞减少前列腺素（PG）生成和分泌、降低胃黏液生成，使得黏膜易受胃酸侵蚀和胃蛋白酶的消化损伤；同时，NSAID 产生氧自由基引起细胞凋亡，直接刺激胃酸分泌，在炎症的基础上发展为溃疡。

2）造模方法

Wistar 大鼠：雄性，200 g 左右，造模前禁食 24 h，前 6 h 禁水。将 1 ml 阿司匹林（200 mg/kg 体重）混于饮水中，经口饲后立即辅以冷应激刺激（4℃水 30 min）。

3）模型评估

胃黏膜出现糜烂性损伤，部分出现溃疡，可扩展至黏膜深层甚至黏膜肌层，电镜下可见大量壁细胞、酶原细胞、表面黏液细胞广泛严重受损；内质网明显肿胀，含酶原的颗粒肿胀或颗粒释放，细胞自溶现象明显。

4）模型特点

NSAID 引起的胃黏膜损伤发生较快，具有急性溃疡早期的病理特点，但是单独应用阿司匹林造模时，胃黏膜损伤较为表浅，以灶状糜烂为主。运用延长时间或联合应用物理刺激（冷或束缚），能尽可能多地出现较典型的溃疡病变。

5）模型应用

此类模型可用于研究溃疡形成机制、对抗炎症和溃疡药物研发，也可用来比较不同的 NSAID 类副作用。

三、半胱胺十二指肠溃疡模型

1）造模机制

半胱胺（cysteamine，CysA）又名 β-巯基乙胺，是最简单稳定的氨基硫醇，是氨基酸半胱氨酸的降解产物，在体内与泛酸盐（维生素 B_5）和三磷酸腺苷结合，形成辅酶 A（CoA）；过量时，它是一种细胞毒物质，通过产生过氧化氢、羟基自由基、超氧化物等活性氧（ROS）而起作用。半胱胺致溃疡活性的发病机制尚不完全清楚。有研究表明，半胱胺增加胃酸分泌，降低十二指肠近端酸的中和作用，这似乎与胃黏膜生长抑素（somatostatin，SST）的消耗和血清胃泌素水平的升高有关。有研究报道，低氧诱导因子 -1α、早期生长反应因子-1 等转录因子及其靶基因参与了半胱胺诱导溃疡的发病机制；半胱胺破坏了黏膜铁运输的调节，导致黏膜对氧化应激的敏感性增加。选择性损伤十二指肠黏膜 D 细胞，D 细胞受损使局部胃酸分泌增多可诱发十二指肠溃疡。

SST 被认为是生长激素分泌的抑制剂，还能减少胃酸和胃蛋白酶的释放，这些作用在消化性溃疡出血的病理生理学中具有重要意义，这与 CysA 诱发的十二指肠穿孔性溃疡实验应激模型有关。CysA 是一种自然发生的十二指肠溃疡原，它消耗胃黏膜和某些大脑区域的 SST。此外，除了消耗 SST，CysA 还会导致肾上腺皮质坏死，提示神经系统和神经内分泌系统之间存在相互作用。

2）造模方法

SD 大鼠，体重 200 g 左右，配制 10%半胱胺盐酸水溶液。口饲 10%半胱胺 28 mg/100 g×3 次或 40 mg/100 g×2 次（每次间隔 6 h），后继续给大鼠饮用 0.1%的半胱胺盐酸水溶液。

3）模型评估

造模的第 4 周起可见黏膜表面粗糙，溃疡周围有较多结缔组织生长，溃疡边缘有上皮增生。十二指肠有多发的深溃疡，溃疡部位有炎性细胞浸润和组织坏死表现，严重时可致溃疡穿孔。

4）模型特点

该方法简单易行，溃疡基本局限于十二指肠，说明半胱胺是特异性地作用于该处黏膜组织，而后期口服的半胱胺盐酸溶液则维持了胃内较低的 pH，促进十二指肠溃疡的发生，这也与临床十二指肠溃疡患者的情况相符合，是目前使用最多的十二指肠溃疡模型之一。其溃疡类型和病理变化与半胱胺注射剂量及方法相关。

5）模型应用

本模型的病理特征与人类的临床表现很相似。因半胱胺制造溃疡部位的特定性及其易出现穿孔的特点，其被广泛用于十二指肠溃疡造模，对于研究溃疡发生时的神经内分泌作用机制有重要意义。

四、幽门结扎胃溃疡模型

1）造模机制

幽门结扎模型是利用 Shay's 传统经典大鼠胃溃疡模型法。幽门结扎后，胃液滞留胃内，胃酸和胃蛋白酶对胃黏膜的刺激增强；同时幽门结扎后使胃窦扩张，反射性刺激促胃液素分泌，引起胃酸分泌过多，导致胃黏膜自身消化，胃黏膜屏障破裂，损伤胃黏膜，包括病变、溃疡和出血。

2）造模方法

成年 Wistar 大鼠，雌雄皆可，200 g 左右。造模前 24 h 禁食不禁水，口服阿司匹林（200 mg/kg 体重）后再禁食 12 h。将大鼠麻醉后进行幽门结扎手术。将大鼠固定于鼠板上，自剑突下沿腹中线切开腹壁，切口 2～3 cm，在左侧肋缘部位用手指轻轻往上推，使胃暴露于切口，在幽门和十二指肠结合部穿线（勿伤及血管），将幽门结扎后缝合腹壁切口，常规消毒，纱布包扎。术后 6 h 处死动物获取标本。

3）模型评估

研究参数为胃容积、pH、总酸度、游离酸度、溃疡指数、胃蛋白酶活性，乙醇和半胱胺诱导的溃疡模型以溃疡严重程度衡量溃疡指数。胃壁及溃疡病灶的组织病理学表现是模型评估的主要依据。

4）模型特点

该模型从实验动物学的角度证实了人类消化性溃疡的"自身消化"学说，但需要有阿司匹林的协同作用，或联用乙醇和半胱胺，由此产生的溃疡病理表现与人类的消化性溃疡更为接近。幽门结扎是制作大鼠胃溃疡模型最经典的方法之一。该方法成功率高、操作简单、可重复性强。但是单独幽门结扎致溃疡效果较差，需配合其他刺激。另外，需要注意的是手术应激带来的影响，以及临床实际的逼似度。

5）模型应用

消化性溃疡的治疗主要依靠抗酸剂等以减少胃酸分泌，最近 20 年里，临床新药有组胺-2 拮抗剂和质子泵抑制剂。雷尼替丁是一种组胺-2 受体拮抗剂，可与组胺可逆地竞争组胺-2 受体在壁细胞基底外侧膜上的结合，从而抑制胃酸的分泌。这种模型可以用来研发新的抑酸药。

五、十二指肠液反流胃溃疡模型

1）造模机制

幽门括约肌功能失调，十二指肠内容物可反流。胃手术如胃大部分切除，一般在数月或数年后即由于胆汁的反流而发生残胃炎或胆汁反流性胃炎，并产生上腹疼痛或呕吐胆汁等症状。大量动物实验和临床观察证明，胆汁和十二指肠内容物反流到胃可引起胃炎，其范围和严重性与胆汁反流的程度呈线性相关，并与反流成分有关。胆酸和溶血卵磷脂是损害胃黏膜的主要成分，胆盐可以溶解来自胃黏膜的磷脂和胆固醇，干扰胃黏膜上皮细胞的能量代谢，使溶酶体膜破裂，同时对胃黏膜表面的黏液有清除作用，损害胃黏膜屏障，使 H^+ 反向弥散增加，引起肥大细胞释放组胺，导致胃炎发生，同时通过细胞毒性胆盐和胰蛋白酶的过量增加对胃黏膜的侵蚀，通过增加促胃液素的活性，胃黏膜发生增生性改变，肠化生并形成溃疡。

2）造模方法

Wistar 大鼠，平均 200 g，禁食 24 h，不禁水。麻醉后行手术造模。一期手术先行吻合术：上腹部正中切口，将距离 Treitz 韧带远端 5～6 cm 处的空肠与胃壁前侧按顺蠕动方向行侧吻合。术后禁食 3 d 不禁水。2 周后行二期手术：再次打开腹膜腔，将胆胰管开口部远端的十二指肠下部横断，断端分别包埋，使全部十二指肠内容物持续向胃内反流。术后动物自由饮食水，并被置于铁丝笼内以防其自食粪便。术后 12 周即可出现慢性溃疡表现，并且随着时间延长，溃疡程度进行性加重。

3）模型评估

首先确定手术成功造成十二指肠液反流；胃内容物包含十二指肠液成分，可以检测到胆汁和胰液及其在胃内代谢后的物质；病理变化显示胃炎、化生和溃疡病变。

4）模型特点

反流组胃内总胆汁酸浓度显著升高；血清胃泌素水平、胃底黏膜厚度、胃底腺高度均显著升高。组织病理学研究显示慢性溃疡与人类的非常相似。本模型较真实地模拟了人十二指肠液反流形成溃疡的情况，比使用外源性损伤引起的溃疡更有说服力。溃疡的部位和病理特征也与人的溃疡十分相似。手术分两个部分，操作对新手来说相对复杂，因损伤较大，对动物的存活率有一定的影响，熟练后成功率可达 85% 以上。

5）模型应用

胆汁中存在的卵磷脂可在胰液的磷酯酶 A 作用下生成溶血卵磷脂。溶血卵磷脂随十二指肠内容物反流进入胃内，消耗胃黏膜的甘油糖脂，进而破坏胃黏膜，削弱胃黏膜屏障，造成胃黏膜损伤病变。该手术能真实模拟人体因十二指肠液反流引起的损伤，故对于慢性消化性溃疡的发病机制研究更有帮助。该模型在慢性消化性溃疡发病机制方面的应用值得进一步研究。

（葛 文）

第四节 急性胰腺炎大小鼠模型

胰腺是人体的第二大消化腺，具有强大的外分泌功能。胰腺可产生、储存和分泌大量具有强大消化功能的系列酶，如胰蛋白酶、胰淀粉酶、胰脂肪酶等。正常情况下，胰腺的各种消化酶是以无活性的酶原或酶前体方式储存于胰腺腺泡细胞的酶原颗粒中，分泌后经胰管进入肠腔，被十二指肠黏膜刷状缘分泌的肠激酶激活，对食物淀粉、蛋白质、脂肪等进行消化。

急性胰腺炎（acute pancreatitis，AP）是胰腺组织的急性炎症性疾病，以胰酶异常激活为特点，临床常见，可表现为轻、重两型，发病率逐年增加。轻型患者胰腺组织呈现充血水肿性改变；重型患者起病急、进展快、病死率高，胰腺组织呈出血坏死性改变，常伴全身炎症反应和器官功能障碍。胆石症、酒精中毒、高脂血症等是其常见病因，致病因素还有药物和毒物、逆行性胰胆管造影、病毒感染、自身免疫等。急性胰腺炎的发生机制仍不十分清楚；治疗主要采用综合性措施，缺乏针对性治疗药物。早期治疗以纠正水和电解质紊乱、对症及营养支持为主，重症患者同时须防止局部及全身并发症；后期若合并胰腺脓肿和（或）感染，则考虑手术治疗。

（一）造模机制

急性胰腺炎动物模型复制手段多样，可在大鼠、小鼠、仓鼠、兔、猪、犬、猫等多种实验动物上复制。现介绍两种较为经典、被广泛应用的轻型和重型急性胰腺炎动物模型，分别是雨蛙肽（caerulein）i.p.诱导的轻型急性胰腺炎小鼠模型和脱氧胆酸钠（sodium deoxycholate）逆胰胆管注射诱导的重型急性胰腺炎大鼠模型。

雨蛙素是胆囊收缩素（cholecystokinin，CCK）的肽类似物，i.p.后吸收入血，具有较强的胆囊收缩作用，也能刺激胰腺的外分泌，大量分泌胰液，胰液中释放的大量胰酶导致胰腺腺泡的自身消化，从而诱导急性胰腺炎的发生。脱氧胆酸钠逆胰胆管注射则是模拟胰胆管梗阻、胆汁反流胰管，从而诱导急性胰腺炎的发生。

（二）造模方法

1. 雨蛙肽轻型急性胰腺炎小鼠模型

（1）各品系小鼠均可，最常用为 C57 小鼠，雌雄均可。通常 6～8 周，20～22 g，SPF 级。

（2）小鼠禁食不禁水 12 h，雨蛙肽 50 μg/kg/h i.p.，连续 6 次即完成造模。通常造模后 1 h、3 h、5 h 观测实验动物各指标变化。

（3）轻型急性胰腺炎（mild acute pancreatitis，MAP）造模方法简便，易于操作，成功率高。雨蛙肽选用 Sigma 产品；减少动物的应激，异氟烷吸入麻醉下注射，注意 i.p.注入量，采用小号针头（4.5～5 号）注射。

2. 脱氧胆酸钠逆胰胆管注射重型急性胰腺炎大鼠模型

（1）常用为 SD 大鼠，有较好的手术耐受性和抗病能力。雌雄均可，但雄性较雌性对手术的耐受性好。通常 7～8 周，200～250 g，SPF 级。

（2）大鼠禁食不禁水 12 h，3%的戊巴比妥钠 1 mg/kg i.p.麻醉。无菌条件下上腹正中切口，用动脉夹在近肝门处夹闭总胆管，经胰管十二指肠开口处从胰胆管按 1 ml/kg 的剂量、0.2 ml/min 的速度逆向推注 3%去氧胆酸钠，注射完成后用手指压迫进针点 2 min，松开并取出动脉夹，分层关腹即完成造模。通常造模后 1 h、5 h、10 h 观测实验动物各指标变化。

（3）重型急性胰腺炎（severe acute pancreatitis，SAP）动物有一定死亡率，特别是对于 10 h 的 SAP 大鼠模型。该模型复制成功的关键在于：①手术过程中严格无菌操作，减少因腹膜感染而对模型产生的影响；②找到胰胆管在十二指肠处的开口并准确进针逆行注射，争取进针一次成功，这是该动物模型制作最重要的环节；③造模后应该对大鼠进行严密的观察，防止其舌根后坠或分泌物堵塞气道引起意外死亡。

（三）模型评估

1. 胰腺组织病理形态学改变

胰腺组织病理形态学改变是急性胰腺炎模型评估最重要的指标之一。雨蛙肽 i.p.诱导的 MAP 小鼠胰腺组织病理形态学呈典型的充血水肿性改变。造模后 1 h 胰腺组织轻度水肿，导管和小叶间隙增宽，胰腺腺泡细胞轻度肿胀，细胞结构完整；造模后 5 h，小鼠胰腺组织充血、水肿明显，导管和小叶间隙增宽，腺泡细胞肿胀。

脱氧胆酸钠逆胰胆管注射诱导的 SAP 大鼠模型呈典型的出血坏死性改变。逆胰胆管注射去氧胆酸钠诱导的 SAP 大鼠，造模后 1 h 胰腺组织明显水肿，红细胞渗出，部分腺泡细胞破坏；造模后 5 h，腺泡结构进一步破坏；造模后 10 h，大量炎性细胞浸润，大片腺泡细胞呈凝固性坏死。根据水肿、浸润、坏死程度的不同，可对 SAP 大鼠胰腺组织病理形态学改变进行相应的病理评分。

2. 血清酶学水平

雨蛙肽 i.p.诱导的 MAP 小鼠模型和脱氧胆酸钠逆胰胆管注射诱导的 SAP 大鼠模型中，血清胰淀粉酶和胰脂肪酶水平均明显升高。MAP 小鼠和 SAP 大鼠血清胰淀粉酶和胰脂肪酶水平参见表 10-1。

表 10-1　MAP 小鼠和 SAP 大鼠血清胰淀粉酶和胰脂肪酶水平

	MAP 小鼠			SAP 大鼠			
	正常	1 h	3 h	5 h	正常	1 h	5 h	10 h
胰淀粉酶/（U/dL）	1577.9±80.8	3436.4±216.9	3594.0±164.9	3734.3±201.3	10807.2±66.0	67379.9±5030.9	75507.9±1668.5	70106.1±2445.7
胰脂肪酶/（U/L）	140.9±15.4	615.7±168.3	601.0±101.6	1035.5±195.2	351.5±76.2	1535.3±315.4	1498.8±126.6	2582.0±241.5

3. 血清细胞因子水平

雨蛙肽 i.p.诱导的 MAP 小鼠模型和脱氧胆酸钠逆胰胆管注射诱导的 SAP 大鼠模型，血炎性细胞因子水平有不同程度的升高，以正常小鼠、大鼠血相应细胞因子水平为 100%，MAP 小鼠和 SAP 大鼠血 IL-6、TNF-α 水平变化参见表 10-2。

表 10-2　MAP 小鼠和 SAP 大鼠血清细胞因子变化

细胞因子	MAP 小鼠/%			SAP 大鼠/%		
	1 h	3 h	5 h	1 h	5 h	10 h
IL-6	194.7±77.9	41.4±16.6	42.5±25.0	106.4±15.2	151.1±15.4	211.5±16.6
TNF-α	210.3±5.7	256.7±23.5	135.2±14.0	108.6±3.2	107.5±11.9	109.4±12.8

（四）模型特点

急性胰腺炎制作方法较多，包括逆行胰胆管注射法、胰胆管结扎法、乙硫氨酸喂饲法、L-精氨酸腹腔注射法和雨蛙肽注射法。目前多用胰胆管逆行注射法和结扎法制作急性坏死型胰腺炎模型，这两种方法均需对动物进行剖腹等有创性操作，且操作复杂，对机体的损伤严重，易引发外源性感染和内环境紊乱，影响了实验结果的准确性。给小鼠喂食乙硫氨酸可诱发急性出血坏死性胰腺炎模型，虽简单无创，但模型并不稳定。通过腹腔注射大剂量 L-精氨酸建立的急性胰腺炎模型，虽创伤小，但重复性较差。

1. 雨蛙肽 MAP 小鼠模型

模型的病理形态学特征和炎症反应过程与人轻型急性胰腺炎非常相似，且操作简便快捷、模型稳定、成功率高。目前也有很多研究者采用雨蛙肽联合脂多糖 i.p.复制小鼠 SAP 模型。

2. 脱氧胆酸钠逆胰胆管注射 SAP 大鼠模型

模型的病理形态学特征、全身症状和炎症反应过程与人重型急性胰腺炎非常相似。模型稳定、重复性好、成本低；缺点是需要一定的技术、操作较为复杂、死亡率高。

（五）模型应用

（1）发病机制研究。关于急性胰腺发生机制的研究已有 200 余年的历史，先后提出了多种学说，包括胰酶自身消化学说、胰腺微循环障碍学说、胰腺腺泡细胞钙超载学说、炎症介质-细胞因子损伤学说等，目前普遍认为"胰酶在胰腺腺泡细胞内的异常激活"和"炎症介质和细胞因子"在急性胰腺炎的发生发展中起重要作用，但早期胰酶的异常激活、炎症级联反应的启动机制仍不清楚。目前，急性胰腺炎相关炎症信号通路机制的研究较为活跃。

（2）药物研发。急性胰腺炎的研究一直着重于机制方面，早期有一些抑制胰酶分泌和胰酶活性的药物研究，近来则是一些针对性的抗炎治疗或药物靶点研究。国内有零星关于中药（如清胰汤）治疗急性胰腺炎的报道。

（李　琨）

第五节　结扎丝线复合 LPS 牙周炎大鼠模型

牙周支持组织包括牙龈、牙周膜、牙槽骨和牙骨质，牙周组织遭受炎症侵袭，往往引发牙周的支持破坏。牙周炎发病率极高且影响广泛，其防治工作艰巨。牙周病发生过程中，牙菌斑生物膜作为始动因子，牙石、牙体和牙周组织发育异常或解剖缺陷、不良充填体和修复体、正畸矫治器等局部促进因素会促进或有利于牙菌斑的堆积，或造成牙周组织的损伤，使之更容易受到细菌感染；或对已有的牙周病起加重或加速破坏的作用。目前，细菌感染合并结扎丝线是建立牙周炎模型的重要方式之一。

1）造模机制

目前认为牙周病是一种多因素疾病，但是细菌激发的宿主炎症反应和免疫反应是造成牙周组织破坏的决定性因素。牙龈卟啉单胞菌（*Porphyromonas gingivalis*，Pg）是牙周病最主要的优势菌，脂多糖（LPS）作为 Pg 细胞壁的重要成分，研究显示，LPS 可诱导牙周韧带细胞（PDLC）表达 IL-6、1L-1β、TNF-α 等多种细胞因子，从而导致炎症和免疫反应。IL-6 可抑制成骨细胞碱性磷酸酶的活性及胶原和非胶原蛋白的合成，刺激破骨细胞前体细胞成熟；IL-6 还能抑制牙周组织中主体细胞的生长和功能，从而影响组织的修复和代谢功能。IL-1β 是多效细胞因子，具有细胞免疫调节作用，包括促进破骨细胞形成和骨吸收、激活核转录因子 NF-κB 的信号通路，上调 IL-1β 基因的表达，使牙周病变加重。TNF-α 增加破骨细胞的形成和活性；增加基质金属蛋白酶的产生，使结缔组织遭到破坏；刺激基质细胞的凋亡，限制了牙周组织的修复。丝线结扎对牙周组织的危害来自其表面堆积的菌斑，引起组织的炎症反应，加重或加速牙周病的进展。

2）造模方法

5 月龄 SD 大鼠，体重 180～200 g，雄性。采用正畸用钢丝在实验动物的牙颈部或龈沟内进行结扎，结扎时需要对牙颈部的牙龈组织进行轻度剥离，同时将 20μl 牙龈卟啉单胞菌脂多糖（Pg-LPS）注射到上颌第一磨牙龈沟及第一、二磨牙龈间隙内，隔 1 天 1 次，每周 3 次，连续 6 周。

3）模型评估

（1）牙周检查。采用 0.3%戊巴比妥钠溶液腹腔注射麻醉大鼠，待其进入麻醉状态后，取仰卧位，固定头部及四肢，选用牙周探针探测牙龈指数（GI）、探针出血指数（BOP）、牙周袋深度（PD）。

（2）Micro-CT 图像分析。取实验组及对照组颌骨，保存在 75%乙醇溶液中，通过显微 CT 扫描、图像重建等测量每颗牙齿近中、中间及远中三个位点釉质牙骨质界到牙槽嵴顶的距离。

（3）牙周炎对 LPS 和炎性细胞因子血浆水平的影响。应用 ELISA 试剂盒检测 IL-1β、IL-6、IL-8 等炎性因子及大鼠血浆中 LPS 的水平。

（4）组织学观察。取 SD 大鼠上颌骨，制作脱钙组织切片、HE 染色，观察结合上皮的变化、上皮下炎症细胞浸润及牙槽骨吸收情况。

4）模型特点

该模型制作实验操作性强，简单可靠，成功率高，造模周期短。SD 大鼠价格低廉，易于饲养，性情温顺，造模过程相对容易。

5）模型应用

该模型多用于牙周炎发病机制的研究及特异性药物的研发；也可应用于牙槽骨修复机制的研究。

（高 静 王婷婷）

第十一章 呼吸系统疾病与动物模型

从水生到两栖再到陆生，尤其是哺乳类生物，充分利用和适应了大气中的氧气存在，进行有氧氧化、氧化磷酸化，从而将储存在生物大分子中的能量转化成磷酸键，作为自身代谢维系生命的能量来源。然而，自地球诞生以来，即便是人类出现以来的几十到几百万年的时间跨度里，地球一直处在永不停息的变化过程中，火山爆发、浓烟裹挟的各种化学毒物弥漫、地表植物自燃灰尘飘扬、微生物气溶胶随风播散等，自然界中多数情况下空气并不是一尘不染，所以，动物吸入的空气需要过滤，大多数动物呼吸系统发展并巩固了一套应对机制，如鼻腔、气管、支气管黏膜黏附与纤毛摆动、肺泡巨噬细胞、肺泡 II 型上皮细胞的监视捕获等。在保证通气和气体交换的同时，对空气进行有效过滤、免疫检测、即时免疫应对。局部以及随后引发的全身免疫反应呈现炎症状态。炎症的一般结局是消除致病因子，清理坏死细胞，修复受损组织，终止炎症。尽管如此，呼吸系统毕竟是一个开放的系统，随"风"而来的致病危险随时存在，尤其是经空气传播的病毒传染性疾病至今仍然是人类面对的严峻挑战。始于 2019 年冬季的新型冠状病毒肺炎（Corona Virus Disease 2019，COVID-19），就是一种新型冠状病毒通过气溶胶传播经呼吸系统感染导致的肺炎。炎症状态依赖于致病因子的毒性、毒力、毒量、存续时程，也取决于机体免疫识别、免疫调动、免疫方式、免疫机制等。剧烈的炎症往往带来机体自身危害。在炎症剧烈发展期，适度调低烈度、减缓炎症过程，是应该考虑的应对策略之一。

第一节 变应性鼻炎小鼠模型

近年来，变应性鼻炎（allergic rhinitis，AR）的发病率呈上升趋势，影响全球 10%～40%的人口，儿童的比例可能更高一些。该病具有反复发作、迁延难愈的特点，严重影响患者的生活质量，导致沉重的疾病负担。AR 的发病机制尚未完全阐明，许多有季节性或长期症状但皮肤和体外过敏原敏感性试验呈阴性的患者有局部鼻过敏，可通过鼻腔分泌物中存在过敏原特异性 IgE 或鼻腔过敏原阳性或两者兼有进行诊断。目前的治疗方法既不能治愈，也不能令人满意地控制疾病症状，且具有较多副作用，依赖于抗组胺药的对症治疗。抗组胺药物在鼻内使用可能比口服和鼻内皮质类固醇更有效。更安全有效的防治药物和方法成为近年来的研发热点。

1）造模机制

在免疫学方面，AR 的发病机制为经典的 Th1/Th2 平衡失调学说，是一种由 IgE 介导的 I 型变态反应性疾病，肥大细胞在 AR 发病中具有核心作用。当变应原初次进入机体后，经抗原提呈细胞处理，诱导 B 淋巴细胞产生特异性 IgE，该 IgE 的 Fc 段与体内肥大细胞表面的 FcεR I 相结合，导致肥大细胞处于致敏状态；当该多价变应原再次进入机体时，与致敏肥大细胞表面的 IgE 结合，使细胞膜表面相邻的两个或两个以上的 FcεRI 发生交联，从而激活胞内传导信号，最终导致肥大细胞脱颗粒和释放炎性介质，启动变应性炎症的级联反应。AR 的人工造模原理完全基于以上的科学认知，根据免疫学说，在动物体内重现。

2）造模方法

（1）目前使用最多的造模动物是小鼠，造模变应原是卵清蛋白（ovalbumin，OVA）。BALB/c 小鼠，雌性，6～8 周。材料：OVA（Sigma）、氢氧化铝凝胶佐剂、无菌生理盐水。

（2）过程步骤：分别于实验 1 d、5 d、14 d 和 21 d，用含 OVA 20 μg、Al(OH)₃ 凝胶 2 mg 和无菌生理盐水 0.5 ml 混悬液行小鼠 i.p.，完成基础致敏；从实验第 22 天开始，以 25 mg/ml 的 OVA 生理盐水溶液 20 μl 行双侧鼻腔滴注，连续 7～14 d。对照组，均相应给予同等剂量的 Al(OH)₃ 凝胶生理盐水混悬液 i.p. 和生理盐水滴鼻。

3）模型评估

（1）症状学计分。主要观察指标有喷嚏、鼻涕、搔鼻，在末次鼻腔激发后 30 min 内计数以上症状发生次数，计分如下：喷嚏个数，1～3 个计 1 分，4～10 个计 2 分，11 个以上计 3 分；鼻涕以流至鼻孔处计 1 分，超出鼻孔计 2 分，涕流满面计 3 分；轻挠鼻部 1～2 次计 1 分，剧烈搔鼻计 2 分。总分≥5 分即为造模成功。

（2）细胞因子。AR 是以 Th2 免疫应答为主的炎症反应，Th2 细胞主要分泌 IL-4、IL-5 和 IL-13 等细胞因子；Th1 应答减弱，IFN-γ 水平降低。可以通过 ELISA 检测 AR 小鼠外周血中 Th1 和 Th2 细胞因子水平评估造模情况。

（3）鼻黏膜组织病理学改变。AR 模型鼻黏膜厚度增加，HE 染色可见鼻黏膜上皮有不同程度脱离，厚度不均，基底结构不清；固有层内小静脉、毛细血管明显扩张，组织间隙扩大；固有层内大量嗜酸性粒细胞浸润；甲苯胺蓝染色见肥大细胞浸润。

4）模型特点

临床上，常见的变应原有尘螨、葎草和花粉等。根据不同的研究目的及干预方法，AR 动物模型的造模方法也多种多样，可选的动物有小鼠、大鼠、豚鼠及兔等，使用的变应原包括 OVA、豚草花粉、2,4-二硝基氯苯丙酮、2,4-二异氰酸甲苯酯（2,4-toluene diisocyanate，TDI）、橄榄油等。建立模型所需的时间也有较大差别，从 1 周到 10 个月不等。一般来讲，造模时间短的模型只能反映激发后的速发症状，而要观察迟发相反应及慢性过程，往往需要延长造模时间，不断用变应原激发鼻腔黏膜，达到真正模仿人类鼻腔经常遭受变应原攻击的慢性过程。

该模型使用的变应原 OVA 具有较好的免疫原性，能较好地模拟临床发病实际因素；致敏的途径和过程是通过缓和、渐进，激发机体自身免疫应答，符合临床发病过程；动物症状与临床重现程度高；病理变化一致。该模型的缺点是模型构建时程较长。

5）模型应用

该模型可用于 AR 发病机制研究，以及针对发病原理和临床治疗的免疫调节和（或）抗过敏药物及新疗法的研发。

（王卫华）

第二节　慢性鼻窦炎大鼠模型

呼吸系统中上呼吸道调节和清除吸入气流中的污染物，然后再进入下呼吸道；空气中的大颗粒物质在前鼻孔或鼻前庭被清除，此处相对干燥，由皮肤鳞状上皮细胞排列，包含皮脂腺和鼻毛；更微小颗粒物（包括细菌和雾化化合物）被黏附于鼻腔和鼻窦深处鼻黏膜的分泌液。慢性鼻窦炎是鼻科临床常见疾病，其病因学及病理生理机制复杂，以黏液纤毛清除受损为特征，细菌定植可能在炎症过程的启动或维持中发挥一定作用。我国人群慢性鼻窦炎总体患病率为 8%。慢性鼻窦炎是一种高度异质性疾病，其发病与解剖结构、遗传及环境等多种因素有关。普遍认为，感染与变态反应是慢性鼻窦炎的主要致病因素。近年来，炎症在慢性鼻窦炎发生、发展过程中的地位受到越来越多的重视，但临床上相关的分子水平研究受到诸多限制，因此，理想的慢性鼻窦炎动物模型能够帮助研究者更好地理解该疾病的病理生理机制。

1）造模机制

鼻腔感染和窦口鼻道复合体引流不畅是导致临床慢性鼻窦炎发病的关键因素。利用与临床相同和相似的致病菌感染实验动物，构建该病模型。

2）造模方法

动物：SD 大鼠，雄性，体重 250～300 g。材料：金黄色葡萄球菌标准菌株（从血平板收集菌落，用生理盐水稀释成 1 麦氏单位的悬浊液备用）、膨胀海绵。

步骤：i.p.氯胺酮（50 mg/kg）及地西泮（5 mg/kg），行大鼠麻醉，将膨胀海绵（3 mm×5 mm）置入大鼠左侧鼻腔，距离前鼻孔约 15 mm，位于窦口鼻道复合体处，用 1 ml 注射器抽取 0.5 ml 细菌悬浊液缓慢注入左侧鼻腔内。对照组不予干预。

3）模型评估

血象：于造模前及细菌接种后 3 d、4 周、8 周、12 周，内眦静脉/腹主动脉取血，血常规检测，行白细胞计数。

组织病理：分别于细菌接种后 3 d、4 周、8 周、12 周处死动物，无菌操作解剖并取双侧上颌窦黏膜行病理切片。对照组大鼠上颌窦黏膜镜下未见炎症细胞浸润，上皮纤毛形态完好，黏膜下腺体排列整齐；造模第 8 周时，上颌窦黏膜表面柱状上皮纤毛尚基本完整，部分缺失，明显低矮，相对稀少，黏膜下较多区域腺体结构破坏缺失，上皮细胞之间、腺体破坏区域大量淋巴细胞及少许中性粒细胞浸润，血管扩张。

细菌培养：取双侧鼻腔分泌物行细菌培养。在造模第 4 周，约 36.4%的鼻腔分泌物仍可检测出金黄色葡萄球菌，其余为条件致病菌。

4）模型特点

该模型结合窦口鼻道复合体堵塞和细菌感染双重因素，很好地模拟了鼻窦炎发病的过程，同时避免了其他造模方法中上颌窦内留置异物的复杂手术过程，减少了对窦腔黏膜的直接创伤，有利于后续的实验研究。

5）模型应用

为深入研究慢性鼻窦炎的发病机制、研发细菌性鼻炎的治疗手段提供了理想的实验模型。

（王卫华）

第三节 吸入性急性肺损伤大鼠模型

急性肺损伤是指因直接或间接原因导致弥漫性肺泡毛细血管内皮和肺泡上皮损伤，导致以肺水肿和微小肺不张为病理特征、呼吸窘迫和顽固性低氧血症为突出表现的急性临床症状，其发病原因多样，包括直接吸入高温蒸汽、烟雾或有毒气体、溺水、挤压穿刺伤等。急性肺损伤病因多样，发病急，损伤肺泡生理功能，直接造成血氧饱和度降低，可导致休克甚至死亡，因此，研究其发病原因、致病机理、发展过程和治疗干预手段，是提高临床治疗效果的关键。通过动物模型复制各种急性肺损伤过程，观察进展和治疗效果，是一种重要的科学手段。

1）造模机制

吸入有毒气体导致实验动物呼吸道及肺泡急性损伤，进而在 24 h 内发展成急性肺水肿、缺氧休克死亡。以不同浓度的有毒气体对急性肺损伤的致病引发性、对应病程发展或相同浓度下不同时间点的症状观察来确认有毒气体与病症的相互关系。

有毒气体主要来源于高纯度化工产物、生产原料、高温和燃烧后的分解物等，具有一定腐蚀性和较强酸碱度。此类气体主要以 Cl_2、HCl、SO_2、NO_2 为代表，有较强水溶性，在空气中较易与水汽形成水雾；吸入体内可与微环境中体液形成强酸性溶液，导致细胞微环境酸化，快速导致肺泡细胞功能丧失，甚至使细胞直接崩解。此类有毒气体导致肺泡细胞局部受损、功能障碍、毛细血管扩张、血浆渗出、各类炎性细胞游走等急性炎性改变，在 24 h 内继发肺水肿、肺大泡、缺氧休克等病理变化，是临床观察疾病发展和干预治疗很有利的模型。

哺乳动物肺泡细胞和局部解剖结构功能基本相同，都可作为实验动物使用。考虑实验目的、染毒设备、干预方案，以及后期检测手段和实际饲养条件选取实验动物。以实验大鼠作为模型动物示例。

2）造模方法

动物：SD 大鼠；雄性；6～8 周；250～280 g；清洁级以上，普通颗粒料，正常饮水，12 h 光照切换。染毒设备：密闭式小动物染毒柜或口鼻式染毒系统。染毒气体：NO_2、空气。

主要实验步骤：将实验大鼠从饲养笼取出，装载于染毒用铅丝笼具，安置染毒柜体中央。打开空气压缩机或空气压缩钢瓶阀门，调节净空流量阀至需要流量，以净空气平衡 10 min。打开 NO_2 压缩气阀，调节流量阀至需要掺入流量。开始计时，至合适时间点关闭 NO_2 气阀。以最大净空气流量快速置换染毒柜中混合气体，并以净空气继续平衡恢复 30 min。取出染毒大鼠装回饲养笼，设备启动喷淋清洗，完成实验。

本实验染毒过程较简单，主要难点在于 NO_2 气体的浓度（V/V）和染毒的时间。由于实验目的的不同，研究急性肺损伤的程度和时间存在差异，需要从实际出发摸索和调整染毒浓度及染毒时间。设备及气体是摸索实验条件的主要因素。不同染毒设备、是否有气体预混合装置、染毒腔的实际容量、气路导管的长度、气体出口到动物染毒时呼吸水平面的距离，都会影响染毒气体接触动物的时间，从而改变实验动物实际吸入有毒气体的总量。

NO_2 及其他类似有毒气体，在一定浓度以上导致急性肺损伤的效果确切，但其较高的时效性使得造模的窗口剂量范围较小。浓度过大或染毒时间过长，会导致染毒动物在短时间内大量死亡，过低又会引起急性损伤症状不明显。通常选择以 24 h 内致实验动物达到半致死剂量的浓度和时间作为染毒条件。

3）模型评估

染毒浓度一致性是实验诱发动物急性肺损伤的重要环节。由于染毒设备容积的差异、出风口与动物呼吸带水平高度的落差、所选配流量计精准度的差异、不同来源压缩钢瓶内气体纯度的差异等都可能导致实验染毒浓度的变化。每一批次的实验间实际染毒浓度要一致。

先行建立检测浓度的方法：不加载动物的情况下运行实验过程，间隔时间点采集染毒柜内动物呼吸带水平的 NO_2 混合气体，一定容积气体溶解于溶剂中，通过 NO_2 标准曲线或者含氮化合物定氮法，以化学比色或液相色谱分析确定采样气体中 NO_2 实际浓度。以各时间点检测的浓度推导打开阀门至染毒 NO_2 到动物呼吸带的时间，使实验过程中染毒时间的控制更精准。

在染毒过程中和完成之后需密切关注实验动物行为，评估染毒效果，判断引发急性肺损伤的发展进程。染毒初期，当有毒气体接触动物呼吸带时，实验大鼠会表现出明显与原本静息状态不同的姿态，开始辨识刺激性气味的来源，并向未被覆盖的空间区域集中；随着染毒物浓度持续增加，大鼠表现烦躁激进，开始活跃奔逃并啃咬笼具试图躲避；随染毒时间的继续，大鼠减缓了运动，身体蜷曲并将头面部藏于胸腹以下，紧闭眼睑，减少一切可暴露部分；结束染毒平衡净空气时，大鼠重新舒展，快速呼吸，但不再活跃运动。

放回养殖笼后的大鼠基本饮食减退，不运动，互相紧卧一起；可见大鼠胸廓呼吸急促，额首式呼吸，有体温降低等症状；左心室穿刺动脉血气分析血氧饱和度下降，血浆检测电解质平衡失调。染毒后随时间推移，大鼠开始出现肢端无力，无法支撑身体；心跳频率加快；呼吸中听到鸣音；体温急剧降低，4～6 h 后逐渐开始有染毒大鼠出现心率减缓、休克、甚至死亡。

一般高浓度 NO_2 染毒后 2 h，即可见明显行为和体征差异，如进行 X 射线影像学检查可见较大斑片影，随时间推移，病灶程度呈弥漫性扩大，可在濒死前见"白肺"样影。病理肺组织切片 HE 染色可见肺泡组织改变，染毒后 2 h 内即可见肺泡破损，肺泡间质出现较多炎症细胞，部分肺泡内可见淡粉色渗出液；随时间推移，肺泡融合出现大泡状空洞，毛细血管破裂，血细胞漏出，肺泡内有较多渗出液；最后肺泡细胞大量破解，组织结构松散，空泡内充满粉色渗出液。

肺湿/干重比测定：处死实验动物后解剖，打开胸腔，结扎气管段取下全肺组织（也可结扎左肺单叶，其余做其他检测项目），称量新鲜全肺重量后置于 60～70℃ 干烤箱蒸发水分至恒重，称量干肺组织重量。肺湿/干比越高，代表肺水肿程度越重，是衡量急性肺损伤较直观简单的鉴定方法。

肺灌洗液炎性细胞计数、灌洗液或组织研磨液的炎性因子测定、血清或组织氧化酶水平检测等方法都可间接验证肺损伤程度。

4）模型特点

急性肺损伤致病因素很多，有毒气体吸入所致肺损伤是发生较突然、致病性和致死性均很高的方式之一。第一次世界大战时德军曾在东线战场释放氯气，最终造成法军1.5万人伤亡严重的后果。现今化工厂的有毒气体泄漏、运输存储过程的意外，以及火灾中燃烧产生的有毒烟雾和气体都是造成吸入性急性肺损伤的主要原因。其特点均为事发突然，有毒气体浓度高，接触时间较短，但所导致的是急性肺损伤，起病急、发展快、病程凶险、预后差。将实验动物暴露于高浓度有毒气体，短时间内染毒，一次染毒就可模拟并引发急性肺损伤，符合临床疾病模型需要。

高浓度的有毒气体吸入染毒，模拟了突发事件造成的急性肺损伤，发病机理和病情发展与临床相近。诱发急性肺损伤模型还有许多其他方案，如常用的LPS、胰蛋白酶等。

此类染毒模型实验由于使用有毒气体压缩钢瓶作为染毒原料，对于采购、运输、储存、设备和人员操作的安全性更需关注。必须保证染毒柜有双层密闭保护，设备周围环境通风，废气排放必须有吸附过滤装置。操作实验人员要有充分个人防护并进行设备使用培训，以免实验中误操作引起意外泄漏。

5）模型应用

有毒气体吸入染毒模型的建立，可弥补气道滴注诱导剂等方法的不足，对于研究和比较不同因素引起的肺损伤机制有一定作用。特别是应当研究炎性细胞对不同诱因所致肺损伤中应激效应及分泌炎性因子的差异，筛查特异性标志物，或针对性开发特效药物；亦可在建立模型后，于疾病发展中研究干预手段和治疗方法，比较氧浓度对炎症和肺损伤的进展影响，或者通过不同时间点、不同药物来抑制炎症反应，延缓发展，纠正血氧饱和度等。

（粟　波）

第四节　慢性阻塞性肺疾病大鼠模型

慢性阻塞性肺疾病（COPD）具有气流阻塞特征的慢性支气管炎和（或）肺气肿，可进一步发展为肺心病和呼吸衰竭，与有害气体及有害颗粒的异常炎症反应有关，致残率和病死率很高，吸烟和大气污染（如雾霾）是COPD高发的主要诱导因素。临床上COPD患者主要表现出慢性咳嗽、咳痰、进行性加重的呼吸困难。若有COPD危险因素的接触史，可通过肺功能检查加以确诊。使用支气管扩张剂后FEV1/FVC<70%可以确认存在不可逆的气流受阻，根据FEV1占预计值的百分比进行功能分级：FEV1≥80%为轻度、50%≤FEV1<80%为中度、30%≤FEV1<50%为重度、FEV1<30%为非常重度。COPD患者肺部结构具有病理性改变，主要包括气道炎性细胞浸润、腺体分泌黏液增加、

气管壁反复破坏和修复、肺泡壁破坏、末端肺泡腔增大形成肺气肿等。

1）造模机制

一般来说，理想的 COPD 动物模型应具备的标准为：①致伤因素与临床 COPD 常见诱因基本一致；②必须有气流阻塞存在，小气道阻力增高、肺动态顺应性下降；③气道重塑；④可伴有气道高反应性。

常用的方法有烟熏法、SO_2 法、弹性蛋白酶法、呼吸道细菌感染法等。烟雾是 COPD 重要的诱因，烟熏法 COPD 动物模型同临床发病机制基本相同，可高度模拟 COPD 病程，是经典方法。烟雾中存在大量氧化剂和自由基，可直接损伤细胞，引起白细胞聚集，黏附于血管内皮，导致肺血管内皮细胞及肺泡巨噬细胞聚集、活化等，非常适合 COPD 大鼠模型的建立。对于长期暴露在 SO_2 中的大鼠，其终末细支气管分泌细胞化生，黏液腺体肿大及大气道的分泌细胞化生，同时也有明显的黏液性分泌物渗出，证明可以用于建立 COPD 大鼠模型，但许多经典性研究认为 SO_2 吸入仅能构建出慢性支气管炎的动物模型，有人认为 SO_2 法制备的模型，只有在测定能反映气流阻塞的指标后方能被认为是 COPD。细菌内毒素 LPS 或细菌感染也可诱导 COPD，常用的细菌为肺炎克雷白杆菌和肺炎链球菌，它们都是在 COPD 患者呼吸道内分离得到的，用它感染大鼠有明显的效果。弹性蛋白酶可破坏大鼠肺弹力蛋白，从而引起 COPD。

然而，采用单一的造模方法往往只能得到具有部分 COPD 临床和病理特征的动物模型，因此采用复合法造模比较理想，即 LPS+烟熏+弹性蛋白酶复合造模法构建 COPD 模型。

2）造模方法

COPD 动物模型可采用大鼠或小鼠，大鼠动物模型应用较为广泛。大鼠，雌性；6～8 周；250～280 g；清洁级以上，普通颗粒料，正常饮水，12 h 光照切换。染毒设备及试剂：密闭式小动物染毒柜或口鼻式染毒系统；烟丝；LPS 溶液（5 mg/ml 生理盐水）；猪胰弹性蛋白酶（Type I），PBS 配制成为 20 U/ml，无菌过滤后备。BUXCO：小动物肺功能-NAM 无创气道机制检测系统。

主要实验步骤如下。

（1）LPS 前处理：异氟烷气体麻醉后，将 200 μl 5 mg/ml LPS 进行气管滴注，2 d 后再滴注 1 次，次日开始烟熏。

（2）烟熏处理：每 5 只大鼠一组放入染毒柜，称取烟丝 50 g，将其放置染毒箱内，封闭后点燃烟丝，开动风机，使染毒柜内烟雾浓度均匀，预防动物扎堆造成吸烟量不均匀，每次烟熏 20 min，每天烟熏 2 次，持续烟熏 8 周以上时间。每 2 周进行一次观察，观察大鼠是否具有喘息、活动能力减弱等症状。

（3）弹性蛋白酶后处理：在烟熏完成后，将大鼠麻醉，气管内弹性蛋白酶喷雾（4.8 U/100 g 体重）。使用弹性蛋白酶 1 周后，抽检。

本模型制备过程较为复杂，单一方法仅能够部分模拟临床 COPD 的发病机制，LPS 前处理可产生炎性病变，主要模拟 COPD 中慢性支气管炎的相关病变；烟熏主要模拟临床发病原因所导致的肺部结构和功能变异，但需时较长。弹性蛋白酶后处理可以模拟肺泡结构的病理性损坏，烟熏后抽检若发现肺泡结构病变不完全时，考虑增加此步处理。

LPS 前处理过程中，大鼠要竖直 30°挂于固定架上，气管滴注时最好采用喉镜，准确区分气管和食管；滴注后要等待 2～3 min，使 LPS 能够完全沿气管流入肺中后再取下大鼠。烟熏处理过程中，风机要保持尽可能小的风量，1～5 L/min 即可，风量过大会降低烟熏效果，风量过低动物有时会缺氧死亡，二者需保持适当平衡。

3）模型评估

本模型可分别采用肺功能和肺病理改变作为 COPD 模型的效果评估指标。

动物肺功能监测主要检测特殊气道阻力和动态肺顺应性等呼吸参数。Buxco FinePointe 系统可以在无创情况下，采用双腔动物束缚箱限制动物活动，直接测量动物口鼻呼吸及胸腹呼吸，并通过软件计算得到特殊气道阻力（special resistance，sRaw）等直接生理指标。可以选择 sRaw 值作为主要参考指标进行分析，同时选择 50%潮气量呼气流量、呼吸峰流速、潮气量作为参考指标，初步判断大鼠肺功能改变情况。

COPD 动物模型的病理学检查，采用 i.p.20%乌拉坦（1000 mg/kg 体重）麻醉后处死大鼠，立即开胸游离出肺脏，取左肺，沿左主支气管缓慢注入 10%福尔马林 2 ml，再后固定。切片，染色，光镜下观察肺组织病理。

4）模型特点

典型的 COPD 肺部解剖结构改变，通常至少包括肺气肿、小气道重塑、慢性支气管炎和肺动脉高压这四种病理改变。大量炎性细胞浸润于气道，气道上皮细胞增生、复层化，杯状细胞显著增生。肺泡腔扩大，大部分肺泡破裂融合形成肺大泡，肺泡数目显著减少，具有典型的 COPD 病理改变。

单一采用烟熏法构建 COPD 动物模型往往耗时较长，至少需要 12 个月，且只能部分模拟临床 COPD 的发病机制和部分病理改变。选择采用何种方法来构建 COPD 动物模型，应当依照模型的应用范围和后续的疗效评估指标进行选择，必要时可采用复合造模法，以使 COPD 动物模型能够具有大部分的临床呼吸生理和病理特征。

5）模型应用

该大鼠动物模型可模拟 COPD 的发病因素、病理过程和临床特征，应用于 COPD 的发病机制及治疗方法研究，在 COPD 的非临床药理、药效评价中起着很大的作用。在 COPD 发病机制研究方面，包括免疫因子或免疫细胞在 COPD 发病中的作用机制、肺泡上皮组织修复的分子机制、组织蛋白酶在气道和肺泡结构损伤中的作用和机制等。COPD 动物模型还可用于环境因素导致的易感性研究，如应用于对大气污染或冷应激的反应性评估等。

（粟　波）

第五节　尘肺大鼠模型

尘肺病是长期吸入颗粒粉尘所致的肺部粉尘沉着，继而引起肺部感染、气胸、肺组织纤维化等临床特征性变化的职业倾向性疾病。尘肺病在全球范围内广泛存在，严重威胁全球公共卫生。其高发和高死亡率的原因在于职业防护不当，缺乏早期诊断方法和有效治疗。吸入粉尘不同,临床疾病命名也不同,如矽肺病、石棉肺病、硬金属肺病等。尘肺病的发病和疾病进展是一个慢性的过程,主要是由于长期吸入的粉尘颗粒无法分解代谢,滞留在肺泡内影响肺泡生理功能的同时,刺激肺泡巨噬细胞等免疫细胞的应激反应,进而造成局部炎性反应,最终导致结缔组织修复而演化成肺纤维化。不同物质的粉尘是否引起相同的致病机理、粉尘如何激活免疫功能的亢进、巨噬细胞吞噬粉尘后是否会加剧毒性反应、炎症反应的抑制能否减缓疾病的发展等,需要在动物水平建立相应的模型进行研究。

1)造模机制

患者是在长期生产过程中持续性吸入不可分解的微米粉尘,如作为原料的二氧化硅、矿道作业的煤粉、电焊作业的电焊雾等;在动物造模实验中,也需要通过呼吸方式,将微米颗粒吸入到肺部。尘肺造模需要多次、间隔地将粉状颗粒输入呼吸道,因此通过暴露气管穿刺的方式并不合适。通常使用的染毒设备只能分散气体、有机蒸汽、液体气溶胶和轻质可悬浮颗粒;对于金属类和结晶类物质,需要在麻醉状态下使用气道插管的方式进行造模。

2)造模方法

大鼠,雌雄不限,通常雄性耐受力强,且成熟后活动性、体重均高于雌性,更适合长期实验观察。6~8 周,240~280 g。设备:动物气体麻醉机(异氟烷)、悬挂支架;辅助设备:大鼠喉灯、弯头止血钳、大鼠灌胃针或自制气道插管。

造模过程:大鼠入预麻醉盒内进行诱导麻醉,至脊柱松弛,刺激后无反应;从麻醉盒中取出实验大鼠,竖直悬挂固定在支架上,弯头止血钳包裹纱布夹持舌尖牵引至外,大鼠喉灯插入至舌根牵拉,视野暴露喉部、气道;注射器插管插入气管至支气管分叉位置,缓慢滴注粉尘颗粒混悬液(生理盐水或蔗糖溶液),每次不超过 1 ml;将实验大鼠从固定支架取下,保持竖直姿态,轻拍背部,以便液体携颗粒分散;待大鼠有苏醒迹象放回饲养笼内;间隔 1 周重复滴注颗粒悬液,通常进行 5~8 次。

实验关键点和难点:不同粉尘材料差别较大,煤粉、焦炭粉、高分子纤维等质地较轻,在混悬液中能持久悬浮,有沉淀时也容易重悬,滴注不会堵塞插管流路;而一些物质如二氧化硅、金属颗粒、石屑、玻璃粉等容易沉积,液体中悬浮时间短,滴注过程可能有堵塞,也因此容易造成实际滴注剂量不足。在配制滴注悬液时可相应使用具有一定密度和黏度的液体,如蔗糖、海藻酸钠等。异氟烷气体麻醉优于氯胺酮、戊巴比妥钠等注射麻醉。使用小动物喉灯可以在压制舌根开阔视野的同时提供照明,更好地观察咽峡打开时机,方便操作。

3)模型评估

尘肺病模型的建立需经过多次气道灌注完成,大约 2 个月后可形成早期的颗粒粉尘在肺组织内积聚的状态。动物日常表现为呼吸急促、运动减退、嗜睡,较直观的检测方法是使用 X 射线或 CT 进行影像学观测,可在断层扫描中看到高密度颗粒影,颗粒数量与造模时灌注总量相关。

模型建立后,可在动物自然寿命内做长期观察,通常模型组与对照组在同时段相比可见明显的体重减轻、呼吸频率与心率的增加,血液细胞检测可见白细胞增加,中性粒细胞及单核细胞相对比例和绝对计数升高。血清学可见各炎性因子的差异、白蛋白降低、纤维蛋白原升高等慢性炎症指标的差异。

解剖可见肺部组织膨隆，颜色不同于正常对照组，有较多充血或异色斑点；HE 染色可见明显病理差异。取组织研磨或行肺泡灌洗测量实际粉尘颗粒质量，亦可对灌洗液进行生化及细胞学检验。

4）模型特点

气道灌注的尘肺病模型，模拟实际劳动中呼吸摄入颗粒粉尘的过程，可控制每次灌注的粉尘质量和总的灌注质量，根据造模后不同时间段来模拟对应尘肺病轻重程度。低剂量、少次灌注在 6 个月内可以模拟粉尘颗粒短期接触史，尘肺病表现为持续性的慢性炎症反应；高剂量、多次灌注可模拟出临床中晚期尘肺病，表现为呼吸衰弱、气道阻塞、肺功能下降，12 个月内可逐渐形成肺部纤维增生、组织纤维化等临床症状。

实际生产工作中，粉尘颗粒以多种形式漂浮于空气中，被人体通过呼吸直接摄入。动物造模无法长时间用同等环境，只能以液体裹挟微粒进行模拟摄入。由于肺组织在人体和实验动物解剖上的差异，以及体位原因，粉尘在肺部的摄入散播位置存在较大不同。

由于实验动物基础寿命与人类的差距较大，因此，无法完全模拟实际生产中长期微量的颗粒粉尘吸入，只能采取阶段性集中注入呼吸道的方式进行。

5）模型应用

根据吸入的粉尘颗粒不同，尘肺病的发病机制、临床症状、病理特征、病程发展都各有差异。例如，一些低价离子盐类，吸入肺组织后被肺泡巨噬细胞吞噬，所释放的溶酶体会将离子氧化为高价离子，使原本没有毒性的离子变得有毒理作用，相对于稳定化合态颗粒，其主要致病机制发生了改变，也有可能将肺部局限性的尘肺病演变为全身性的中毒反应。对于非常稳定的颗粒物，其在病程发展中与体内正常免疫细胞的相互作用，是研究病程发展、判断治疗效果的重要环节，动物实验模型可以提供大量的活体实例，分时间和病程轻重给予充分研究。

同时，对轻度尘肺病的灌洗治疗、中度的抗炎症和抗氧化治疗、重度的纤维降解等药物和干预手段的探索，都可以通过此动物模型来实现，甚至尘肺病肺移植都可以在模型基础上进行。

（粟　波）

第六节　睡眠呼吸障碍大小鼠模型

睡眠呼吸暂停综合征（sleep apnea syndrome，SAS）是临床常见病，主要表现为睡眠时反复呼吸暂停和呼吸表浅，伴低氧血症、高碳酸血症和睡眠结构紊乱，引发白天嗜睡和多系统器官的各种并发症。基于上呼吸道阻塞与否，睡眠呼吸暂停可分为阻塞性和中枢性两种。阻塞性睡眠呼吸暂停综合征（obstructive sleep apnea syndrome，OSAS）是目前最常见的类型，通常与打鼾有关，诱发因素包括肥胖、男性大脖子、女性更年期和上呼吸道生理异常。OSAS 是一个日益严重的健康问题，影响全球近 10 亿人。它是一种独立的心血管危险因素，与肥胖、胰岛素抵抗、高血压、心律失常、中风、冠状动脉疾病和心力衰竭相关。与阻塞性睡眠呼吸暂停相关的心血管和代谢共病是影响 OSAS 治疗预后和复杂性的主要因素。持续气道正压通气是治疗阻塞性睡眠呼吸暂停的一线疗法，在改善症状和生活质量方面非常有效，但对共病的影响有限。间歇性缺氧是阻塞性睡眠呼吸暂停的标志性特征，是代谢和心血管并发症的关键中介。

1）造模机制

间歇低氧动物模型：利用间歇性低氧（IH）氧舱改变吸入氧浓度，或增加 CO_2 递进高碳酸血症的造模方法，可以模拟 OSAS。这是一种根据 OSAS 造成的全身组织缺氧的实际，忽略疾病原因和过程，直接模拟低氧的动物模型。

2）造模方法

动物种类及品系选用啮齿类动物大鼠、小鼠。

采用隔离密封的结构和电气控制技术，混合各种气体浓度的 IH 氧舱，调整实验参数，可以建立各种不同氧浓度、氧和二氧化碳混合或不同压力状态下的实验环境。3 个 IH 大鼠模型：按 60 s（10%）、90 s（10%）、60 s（5%）模式分别模拟轻度、中重度、重度 OSAS，成功建立 OSAS 的模型。将实验动物分别放入两个同样的 IH 舱，暴露在实验环境中 8～12 周不等，正常对照组在舱内泵入空气，缺氧模型组按每个周期 30 s 的频率使舱内的氧浓度从 21% 降至 4%，或按每个周期 1 min 的频率注入 5% 氧浓度的气体，或白天 12 h 按每个周期 90 s 的频率注入 10% 氧浓度的气体，而夜晚 12 h 保持两个舱内的氧浓度均为 21%，模拟间歇性缺氧。此外，也有学者用低浓度的 O_2 和 CO_2 混合气体模拟合并高碳酸血症的间歇性缺氧，具体方法为：模型组按每次 90 s 的频率交替向舱内注入空气及浓度为 5%O_2+5%CO_2 的混合气体，或按每次 6 min 的频率交替向舱内注入空气及浓度为 8%O_2+7%CO_2 的混合气体；持续 90 min，休息 90 min。

3）模型评估

模型成功的判断技术方法与标准：造模后 2 h，血气分析仪测量造模前后 5 个时间点的氧分压（PO_2）和氧饱和度（SaO_2），对比前后有显著差异，确定 OSAS 模型成功。造模前后测量体温和呼吸次数。

4）模型特点

根据 SAS 解剖学、病理生理学及发病特点，尝试用不同动物，如大鼠、小鼠、猪、犬及短尾猴等，通过不同的环节建立 SAS 动物模型。大动物模型虽然能较好地模拟人类 SAS 上气道阻塞过程、易于进行睡眠呼吸监测，但其来源及复制困难，维护费用较高，不能大量应用；啮齿动物操作简便，重复性好，费用较低，动物易于管理，是最常用的造模动物。

上气道阻塞模型更加接近于人类的疾病特征，不仅能诱发呼吸暂停、间歇低氧及睡眠中觉醒，还能诱发与人体 OSAS 相同的胸内负压变化。

优点：上气道阻塞模型是目前最接近人类 OSAS 效果的动物模型，不仅能诱发呼吸暂停、间歇低氧及睡眠中觉醒，还能诱发与人体 OSAS 相同的胸内负压变化。缺点：阻塞部位并非真正的上气道，不能模拟上气道阻塞时的病理变化；同时由于操作复杂和对动物的影响大，限制了此类方法的实际应用。

5）模型应用

该模型可用于发病机制研究。随着对 OSAS 间歇低氧–复氧特征研究的进展，不仅促进了啮齿类动物 IH 模型的发展，而且促进了从细胞、分子水平对间歇低氧–复氧所致心脑血管系统等脏器损伤与重塑的研究，也可用于相应疗法或药物的研发。

（陈　真）

第十二章　泌尿系统疾病与动物模型

生命体代谢将从外界吸收来的物质中存在的能量抽取出来并储能备用，把底物分解产生的化学分子作为原料直接利用或经合成再用，维系自身的存活与种族繁衍。代谢过程中产生的废料、有害毒料等都需要及时清理排空，同时调节体内水、盐代谢和酸碱平衡，维持体内环境的相对稳定。有些动物，其皮肤、口腔和呼吸系统也会参与部分代谢废物的排泄，但从排泄种类和总量来看，泌尿系统是哺乳类动物的主要排泄途径，大部分的水溶性代谢废物经过肾脏成尿的形式实现排泄。尿从血液经由肾小球过滤形成原尿，再经肾小管的重吸收过程最终形成终尿，由此，肾小球、肾小囊、肾小管被定义成肾单位。肾单位微细结构复杂精致，成尿过程非常精微协调，负担也重，容易出现故障。通常肾脏是通过直接或间接机制受累的，主要表现为蛋白尿和急性肾损伤（acute kidney injury，AKI）。新冠病毒（SARS-CoV-2）引起的肾脏损害可能是多因素的，或直接感染肾足细胞和近端肾小管细胞，并基于血管紧张素转化酶 2（ACE2）通路，可导致急性肾小管坏死、Bowman's 囊蛋白泄漏、肾小球衰竭和线粒体损伤。由 SARS-CoV-2 驱动的免疫反应失调，包括细胞因子风暴、巨噬细胞激活综合征和淋巴细胞减少，也可能是导致 AKI 的原因。

作为机体的一部分，泌尿系统与其他系统相互作用、相互影响。炎症性肠病是一种累及胃肠道并产生多种肠外表现的自身免疫性疾病，肾脏是肠道以外受累的比较罕见的靶器官，肾结石是炎症性肠病患者最常见的肾脏病理表现，其次为肾小管间质性肾炎、肾小球肾炎等。

第一节　肾脏缺血再灌注损伤大小鼠模型

肾脏是全身主要的排泄器官，其正常代谢、功能的维持，有赖于良好的血液循环。各种原因（如吸烟、高血压、糖尿病、高胆固醇血症、冠状动脉疾病、肾动脉狭窄等）造成的肾脏缺血，常常使肾脏组织细胞发生缺血性损伤（ischemia injury），在一定条件下恢复血液再灌注后，患肾的细胞功能代谢障碍及结构破坏不但未减轻反而加重，这种血液再灌注后缺血性损伤进一步加重的现象称为肾缺血-再灌注损伤（renal ischemia-reperfusion injury，RIRI），严重者出现急性肾损伤。

AKI 是一种急性肾脏疾病，发病时肾功能会突然丧失，血清肌酐清除率降低。当血清肌酐值升高至 26.4 μmol/L（0.3 mg/dl）以上或较基线增加 50% 时，会出现排尿量减少、少尿（17 ml/h）。AKI 一旦发生，不仅会增加慢性肾病、终末期肾病的风险，严重者会因急性肾功能衰竭而造成患者死亡。RIRI 的机制可能与氧自由基生成过多、细胞内钙超载、炎症因子及递质的参与、膜脂质过氧化、一氧化氮含量变化等多因素参与引起的肾脏组织结构、代谢异常有关。

因此，建立动物模型进一步研究 RIRI 的发生机制、治疗方法，可以为临床诊治 RIRI 引起的急性 AKI 提供科学的理论依据。

1）造模机制

肾脏低灌注引起肾前性 AKI，在动物模型中所看到的 RIRI 通常比人类的更严重。RIRI 的造模机制包括：限制血液流向肾脏，阻止氧气到达细胞。肾髓质中髓袢升支粗段和近端小管 S3 段氧耗最大，缺血导致的肾损害主要发生在肾脏外髓质；随着缺血时间的增加，损伤进一步扩展到内髓质。在缺血条件下，肾小球滤过率（glomerular filtration rate，GFR）降低，向髓袢升支粗段输送的原尿液体量减少，以维持氧水平。这个过程增加了活性氧（ROS）的产生，导致 GFR 进一步降低、髓袢升支粗段的耗氧量增加。长期缺氧、缺血抑制了肾脏组织细胞内质网的蛋白质折叠，导致内质网应激和未折叠蛋白反应（unfolded protein response，UPR）的激活。UPR 在再灌注后几分钟内被激活，分子伴侣 GRP78（glucose regulated protein78）、促凋亡蛋白 CHOP（C/EBP-homologous protein）、phospho-eIF2α 的表达增加，最终导致细胞死亡，如坏死、凋亡和焦亡（炎症性凋亡）。在再灌注 24 h 内，内质网应激标志物的表达通常开始下降。与结构损伤部位一致，内质网应激标志物表达的主要位置是皮质与髓质的毗邻处。

2）造模方法

RIRI 造模是在麻醉后的动物身上用无创伤微血管钳钳住肾动脉，在设定时间内造成肾脏的完全缺血状态，然后取出夹钳，肾脏重新恢复血流和灌注。

啮齿类、兔和犬都可用于 RIRI 动物造模，一般常用大鼠或小鼠。

具体造模方法如下：异氟烷气体麻醉，仰卧位固定，保持一定的四肢松弛度；常规腹部备皮，腹部偏侧纵行切开，撑开切口，视野偏向手术一侧，柔性牵拉肠管等脏器向另一侧，暴露侧腹膜腹后壁上的肾脏；在肾门处，清理脂肪等结缔组织，轻轻地分离出肾动脉与肾静脉，用微血管夹钳夹肾动脉，开始计时（缺血时间可以根据课题需要设定），计时结束后轻轻取下微血管夹；取出动脉钳后，温生理盐水湿润腹部脏器并予以复位，缝合关闭腹壁。

此类手术中，小鼠、大鼠一般不会出血，不建议使用抗生素（经肾脏排泄），允许动物恢复，并在确定的实验终点处死动物。

双侧肾缺血：夹闭双侧肾动脉，建立双侧 RIRI 模型；单侧肾缺血：夹住一侧肾动脉，建立单侧 RIRI 模型。

3）模型评估

手术中观察到血管夹夹闭肾动脉后肾脏的颜色逐渐开始出现由红色变紫色，再到暗红色，这是夹闭肾动脉是否完全的直观、简单有效的指标。

肾功能检测：造模动物出现肾前 AKI，表现为肾功能下降，以及内质网应激、细胞凋亡、炎症和肾缺血，使血清肌酐和尿素氮水平升高。血清肌酐是 AKI 的主要生物标志物。

病理改变：RIRI 的早期时间点（小时或天）可以分析内质网应激、炎症和细胞凋亡；皮质层、外髓层、内髓层都可以见到细胞管型，皮质层近曲小管的刷状缘消失、管腔增大、肾小管细胞肿胀等。RIRI 的较长时间点（天或周）可以检查纤维化反应。

4）模型特点

双侧 RIRI 模型：双侧肾供血减少，与人类肾缺血损伤最相似，可以模拟临床肾功能下降的全身代谢状态，并且可以通过血清肌酐分析肾功能损伤程度和功能恢复情况。血清肌酐水平一般在 24 h 内升高，并随肾损伤的加重而继续升高。

单侧 RIRI 模型：没有缺血的肾会代偿受损肾的部分功能，因此血清肌酐的检测意义有限。单侧肾缺血模型比双侧肾缺血模型的肾脏纤维化更严重，这是单侧肾缺血模型的一个重要特点，常被用作 AKI 后组织纤维化的模型。

近年来有人用转基因小鼠进行 RIRI 研究，但肾损伤的严重程度不一致，需要详加分析判断。

5）模型应用

RIRI 动物模型为 AKI 有效干预方法的研究与开发提供了一个手段。双侧 RIRI 模型，可以用于肾脏损伤及尿毒症的治疗方法或药物研究；单侧 RIRI 模型，常被用作 AKI 后肾脏组织纤维化的模型。利用 RIRI 动物模型，可以研究 RIRI 的发生机制和治疗靶点。

（颜汝平）

第二节　肾小球疾病动物模型

急性和慢性肾脏疾病的发病率不断增加，而且缺乏有效的治疗方法，通常发展为肾衰竭。肾小球疾病（glomerular diseases）是病因、发病机制、临床表现、病理改变、病程和预后都不尽相同的一组主要累及肾小球的疾病，可分为原发性、继发性和遗传性。免疫系统和肾脏密切相关，在健康的个体，肾脏有助于免疫平衡，而免疫系统的组成部分介导许多急性肾脏疾病，如新月体和非新月体形式的急性肾小球肾炎均可表现为 AKI。多数肾小球肾炎（GN）是免疫介导性炎症疾病，通过巨噬细胞聚集在肾小球中的细胞外基质积累而发生，趋化因子如单核细胞趋化因子（MCP-1）可能参与其中。动物模型可以从病理生理学的角度分析这些复杂的疾病状态，并测试新疗法，以确定它们是否可能干扰疾病进展和预防肾衰竭。系膜增殖性肾小球肾炎、Thy1 系膜增生性肾小球肾炎、微小病变型肾病、IgA 肾病及肾小球硬化性肾病动物模型，几乎涵盖了肾小球疾病范围。BALB/c 肾毒性肾炎小鼠模型和 Wistar Kyoto（WKY）大鼠在人类肾小球肾炎研究中更具有效性。

一、系膜增殖性肾小球肾炎模型

系膜增殖性肾小球肾炎（mesangial proliferative glomerulonephritis，MsPGN）是一组以弥漫性肾小球系膜细胞增生，以及不同程度系膜基质增多为主要病理特征的肾小球疾病，是世界上最常见的肾小球肾炎形式之一，多见于 IgA 肾病。组织学上，MsPGN 以肾脏炎症、肾小球系膜细胞（GMC）增殖和细胞外基质（ECM）扩张为特征。临床上表现为隐匿性肾小球疾病、慢性肾小球肾炎、原发性肾病综合征。

1）造模机制

大肠埃希菌、牛血清白蛋白（BSA）、葡萄球菌肠毒素 B（SEB）、中分子抗原卵清蛋白等抗原+不完全或完全弗氏佐剂，引起胃肠黏膜免疫，抗原与抗体结合，导致大量的免疫复合物在肾脏滤出过程中沉积于肾小球基底膜，激活补体，吸引中性粒细胞，释放各种酶类损伤肾小球，诱发以肾小球系膜增生为主要表现的病理改变。

2）造模方法

家兔等动物可选用，但常用大鼠。6 周，雄性 SD 大鼠，体重 160～200 g。第 1 天起以含 20 mg 的 BSA 水溶液（液体量 1～2 ml）隔日灌胃，共 14 周。同时，第 1 天经皮下注射完全弗氏佐剂 0.2 ml（含 BSA 2 mg）；第 8 天，经皮下注射不完全弗氏试剂 0.2 ml（含 BSA 2 mg），同时静脉注射 SEB（0.4 mg/kg 体重）；第 15 天，再静脉注射 SEB（0.4 mg/kg 体重）。

3）模型特点

该模型综合应用 BSA 灌胃、弗氏佐剂皮下注射、SEB 静脉注射，是一种病变稳定的大鼠系膜增殖型肾小球肾炎模型。实验 8～10 周大鼠出现蛋白尿，24 h 尿蛋白随着时间的延长而增加，伴有血清 Cr 的明显升高，呈现明显的系膜细胞及系膜基质增生。

该模型的缺点是实验程序比较烦琐，实验周期长。

4）模型评估

指标观察：分别在 6～14 周进行尿红细胞镜检、尿蛋白检测以及 24 h 尿蛋白定量。实验前及处死时分别检测血清尿素氮（BUN）、肌酐（Cr）、总胆固醇、总蛋白及循环免疫复合物水平。同时对肾脏病理切片进行 HE、PAS、PASM 及 Masson 染色，光镜观察肾小球的病理变化，并进行肾小球系膜细胞计数和肾小球系膜增生程度评价。

判断标准：轻度为系膜轻度增生，毛细血管未受压或轻度受压；重度为系膜重度增生，以系膜基质为主，毛细血管严重受压。肾系膜基质中度增生，肾小管间质无明显变化，肾小球系膜区有大量 IgA 荧光沉积。透射电镜观察肾脏的超微结构，细胞病理是最后的金标准。

系膜增殖性肾炎是人类原发性肾小球疾病最常见的病理类型，约占整个肾脏疾病的50%～60%。该模型可用于研究系膜增殖型肾小球肾炎的发病机制，以及胃肠道黏膜免疫在发病过程中的作用。

二、Thy1 系膜增生性肾小球肾炎模型

Thy1 系膜增生性肾小球肾炎模型是用大鼠胸腺细胞抗体诱发的一种 MsPGN。胸腺细胞抗原（Thy）是一种糖蛋白，分为抗 Thy1.1 和抗 Thy1.2。Thy1 型肾小球肾炎大鼠模型，使用抗 Thy1.1 多克隆或单克隆抗体，模拟人类系膜增生性肾小球肾炎，主要影响系膜病理变化，但在疾病发展过程中会出现大量蛋白尿，是目前广泛应用并公认比较典型的肾炎模型。

1）造模机制

Thy1 为大鼠胸腺细胞分化抗原，大鼠肾脏系膜细胞表面仅存在 Thy 1.1 抗原，Thy1 抗血清可直接与大鼠系膜细胞表面抗原结合，激活补体形成膜攻击复合体。既有的证据表明大鼠尾静脉注射 Thy1 抗体后 30~60 min，系膜细胞出现严重变性、染色质凝集、细胞裂解坏死，24 h 后出现组织中性粒细胞和血小板聚集；第 3 天前后系膜细胞发生增殖。经其反复攻击后，系膜细胞增生能持续较长时间，最终成功诱发 Thy1 系膜增生性肾炎模型。此病理生理过程中趋化因子、精氨酸酶-1 等诱导巨噬细胞的参与。Thy-1 肾炎（Thy-1N）大鼠肾小球系膜细胞（GMC）上 C5b-9 复合物的形成及肾 MCP-1 和 RANTES 的产生已被证实。转录因子 KLF6 结合到 MCP-1 启动子（–297 nt 到–123 nt）和 RANTES 启动子（–343 nt 到–191 nt），导致 MCP-1 和 RANTES 基因转录；同时，辅激活因子 KAT7 也以 KLF6 依赖的方式结合在 MCP-1 和 RANTES 启动子的同一区域，KAT7 在赖氨酸残基 100 nt 位点乙酰化 KLF6，最终促进 MCP-1 和 RANTES 的表达。

2）造模方法

家兔抗大鼠胸腺细胞抗血清制备：卡介苗预致敏新西兰兔，14 d 后见两侧腘窝淋巴结肿大，再行注射大鼠胸腺细胞（10^{11} 个细胞/L）+弗氏完全佐剂。3 周后，同法再次重复。再 2 周后经耳缘静脉第 3 次免疫。此后 1 周进行效价测试，合格后颈动脉放血，收集血清，经大鼠肝粉吸附，–20℃保存，备用。使用前 56℃水浴 30 min 灭活补体。配制家兔抗血清。

大鼠肾炎模型制备：8 周左右，取大鼠，尾静脉给药途径，给大鼠注射家兔抗血清（0.6 ml/100 g 体重）。每周 1 次，连续 4 次，4 周即可成功地建立 Thy1 系膜增生性肾炎模型。隔日观察其尿量、饮水量、24 h 尿蛋白定量。

3）模型特点

该模型肾炎病变明显，系膜细胞增生显著且持续存在，系膜细胞 α-SMA 持续阳性，表明系膜细胞一直处于活化增殖阶段，病变持续活动，更符合临床上所见到的人类系膜增生性肾炎。该模型利用弗氏完全佐剂增强免疫，缩短了造模时间，症状典型，是目前国内外公认的研究系膜增殖性肾炎发病机制和防治措施的理想模型。免疫反应过程决定了实验周期较长。大鼠 Thy-1N 可用于研究人 MsPGN 的实验性系膜增生性肾小球肾炎。

4）模型评估

实验期间观察记录饮水量、尿量，常规尿检，测量尿蛋白等。

肾脏切片进行 HE 染色，光镜观察肾组织，重点探查肾小球的病理变化，同时对细胞核增殖抗原（PCNA）（即 cyclin）、α-平滑肌肌动蛋白（α-SMA）进行免疫染色。PCNA 是 DNA 聚合酶的一种辅助蛋白，主要在 S 期表达，是细胞增殖的指标；α-SMA 在病理条件下肌上皮细胞、肌纤维细胞也可表达，肾小球系膜细胞活化增生时表达。该模型病变明显，系膜基质增多显著，病变肾小球体积增大，第 1 天系膜溶解，肾小球数明显减少，第 3 天细胞开始增生，第 7 天显著增加并可维持到第 5 周。诱导 28 d、35 d 时，PCNA、α-SMA 阳性细胞增多且病变持续时间较长。肾小球系膜细胞增生及系膜基质增多是多种类型肾炎常见的病理变化，也是肾小球硬化的早期阶段特征。

三、微小病变型肾病模型

微小病变（minimal change disease，MCD）和局灶节段性肾小球硬化（focal segmental glomerulosclerosis，FSGS）是儿童和青壮年肾病综合征最常见的原因。MCD 是特发性肾病综合征（NS）的主要病因，其特征是强烈的蛋白尿导致水肿和血管内容量耗尽。在成人约占特发性 NS 患者的 15%，在 1 岁儿童中高达 70%～90%。微小病变型肾病（minimal change nephrosis，MCN）又称为类脂性肾病，是儿童最常见的一种肾小球疾病。光镜下肾小球形态结构基本正常，电镜下肾小球上皮足突细胞的突起融合、消失，无明显系膜细胞增生、基质增宽和免疫球蛋白沉积。MCN 可分为原发性和继发性两类，原发性病因未明，临床表现为肾病综合征，即大量蛋白尿、低蛋白血症、水肿、高脂血症等。MCD 和 FSGS 是特发性肾病综合征的关键组织学表现。MCD 和 FSGS 可能是同一进行性疾病的不同表现。

1）造模机制

阿柔比星（aclarubicin，阿拉霉素）、阿霉素、嘌呤霉素和柔红霉素均可诱导建立 MCN。此类药物是细胞周期非特异性抗肿瘤药，可直接嵌入 DNA 双链间，抑制 DNA 聚合酶，阻止核酸合成，在 G_2 期使细胞不能进行分裂，从而使肿瘤细胞死亡。阿柔比星或阿霉素等含醌的蒽环，在肾脏内可被代谢还原为半醌型自由基，生化反应过程中产生活性氧，诱发肾小球上皮细胞脂质过氧化反应，改变肾小球上皮细胞的糖蛋白代谢，破坏肾小球滤过膜的结构和功能，导致膜滤过屏障的选择性变化，引起蛋白尿。

2）造模方法

雄性 SD 大鼠，体重 180～220 g，普通饲料适应性饲养 1 周，尿蛋白测定为阴性。大鼠分两次经尾静脉注射阿柔比星，第 1 次注射 4 mg/kg 体重，间隔 1 周，再注射 3 mg/kg 体重。从第 1 次给药起，于 1 周、2 周、3 周、4 周末留取 24 h 尿，其间给予高蛋白饮食。4 周末处死动物，取血标本，灌注固定取材肾脏做光镜或电镜病理。

3）模型特点

两次注射阿柔比星诱导所建立的大鼠肾病模型方便、可靠，优于其他药物诱导模型，与人类 MCN 病变具有较好的相似性。模型肾脏组织病理学结果更接近临床实际，符合 MCN 的病理改变。然而，药物诱导的模型在发病机制、临床表现和对治疗的反应上均与人类 MCN 存在一些差异。造模成功率较高，腹泻程度较轻，未见造模的大鼠死亡。

4）模型评估

大鼠第 1 次给药后尿蛋白于第 7 天开始上升，第 28 天可达 80 mg/24 h；测定尿蛋白、血清白蛋白、总蛋白、血清胆固醇、血 Cr，显示出低蛋白血症、高胆固醇血症。肾脏病理切片进行 HE 和 PAS 染色，光镜观察可见肾脏组织病理无显著变化；然而，透射电镜可见肾脏组织内肾小球上皮细胞足突广泛融合，基底膜增厚。

该模型能够为探索原发性肾病的发病机制及药物防治研究提供良好的实验基础，特别是在儿童肾病的研究中尤为重要。

四、IgA 肾病模型

IgA 肾病（IgA nephropathy，IgAN）是最常见的原发性肾小球疾病，IgAN 患者的一个主要特征是存在循环免疫复合物，该复合物由缺乏半乳糖的 IgA1、针对铰链区 O-聚糖的 IgG 自身抗体和 C3 组成，肾活检免疫病理学检查，在肾小球系膜区以 IgA 为主的免疫复合物沉积；IgA1 通常与补体 C3 和可变的 IgG 和（或）IgM 共沉积，同时存在系膜细胞增生、基质增多。IgA 肾病的发病机制尚未完全清楚，异常糖基化 IgA1 的存在是一种可遗传性状，25%的 IgAN 患者血 IgA1 水平升高，分离分析提示主要显性基因具有额外的多基因背景。已经建立了许多 IgA 肾病动物模型，用来揭示 IgA 肾病的发病机制。

（一）诱发性 IgA 肾病动物模型

1）造模机制

BSA、脂多糖（LPS）和 CCl_4 联合应用，能够造成胃肠道黏膜免疫功能紊乱，引起机体对血液和肾小球中的过量 IgA 清除障碍，导致肾小球系膜区以 IgA 为主的免疫复合物沉积，以及系膜细胞增生、基质增多等病理改变，最终出现尿蛋白和尿血等 IgA 肾病的典型症状。

2）造模方法

雄性，SD 大鼠，体重 220～260 g，口服免疫原 BSA（400 mg/kg），隔天灌胃，持续 6 周；皮下注射蓖麻油（0.5 ml）和 CCl_4（0.1 ml），1 次/周，持续 9 周，并分别于 6 周、8 周尾静脉注射 LPS 0.05 mg。10 周末处死动物，取血标本和肾脏做相应检查。

3）模型特点

该模型制作程序简单，IgA 在肾脏组织有较强沉积，操作方便且安全，在造模的剂量下没有明显的肝脏损害，尤其是来自 CCl_4 的毒性，是目前 IgA 肾病中较为可靠、稳定、成功率高的模型，且肾脏组织病理、临床指标接近人类 IgA 肾病表现。啮齿类动物复制的 IgA 肾病模型，其血清 IgA 特性与人类仍存在一定的差别，故期望建立基因工程模型来克服其不足。在造模方法中，LPS 是免疫佐剂，毒性较葡萄球菌肠毒素（外毒素）弱，不易对动物机体造成损害。

4）模型评估

检测血清白蛋白、血清总蛋白、BUN、血 Cr、谷丙转氨酶和谷草转氨酶。另外，每隔 3 周检测 1 次 24 h 尿蛋白和尿常规。肾脏病理切片进行 HE 和 PAS 染色，计数肾小球个数并计算肾小球系膜区占整个肾脏毛细血管丛面积的百分比，最后对肾脏进行 IgA 免疫荧光强度分级。模型鼠均出现蛋白尿，其中 70%出现肉眼血尿，30%出现镜下血尿；血清蛋白降低，但转氨酶水平无变化；免疫荧光显示肾组织 IgA 强度为 2+至 3+，PAS 染色显示有弥漫性的轻中度系膜区增生。

（二）基因修饰 IgA 肾病动物模型

1985 年报道了一种独特的自发 IgAN 动物模型——ddY 小鼠，表现出轻度蛋白尿和肾小球 IgA 沉积。由于异质性的遗传背景，肾小球损伤的发生率和程度高度可变。2018年报道了早期发病的 ddY 小鼠，其中基于 IgAN 的发展建立了一种新的 100% 早期发病分组 ddY 小鼠模型，异常糖基化 IgA 和免疫复合物水平增加。尽管人类 IgA1 的分子特征与啮齿类动物的 IgA 不同，但同时表达人类 IgA1 和 CD89 的转基因小鼠在循环和系膜中显示 IgA1 可溶性 CD89 复合物的沉积，导致肾脏炎症、血尿和蛋白尿。

UG 基因敲除（*UG*$^{-/-}$）小鼠：子宫球蛋白（utero globin，UG）是一种主要由黏膜上皮细胞被类固醇激素诱导分泌的类细胞因子样蛋白质，具有抗炎、免疫调节等多种生理功能。*UG*$^{-/-}$小鼠自发产生类似人 IgA 肾病的临床和病理改变，出现蛋白尿、镜下血尿、体重下降等，为进行性肾小球疾病；组织病理学检查发现蛋白复合物，IgA、补体 C3、纤维连接蛋白和胶原在肾小球沉积，并伴有肾小管细胞增生和肾实质纤维化。

五、肾小球硬化性肾病模型

纤维性肾小球肾炎（fibrillary glomerulonephritis）是一种罕见的进展性疾病，在所有自体肾活检中占 0.5%～1%。肾纤维化是细胞外基质的过度沉积，破坏并取代功能实质，导致器官衰竭。肾脏的组织学结构可分为三个主要的成分，所有这些成分都可受纤维化的影响，具体为肾小球硬化、肾小管间质纤维化，以及血管系统的动脉硬化和血管周围纤维化。硬化性肾小球肾病（sclerosing glomerulonephritis）并非独立的肾小球肾炎病理类型，而是许多类型肾小球肾炎发展的终末阶段；病变特点是大量肾小球硬化、肾小管萎缩消失、肾组织间质纤维化，特征是形态学/组织学损伤，而不是一种特定的肾小球疾病。局灶节段性肾小球硬化（FSGS）的遗传基础研究进展很大，FSGS 是动物模型中足细胞大量缺失的统一结果，也是几乎所有进展性人类肾小球疾病的共同特征。有证据表明，MCD 和特发性 FSGS 有共同的病因。

1）造模机制

利用肾切除和阿霉素模型 [阿霉素是足细胞毒素（podocyte toxin，PAN）]，或者利用基因突变和毒素的组合建立的 NEP25、白喉毒素和 Thy1.1 抗体模型，都会损伤足细胞；还有的模型涉及针对足细胞表达分子的基因工程技术，如足细胞蛋白、CD2 相关蛋白和 TRPC6 通道等。阿霉素是含醌的蒽环抗生素，在肾脏内被还原为半醌型自由基，可诱发细胞内氧化应激反应而产生活性氧，导致肾小球上皮细胞脂质过氧化，改变其糖代谢，可使肾小球毛细血管内皮细胞和足细胞肿胀，足突融合消失，基底膜增厚，动物表现蛋白尿、高脂血症、低蛋白血症、氮质血症、肾功能低下。切除一个肾后能直接减少肾单位，增加残余肾脏血流量和组织的肾小球滤过率，肾小球囊内压升高，肾实质内细胞浸润，尿蛋白和血压升高，最终导致肾小球硬化。

2）造模方法

目前常用的肾小球硬化动物模型主要有一个肾切除、肾动脉结扎外科模型，以及阿霉素、嘌呤霉素、柔红霉素等药物模型。阿霉素所致的肾小球硬化动物模型为稳定的肾小球硬化模型，具有慢性进展性肾损害的特点，与人类进行性肾脏疾病的表现非常相似，优于其他肾小球硬化动物模型。采用单侧肾切除+阿霉素（尾静脉注射高或低剂量），可复制成典型早期和中晚期肾小球硬化性肾病模型。

SD 大鼠，雄性，体重 180～220 g，适应性饲养 1 周。1.5%戊巴比妥（50 mg/kg 体重）麻醉后，无菌术下，正中或偏一侧纵行腹部切口，进入腹膜腔，分开肠管等腹腔脏器，在一侧腰腹部，显露肾脏，在肾门部结扎肾蒂，剥离肾脏周围组织，完整保留肾上腺，摘除肾，腹壁缝合关腹。术后常规饲养，保持免受感染。8 d 时，行尾静脉注射阿霉素；35 d 时，按照 2 mg/kg 体重，第 2 次尾静脉注射阿霉素。8 周处死动物，取血标本和肾脏作相应检查。

3）模型特点

肾小球硬化是各种肾小球病变发展至终末期的一种不可逆的病理改变，是肾衰竭的主要病理基础，初期表现为局灶节段性，后期表现为弥漫性球状分布。局灶节段性肾小球硬化模型，肾小管病理变化包括上皮细胞肿胀、脱落、坏死明显，肾小球硬化率高，可以直接造成足细胞损伤或由于适应性反应导致的间接足细胞损伤，电镜下超微结构观察病理变化典型。

4）模型评估

检测 24 h 尿量、尿蛋白量、BUN、血 Cr、血清总蛋白、血清白蛋白、胆固醇、甘油三酯。肾脏病理切片进行 HE、PAS 和 Masson 染色，观察毛细血管开放直径、肾小球硬化指数、基质增殖面积比，最后利用透射电镜观察肾脏的超微结构。

8 周时出现尿蛋白排出增加，血脂升高，肾功能下降。光镜下肾小球硬化呈局灶、节段性分布，肾小球肥大，肾小囊扩张，约 50%肾小球有不同程度的硬化，球性硬化达 10%左右，间质可见明显纤维化和局灶性炎症细胞。肾小球硬化达 80%以上，呈弥漫性，其中 25%～50%呈球性硬化，肾小球脏层上皮细胞足突广泛融合或消失；肾小管病变严重，肾小管上皮细胞肿胀、颗粒变性、坏死、甚至脱落入小管腔，可见大量蛋白管型；间质纤维化和大量炎症细胞浸润。

5）模型应用

以上介绍的肾小球肾炎动物模型，由于造模机制、方法和过程不同，肾小球的病理变化各具特点，可以对应临床不同的发病原因和机制，利用这些模型可以深入探索肾小球肾炎的分子机制、发病原理及药物研发。

（魏佑震）

第三节　庆大霉素中毒性肾病大鼠模型

急性肾损伤（AKI）造成肾脏结构性损伤，特别是肾小球、肾小管和间质，损伤主要发生在近端小管，严重者也可损伤远端小管。这些结构的损伤导致急性肾小管坏死。内源性 AKI 的原因通常是缺血或肾毒性源，包括毒素和药物、横纹肌损伤和败血症。

具有肾毒性的药物包括：氨基糖苷类抗生素、衣霉素（核苷类抗生素中对肾脏有影响的最常用药物）、他克莫司/吡美莫司及环孢素 A（属于钙调磷酸酶抑制剂，因其免疫抑制特性用于移植患者）；化疗药物如顺铂（约 1/3 患者发生 AKI）；重金属如汞（水银）、铬、铀等；临床影像造影剂；横纹肌溶解/肌红蛋白释放到血液中也具有肾毒性；败血症的致肾毒作用是由于低血压和器官功能障碍，以及减少淋巴细胞增殖和增加淋巴细胞凋亡导致免疫紊乱。临床上多重耐药性革兰阴性菌感染的治疗选择有限，常采用联合治疗，氨基糖苷类药物如庆大霉素常用于治疗由革兰阴性菌引起的严重感染（严重的泌尿道和腹部感染）。下面主要介绍庆大霉素中毒性肾脏病模型。

1）造模机制

氨基糖苷类具有两个或两个以上氨基糖，以糖苷键连接到己糖核。氨基糖苷类被认为通过与细菌的核糖体结合并阻断蛋白质合成来发挥作用。氨基糖苷类抗生素（AG）对肾脏和听器的影响常用庆大霉素（GM）来研究，肌注后吸收迅速而完全，口服、局部应用后可吸收一定量；可穿过胎盘。吸收后主要分布于细胞外液，其中 5%～15%再分布到组织中。AG 与血浆蛋白结合率低，不经代谢通过肾小球滤出，通过与近曲小管刷边缘的磷脂结合，然后结合到跨膜巨蛋白 megalin（其胞外区含有 4 个富含半胱氨酸补体型重复，构成配体结合域）上。这是一种多功能的内吞受体，被肾小球滤过的配体有维生素相关结合蛋白、脂蛋白、激素（甲状旁腺素、胰岛素、泌乳刺激素）相关蛋白、低分子质量蛋白、白蛋白、药物、受体相关蛋白、甲状腺球蛋白等，然后被内吞入细胞，与脂质双分子层中的磷脂结合，改变磷脂酶活性和磷脂代谢产物的产生。GM 还能改变其他可能在肾毒性中发挥作用的因素，如超氧阴离子和羟基自由基的产生、抗氧化防御系统和肾素血管紧张素系统。

2）造模方法

庆大霉素模型利用大鼠造模。大鼠与人类庆大霉素引起的肾毒性最相似，但也使用其他物种，如小鼠、犬和小型猪。

成年大鼠，清醒状态下腹腔注射 100 mg/kg 体重，连续 5 d，时间间隔 24 h。其他参考的剂量：40～200 mg/kg 体重，每天 2 次，持续 14 d。皮下和肌肉注射也是常用的途径，但腹腔注射与氨基糖苷类所致的临床 AKI 最相似。俟时，麻醉下，经心灌注，缩聚甲醛固定，取肾脏中段，后固定，常规组织切片，根据研究需要进行组化、免疫组化等检测，镜下观察。

3）模型评估

庆大霉素在近端小管细胞中积累，改变细胞器的功能。庆大霉素一旦被内吞，通过逆行的内体运输分配到细胞器内质网和溶酶体，引起溶酶体不稳定，继而引起线粒体膜电位不稳定；增加了磷脂酶 A2（PLA2）、环氧合酶 2（COX-2）和诱导型一氧化氮合成（iNOS）的表达，增加了促凋亡蛋白 Bax 和 Caspase-3 的表达，降低了抗凋亡蛋白 bcl-2 的表达；导致近端肾小管细胞空泡化、系膜细胞增生、肾小球内皮细胞增生、皮质间质水肿，肾小管间毛细血管扩张和充血。庆大霉素的长期病理可发现纤维化，例如，使用 10 d 后，肾间质中发现成纤维细胞，停止使用几周后，肾脏出现组织纤维化，表明分泌 ECM 蛋白和 TGF-β 的间质成纤维细胞可能促进庆大霉素诱导纤维化的发生。

4）模型特点

该模型构建方法、过程步骤简单明了，给药剂量可以调节，肾毒性确切，肾脏病理变化比较容易观察和掌握。

5）模型应用

氨基糖苷类化合物是多种放线菌的天然产物和半合成衍生物，对多种革兰阴性菌具有较强的抗菌活性。此模型可用于 AG 药物肾毒性机制研究。GM 引起内质网应激，可使 Caspase-12 及其他凋亡标志物如 Caspase-3、细胞色素 c 和 Bax 在肾脏中的表达略有升高。GM 破坏溶酶体膜，导致其从溶酶体释放到细胞质中，激活线粒体凋亡通路，产生活性氧（ROS），增加脂质过氧化（LPO）水平，降低肾脏和肠道中的抗氧化酶活性，诱导氧化应激，减少 ATP 的储存。GM 诱导促炎标志物如 NF-κB、TNF-α、MCP-1 和 ICAM-1 的上调，以及单核/巨噬细胞和中性粒细胞的浸润。氧化应激引起 NF-κB 的激活、入核，进而调节促炎细胞因子、趋化因子和黏附分子的转录。

该模型也可用于保护肾脏免于 AG 毒性肾损伤的新药、新技术、新治疗方案的研究与开发。

（魏佑震）

第四节　尿路结石大小鼠模型

泌尿系结石是泌尿外科最常见的疾病之一，男性发病率为 10%，女性发病率为 5%，并且有 9%～26% 的复发率，多项研究表明，高达 50% 的肾结石患者会在 5 年内再次发生结石。肾结石疾病的患病率在全球范围内呈上升趋势。泌尿系结石发病隐匿，常造成组织器官结构及功能损伤。肾结石与慢性和终末期肾脏病的风险增加相关。虽然肾结石的外科治疗在技术上取得了重大进展，但我们对结石形成的基本机制的理解仍然有限。饮食成分被认为在泌尿系结石形成中起着至关重要的作用。有强有力的证据表明，液体摄入不足是尿石症的主要饮食危险因素。虽然大量摄入液体的益处已被证实，但不同饮料（自来水、矿泉水、果汁、软饮料、茶和咖啡）的效果仍存在争议，其他营养因素包括膳食蛋白质、碳水化合物、草酸盐、钙和氯化钠，也可能通过调节尿液参与肾结石形成。迫切需要建立可靠的动物模型来研究生物矿化的奥秘、泌尿系结石的形成机制，以及预防结石的形成，这是需要重点研究突破的方向。

（一）造模机制

利用大鼠进行的研究主要集中在高钙尿、高草酸尿两种与泌尿系结石疾病相关的最常见的病理生理变化。根据造模方法的不同分类如下。

1. 饮食喂养或腹腔注射法

通过饮食喂养或 i.p.结石代谢通路上的某种成分，导致该物质在动物体内蓄积，从而建立该种成分的结石动物模型。目前最为常见的如草酸前体法中的乙二醇法、乙醛酸法等。

2. 近交传代法

通过饲喂特定的食物，筛选出符合条件的实验动物进行近交传代，可以制造能稳定遗传某种结石成分的动物模型。

3. 外科手术法

通过外科手术的方法,在实验动物尿路系统植入异物、化学药物或者直接植入结石,从而建立尿路结石的动物模型。

4. 基因敲除法

基因敲除的动物模型可以模拟缺乏特定基因产物,从而使实验动物产生某种成分的尿路结石。例如,通过敲除小鼠 *Slc26a6* 基因,可以构建草酸钙结石模型。

(二)造模方法

1. 饮食喂养或腹腔注射法

草酸钙结石的发病率约占泌尿系结石发病率的 60%~80%。通过饲喂或注射草酸代谢通路上的物质,能够使大鼠体内的草酸产生增多,形成高草酸尿,产生草酸钙结石。

草酸前体法中最主要的是乙二醇法(表 12-1)。乙二醇是草酸代谢通路上的中间产物,通过加大乙二醇的量,会导致动物体内草酸的蓄积,在肾脏中排泄时与 Ca^{2+} 结合,从而形成溶解度极低的草酸钙结石。给大鼠服用乙二醇后可以形成显著的草酸尿,在集合系统中产生结石沉积,并且结石的晶体结构与人类结石类似;如果同时联用氯化铵,会在肾实质形成更广泛的结晶。研究发现,高剂量乙二醇(0.4%、0.8%)合并 1%氯化铵会产生更多的结石沉积,但同时也会造成严重的肾损伤。而低剂量乙二醇(0.1%、0.2%)合并 1%氯化铵在诱导成石效果上与高剂量相比差异不大,而且对于肾脏的损伤较小。除了氯化铵和维生素 D_3,乙二醇通常也和其他诱石剂同时使用,如葡萄糖酸钙、L-羟脯氨酸、硫酸庆大霉素等,相关的给药方式和机制见表 12-1。一项研究通过对 12 种国内外常用的诱导成石方法进行比较得出结论:1%乙二醇饮水和 2%氯化铵每天灌胃 2 ml(4 周),1%乙二醇饮水,0.5 μg 1,25-(OH)D_3 隔天灌胃(4 周),诱导大鼠肾草酸钙结石形成效果更显著、简便和稳定。

表 12-1 乙二醇合并其他诱石剂构建大鼠草酸钙结石模型的方法

药物及给药方式	成模时间/d	原理
1%乙二醇饮水+2%氯化铵每天灌胃	28	氯化铵可以酸化尿液,长期服用可造成肾小管功能障碍,有利于草酸钙结晶形成
1%乙二醇饮水+0.5 μg 维生素 D_3 隔天灌胃	28	维生素 D_3 调节 Ca^{2+} 吸收,促进小肠和肾小管上皮吸收钙磷,促进骨钙释放,增加尿钙排泄
1%乙二醇饮水+40 mg/kg 庆大霉素皮下注射	7	庆大霉素能增加尿谷氨酰转肽酶的分泌,损害肾皮质,促进尿钙的排出
1%乙二醇饮水+10%葡萄糖酸钙 1.5 ml i.p.	10	促进体内草酸蓄积,增加尿钙排出
1%乙二醇饮水+0.25% L-羟脯氨酸 25 g/kg i.p.	7	L-羟脯氨酸是一种乙醛酸的前体物质,在体内可以代谢为草酸,有利于草酸钙晶体形成

利用草酸代谢通路上的其他产物如乙醛酸 i.p.的方法造成大鼠结石也有相关报道,

研究发现 i.p.乙二醛比饲喂乙二醇或 i.p.乙二醇制造大鼠肾结石模型更快、效果更好。也有研究成功利用乙醛酸 i.p.的方法培育出小鼠结石模型，但是发现其培育成功率很低。进一步的研究发现在小鼠体内有强力的结石结晶清除机制，参与清除机制的可能有骨桥蛋白和巨噬细胞等。研究认为，在小鼠体内草酸结晶形成附着的过程中，肾脏内骨桥蛋白在肾小管细胞损伤后可以诱导间质内 M2 型巨噬细胞聚集，并促进晶体吞噬和组织修复的过程。因此，通常不使用小鼠结石模型来研究结石形成的机制。研究结石清除和预防结石形成机制方面，小鼠模型价值较高。

纳米细菌是一种首先由 Kajander 发现并命名的、直径 0.1～2.0 μm 的细菌，是至今发现唯一能在人体内产生磷灰石结晶的生物。通过每天向 3 月龄大鼠尾静脉尾静脉注射纳米细菌，连续注射 6～8 周后，检测发现大鼠体内肾脏可见主要分布在近曲小管和远曲小管的散在晶体，切片 Von Kossa 染色阳性。

2. 近交传代法

通过饲喂特定的食物，筛选出符合条件的大鼠进行近交传代，可以制造能稳定遗传的特发性高草酸尿或特发性高钙尿动物模型。通过给大鼠饲喂含钙、磷及维生素 D 的食物，筛选 SD 大鼠中具有最高尿钙值的雌、雄个体交配繁殖并传代。自第 7 代起，模型鼠表现出稳定的遗传特性，90%以上的第 7 代模型鼠 24 h 尿钙排泄量显著更高，血钙、磷及 1,25-(OH)$_2$维生素 D$_3$均无异常。也有研究用类似的方法成功建立了特发性高草酸尿大鼠模型，并用于后期研究草酸钙结石形成的分子生物学机制。

3. 外科手术法

通过手术的方法将异物植入实验动物体内，从而形成尿路结石动物模型。通过植入直径 3～6 mm、15～50 mg 的锌片，4～6 周后在异物的基础上可形成六水磷酸镁铵结石。化学异物植入法是指利用 α-氰基丙烯酸正丁酯遇血凝固的特性，将其注入实验用猪的肾盂后再注入猪血，迅速形成结石。体外结石植入法是以手术的方式自体外植入人体结石 1～3 枚至猪的实验肾盂内，制成猪的肾结石模型。与其他方法比较，异物植入法形成结石的时间更短，成石更稳定，对于肾脏的损害也较小，还便于控制动物体内结石的大小。较大结石会导致肾积水。

4. 基因敲除法

敲除小鼠 *Slc26a6* 基因，草酸钙结石发病率升高。*Slc26a6* 是在人和大鼠肾小管及肠道表达的草酸盐转运蛋白，其缺失会导致机体草酸盐积聚，尿液中草酸盐分泌增加，加快结石形成。敲除小鼠小窝蛋白（CAV-1）基因后发现小鼠膀胱结石及泌尿系结石发病率均上升，CAV-1 是细胞膜内陷形成小窝的重要结构蛋白，其缺失会导致细胞膜钙泵功能丧失、肾小管钙沉积等。基因敲除小鼠不表达 Na$^+$/H$^+$交换调节因子-1（NHERF-1），该蛋白质调节肾脏磷酸盐、钠、钙的重吸收，基因敲除后，尿中 Ca^{2+}和尿酸盐分泌增加，肾乳头钙沉积增加。

果蝇作为双翅目昆虫，其体内的马氏管是人类等哺乳动物的肾脏类似物，具有分泌尿液的功能。果蝇的马氏管是透明的，并且容易获得，所以研究者可以通过观察其马氏管内是否存在结晶来判断体内成石情况。例如，可以通过遗传性果蝇模型在基因水平研究泌尿系结石的发病机制。有研究通过下调果蝇体内基因表达来研究果蝇肾结石的发病机制。许多先天性代谢性疾病如高草酸尿症、胱氨酸尿症及高氨基酸尿症，都伴发有尿路结石临床表现。虽然它们是肾结石比较少见的原因，但是在果蝇模型上，对于这些疾病的研究可以揭示结石形成及其调控的机制。黄嘌呤脱氢酶（XDH）在代谢中具有将次黄嘌呤转化为黄嘌呤、黄嘌呤转化为尿酸的作用，其基因发生缺陷会使尿酸代谢发生障碍，产生异位钙化。通过 RNA 干扰的方法使 XDH 表达下调则可以产生果蝇的遗传黄嘌呤结石模型。除了遗传模型，果蝇还可以建立饮食诱发结石的模型，通过饲喂三聚氰胺、乙二醇及富含草酸的食物，同样能成功诱导果蝇马氏管内形成结晶。果蝇的结石晶体形成具有剂量依赖性，在诱石剂的诱导下，14 d 内即能通过偏振光显微镜观察到马氏管内形成结石晶体。

（三）模型评估

尿液的生化分析包括尿液的 pH、尿比重、尿中钙磷的排泄量等。血液分析可以提供血液中钙磷及草酸等结石相关成分的含量，通过生化分析可以评价该动物模型是否具有稳定高尿钙或高草酸等。实验动物处死后的肾脏病理 HE 染色可以对肾脏的晶体沉积进行评分，以评价尿路结石动物模型的效果。一般较为常用的评分方法是：没有晶体沉积 0 分，晶体沉积在肾脏皮质 1 分，晶体沉积在皮质髓质交界处 2 分，晶体沉积的肾乳头尖端 3 分。

（四）模型特点

通过饮食喂养及 i.p.结石代谢过程中的某种成分是尿路结石动物模型建立的常用方法，该方法操作简单、原理明确，可以建立特定结石成分的动物模型，对于研究结石的成因、结石的饮食预防等具有明显优势。

与其他方法比较，外科手术的异物植入法形成结石的时间更短，成石更稳定，对于肾脏的损害也较小，还便于控制动物体内结石的大小。较大结石的存在会形成肾积水，有利于研究人体结石所致肾积水。例如，利用猪的结石模型可以方便观察在体外冲击波碎石术后并发症的发生情况、经 X 射线引导下肾穿刺成功率等手术的治疗效果，以及训练泌尿外科腔镜手术技能。

通过基因敲除的方法建立尿路结石动物模型，可从分子基因水平研究结石成因，是结石遗传学研究重要的工具，甚至可能为尿路结石的分子基因治疗提供思路。

（五）模型应用

目前尿路结石的动物模型，主要用于尿路结石的病因学研究及尿路结石的预防。利用乙醛酸 i.p.的方法，小鼠结石培育成功率低，发现在小鼠体内有强力的结石结晶清除机制，参与其清除机制的可能有骨桥蛋白和巨噬细胞等。研究结石清除和预防结石小鼠模型有很高价值。

基因敲除模型对于理解尿路结石的发生过程具有意义。例如，通过基因敲除小鼠验证 *Npt2* 基因与肾脏钙化相关，并可能参与肾钙质沉着症和家族性高钙尿的发生。基因敲除小鼠不表达骨桥蛋白和 Tamm-Horsfall 蛋白，证实两者在抑制磷酸钙和草酸钙结晶形成中有协同作用，缺其一都可能引起肾脏的钙质沉着和结石形成。敲除 *CLCN5* 基因小鼠集合管腔内钙沉积的速度加快；*Aprt/Opn* 双基因敲除小鼠尿中结晶增加；敲除 *Agxt* 基因后的小鼠能够繁殖培育出原发性高草酸尿症小鼠。

（温晓飞　王学雷）

第五节　慢性前列腺炎大鼠模型

前列腺炎分为四类：急性细菌性前列腺炎（Ⅰ型）、慢性细菌性前列腺炎（Ⅱ型）、慢性非细菌性前列腺炎或慢性盆腔疼痛综合征（Ⅲ型）、无症状炎性前列腺炎（Ⅳ型）。根据表达的前列腺分泌物、前列腺按摩后的尿液标本或精液中是否存在白细胞，Ⅲ型又分为ⅢA（炎症）型和ⅢB（非炎症）型。慢性非细菌性前列腺炎或慢性盆腔疼痛综合征（chronic prostatitis/chronic pelvic pain syndrome，CP/CPPS）是前列腺炎常见临床类型，约占慢性前列腺炎的90%以上，表现多种多样，但最常见的特征是生殖器疼痛、泌尿系统问题，除引发泌尿系统症状外，还会产生勃起和射精功能障碍以及心理问题，如消极的认知状态、行为或情绪上的改变，甚至出现诸如焦虑、抑郁、疑病症、歇斯底里甚至自杀倾向，严重影响患者的身心健康及生活质量。CP/CPPS 的病因机制尚不清楚。越来越多的研究认为，病原体感染、神经内分泌、免疫功能、氧化应激、情绪等因素都有可能参与 CP/CPPS 的发病机制。目前的治疗以对症治疗为主，侧重于前列腺的炎症和感染，未能彻底解除病因。而实验性自身免疫性前列腺炎（experimental autoimmune prostatitis，EAP）是最常见的大鼠 CP/CPPS 模型，能够模拟 CP/CPPS 的慢性骨盆疼痛、炎症细胞的浸润、炎症因子的异常分泌等特征。

1）造模机制

大鼠前列腺激素结合蛋白（prostatic steroid-binding protein，PSBP）是大鼠前列腺腹侧的主要分泌蛋白，已被确定为大鼠 EAP 模型的主要自身抗原，可被自身免疫系统识别，造成大鼠的体液和细胞自身免疫反应。其特征是发生特异性 T 细胞反应和产生 Th1 相关同型的自身抗体。PSBP 特异性 T 细胞向同基因受体的过继转移也参与诱导 EAP。除淋巴细胞浸润外，肥大细胞及其颗粒物质也参与前列腺炎的炎症级联反应。这些免疫细胞的激活和失调，以及多种细胞因子和生长因子的释放，包括 IL-2、IL-4、IL-6、IL-17 等，共同促进前列腺的病变。此外，研究还发现虽然 PSBP 能够诱导强烈的体液和细胞自身免疫反应，但当大鼠注射前列腺提取物加佐剂时，可以观察到更加严重的疾病表型。

2）造模方法

制备前列腺匀浆：取 4 月龄 Wistar 大鼠 2 只，戊巴比妥钠（50 mg/kg 体重）腹腔注射麻醉后处死，无菌条件下剥取前列腺组织，生理盐水冲去残存血液，加入含 0.5% TritonX-100 的生理盐水溶液 2.0 ml，冰水浴上用玻璃匀浆器匀浆，4℃离心 30 min，取上清液。用分光光度计测定匀浆中前列腺组织蛋白含量，再以 0.1 mol/L pH 7.4 的 PBS 缓冲液调节蛋白浓度至 20 mg/ml。前列腺匀浆可置于液氮或–80℃冰箱冻存。临用时，前列腺匀浆与弗氏完全佐剂（FCA）按体积比 1∶1 进行充分混合，通过 0.22μm PES 细菌过滤器过滤，制备成注射混悬液。

皮下注射：成年 SD 大鼠雄性（体重 250～300 g），SPF 级别常规饲养。用戊巴比妥钠（50 mg/kg 体重）i.p. 麻醉后，腹部备皮；取 4～6 个注射部位，皮下注射混悬液 1.0 ml。确认造模大鼠麻醉清醒后放回干净无菌鼠笼，术后监测活动、摄食和感染等情况。30 d 后，重复上述注射步骤。至 45 d，大鼠 ESP 模型成型，该模型维持不少于 90 d。

3）模型评估

该模型主要检测指标为病理形态学改变、血清生化指标、痛阈变化及行为学表型。前列腺的组织切片能够观察到淋巴细胞浸润、肥大细胞脱颗粒、水肿、组织结构紊乱和纤维化等典型特征，其中淋巴细胞浸润由 CD4+ 和 CD8+T 细胞组成，巨噬细胞数量稀少。检测血清炎症因子、氧化应激因子、疼痛介质等，如 IL-1β、IL-4、IL-6、IL-10、ENA-78、IFN-γ、TNF-α、SOD、SP 等。痛阈的变化可以通过缩爪阈值（PWT）和缩腹阈值（ACT）测量大鼠的全身和局部机械性痛觉超敏状态，可使用 von Frey 法进行测试。模型的行为可以通过旷场试验，展现大鼠 EAP 模型的焦虑状态；通过强迫游泳试验，评估大鼠 EAP 模型的抑郁状态。

4）模型特点

由于造模方式以皮下注射对大鼠麻醉，时间短、创伤小，因此，造模后成活率高、成模率高、表型明确、表型维持稳定。表型可反映出前列腺炎的病理病变情况，以及慢性疼痛造成的痛觉敏化、焦虑、抑郁等行为学变化，与该病患者临床症状相类似，能够模拟 CP/CPPS 的发病过程，有助于探究 CP/CPPS 的发病机制。该造模方法简单，容错性好，可靠性高。

5）模型应用

前列腺蛋白大鼠 EAP 模型，模拟了临床 CP/CPPS 的发病机制之一，此模型有益于基于该机制寻找 CP/CPPS 灵敏可靠的生物标志物、新靶点、新治疗思路。

通过该模型可以从细胞生物学等微观角度，结合蛋白质组学、转录组学、组织芯片等成熟的测序技术，进一步研究炎症因子、氧化应激因子、疼痛介质在前列腺炎、慢性疼痛及心理情绪上发挥的调控作用，揭示 CP/CPPS 的发生、发展，探究可能的治疗靶点；或者直接作为新疗法、新药物的开发平台，研究替代疗法、干细胞治疗等新兴治疗方案的安全性、可靠性及疗效，并在此基础上进行疗效评估，观察复发的周期和原因，总结治疗周期和最佳剂量。

（孙传玉　葛圣阳）

第十三章 生殖/围产疾病与动物模型

生殖繁衍是由亲本产生新个体的生物过程。植物、动物均需要依赖生殖进行种质传递更新，这是生物界的共同基本特征。已知自然界存在两种生殖形式，即有性生殖与无性生殖。哺乳类动物的生殖方式多样，各具特色，但都属于有性生殖，包含性周期、性交、排卵、受精、妊娠、分娩等过程。性周期存在明显的动物种属差异，有年多次发情动物和季节性多次发情动物，有的只在一定季节中出现一个发情周期；多数动物的性交活动单一指向生殖，只有灵长类/人类以及很少数种类动物的性交活动是与生殖活动分离的；大多数动物在发情期卵泡成熟后自行排卵，但有的是诱发性排卵；不同种属的动物生殖系统结构差异也很大。从微观尺度来看，人与动物之间在神经内分泌的变化规律、受精过程、受精卵的着床、卵裂、组织器官的发育等方面，存在很多的相似性，有很多层面和角度可以借鉴动物模型。

随着过去 30 年围产期和新生儿护理技术的改善，越来越多的小月份早产儿在新生儿期存活并能进入成年期。尽管包括极早产新生儿在内的一些早产儿存活时没有或仅有轻度神经发育障碍，生活质量令人满意，但来自临床和实验研究的证据表明，早产可能使他们长期面临慢性非传染性疾病的困扰。

这种关于慢性疾病的发育起源的概念被融入围产期规划。生命早期的发育深刻影响到个体随后的生理状态。这一原则强调了产前、围产期和产后营养的深远复杂影响，母亲肥胖、儿童早期肥胖和宫内生长受限对营养感知、内分泌和炎症通路产生影响，这些不良围产期影响促进慢性肺部疾病的早期起源。肺的发育在出生时尚未完成，婴儿期继续发育，因此肺极易受到外界伤害。在器官生长的关键时期，各种因素的影响都可能会干扰发育的精细过程，并诱导病理过程，包括异常肺泡化和长期的结构及功能后遗症。肺发育 5 个阶段的最后——肺泡化阶段，开始于出生前不久，并持续到婴儿期之后。由于暴露于不良影响的时间窗长，产前和产后的肺发育都非常容易受到干扰导致慢性肺损伤。支气管肺发育不良（bronchopulmonary dysplasia，BPD）是一种以肺泡和微血管形成停滞以及肺基质重塑为特征的新生儿慢性肺疾病，需要呼吸支持。胎盘功能不全或母亲营养不良而导致的宫内生长受限是日后发生 BPD 和肺功能受损的主要危险因素；围生期母亲肥胖、出生后体重增加过速和儿童早期肥胖与喘息和慢性肺部疾病（如哮喘）的不良临床病程相关。各种实验模型的发病机制主要集中在氧中毒、机械通气和炎症方面。

第一节 围绝经期综合征大鼠模型

围绝经期或绝经过渡期从月经不调开始，一直持续到女性进入更年期或闭经一年后。围绝经期持续的时间长短不一，中位数为 4 年。由于随后体内发生的变化，围绝经期妇女特别有可能患上代谢综合征。围绝经期综合征是由于卵巢功能减退、雌激素分泌减少，引起机体内分泌失调、自主神经功能紊乱的综合征。临床上常见潮热盗汗、月经紊乱、抑郁等精神状态变化、心血管与生殖泌尿系统病变、骨质疏松等，其中包括脂肪组织分布的改变、胰岛素抵抗的潜在增加、血脂水平的变化和动脉高血压的发病率增加，常伴免疫功能低下。女性绝经大多发生在 45～55 岁，围绝经期标志着女性生殖衰老生理变化的开始。目前，我国约有 1.67 亿围绝经期妇女，约占全球该年龄段妇女的 1/4，围绝经期综合征的发病率为 68.1%。到 2030 年，我国受影响的妇女人数预计将达到 2.8 亿，全球将增长到 12 亿。这是一个非常严峻的社会课题，必须积极应对。

（一）卵巢摘除模型

1）造模机制

卵巢摘除又称去势，雌激素 90% 由卵巢分泌，摘除卵巢，可人为地造成雌激素突然降低的环境，用以模拟围绝经期综合征。

2）造模方法

雌性 SD 或 Wistar 大鼠，3～6 月龄。巴比妥钠腹腔麻醉，最末肋骨下、腋中线和距脊柱外侧约 2 cm 交叉处，剪毛，消毒，切开皮肤，肾脏外下方寻找卵巢，将卵巢下输卵管用丝线结扎，摘除双侧卵巢。复位，关腹，缝皮。去卵巢术 1 周后，逐只进行阴道脱落细胞涂片检查，每天 1 次，连续 5 d，不出现动情期反应，造模成功。

3）模型评估

模型大鼠连续 2 周阴道涂片未见发情期改变，仅有发情间期改变，涂片显示有少量核细胞及大量白细胞。

去势 1 个月后，模型大鼠血清雌二醇 E2 水平降低，促卵泡生成激素（FSH）水平及促黄体生成激素（LH）水平升高，子宫指数（子宫重与体重比值）也降低。去势 6 个月后，肝细胞轻度肿胀，界限模糊，细胞中可见大量脂滴，个别细胞被脂滴充满；肝窦较混乱、纤细、轻度充血。肝组织匀浆中胆固醇和甘油三酯明显增加，大鼠肝脏出现脂类蓄积改变，可作为围绝经期脂质代谢紊乱的模型。去势 3 个月后，相继出现血清降钙素浓度下降、骨吸收增加、骨形成速率变慢，皮质骨变薄、骨髓腔变大，以及骨小梁数目减少、缺失或断裂，骨髓腔中细胞数目减少，表现出围绝经期骨质疏松的病理特征，是围绝经期骨质疏松较理想的模型。

4）模型特点

模型鼠没有自然衰老过程，与围绝经期机体老化尚有一定差距，且卵巢的彻底切除与围绝经期鼠卵巢功能的衰竭也不尽不同。但是，本模型阴道脱落细胞涂片及血清性激素水平均有围绝经期改变。另外，本模型造模时间短，模型成功率高，所用动物比老年大鼠廉价易得，节省成本，应用方便。若结合使用月龄较大的雌鼠，效果更好。

5）模型应用

常用于围绝经期综合征病因、发病机制及治疗的研究，筛选和开发有效的治疗药物。

（二）自然老化模型

1）造模机制

12 月龄左右雌性大鼠，开始出现动情周期紊乱，血清学及卵巢相应的生化指标等显示该阶段大鼠卵巢的生殖功能呈进行性衰退，与女性围绝经期表现极为相似，可作为围绝经期卵巢衰老研究的动物模型。

2）造模方法

12 月龄左右雌性 SD 大鼠或 Wistar 大鼠若干只，连续阴道细胞学观察 15 d，选取动情周期出现延长及紊乱表现者，包括动情周期延长，之后持续动情，反复假妊娠。

阴道脱落细胞涂片方法：左手背位固定大鼠，右手持吸管（吸入生理盐水 0.1～0.2 ml），轻轻插入大鼠阴道内 0.5～1cm，抽吸 2～3 次，1 滴涂于载玻片上，然后加 1 滴 95%乙醇溶液，晾干后以 1%亚甲蓝染色 10 min。干后显微镜下细胞学检查。

3）模型评估

光镜观察结果：卵巢萎缩，发育较差，髓质增多，原始卵泡和生长卵泡均明显减少，颗粒细胞排列不规整，可见颗粒细胞的崩解，未见典型的成熟卵泡，闭锁卵泡数量增加；成熟黄体数量较少，退化黄体数目增多，间质腺少而疏松，可见纤维组织增生或崩解，血管数量减少，小动脉管腔狭窄、堵塞。

血清促卵泡生成激素（FSH）、促黄体生成素（LH）、促性腺激素释放激素（GnRH）水平升高，血清雌激素 E2 水平降低；卵巢指数与子宫指数显著降低。

模型动物的血清总胆固醇、血清甘油三酯、血清低密度脂蛋白胆固醇增加，雌激素水平下降，符合围绝经期的特点。

4）模型特点

自然老化模型有自然的机体衰老过程，与人围绝经期生物学特性近似、症状相同，是卵巢功能的衰竭而不是卵巢摘除，更接近于真实情况，是较为理想的模型；缺点是需要老年鼠，造模周期长。

（三）X 射线损伤卵巢模型

1）造模机制

X 射线损伤卵巢动物模型，利用 X 射线的穿透力与损害性，照射破坏卵巢结构产生症状来反映围绝经期的主要临床表现。

2）造模方法

Wistar 大鼠，150～180 g，固定于平板上，暴露下腹部"卵巢区"，置于电子直线加速器 2100 C 照射野下，野距宽 4 cm，剂量率 4 Gy/min，以高能 X 线（6MeV）照射 2.5 min，总剂量 9 Gy。

3）模型评估

X 射线照射后 3～5 d，大鼠出现明显放射性肠炎症状；照射后 10 d 开始体重明显减轻；照射后 21 d 大鼠子宫、卵巢重量显著降低，垂体重量明显升高，提示卵巢受到损伤后，垂体反馈性增殖，自主活动显著增多，甘油三酯和胆固醇含量明显升高等。

4）模型特点

该法受限于实验室设备和条件，需要防护，且照射时间、照射强度不好掌握，因而限制了其应用。但是，此种模型能够更好地模拟临床放疗造成的女性性腺损伤。

（李　桦）

第二节　宫内感染脂多糖羊膜腔注射大鼠模型

宫内感染是指孕妇在妊娠期间，病原微生物进入羊膜腔引起羊水、胎盘、羊膜、绒毛膜、脐带及胎儿的感染。宫内感染是临床上常见的孕期并发症，大约40%的早产儿合并宫内感染，宫内感染可能是造成早产的原因之一。急性孕产妇感染的微生物，最常见的是巨细胞病毒、细小病毒B19、弓形虫和水痘病毒，梅毒螺旋体、乙型肝炎病毒、风疹病毒也常见。宫内感染产生的细胞因子、炎性因子除直接对胎儿各器官组织造成损伤外，还会增加组织器官损伤的敏感性，和围生期其他不良因素产生协同作用，导致胎儿各脏器损伤的发生，如支气管肺发育不良、脑损伤等，这种损伤甚至可以持续到新生儿期以后，是导致近远期不良预后的重要因素。

1）造模机制

细菌脂多糖（LPS）作为革兰阴性菌细胞壁外膜组成成分和强免疫原，可诱发多种炎性介质释放，刺激粒细胞和巨噬细胞产生大量自由基，对多种器官造成损伤。羊膜腔注射 LPS 后能刺激胎盘及胎儿血液循环中的单核细胞、中性粒细胞等合成大量细胞因子，主要包括炎症细胞因子（TNF-α 和 IL-6 等）及生长细胞因子（TGF-α、TGF-β1 及 VEGF）。这些细胞因子共同作用于机体导致急性期反应，这种反应称为胎儿炎症反应综合征（fetal inflammatory response syndrom，FIRS），可累及胎儿的多个器官，如肺、心脏、脑、肝等，引起多器官功能衰竭，而其中以肺脏和脑最易受累。

2）造模方法

（1）孕鼠建立。成年 SD 大鼠雌性（体重 250～300 g）、雄性（体重 270～310 g），SPF 级别常规饲养，光照为 12 h 明/暗交替，环境温度 20～24℃，相对湿度 40%～70%，^{60}Co 灭菌全价饲料，高温高压灭菌饮用水，自由采食。适应环境 1 周后，于晚上 22:00 按雄：雌数量 1:2 合笼，次晨观察阴道口有无阴栓或阴道涂片找精子，见阴栓或精子当天记为妊娠期第一天（E0.5），足月妊娠平均为 E21，出生当天记为 P0。实验室自建孕鼠孕期比较准确。

（2）孕鼠羊膜腔内注射 LPS。在 E16.5 时，无菌准备，异氟烷吸入麻醉，孕鼠置于一块热垫上防止体温过低，下腹部作一长 3～4 cm 的横切口，暴露子宫。用微量注射针于各组孕鼠羊膜囊（sac）内分别注射 5μl LPS（0.2μg/μl）。自胎背侧进针，针头伸至羊水较集中处再行注射，不挤压胎盘。最靠近左卵巢的羊膜囊最先注射，然后按顺时针方向依次注射其余羊膜囊（内含死胎、畸胎或胎儿生长明显受限的排除并按顺序记录），每只孕鼠最多注射 10 个羊膜囊，以防止 LPS 的累积毒性导致孕鼠死亡。羊膜囊内注射完毕后将子宫还纳腹腔，腹壁做双层缝合。确认孕鼠麻醉清醒后放回干净无菌鼠笼，术后监测孕鼠活动、摄食、阴道流血和感染等情况。

3）模型评估

该模型可以造成一定比例的死胎、死产，以及哺乳期的死亡。根据造模机制，该模型的 LPS 组胎盘组织炎性因子 IL-6 等水平明显升高，也可以作为检测的指标。

胎盘和脐带的病理变化：胎盘呈老化状态，绒毛间质纤维组织增生，血管充血、水肿，胎盘组织中炎细胞浸润现象明显，脐带内炎细胞浸润，提示存在宫内感染。

4）模型特点

该模型的 LPS 组孕鼠存活率高，可以明确胎儿个数、死胎数，且各羊膜腔 LPS 注射剂量均一，可以做到定时定量，样本均一性强。该模型操作简单，重复性好。在模型建立过程中，动物造模的时机、LPS 的持续作用时间、组织发育程度不同，对不同脏器损伤也不同。

LPS 羊膜腔注射构建宫内感染模型，更接近临床宫内感染的作用机制，应用于评价药效及其机制探讨。LPS 羊膜腔注射直接作用于宫内胎儿，可进一步分析胎儿宫内感染的各脏器损伤；也可探讨胎盘作为免疫器官在其炎症反应过程中的调控机制。

5）模型应用

通过羊膜腔注射脂多糖建立宫内感染动物模型，寻找和建立最接近临床宫内感染的动物模型，一方面有助于揭示宫内感染与各脏器损伤的关系及其发病机制，寻找临床干预和治疗方案，评价药物对疾病的预防和治疗作用；另一方面，在此模型基础上，分析宫内感染继发的脏器损伤机制，为寻找治疗方案提供客观依据。

目前已确定 LPS 羊膜腔注射可用于构建支气管肺发育不良和宫内感染继发脑损伤模型，利用该模型已有效地评价了多种药物的药效，并探讨了其防治疾病的作用机制。

胎盘组织作为免疫、内分泌器官，已引起广泛重视，该 LPS 羊膜腔注射模型直接引起胎儿炎症，胎盘组织作为免疫器官，分泌炎性因子，对于胎儿炎症反应和各器官发育有重要调控作用。该模型的建立有助于将胎盘作为靶器官进行分析。

（张亚芳）

第三节　早产、流产大小鼠模型

妊娠 28 周至不满 37 周之间终止者，称为早产。早产儿体重小于 2500 g，发育尚不够成熟。妊娠不足 28 周、胎儿体重不足 1000 g 而终止者，称为流产（abortion）。流产发生于妊娠 12 周之前者称早期流产，发生在妊娠 12 周至不足 28 周者称晚期流产。自然流产与 10%～15% 临床确认的人类怀孕有关。虽然怀疑子宫解剖异常、内分泌异常、子宫内膜感染和免疫因素都可能参与了自然流产，但复发性自然流产（RSA）的起源仍不清楚。成功的怀孕需要平衡的免疫反应，免疫异常可能被认为是不良妊娠结局的根本原因。参与 RSA 的主要免疫细胞有先天性淋巴细胞（ILC）、巨噬细胞、蜕膜树突状细胞（DC）和 T 细胞。原因不明的自然流产患者表现为蜕膜基质细胞（decidual stromal cell，DSC）自噬和蜕膜 NK 细胞驻留不足，意味着参与了流产过程。

（一）早产动物模型

宫内感染是导致早产的主要原因之一。研究发现，发生早产者中 74%有宫内感染的组织学证据，有 30%与宫内细菌感染有关。将病菌或相关的致病因子接种于子宫内或全身可引起早产。常用的早产模型有大肠埃希菌致宫内感染早产模型和脂多糖宫内感染早产模型。

1. 细菌宫内感染早产动物模型

1）造模机制

大肠杆菌（*Escherichia coli*，*E. coli*）是宫内感染最常见的致病菌之一，大鼠子宫角接种 *E. coli* 能够导致明显的炎症。*E. coli* 菌液子宫角接种或腹腔注射可直接诱发动物宫内感染致孕鼠早产，羊膜腔感染后，妊娠组织发生炎症反应，伴随产生一系列促宫缩物质，从而引发早产。

2）造模方法

怀孕 15 d 的 SD 大鼠。

E. coli 稀释液的制备：于术前 1 天取 *E. coli* 菌种接种于培养基上，置 37℃孵箱孵育过夜，手术当天，用无菌生理盐水稀释制备 *E. coli* 悬浮液，浓度为 $1.5×10^8 \sim 2×10^8$ CFU/ml（1 浊度）。

子宫角接种手术：大鼠于孕 15 d，戊巴比妥钠（40 mg/kg 体重）i.p.麻醉，消毒腹部皮肤，下腹作 1.5 cm 正中切口，找到左、右子宫角。采用 2.5 号皮试注射器分别于左、右子宫角进针，将 0.2 ml *E. coli* 悬浮液接种于两个胎囊之间，3.0 号丝线缝合腹膜关闭腹腔，间断缝合皮肤。

3）模型评估

子宫黏膜层及黏膜下层、胎盘内均可见大量中性粒细胞浸润。分娩后，早产孕鼠数、产子鼠数、死产数、平均活胎数与正常鼠比较，差别不大。早产发生率可达到 70%。宫内感染致早产的危险度分析提示，宫内感染为导致早产的危险因素，宫内感染的怀孕大鼠发生早产的危险性将增加 21 倍。

4）模型特点

宫内感染及早产的判定标准：分娩后取左、右子宫角及胎盘，予 HE 染色观察病理变化，以子宫壁及胎盘内血管充血、水肿，并见大量中性粒细胞浸润判断为宫内感染。

早产判断标准：在接种后 6 d 内（孕 21 d 之前）分娩为早产。

宫内感染证据明确，早产发生率高达 70%。*E. coli* 是常见的宫内感染致病菌，其他病原菌如革兰氏阳性菌、厌氧菌、支原体及解脲原体等也能导致宫内感染，临床有些患者的宫内感染属于混合感染。该模型模拟孕后期发生宫内感染的过程，不适合用于研究早期宫内感染。

2. 脂多糖宫内感染早产动物模型

1）造模机制

脂多糖（LPS）是革兰阴性菌细胞壁的主要成分，能诱导炎症反应，包括活化免疫细胞、促进各种酶的释放、导致细胞外基质重塑，在早产的诱发中具有重要作用。

2）造模方法

选用 10～12 周健康雌性和雄性 BALB/c 小鼠，每只雌鼠与 1 只雄鼠同笼，检测出阴道栓时定义为孕 0 d。孕 15 d 时，200μl 溶于 PBS 的 LPS，i.p. 50 μg/kg 体重，建立早产模型。

3）模型评估

该模型的早产率为 50%，LPS 组小鼠死胎率为 11%，小鼠 CD45$^+$、CD80$^+$细胞的百分率均升高，小鼠胎盘 CD45$^+$细胞 TNF-α 表达增强，导致炎性细胞因子增多，最终启动分娩程序导致早产。

4）模型特点

仔鼠中有脑瘫鼠，出现随意运动障碍、姿势异常、肌张力增强、不自主运动等症状。该模型对疾病的实验研究和临床工作都具有重要意义。LPS 比较容易做到定时定量，便于控制"炎症"的程度及时程，所以 LPS 早产模型易于标化。

（二）流产动物模型

流产为妇科常见疾病，其病因较为复杂。常用的流产动物模型有药物性流产动物模型、溴隐亭致流产动物模型、反复自然流产动物模型等。

1. 药物性流产动物模型

1）造模机制

药物流产是指在怀孕早期采用药物终止妊娠的方法。目前效果肯定的药物是米非司酮+米索前列醇，完全流产率可达 95%～98%。米非司酮具有与孕激素受体极强的亲和力，能导致蜕膜变性、坏死出血、抗着床、阻止胚胎发育、终止早孕。米索前列醇能促使子宫收缩，绒毛球在逐步收缩的过程中被排出，终止妊娠。

2）造模方法

选用 SD 大鼠，雌性 220～250 g、雄性 250～300 g。将大鼠按雌：雄为 2：1 合笼，次日清晨进行阴道涂片检查，以发现有精子为妊娠第 1 天。

自动物受孕后第 7 天，米非司酮（8:00）+米索前列醇（18:00）各 1 次，大鼠完全流产分别用 16.6 mg/kg 体重+100 μg/kg 体重；不完全流产用 8.3 mg/kg 体重+100 μg/kg 体重。同时于阴道内置入定量棉球一个（棉球重 85～90 mg，用塑料薄膜包裹半侧，以防血液漏出和尿液反流）。次日分别于 8:00 和 18:00 将棉球取出，放入塑料袋中密闭冷藏保存，同时置换一个新棉球于阴道内，观察阴道出血情况，连续至第 14 天；处死动物，观察子宫病理变化，用阴道棉球进行出血量测定。

3）模型评估

米非司酮+米索前列醇致流产法容易观察子宫出血量的变化。

子宫出血量计算方法：用血红蛋白吸管在大鼠尾静脉取血 0.02 ml，用 4 ml 浓度为 1.25 mol/L 的氢氧化钠溶液稀释作为标准品，再将大鼠自身收集的阴道出血棉球用同浓度氢氧化钠液少量多次洗净。分光光度计在 546 mn 波长处测各自的吸光度（A 值），代入公式，计算得出该大鼠子宫出血量。

$$子宫出血量（ml）=尾静脉血（0.02\ ml）×子宫内浸提液\ A\ 值×$$
$$V_2/尾静脉血\ A\ 值×V_1$$

式中，V_1 为稀释尾静脉血所用 1.25 mol/L 氢氧化钠量；V_2 为浸提子宫血（棉球）所用 1.25 mol/L 氢氧化钠量。

4）模型特点

应用米非司酮+米索前列醇进行药物流产是目前终止早孕的主要方法之一，具有口服简便、作用快、副作用轻、避免手术痛苦、减少并发症等优点。该造模方法简便可靠，药效评价指标客观准确，在观察子宫出血量的变化方面具有一定的优越性；造模时间较短，1～2 周即可复制成功。该模型可作为药物终止早孕引起子宫出血防治研究的药物筛选、药效评价模型。

2. 溴隐亭致流产动物模型

1）造模机制

早孕期处于生理性高催乳素（prolactin，PRL）状态，PRL 对妊娠黄体功能的调节及妊娠的维持起重要作用。溴隐亭皮下注射早孕期鼠，可使其血清 PRL 显著下降，妊娠黄体 LH/CG 受体及 mRNA 表达随之减少，黄体功能下降甚至发生溶解，所分泌的黄体酮及雌二醇减少，影响子宫内膜蜕膜化而造成动物流产。

2）造模方法

大鼠在实验室饲养 2 周，使其适应环境，雄：雌按 1：1 合笼，次晨见阴栓者或阴道涂片发现有精子者计为妊娠第 1 天。于孕 6～8 d 分别皮下注射溴隐亭 0.125～0.25 mg/d。于孕 4 d、7 d、10 d、12 d 以剪尾法采集外周血，提取血清，置–20℃待用，放免法测定 PRL 水平。孕 12 d 处死，取下子宫，计数活胚胎数，无胚胎存活者计为流产。

3）模型评估

溴隐亭诱发 SD 大鼠流产模型，血清 PRL 及黄体酮低、内分泌功能不足及偏向 Th1 型免疫反应的病理生理特点，符合临床上低 PRL 及免疫识别功能低下流产特点。0.25 mg/d 剂量组流产率达 100%，0.125 mg/d 剂量组流产率达 75%。

4）模型特点

该模型可用于研究母胎界面的免疫-内分泌功能调节异常的流产发病机制、药物致流产的病理机制，探讨流产防治措施。

3. 反复自然流产动物模型

1）造模机制

CBA/J 和 DBA/2 是较常用的两个小鼠近交品系。CBA/J（雌）×DBA/2（雄）交配组合具有易患反复自然流产的特点，可作为反复自然流产动物模型。

2）造模方法

雌性 CBA/J 小鼠、雄性 DBA/2 小鼠，年龄均达到 10 周，已经性成熟。雌：雄按 1：1 的方式同笼，进行为期 60 d 的观察，出现阴栓定义为孕 1 d。观察小鼠平均每窝产仔数、雌雄同笼至第 1 窝鼠仔出生的平均时间、鼠仔出生后生长曲线等指标。

3）模型特点

CBA/J×DBA/2 小鼠具有反复自然流产的特点，胚胎吸收率为 30%～45%，而小鼠因染色体异常所发生的流产仅占 4%左右。流产率相对恒定，模型稳定。

4）模型评估

优点：①实验动物来源比较充足、可靠；②流产特点是围着床期流产，人类不明原因的反复自然流产也多发于这一时期，因此更具研究价值；③可重复性高。

（王晓红）

第四节　新生儿窒息大鼠仔鼠模型

足月新生儿在出生时可顺利过渡到自主肺空气呼吸，但在出生体重极低的早产儿，可能无法做到，原因包括中枢呼吸中心启动呼吸的指令不足、吸气肌无力、肺表面活性物质缺失、存在持续的肺血管高阻力、胎粪吸入或支气管肺发育不良等。早产的全球发病率为 1500 万人/年，是新生儿死亡和发病的主要原因。由于大脑的不成熟，早产婴儿易患终身神经系统疾病。在大多数极早产儿（<28 周），围产期脑损伤与产前感染、缺氧缺血、产后氧化应激、败血症、机械通气、血流动力学不稳定有关。这些围产期损伤会导致周围和大脑炎症的自我持续级联，在弥漫性白质和灰质损伤的病因中起着关键作用，而弥漫性白质和灰质损伤是极端早产儿幸存者一系列病变的基础。绒毛膜羊膜炎和缺氧缺血是早产脑损伤的两个重要产前危险因素。围产期缺氧/缺血性损伤，严重者可造成死胎、死产、脑瘫，即使轻度脑缺氧损伤可也造成智障、愚钝、脑发育迟缓、癫痫；脑瘫（cerebral palsy）是儿童期最常见的身体残疾，全球总患病率为每 1000 名活产 2.11 例。临床上，新生儿窒息、溺水等造成的缺氧性损伤的概率较高，缺氧对某些氧敏感的器官组织具有损伤作用，神经细胞（神经元、胶质细胞）尤其如此，严重的缺氧性损伤的救治尚缺乏有效的措施。

1）造模机制

利用新生鼠，在设定的日龄（取决于对应的人的年龄）给予含不同浓度（百分比）氧气的呼吸气体，经过不同的时间，可以造成不同程度的组织细胞缺氧性病理变化，产生不同程度的症状。对于神经元，低氧/缺氧影响到 Integrin、SAPK_JNK、VEGF 等许多信号转导通路，使 Rho 家族调控的细胞骨架 Actin 重新排列，可以显著、稳定地抑制神经元树突和树突棘发育，导致神经元自发电位下降、动物学习记忆等脑功能受损，且保持终生。神经元树突是神经元的主要形态特征，树突棘之间构成的突触是构建神经网络的基本节点，树突棘的数量、密度、活性决定脑脊髓中枢神经网络的有效性。

2）造模方法

大鼠或小鼠，全孕期管理，SPF 饲养；安静环境下待产。生产过程完成后，分拣仔鼠进行实验。分娩过程时程不一，先后生产的仔鼠存在差异，需要均衡分组。

恒温恒湿氧气控制培养箱或动物笼盒，氧气浓度设定在 3%。将出生后第 1 天（时间点组间需要均一化）的仔鼠放入后，箱体内部由控制阀通入氮气，氧气浓度由21%逐渐降低到3%，35 min。结束后，立即开箱取出仔鼠，回归正常鼠笼、哺乳。

3）模型评估

在造模的后期，观察到低氧仔鼠身体变蓝黑色，身体扭动、挣扎状，表示低氧反应；从低氧箱取出暴露于空气中后，仔鼠身体即刻恢复红润状态。缺氧造成的全身反应直观可视。该模型中缺氧条件造成的损伤与正常比较，动物的体重和大脑形态学在不同发展阶段没有显著变化；全脑神经病理学常规染色，光镜下神经元和神经胶质细胞的形态、大小、密度、分布没有显著变化；在体和脑片电生理记录显示自发性神经元突触活动显著降低；高尔基银染方法显示神经元的树突变短、树突棘变细变短且数量和密度降低，说明神经元的树突受到严重的损伤；Morris水迷宫空间学习/记忆的脑功能检测显示学习与记忆能力受损。该模型对于脑组织以外的器官组织细胞的损伤尚待研究。

4）模型特点

该模型使用足月出生的仔鼠，各系统基本发育完善，低氧的条件比较温和，只有对缺氧敏感的组织细胞显示损伤作用。

缺氧控制在出生后极短暂的时间内，可以控制不吃奶，比较接近出生前后的脑缺氧临床情况。单纯利用降低吸入气体的氧浓度来制作缺氧脑损伤模型，避免了缺血这个复合的致病因素，造成的脑组织细胞损伤相对比较容易分析。新生鼠缺血缺氧性脑损伤模型，具有费时费力、手术创伤、麻醉影响、血流改变、批量小、周期长、个体差异大、均一性差的缺点。而本模型简单、快速、一次性成模数量多、免手术、无干扰、单纯缺氧、一致性好。

5）模型应用

低氧引发的树突棘发育障碍及其造成的久远存在的脑功能低下，不单是研究新生儿脑神经元树突和树突棘损伤的理想模型，也可以用来在大脑神经元发育中探索缺氧损伤机制，以及抗新生儿缺血缺氧性脑病的药物或干预措施的研发，也可以借鉴并应用于成年窒息、脑缺血、癫痫发作、脑外伤失血、一氧化碳中毒、药物中毒、神经退行性变（如老年痴呆等）等导致的树突棘损伤的研究及其药物研发。

（唐文洁）

第十四章　心血管系统疾病与动物模型

血液循环的发现是现代医学的肇始。在生命全周期内，循环系统担负了全身的物质传递运送，承受来自血压和血液成分等的多重压力。心血管系统是一个封闭的系统，结构复杂，管道网络遍布全身，在所有器官组织构建成"湿地"使细胞浸浴在液态环境。可以将血管网络抽象成两端是毛细血管网、中间由大血管相连，心脏是大血管特化出来的血管动力泵，这样简化就不会被具体的结构所困扰。心血管系统功能重要，依靠心脏提供动力将其中的流体推动，循管道周流全身，将蕴含其中的物质运输传送，其中水是最大的物质载体，几乎所有的物质都水溶性的，以溶质的形式存在；溶解度小的物质采取了特殊的装载形式，如氧气在水中的溶解度只有 4.9%，不能满足体内组织细胞需求，转而采用并发展了与血红蛋白结合的方式，这可能是血液红细胞存在的最大价值；脂类（磷脂、胆固醇、甘油三酯）不溶于水，在血液中采取了与脂蛋白结合的形式。白细胞由骨髓产生后借道血管游走，可以理解为是白细胞的储备状态，白细胞的使命不只在血管内，当组织（血液也是一种组织）受到异物刺激的时候，白细胞应征、激活、渗出参与炎性反应，体现其价值。从消化系统、呼吸系统、皮肤器官吸收入血的物质是非精细化选择的，虽然肝脏等器官的解毒能力很强大，但也有限，同时代谢废（毒）物的排除需要一定的时程和阈值，所以血液并不总是洁净的，潴留的毒物对机体会造成伤害。首当其冲的就是心血管本身。

第一节　动脉粥样硬化动物模型

动脉粥样硬化（atherosclerosis，AS）是临床常见病和多发病，严重危害多个器官和系统。动脉粥样硬化性心血管疾病，在发达国家被称为"头号杀手"，在发展中国家的发病率也越来越高。AS 是冠状动脉疾病、外周动脉疾病和脑血管疾病最常见的基础病理。大、中型动脉内皮下内膜血管阻塞斑块的慢性积聚最终导致严重狭窄，从而限制血液流动并导致严重的组织缺氧。心肌梗死和中风是最常见的并发症，由自发性血栓性血管阻塞引起。AS 是指在动脉及其分支的动脉内膜及内膜下有脂质和复合糖类沉着，伴有中层平滑肌细胞移行至内膜下并增殖，导致内膜增厚，形成黄色或灰黄色状如粥样物质的斑块，纤维组织增生及钙质沉着，可引起动脉壁增厚、变硬，最终可导致管腔狭窄，甚至闭塞。AS 是许多心脑缺血性疾病的病理基础和主要原因。目前的临床指南侧重于这些并发症的治疗。临床上用于有效预防或抑制动脉粥样硬化进展的药物仅限于降低低密度脂蛋白（LDL）胆固醇。传统上，动脉粥样硬化被认为是一种由脂蛋白（包括低密度脂蛋白）滞留在动脉内膜引起的胆固醇储存疾病。血浆胆固醇、低密度脂蛋白胆固醇和载脂蛋白，包括载脂蛋白 B（ApoB）的水平与临床动脉粥样硬化高度相关。建立 AS 动物模型，对研究 AS 发病机制、病理变化、早诊断、早治疗及预防均有重要意义。

1. 高脂饮食动物模型

1）造模机制

脂质浸润学说认为 AS 的发生与脂类代谢异常密切相关。动物机体脂质代谢紊乱，血脂升高，容易引起血管内皮损伤，导致血管内皮功能紊乱、通透性增高，最终导致血管壁脂质浸润，形成动脉粥样硬化。

2）造模方法

新西兰兔，雌雄均可，体重 2～2.5 kg，每天饲喂 0.3%胆固醇饲料，2 周后血浆胆固醇水平可以达到 400～500 mg/dl，血管内皮下细胞外脂质开始沉积，单核细胞和巨噬细胞浸润并出现脂滴；4～8 周后，血浆胆固醇水平达到 800～1200 mg/dl，主动脉出现脂肪条纹；12～16 周时，脂肪条纹转化为复杂纤维斑块，平滑肌细胞转化为泡沫细胞。28 周后，可逐渐形成动脉粥样斑块，冠状动脉出现明显病变。高脂、高胆固醇饲料中加入少量胆酸盐，可以增加胆固醇的吸收；加入甲状腺抑制药物如甲硫氧嘧啶、丙硫氧嘧啶，可进一步加速动脉病变的形成。

啮齿类动物本身具有抗 AS 特性，单纯高脂饮食只能形成高脂血症，不能形成 AS 病变。多数啮齿类 AS 模型需在高脂饮食基础上，联合应用其他方法（如钙超载、内皮损伤等）。

3）模型评估

（1）血生化评估。血脂，如总胆固醇（TC）、甘油三酯（TG）、高密度脂蛋白（HDL）、低密度脂蛋白（LDL）、载脂蛋白 A（ApoA I）、载脂蛋白 B（ApoB）等；炎症标志物，如 C-反应蛋白（CRP）、黏附因子、白细胞介素-6（IL-6）、肿瘤坏死因子 α（TNF-α）；其他相关指标，如血液流变学指标、纤维蛋白原、丙二醛、超氧化物歧化酶、血栓素 B2、前列环素 $PGF_{1\alpha}$ 等。

（2）病理形态学评估。①大体观察：动脉管壁病变硬化分级，0 级，内膜比较光滑，无奶油样变化；0.5 级，内膜有广泛奶油样变化，但无凸出于表面的斑块；1 级，有明显的凸起奶油样斑块，面积小于 3 mm^2；2 级，斑块面积大于 3 mm^2；3 级，斑块融合成片，大部分斑块面积大于 3 mm^2；4 级，斑块几乎覆盖整个动脉内膜。②显微镜观察：动脉粥样硬化的典型病变，即内膜增厚、平滑肌细胞移行增殖、脂质沉积、弹力纤维和胶原基质的生成、粥样斑块形成等。

（3）免疫组化评估：单核/巨噬细胞、T 淋巴细胞、内皮细胞、树突状细胞等参与动脉粥样硬化免疫反应的细胞，可对动脉粥样硬化斑块进行定性。测定血管内皮生长因子（VEGF）、肿瘤生长因子（TGF）等炎症因子，评估血管损伤程度。

（4）超声评估：测定内皮-血管中层厚度，鉴定斑块内脂质和纤维成分，显示血管壁形态学的早期变化。

4）模型特点

新西兰兔对高脂饮食特别敏感，对外源性胆固醇的吸收率高，而啮齿类动物（如小鼠、大鼠）对胆固醇几乎无反应。新西兰兔高脂饮食中，胆固醇含量达 0.2%～2.0%，就可使血浆胆固醇浓度迅速升高，出现高胆固醇血症，启动粥样硬化的发生发展。随着饮食中胆固醇含量增加及饲养时间延长，动脉壁的斑块逐渐增大。但新西兰兔与临床患者胆固醇代谢不完全一致，病变部位也不尽相同，主要区别为：①新西兰兔病变部位主要在胸主动脉弓部和心肌内冠状动脉，而临床上病变部位主要在腹主动脉和心肌外冠状动脉；②新西兰兔无临床高脂血症的并发症，产生的损伤更类似于黄瘤病。

5）模型应用

高脂饮食动物模型可用于评价 AS 的检测方法和治疗效果，也可用于研究 AS 的预防措施。

2. 钙超载模型造模

1）造模机制

AS 形成过程中动脉壁内钙含量是正常动脉壁钙含量的 10～80 倍，细胞内外的钙超载是导致 AS 的重要因素之一。大剂量维生素 D_3 可导致动物血钙升高，损伤血管内皮细胞，促进血浆脂质及钙对血管壁的侵入和沉积，促使血管壁钙化，进而促进 AS 的发生和发展。

2）造模方法

大鼠，雌雄均可，体重 200～250 g，清洁级以上条件饲养，i.p.维生素 D_3 溶液，30×10^4 U/kg 体重，每天 1 次，连续注射 2 d。特殊配制高脂饲料饲养，喂养 21 d，每天所需饲料量为 15 g/只。高脂饲料的配制方案：标准饲料的配方中添加 1%胆固醇、0.35%胆酸、5%猪油、0.61%丙硫氧嘧啶。

3）模型评估

血生化评估，病理形态学评估，超声评估。

4）模型特点

啮齿类动物具有抗 AS 特性，单纯高脂饮食只能形成高脂血症，不易形成 AS 病变，AS 造模需联合应用钙超载、内皮损伤等方法。不同剂量维生素 D_3 结合高脂饲料，能使大鼠血脂水平增高，但诱导产生的血管病变不尽相同。大剂量的维生素 D_3 更易诱导出 AS 病变，但是容易导致高钙血症，引起消化系统功能障碍、动物死亡率增高。国外有报道采用灌胃和食饵性（维生素 D_3）诱发动脉壁损伤和钙化，但造模时间较长。应用 i.p. 给药方法，34 d 即可出现主动脉壁平滑肌细胞明显增生，局部血管壁向管腔突出，形成明显斑块。

5）模型应用

动脉钙超载是动脉硬化高血压病、肾病、衰老、糖尿病等多种疾病所共有的病理特征，建立钙超载模型在研究这些疾病的基本病理过程中具有广阔的应用前景。

3. 内膜损伤造模

1）造模机制

内皮损伤和平滑肌增生迁移是许多血管病变中两个关键的病理过程。内皮损伤作为致病因素被普遍用于血管增殖性疾病的动物模型，最常见的是直接机械损伤内膜的方法。

2）造模方法

（1）血管空气干燥法。新西兰兔，2.0～2.5 kg，雌雄均可，麻醉后分离颈总动脉，两端以动脉夹阻断血流，在血管的两端使用头皮针沿血管纵轴方向平行穿刺阻断，250 ml/min 的气流，5 min 造成内膜干燥，恢复血流，止血，缝合切口皮肤，术后高胆固醇（1.5%胆固醇）饲料喂食 2 周后，损伤处可出现明显 AS 表现。

（2）球囊损伤法。①新西兰兔，2.8 kg，雄性，高胆固醇（1%）饲料喂食 2 周，再普食喂养 4 周，动物麻醉，行腹主动脉球囊损伤术：右侧股动脉切口，将 3F 福格蒂球囊插入动脉切口送至腹主动脉隔膜水平，球囊内注生理盐水至球囊膨胀，拖拉球囊至髂总动脉分叉处，抽出生理盐水，球囊回缩，再将球囊送至腹主动脉膈肌平面，反复进行 3 次。术后高胆固醇饮食喂养 6 周，动物会出现显著的 AS 病理改变。②小鼠，雄性，30 g，清洁级以上条件饲养，2.0%～2.5%异氟烷吸入麻醉并维持，腹主动脉切口，送入球囊 2～3 cm，球囊内注生理盐水至球囊膨胀，回抽至负压，间歇 60 s，再次充盈，反复进行 3 次。术后高胆固醇饮食喂养 4 周，损伤处可出现明显 AS 表现。

3）模型评估

血生化评估，病理形态学评估，超声评估。

4）模型特点

在内膜损伤的基础上建立 AS 模型，符合临床 AS 的病理特征，病变形成较快，易于操作，但血管内弹力板及中膜损伤较严重，在造模过程中要注意球囊和血管直径的比例，操作需轻柔，以免造成血管损伤。该方法造模是有创操作，造价也比较高。

5）模型应用

与单纯高脂饮食诱导 AS 相比，该方法可模拟介入治疗对血管的损伤和再狭窄过程，应用于血管重构方面的研究，其病理基础更类似于血管外伤，适用于外科手术后内膜增生及纤维帽形成的研究。

4. 免疫刺激造模

1）造模机制

免疫因素在 AS 的发生发展中起着重要作用，因此可从免疫学原理的角度来建立 AS 动物模型，如通过牛血清白蛋白、卵清白蛋白、肺炎衣原体、EB 病毒、巨细胞病毒、幽门螺杆菌、内毒素等对动物进行免疫刺激，诱发 AS 的产生。

2）造模方法

（1）大鼠，雌雄均可，体重 200 g，清洁级以上条件饲养，皮下注射卵蛋白 1 mg/kg 体重使大鼠致敏，再 i.p.卵蛋白，每次 2.5 mg/kg 体重，每天 1 次，连续 5 d，动物无需高胆固醇饲料，主动脉也可产生 AS 病变。

（2）载脂蛋白 E$^{-/-}$小鼠，雌雄均可，体重 23～30 g，清洁级以上条件饲养，鼻内接种 3×10^7U 肺炎衣原体，每周 1 次，连续 3 周，共接种 3 次。接种完成后 4 周，主动脉可产生 AS 改变。

（3）移植性血管增殖模型。大鼠，雄性，200～220 g，清洁级以上条件饲养，在供鼠肾动脉平面下方至腹主动脉分叉处，切取全段腹主动脉，长 1.5 cm，0～4℃肝素盐水冲洗管腔后,保存于 0～4℃高渗枸橼酸腺嘌呤液中备用。于相应部位剪去受鼠腹主动脉,将供鼠腹主动脉与受鼠腹主动脉用 9/0 无损伤缝合线行端端吻合。术后 2 周,移植动脉出现典型动脉硬化改变。

3）模型评估

病理形态学评估,超声评估。

4）模型特点

免疫损伤法为 AS 造模研究提供了新的方法,可根据抗原抗体反应原理,寻找 AS 的发病机制。此方法造模周期短,易于制作。

5）模型应用

可用于研究 AS 发生发展中的免疫反应,也可为疫苗防治 AS 的研究提供稳定的动物模型。

5. 基因修饰动物模型

1）造模机制

基因敲除动物是利用胚胎操作技术和 DNA 同源重组原理,定向将靶基因片段用基因缺失片段替代,从而制备基因敲除动物。原核显微注射法是目前制作转基因动物最常用的方法。将构建好的外源基因直接注射到受精卵的雄原核中,然后将携带外源基因的受精卵移植到同品系假孕动物的输卵管中,可以获得转基因动物。各种基因敲除和转基因动物,都是近年来的研究热点之一。

2）造模方法

ApoE 和 *LDL-R* 基因敲除鼠,可自发形成动脉粥样硬化斑块,是动脉粥样硬化研究的常用模型。在此基础上,应用基因打靶技术建立的 IL-1、C-反应蛋白、清道夫受体、IgG Fc、补体 C1q 及 CD44 等模型,对研究动脉粥样硬化中炎症和免疫因子的作用机制具有重要作用。近来有研究报道,通过在受精卵中表达 RNA 干扰序列而建立的遗传性基因敲除小鼠模型,技术应用成熟,可操作性强,时间上较基因敲除法大为缩短。Jawien 等采用 apoE$^{(-/-)}$ 小鼠建立的 AS 模型研究了血管紧张素 1-7 激动剂对 AS 的改善。Zhou 等运用 *LDL*$^{(-/-)}$ 的 C57BL/6J 小鼠,发现一种新型的血管活性肽能够促进 AS 进程。

3）模型评估

以血生化指标、病理形态学指标、超声指标等评估动物模型的效果。

4）模型特点

该法主要是通过外源载体和内源靶位点核苷酸的同源重组,使内源性靶位点缺失。这些内源性靶位点是血浆脂蛋白的重要组成成分,其缺失使得胆固醇清除途径受到限制,导致富含胆固醇的残粒在血液中堆积,形成高脂血症,进而导致 AS 的发生。该法为 AS 的研究提供了全新的实验体系,对于研究基因与 AS 发病的关系有重要意义,但其价格较高。

5）模型应用

由于基因改造常用的小鼠体积小,临床性检查评估很难,与人类脂类代谢差异较大,尤其是某些在人体表达的脂蛋白代谢基因在小鼠体内却不表达,这些局限性使得新西兰兔模型在 AS 研究中价值凸显,如 LDL 受体缺陷的遗传性高脂血症 WHHL 兔,其表型比 LDL 受体基因敲除小鼠更接近人类疾病,曾经广泛地用于高脂血症的研究,但也有待进一步改造。继续探索更符合人类自身特点的 AS 模型,依然是本研究领域的重要课题。

（张杨杨）

第二节 心肌病动物模型

心肌病常伴心功能障碍,临床类型分为扩张性心肌病（dilated cardiomyopathy,DCM）、肥厚性心肌病、限制性心肌病等。临床表现为心腔扩大、心律失常、栓塞及心力衰竭等,病因非常复杂,一般与病毒感染、自身免疫反应、遗传、情绪激动、药物中毒和代谢异常等有关。心肌病预后不良,患者往往死于心力衰竭或心律失常。DCM 是心肌病中最常见的病理类型,其特点是左心室腔（多数）或右心室腔明显扩大,且均伴有不同程度心肌肥厚,心室收缩功能减退。DCM 以左室或双室扩张和收缩受损为特征,不能用异常负荷条件（如高血压和瓣膜病）或冠状动脉疾病解释。一些基因的突变可以导致 DCM,包括编码肌节和桥粒结构成分的基因。非遗传形式的 DCM 可由不同的病因引起,包括病毒感染引起的心肌炎症,接触药物、毒素或过敏原,以及系统性内分泌或自身免疫性疾病。本节主要介绍 DCM 动物模型造模方法、特点、应用等。

1. 自发性扩张性心肌病动物模型

1）造模机制

BIO 14.6 地鼠存在 δ2 肌聚糖单一基因的缺失或突变,导致心肌在发育过程中自发形成 DCM。在此基础上,通过筛选和繁殖形成了 UMX 7.1、CHF 147、TO-2 等一系列品系。

2）造模方法

该品系地鼠能自发形成 DCM 且模型稳定,90%以上动物最终发展为充血性心力衰竭,DCM 病理特征和临床病理十分相似。

3）模型评估

（1）病理学结果评估:心肌组织有不同程度的炎症病变,心肌细胞排列紊乱,呈多灶性溶解,相邻细胞体积增大,出现变性、坏死。心室组织胶原纤维明显增加,病灶局部的胶原结缔组织出现增生,细胞间质纤维化。

（2）超声心动图评估:左室舒张末期内径、收缩末期内径均增大,而左室内径缩短率、左室射血分数、左室游离壁厚度均缩小。左心室射血分数（LVEF）=[左室舒张末期直径（LVEDD）−左室收缩末期直径（LVESD）]/LVEDD×100%。

（3）血生化评估:外周血红细胞钙镁离子含量作为反映心肌损伤的参考指标。

（4）心电图（ECG）评估:室性或房性心律失常多见,一般有不同程度的房室传导阻滞的发生。

4）模型特点

BIO 14.6 地鼠在出生后 30～40 d 即出现心肌变性溶解，60～90 d 可见心肌纤维化，150 d 出现心肌肥大，250 d 有明显的心室扩大，出生 1 年可出现充血性心力衰竭。在 DCM 发展的不同阶段均有典型变化，如小灶性的心肌坏死溶解和炎细胞浸润、心肌纤维化和心肌细胞肥大、心室扩大，以及伴随腹水、肝脾瘀血肿大等全身症状。该品系动物昂贵，需要从国外引进。

5）模型应用

适于心肌变性坏死的分子机制，以及治疗心肌变性和抗纤维化药物的研究。

2. 去甲肾上腺素诱导的心肌病动物模型

1）造模机制

DCM 病因目前仍不是十分清楚，研究表明儿茶酚胺代谢紊乱在 DCM 的发生发展过程中起着重要作用。应用儿茶酚胺造成心肌病动物模型来研究心肌病的发病机制及其防治方法，符合临床儿茶酚胺代谢紊乱造成的心肌病的病理、生理特点。

2）造模方法

新西兰兔，6 月龄左右，体重 2～2.5 kg，清洁级以上条件饲养。固定动物，每天经耳缘静脉滴注去甲肾上腺素 1 mg/kg 体重，去甲肾上腺素浓度为 5 mg/ml，90 min 内滴注完毕，连续用药 15 d 后采集实验数据及标本。动物麻醉，仰卧固定，开胸心内取血，肝素抗凝；取出心脏，做病理学检查。

3）模型评估

组织病理学评估，超声心动图评估，血生化评估，ECG 评估。

4）模型特点

该造模方法简便，所需时间短，病理改变明显，动物伴有显著的血流动力学异常；心肌组织内含钙量显著升高，含镁量显著缺失，并与外周血红细胞内钙镁含量成正相关。

5）模型应用

适用于儿茶酚胺代谢紊乱造成的 DCM 和充血性心力衰竭发病机制及治疗方法的研究。

3. 呋喃唑酮诱导的心肌病动物模型

1）造模机制

呋喃唑酮属于单胺氧化剂，体内能够拮抗对儿茶酚胺的清除，而儿茶酚胺浓度过高会造成严重的心肌毒性，致使心肌变性、坏死、纤维增生和心室重构。

2）造模方法

大鼠，2 周，雄性，体重 17～32 g，清洁级以上条件饲养，每日饲喂呋喃唑酮 0.2 mg/g 体重，每周按体重调整一次用药剂量，持续 10 周。

3）模型评估

组织病理学评估，超声心动图评估，血生化评估，ECG 评估。

4）模型特点

呋喃唑酮诱导的动物模型，与临床上 DCM 病理变化有许多相似点：心肌间质纤维化，胶原增生，心肌水肿引起心肌重量增加等。动物 ECG 出现 QRS 时限延长，左室舒张末期内径/体重（LVEDD/BW）增大，LVEF 明显降低。这与临床上 DCM 心腔明显扩大和心脏收缩明显降低的特征一致。呋喃唑酮也可诱发火鸡心脏扩张、心肌细胞肥大、胞核增大、心内膜心肌纤维化变化，与临床 DCM 相吻合。该造模方法简单、方便、易行，适合小动物心肌病模型的建立。

5）模型应用

适用于 DCM 发病机制、治疗和预防的研究。

4. 柯萨奇病毒心肌病动物模型

1）造模机制

柯萨奇 B 组病毒（Coxsackievirus B，CVB）感染是病毒性心肌炎急性期向慢性期转化，以及向 DCM 转化的重要原因之一，也可能与克山病的发病有重要关系。心室重构是心肌炎后的重要标志，通过反复病毒感染方法可诱导心室重构，建立比较理想的心肌病动物模型。病毒感染以急性心肌损伤为主，多数小鼠能够对抗病毒的攻击而不产生严重的持续性心肌损伤。单次病毒感染，病理检查无心肌结构的明显改变。病毒感染后，病毒血清中和抗体一般在第 7 天达到高峰，在感染后第 7 天给予重复病毒感染，病毒剂量高于机体能够免疫耐受的剂量，会使心肌发生重复损伤。120 d 后，可以见到严重的心脏重构，表现为心脏增大、重量增加、心功能明显下降、心肌组织灶状纤维瘢痕修复。

2）造模方法

小鼠，雄性，3～4 周，体重（15±2.0）g，清洁级饲养级别以上；CVB_{3m} 株为嗜小鼠心肌病毒变异株。第 1 天 i.p. CVB_{3m} 的培养基稀释液，剂量为 0.1 ml × 10^{-3} CVB_{3m}，第 7 天给予 0.1 ml × 10^{-2} CVB_{3m}，第 13 天给予 0.2 ml × 10^{-2} CVB_{3m}，120 d 后处死动物，收集实验数据及标本。

3）模型评估

组织病理学评估，超声心动图评估。

4）模型特点

该模型与临床上反复病毒感染引起的 DCM 类似。病毒的持续感染导致急性病毒性心肌炎发展为慢性心肌炎，诱发心室重构，包括细胞外基质胶原系统的增生重建、心肌细胞的重构和心脏外形的改变。这些重构正是 DCM 发生发展的重要病理变化。

5）模型应用

该模型可用于病毒感染引起的扩张型心肌病发病机制、治疗及预防方法的研究。

5. 基因敲除心肌病动物模型

1）造模机制

25%～30% 的 DCM 患者可能与家族 P 遗传性因素有关，据此，敲除某些 DCM 相关基因的小鼠有可能进展出 DCM。

2）造模方法

Nikolova 等成功构建 *LMNA* 基因敲除（*Lmna*$^{-/-}$）小鼠，该小鼠由于缺乏纤层蛋白导致心肌细胞结构和功能障碍，最终导致该模型小鼠迅速进展成左心室 DCM。

3）模型评估

心功能检测，心脏组织病理学分析。

4）模型特点

由于不能表达稳定的核纤层蛋白，导致 4～6 周小鼠的心脏彩超、心肌病理结果、脑钠素水平均符合 DCM 的改变。*Lmna*$^{-/-}$小鼠在出生时与野生型没有差异，2 周出现生长缓慢，4～6 周比对照组体重减少 50%。*Lmna*$^{-/-}$小鼠与野生型小鼠心脏大小并没有差别，但其左心室扩张呈球形，室壁变薄。*Lmna*$^{-/-}$小鼠心肌细胞变短，心肌病变特点与 BIO14.6 地鼠相似。

5）模型应用

LMNA 基因敲除小鼠造模稳定且迅速，产生的扩张型心肌病病理特征和人类相似。然而，该模型动物伴 DCM 发病机制与人类差别很大，并且伴随有肌营养不良、生长障碍等其他疾病，这些疾病可能干扰关于 DCM 的研究结果。

（张杨杨）

第三节　缺血性心脏病动物模型

缺血性心脏病可以导致死亡。急性心肌梗死（acute myocardial infarction，AMI）是缺血性心肌病最常见的疾病之一，具有高发病率和高病死率的特点，AMI 是世界上最常见的死亡原因。对出现胸痛的患者需要紧急进行全面风险评估，消除不良结果，可以降低发病率和死亡率，提高患者的生活质量。幸存的患者，在 AMI 后会最终发展为左心室功能不全和（或）心力衰竭，严重影响生活质量和寿命。心源性休克是心梗后心衰的一种极端表现，是心梗患者死亡的主要原因。目前唯一被证明能降低心源性休克患者死亡率的治疗是早期血管重建术。为探求缺血性心脏病的发生发展机制，尽可能模拟缺血性心脏病的病因和病理机制，寻找更好的治疗方案，需要建立稳定实用的缺血性心脏病动物模型。

1. 垂体后叶素致动物心肌缺血模型

1）造模机制

垂体后叶素是从动物脑垂体后叶提取的一种水溶性物质，包含血管加压素和缩宫素两种活性成分，大剂量的垂体后叶素可引起冠状动脉、毛细血管、小动脉及小静脉痉挛性的收缩，导致心脏灌流不足、心肌耗氧量增加，造成心肌缺血、缺氧。该模型可以模拟临床患者心肌反复缺血发作，进而发展为心肌梗死的病理过程。

2）造模方法

大鼠，雌雄均可，体重 180～200 g，清洁级以上条件饲养。大鼠 i.p. 1.5%戊巴比妥钠（37 mg/kg 体重），微量注射泵尾静脉注射垂体后叶素 15 U/kg 体重（0.167 ml/min）。每日 1 次，连续注射 3 d。最后一次注射垂体后叶素后 24 h，外科手术结扎左冠状动脉前降支。i.p. 1.5%戊巴比妥钠（37 mg/kg 体重）麻醉大鼠，四肢皮下连接心电图电极，记录标准 II 导联心电图；经口气管插管，连接动物呼吸机，左侧第四肋间开胸，6/0 丝线在肺动脉圆锥和左心耳交界下缘 1～2 mm 结扎左冠状动脉前降支，以结扎动脉供血区域缺血变白和心电图 ST 段抬升作为结扎成功的标志。

3）模型评估

（1）ECG 评估：动物四肢皮下连接 ECG 电极，记录标准 II 导联心电图。大鼠 ECG 心肌缺血的诊断标准：T 波高耸，超过同导联 R 波 1/2；ST 段上抬或下移>0.1 mV；T 波高耸伴有 ST 段移位；P 波消失；T 波倒置。心肌缺血持续时间的计算以下移 ST 段、倒置 T 波、上抬 ST 段三者之一恢复至初始值 50%的时间为准。

（2）组织病理评估：动物麻醉后开腹，腹主动脉取血，处死动物后迅速取出心脏，剔除心包、心房、血管、脂肪等，HE 染色。光镜下测量梗死部位面积，并计算心室体积以及梗死体积，梗死范围以梗死体积占全心室体积的百分比表示。

（3）血生化评估：血液样本离心，上清液（血清）进行心肌酶谱测定，包括肌酸激酶（CK）、丙氨酸氨基转移酶（ALT）及天冬氨酸氨基转移酶（AST）活性。

4）模型特点

采用反复静脉注射垂体后叶素致心肌缺血方法，可以模拟临床长期慢性心肌缺血的病理过程。在慢性心肌缺血模型的基础上，结扎大鼠左冠脉前降支致心肌梗死，可以模拟临床患者长期心肌缺血发展为心肌梗死的病理过程，并以心肌梗死范围、心肌标志物作为动物模型的评价指标，为抗心肌缺血治疗提供一种符合临床特点的动物模型。

5）模型应用

注射垂体后叶素致心肌缺血模型被广泛用于抗心肌缺血药物的筛选和药效评价研究。

2. 异丙肾上腺素致心肌缺血模型

1）造模机制

异丙肾上腺素（isoprenaline，ISO）为 β-受体激动剂，作用于支气管 β 肾上腺素受体使平滑肌松弛，作用于心肌细胞，增强心肌收缩力，缩短收缩期和舒张期。大剂量注射 ISO 可显著增加心肌的血氧消耗，使供需失衡，心肌结构及功能严重受损，长期 ISO 注射可导致心肌细胞坏死，其病理生理变化与临床缺血相似，是一种公认的、简便易行的造模方法。

2）造模方法

大鼠，雌雄均可，180～200 g，清洁级以上条件饲养。给药方式：皮下注射 ISO（5 mg/kg 体重），每天 1 次，连续注射 3 d。固定大鼠，在大鼠背部和腹部下侧松弛的皮下注射。最常用的注射位点为大鼠肩部，注射到颈部上松弛的皮肤下。

3）模型评估

ECG 评估，组织病理评估。

4）模型特点

造模方法简单，重复性强，与垂体后叶素造模相比，引起动物心肌坏死更加稳定；心肌坏死的病理特点与临床心肌缺血缺氧所致坏死有相似之处，但发病机制存在差异。

5）模型应用

模型适用于心肌缺血坏死、心肌氧需平衡方面的研究，也适用于与 β 肾上腺素受体相关药物的评价和筛选研究。

3. 自发性心梗动物模型

1）造模机制

渡边氏遗传性高脂血症（Watanabe heritable hyperlipidemic，WHHL）兔是一种适合于研究人类家族性高胆固醇血症动脉粥样硬化的动物模型。通过不断地人工挑选，培育出一种能自发性心肌梗死的 WHHL 新品系，即心肌梗死型渡边兔（myocardial infarction-prone WHHL，WHHLMI）。由于选育及饲养环境一致，WHHLMI 兔的心肌梗死发生率显著升高，表明遗传因素参与严重冠状动脉粥样硬化及心肌梗死发生发展。

2）造模方法

WHHLMI 兔无需任何干预措施，冠状动脉狭窄发生率在 11～35 月龄时约为 90%；35 月龄以上死亡的 WHHLMI 兔中，97%为心肌梗死。

3）模型评价

ECG 评估，组织病理评估。

4）模型特点

WHHLMI 兔心肌损害的特征与临床多支病变冠心病患者相似。WHHLMI 兔心肌损伤均为陈旧性心肌梗死伴新鲜心肌损伤，多支冠状动脉狭窄，狭窄程度>90%，心肌梗死的发生与严重的冠状动脉病变有密切关系。由于长期供血不足，动物心脏常发生心内膜下梗死。心肌梗死的发生率、分布、病变大小无性别差异。

5）模型应用

该模型常用于冠状动脉粥样硬化病变形成、心肌缺血、心梗的机制及治疗方法的研究，也可以在此动物模型的基础上构建急性冠脉综合征模型。

4. 冠状动脉结扎致心肌缺血模型

1）造模机制

冠状动脉是心脏的供血动脉，冠状动脉的狭窄或闭塞会引起心脏的缺血坏死，通过外科手术方法结扎冠状动脉使之狭窄或闭塞，引起动脉供应的心肌缺血、坏死，造成心肌梗死。

2）造模方法

鼠、兔、猪、犬、猴等均可用于冠脉结扎心肌缺血动物模型，其中啮齿类动物大小鼠具有价廉易得、种系纯、同系间遗传差异小、与人类有相似的血管解剖、抗感染能力强等特点，在造模中广泛应用，使用率超过 90%。现以小鼠为例，介绍具体造模方法。

小鼠，雌雄均可，20～30 g，造模方法有开胸手术法和非开胸手术法。

（1）开胸手术法：小鼠 2%～3% 异氟烷吸入麻醉并维持。四肢及皮下连接心电图电极，记录标准 II 导联心电图。气管插管，机械通气，右侧卧位，左前胸去毛，消毒铺巾，胸骨左旁第 3 肋间隙切口进胸，长约 1 cm，暴露心脏及大血管根部，剪开心包，在左心耳下缘与肺动脉圆锥间，距主动脉根部约 3 mm 处，以左冠状静脉为标志，6-0 尼龙缝线缝扎中 1/3，进针深度控制在 0.1 cm，宽度为 0.1～0.2 cm，收线打结，ECG 出现心肌梗死的特征性改变，确定造模成功。彻底止血，逐层关胸，术后应用抗生素。

（2）非开胸手术法：小鼠 2%～3% 异氟烷吸入麻醉并维持。四肢及皮下连接 ECG 电极，记录标准 II 导联 ECG。右侧卧位，左前胸去毛，消毒铺巾，左侧外胸部皮肤切口（1.2 cm），荷包缝合切口但不收紧，切开胸大肌和胸小肌，暴露第 4 肋间隙。左手食指和拇指握住胸部，右手持蚊钳分开第 4 肋间隙，然后用镊子在胸膜和心包上打一个小洞，略微撑开小洞，左手按压胸部，将心脏挤压出胸廓。距离左前降支起点 2～3 mm 处，用 6-0 丝线缝扎，当左室前壁变白或 ECG 出现典型缺血性改变（S-T 段抬高）时，造模成功。缝扎后，立即用蚊钳将心脏放回胸腔内，左手挤压排出心包气体，收紧之前放置的荷包关闭切口。停止麻醉，加热保温，术后用抗生素。

3）模型评估

术中、术后 ECG 评估及组织病理评估。

4）模型特点

冠状动脉结扎法是最常用的缺血性心脏病造模方法，也是研究心肌缺血损伤公认的造模方法。该模型心梗范围清楚、效果确切，可根据研究需要对心脏不同区域的血管进行结扎，通过 ECG、病理学、血清酶学等，对模型进行实时监控和评估。结扎法一般需要开胸操作，涉及气管插管、麻醉和术后护理等操作，过程复杂并对外科技术和设备要求高。另外，临床上绝大多数心肌梗死病例，都是由于冠状动脉粥样硬化不稳定斑块破裂形成血栓，堵塞冠状动脉而造成的。结扎法并无此病理基础，手术创伤也会引起动物生理、生化指标改变。

5）模型应用

临床上 50% 以上心肌梗死发生于左前降支供血区域，结扎冠脉引起的急性心肌梗死动物模型与临床相似度高，可用于研究心肌缺血后血流动力学和心肌代谢，也可用于预防及治疗心肌缺血的药物研究。

5. 冠状动脉内栓塞法

1）造模机制

冠状动脉介入技术的日益成熟，使非开胸建立缺血性心脏病模型成为可能，主要应用于大、中型动物的缺血性心脏病模型。经导管注入栓塞剂或采用球囊闭塞冠状动脉形成心梗，并通过冠状动脉造影、ECG、生化检查等评估造模效果。

2）造模方法

犬，10～13 月龄，体重 10～12 kg，雌雄不限。3% 戊巴比妥钠静脉注射麻醉，鼻导管吸氧（3 L/min），连接 12 导联体表 ECG。右侧股动脉穿刺，送入 6 F 动脉鞘管，鞘内注射肝素 100 U/kg，行选择性冠脉造影，充分暴露左前降支（left anterior desending coronary artery，LAD），导丝送至 LAD 远端，沿导丝送入预扩球囊至 LAD 第 2 对角支处，扩张球囊，间隔 30 s 分别先后行 1 min、2 min、3 min 预缺血试验，观察 ECG 及心率变化。沿导丝送入微导管至 LAD 第 2 对角支远端，快速注入聚乙烯微球悬浮制剂 2 ml（4×10^4 个/ml），再注入凝血酶 2 ml（1000 U/ml，生理盐水配制），将微球及凝血酶全部推注至 LAD 第 2 对角支远端。观察 5～10 min 后冠脉造影确认血流阻断，间隔 30 min、60 min 复查冠脉造影，证实 LAD 栓塞。

3）模型评估

（1）ECG 评估：术中、术后 ECG 典型变化可初步评估模型。

（2）冠脉造影评估：术后 1 周复查冠脉造影，评估血管栓塞情况。

（3）心功能评估：于术前、术后 1 h、6 h、12 h、24 h、3 d、7 d 行心脏超声检查，连续观察左心室收缩和舒张功能的变化。

4）模型特点

栓塞方法最初常用金属线圈栓子，但金属栓子受限于一些检查如 MRI；经改良后，应用微栓塞球或明胶海绵栓塞代替，但较难对栓塞进行准确定位和定量。近年来有研究通过导管送入球囊至冠状动脉，靶血管定位后加压扩张球囊使其完全堵闭血流，从而建立心肌梗死模型。

冠状动脉介入内栓塞法能精确定位栓塞冠状动脉，建立缺血性心脏病模型，避免开胸手术的创伤，动物围手术期死亡率明显下降，是今后大动物建立缺血性心脏病模型的发展方向。此造模方法应用于大动物，成本较高，设备仪器要求较高，心肌梗死的病理基础与临床心肌梗死的发病原因仍存在一定的差异。

5）模型应用

冠状动脉介入内栓塞法常用于大动物如犬、羊等，能造成稳定且精确的透壁性心肌梗死灶，适用于心肌梗死定位、心梗后血流动力学、心肌代谢及药物干预等研究。

6. 机械压迫冠状动脉法

1）造模机制

临床上慢性心肌缺血主要是由于冠状动脉管腔随着病变的加重逐渐缩小甚至闭塞。Ameroid 缩窄环是一种内径为 2.0～2.5 mm 的双层环，外层为金属或塑料，内层为酪蛋白，吸水后内层会膨胀向内挤压，逐渐缩窄血管内径并最终使其闭塞，造成慢性心肌缺血。

2）造模方法

巴马小型猪，9 月龄，雄性，体重 20 kg，氯胺酮 9 mg/kg 体重基础麻醉，气管插管，呼吸机辅助呼吸，吸入 15～20 g/L 异氟烷维持麻醉。消毒铺巾，左侧第 4 肋间隙开胸，切开心包，暴露左冠状动脉回旋支，在左回旋支上放置内径 2.25～2.50 mm 的 Ameroid 缩窄环，关闭心包，逐层关胸。术后注射抗生素预防感染。

3）模型评估

观察术中、术后 ECG 评估及组织病理评估。术后 10 d 冠脉造影评估。

4）模型特点

回旋支近心端放置 Ameroid 缩窄器，造模时间短，试验结果可靠。除灵长类动物以外，小型猪心脏与人类最为接近。该法需要外科手术操作，成本较高，设备仪器要求高。

5）模型应用

该造模方法可模拟临床慢性心肌缺血的病理过程，术后平均 6 周动物可出现渐进性左心室肥大，全部或局部左心室收缩功能障碍，大约 1/3 动物造成局部慢性心肌缺血损害，符合慢性心肌缺血病理变化，常应用于慢性冠状动脉狭窄导致心肌缺血和侧支循环的研究。

7. 基因修饰冠状动脉硬化性心脏病动物模型

1）造模机制

在影响脂代谢、血管壁细胞等多种基因功能异常情况下，通过多基因修饰，造成非常严重的动脉粥样硬化，使病变逐渐累及冠状动脉。

2）造模方法

多基因修饰基础上，给动物增加饮食或应激等因素，模拟人类冠状动脉硬化自然发生过程。*SR-BI/ApoE* 双基因敲除小鼠出现显著升高的高密度脂蛋白，而游离胆固醇（FC）显著升高，血浆中，其与胆固醇酯（CE）的比例（FC/CE）显著升高是该模型的特点。该模型 8 周内出现冠状动脉粥样硬化和心梗，死亡率极高。*n/i/eNOS* 三基因敲除小鼠，8 月龄左右半数以上死于心梗。

3）模型评估

根据心电图、超声以及病理结果等评估动物模型。

4）模型特点

该模型血浆低密度脂蛋白胆固醇含量升高，冠状动脉发生明显的内膜增生和中膜变厚，管周伴肥大细胞浸润，推测冠状动脉硬化合并痉挛导致该模型心梗。

5）模型应用

基因修饰技术使冠心病小鼠模型的制备成为可能，成为人类冠心病预防和治疗研究的工具。由于小鼠在解剖结构、代谢等生理功能的调节上与人类存在较大差异，其冠心病病变特点及部位与人类不完全一致，使得小鼠模型的应用受到诸多限制，评价新药也存在较大风险。

（张杨杨 张鸿雁）

第四节 心律失常动物模型

心律失常是指心脏冲动的频率、节律及起源部位、传导速度或兴奋秩序的异常，是临床常见的心血管疾病之一。由室性心动过速引起的心脏性猝死仍然是世界上主要的死亡原因。心力衰竭、糖尿病性心肌病、老年心功能障碍和遗传性疾病与恶性心律失常的倾向增强相关。心律失常通常是心力衰竭的结果，但作为心律失常诱发的心肌病，可引起左室收缩功能障碍（LVSD）。按发生心律失常时心率的快慢，将其分为快速性和缓慢性心律失常。目前大多数抗心律失常药物在治疗心律失常的同时，又具有导致心律失常作用，或可引起其他心血管疾病。因此，抗心律失常新药的开发仍然任重道远，不同类型心律失常动物模型的建立是研究其发病机制和新药开发的基础。

1. 药物致缓慢性心律失常模型

1）造模机制

普萘洛尔为 β-受体阻滞剂，主要通过抑制窦房结、心房、浦肯野纤维的自律性，或降低儿茶酚胺所致的晚后除极而防止触发活动，使电信号传导减慢，有效不应期延长，心率减慢。迷走神经在调节心脏电活动中起重要作用，兴奋时可引起心率下降、传导减慢以及心肌收缩力减弱。造模主要机制与神经末梢释放乙酰胆碱（acetylcholine，ACh）有关。ACh 作用于心肌细胞膜上的 M 型受体，激活 ACh 敏感 K^+ 通道（I_{KACh}）；ACh 还可以直接抑制逐渐增强的内向 Na^+ 电流（I_f）及 Ca^{2+} 电流。心肌细胞的收缩对细胞外液 Ca^{2+} 浓度具有依赖性，Ca^{2+} 内流的减少使心肌收缩力降低。ACh 使心脏兴奋性、传导性、收缩性均产生负性变化，最终产生心脏抑制效果。

2）造模方法

大鼠，雌雄均可，200～250 g，清洁级以上，i.p. 1%戊巴比妥钠 1 ml/kg 体重麻醉，动物保定，放置 ECG 电极。

0.1%普萘洛尔 5 mg/kg 体重 i.p.，记录注射后即刻及 2 min、5 min、10 min、20 min 的心率变化。或者尾静脉注射 1 ml/kg 体重（0.1%Ach），观察注射 ACh 后 3 min 之内的 ECG 变化，记录动物注射 ACh 前后 ECG 心率及 P-R 间期的改变。

3）模型评估

ECG 评估：动物麻醉后，心电图针形电极插入四肢皮下，记录标准 II 导联 ECG。

4）模型特点

该造模方法操作相对容易，可控性强，费用低，常用的实验动物如大鼠或小鼠等均适用，尤其适于建立模型后需长时间喂养的动物。

5）模型应用

用于缓慢性心律失常，包括窦性缓慢性心律、房室交界性心律、心室自主心律、传导阻滞（包括窦房传导阻滞、心房内传导阻滞、房室传导阻滞）等药物研究。

2. 药物致快速性心律失常模型

1）造模机制

氯化钡诱发室性心律失常与多种离子通道异常有关。氯化钡对新西兰兔具有洋地黄样作用，可抑制心肌细胞膜上的 Na^+-K^+-ATP 酶活性，使细胞内 K^+ 减少，导致最大复极电位减少，细胞内 Na^+ 增加，通过 Na^+-Ca^{2+} 交换使细胞内 Ca^{2+} 增加，导致异常的延迟后去极化电位，使膜电位达到阈电位水平，可引起再次除极，产生早搏性或异位性节律紊乱，即触发活动。振荡后电位和触发活动使自律性增高、心肌交感神经兴奋性增加，导致异位节律而致心律失常。氯化钡还能促进浦肯野纤维细胞的 Na^+ 内流，提高舒张期的除极速度；抑制 K^+ 外流，增加 4 相坡度，提高心房传导组织和房室束-浦氏纤维系统等快反应细胞的自律性。而 Ca^{2+} 诱导心律失常的作用较复杂，不仅与其对心脏的直接作用有关，而且与肾上腺素能神经对心脏的影响也有关。

2）造模方法

新西兰兔，雌雄均可，体重 2.0～2.5 kg，耳缘静脉快速注射氯化钡溶液 1 ml/kg 体重（4 mg/kg 体重），同时记录 30 min 内 ECG，观察室性心律失常的情况及心律失常恢复时间。

大鼠，雄性，体重 240～280 g，清洁级以上，戊巴比妥钠 40 mg/kg 体重 i.p. 麻醉，舌下静脉注射 140 mg/kg 体重 $CaCl_2$ 也可诱发产生多种心律失常，如室性早搏、室性心动过速、室颤甚至死亡。

3）模型评估

ECG 评估。

4）模型特点

该造模方法简单，静脉快速推注氯化钡可使动物出现多种快速室性心律失常，包括室速（单形、多形）、室早（单形、多形、二联律、三联律）等，但动物很少发生室颤及死亡。

5）模型应用

应用于多种快速性心律失常机制和抗心律失常药物的研究。

3. 心肌缺血-再灌注致心律失常模型

1）造模机制

临床上心肌缺血-再灌注后心律失常的发生率很高，冠脉溶栓后心律失常的发生率可达到 80%。心肌缺血-再灌注性心律失常发生的机理尚不完全清楚，可能与细胞内钙超载、自由基损伤等有关。缺血后的心肌细胞膜上 Na^+-K^+-ATP 酶的功能障碍，使细胞内 Na^+ 浓度增高，激活细胞膜 Na^+-Ca^{2+} 交换。心肌缺血再灌注时，自由基含量明显增加，生物膜脂质过氧化及其分解产物导致生物膜受损，引起再灌注性心律失常。

2）造模方法

大鼠，雄性，体重 216～301 g，清洁级以上，25%乌来糖 i.p. 麻醉，ECG 针形电极插入四肢皮下，术中心电检测，记录标准 Ⅱ 导联 ECG。气管插管，呼吸机辅助呼吸，以心尖搏动最强点为中心，于第 4 肋间开胸，暴露心脏，打开心包，找到肺动脉圆锥，在左心耳下缘 1 mm 处缝扎冠状动脉左前降支，结扎深度 1.5 mm、宽度 3～3.5 mm，注意打结力度，结扎点以下心肌颜色变暗，ECG 中 S-T 段升高为心肌缺血标志，心肌缺血 30 min 后松开结扎线，恢复心肌灌注，心肌相应部位颜色恢复，再灌注持续 60 min，缝合心包及胸部切口。心肌再灌注开始后，根据标准 Ⅱ 导联 ECG 监测记录室性心动过速、室性纤维颤动和房室传导阻滞等情况，并记录发生的时间点和持续时间。

3）模型评估

ECG 评估。

4）模型特点

该模型可准确模拟临床冠状动脉性心脏病溶栓治疗后发生的心律失常。造模手术操作要求高，造模成功率依赖于手术者经验和动物状态。动物围手术期死亡率较高。

5）模型应用

该模型适用于心肌缺血-再灌注后心律失常的发病机制和药物治疗研究。

4. 电刺激诱发心律失常模型

1）造模机制

心房肌和心室肌在相对不应期开始前有一短暂的间期（易损期），用较强的阈上刺激可引发心房或心室颤动。不同部位的心肌组织或细胞群之间，兴奋性从相对不应期恢复的快慢差别较大，兴奋性、不应期及传导性处于十分不均匀的电异步状态。此时给予一个外部电刺激，兴奋性在某些部位易于通过，而在另一部位难以通过，发生传导延缓和单项阻滞，导致折返激动形成。许多折返同时出现，则心房或心室的兴奋和收缩会失去协调一致而形成纤维颤动。电刺激可以改变心肌细胞膜电导，增加心肌复极的不均一性，从而使刺激容易落在易损期上产生颤动。

2）造模方法

新西兰兔，雌雄均可，体重 2.0～2.5 kg，40 mg/kg 体重 i.p. 戊巴比妥钠麻醉，麻醉后固定，呼吸机辅助呼吸（潮气量 22 ml，呼吸比 1：2，频率 60 次/min）。放置 ECG 电极，记录动物正常 ECG。于左第 4 肋间进胸暴露心脏，剪开心包膜，用蛙心夹将电刺激输出正、负极，分别固定在左室心尖部及右心室底部，间距 1cm，用生物信号处理系统，每隔 5 min 电刺激一次（波宽 0.4 ms，频率 32 Hz，连续方波，每次 10 s），逐渐增加刺激强度，每次刺激后立即观察动物 ECG 的变化，并记录出现诱发室颤时的电压值。

3）模型评估

ECG 评估。

4）模型特点

该造模方法可比较精确地定量电刺激的参数，同一动物反复刺激引起室颤的阈值比较稳定，给予抗心律失常药物后，观察同一动物室颤阈值的改变，精度较高；造模成功率高、重复性好。该模型的缺点是制备方法较为复杂，手术开胸损伤大。

5）模型应用

该模型应用于室性心律失常的发病机制及药物治疗的研究。

5. 基因修饰房颤动物模型

1）造模机制

用基因工程等实验技术，对动物基因组进行遗传修饰，这种修饰改造的基因可稳定遗传给后代动物，目前已建立多种小鼠模型。

2）造模方法

有针对心肌疾病表型的动物模型，如过度表达 RhoA 的动物模型。RhoA 是一个调节肌动蛋白骨架的小 G 蛋白，过度表达能产生扩张型心肌病，伴有窦房结和房室结功能障碍，并出现房颤。还有针对心肌电重构的动物模型，如过表达 Kir2.1 的动物模型，Kir2.1 编码内向整流钾电流 IK1 的 α 亚单位，过度表达可显著影响 IK1 进而改变心肌细胞静息膜电位和复极 3 期，从而显著缩短动作电位时程，引发自发性房颤。敲除链接蛋白 40 的小鼠（CD40$^{-/-}$、CD40$^{-/+}$）心房发育正常，但传导速度减慢，窦房结恢复时间延长，更容易诱发房颤的发作。另外还有主要针对心房结构重构、不伴有心室功能不全的动物模型，如过度表达 TGF-β1（transforming growth factor β1）的小鼠，心房明显纤维化，尤其是右房传导速度显著下降，容易诱发房颤。

3）模型评估

记录心电图和心率评估动物模型。

4）模型特点

经基因编辑技术改变动物的基因，使其自发性出现心律失常、房颤的分子机制清晰。

5）模型应用

基因修饰房颤动物模型，多用于房颤的分子生物学研究，也可用于治疗和预防相关的研究，不过造价较高，尚未广泛用于实验研究。

（张杨杨）

第五节 心力衰竭动物模型

心力衰竭（heart failure，HF）简称心衰，是指心脏泵血功能降低和（或）舒张功能发生障碍，不能将静脉回流的血液充分排出，影响到全身组织代谢。各种原因引起心肌收缩能力减弱，使心脏血液输出量减少，不能满足机体的需要，并由此产生一系列的症状和体征，是多种心脏疾病的共同转归。左室舒张或收缩功能障碍导致前负荷和后负荷增加，进而导致肺充血。液体潴留和再分配导致全身充血，最终因灌注不足引起器官功能障碍。随着心力衰竭发病机制研究和临床治疗研究不断深入，心衰动物模型构建也在不断地发展。心力衰竭的病因及发病机制极其复杂，动物模型的建立方式多种多样，各种模型的心功能改变和特点也各不相同。心力衰竭动物模型的建立与选择，需要综合考虑疾病的发病机制、药物治疗靶点及实验研究的要求。

1. 异丙肾上腺素过度兴奋心脏致心衰

1）造模机制

异丙肾上腺素（ISO）是 β-受体激动剂，可加快心率，增强心肌收缩力，长期使用可导致心肌细胞纤维化和坏死并发生心室重构，最终出现心力衰竭。

2）造模方法

ISO 建立心力衰竭模型有不同的给药方式，如皮下注射或 i.p.，不同注射剂量、持续时间等。大、小鼠是目前造此模比较常用的实验动物。

大鼠，雄性，180～210 g，清洁级以上，皮下注射 ISO，2.5 mg/（kg·d），连续 4 周，可诱导出心衰模型。也有采用间断性 i.p. 的方式，首次按 3 mg/kg 体重剂量连续 3d i.p.

ISO，4 周后按 2 mg/kg 体重剂量继续给药 2 d，间隔 1 周后再按 3 mg/kg 体重给药 2 d，可建立慢性心功能不全动物模型。

小鼠，雄性，体重 20～25 g，应用手术方式皮下植入微渗泵，ISO 200 mg /（kg·d）给药。按小鼠最大体重 25 g 计算，造模 1 周需要 ISO 35 mg，故给药量应为 208 μg/h，泵内 ISO 浓度为 182 mg/ml。准备好缓释微渗泵后进行手术。40 mg/kg 体重 i.p. 戊巴比妥钠麻醉，小鼠背部肩胛骨附近备皮，范围约为 3 cm × 2 cm，消毒，在离肩胛骨下缘 1 cm 地方剪开一个 1～2 cm 小口，并用止血钳在皮下钝性分离制造一个皮囊，皮囊不宜过大以防微渗泵滑动，把灌好药液的泵埋入皮下，用 4 号丝线缝合切口。7 d 后取出微渗泵，进行超声心动图检查。

3）模型评估

（1）超声心动图评估：胸骨旁左室短轴切面，二尖瓣腱索水平记录 M 型超声运动曲线，分别测量舒张末期室间隔厚度、左室后壁厚度、左室舒张末期内径和左室收缩末期内径，计算短轴缩短率和射血分数。各指标均在连续 3 个心动周期上测量后取其平均值。

（2）血流动力学评估：动物麻醉固定，微型导管连接压力换能器经颈总动脉至左心室插管。生理机能实验系统记录仪连接压力换能器，血压稳定 5 min 后，测量左室收缩压、左室舒张压、左心室压力变化最大速率积分等血流动力学指标。

（3）病理形态学评估：HE 染色显示心肌组织受损，心肌纤维排列成波浪形，细胞发生水肿、出现空泡，或脂肪变性，部分心肌纤维断裂，心肌细胞间隙明显增宽，并有中性粒细胞及单核、淋巴细胞等炎性细胞的浸润，有些部位还可见毛细血管扩张。

4）模型特点

ISO 诱导剂量依赖性心功能损害，可模拟由于交感兴奋性升高引起心衰的病理生理过程。

5）模型应用

该模型常应用于抗心衰药物的筛选，药物对伴有交感兴奋性升高引起的心衰作用及药物抗心衰作用与交感相关的研究等。

2. 阿霉素损害心肌致心衰

1）造模机制

阿霉素是一种广谱抗肿瘤化疗药物，对心脏有明显的毒性作用，静注数小时或数天可造成剂量依赖性不可逆的慢性心肌损害并发展为心力衰竭。心肌毒性可能与部分自由基释放、线粒体损伤及代谢失衡等有关。

2）造模方法

大鼠，雄性，230～270 g，清洁级以上，4 mg/kg 体重阿霉素 i.p.，每周 1 次，持续 6 周；也可为静脉注射阿霉素，每次 1 mg/kg 体重（2 mg/ml），每周同一时间注射 1 次，持续 6 周。

3）模型评估

超声心动图评估，血流动力学评估，病理形态学评估。

4）模型特点

阿霉素诱导心衰造模方法有剂量依赖性，短期大剂量腹膜腔给药，动物死亡率较高，模型成功率低；死亡动物都有严重的腹水，网膜肿胀，因为心外毒性作用，影响对心衰模型的评估，故较多使用小剂量、多次腹膜腔给药。这种方法造模，动物心衰表现为双心室扩大、室壁变薄及射血分数降低。尾静脉注射阿霉素，2 周后动物出现心力衰竭症状，是一种简单、易行、重复性好的制备方法；缺点是尾静脉注射操作较难且易出现烂尾。

5）模型应用

该模型应用于心肌病、心衰发病机制和新治疗方法的研究。

3. 戊巴比妥钠抑制心脏致心衰

1）造模机制

戊巴比妥钠具有负性肌力作用，对左心室功能及心肌收缩性能均有抑制作用。大剂量戊巴比妥钠可严重抑制心肌收缩功能，使心肌（特别是左心室肌）收缩功能减退，最终发展为心力衰竭。

2）造模方法

新西兰兔，雌雄均可，体重 2.0～2.5 kg，3%戊巴比妥钠 30 ml/kg 体重耳缘静脉注射麻醉，固定，分离右颈总动脉，主动脉插管至左心室，连接压力换能器，记录左心室内压峰值（LVSP），测量左心室内压变化速率最大值（$1 v \pm dp/dt_{max}$）及 $t-dp/dt_{max}$；经耳缘静脉，恒速注入 2%戊巴比妥钠 0.25 ml/（kg·min），当左心室内压上升最大速度降低到基础值的 20%时，暂停给药；若左心室内压上升最大速度回升，再以 2%戊巴比妥钠 0.1 ml/（kg·min）的滴速给予维持，可建立急性心力衰竭兔模型。

大鼠，雌雄均可，200～230 g，清洁级以上。40 mg/kg 体重 i.p.戊巴比妥钠麻醉，仰卧固定，分离右颈总动脉插入测压导管至左心室。与压力换能器连接，通过八导生理记录仪记录血压变化。尾静脉缓慢恒速给予 2% 戊巴比妥钠 0.2 ml/（kg·min），同时观察心功能各指标变化，当左室内压最大变化速率降低 40% 以上，造模成功。

3）模型评估

血流动力学评估，病理形态学评估。

4）模型特点

此法操作简便，重复性好，所致心力衰竭为急性改变，主要表现为左心室收缩功能异常、血流动力学改变，但不能反映临床病理变化；造模成功率高，动物死亡率低。

5）模型应用

该模型应用于以心肌病变为原发病的心力衰竭及药物治疗的研究。

4. 野百合碱损伤肺血管性右心衰

1）造模机制

野百合碱（monocmtaline，MCT）是一种具有细胞毒性作用的生物碱，其生物活性成分是其脱氢产物——野百合碱吡咯，随血循环通过肺脏时可沉积于肺小动脉壁及肺毛细血管，导致肺血管内皮损伤，引起进行性中层增生，导致肺动脉高压，长期肺动脉高压可导致右心室肥厚，最终发展为右心衰竭。

2）造模方法

大鼠，雄性，220～260 g，清洁级以上。皮下或 i.p. MCT 60 mg/kg 体重，4 周后动物出现明显的肺动脉高压，6 周后动物出现典型的右心衰竭表现。剂量增加导致右心衰竭提早出现，死亡率显著增加；剂量减少，不能有效诱导右心衰竭的发生；实验时间超过 6 周，动物大量死于右心衰竭。幼鼠右心衰竭模型，应用一次性 i.p. MCT 50 mg/kg 体重，4～6 周可成功建立肺动脉高压致右心衰竭幼鼠模型。

3）模型评估

血流动力学评估，病理形态学评估。

4）模型特点

MCT 损伤肺血管致右心衰竭是常用造模方法之一，此模型经济、可靠、操作简便，动物存活率高，可高效模拟重度肺动脉高压所致的右心衰竭的发生发展过程及病理生理变化；适用于啮齿类小动物，可极大地降低实验成本。

5）模型应用

该模型应用于肺动脉高压性右心衰竭发病机制和药物治疗的研究。

5. 主动脉缩窄术致心衰

1）造模机制

主动脉缩窄致心力衰竭模型的主要原理是主动脉直径缩小后，血流阻力变大，左心室后负荷增加，引起心肌肥大和心力衰竭。手术方法：结扎部分主动脉（主动脉弓或腹主动脉），外周循环阻力升高，心脏后负荷增加，长时间即造成压力负荷性心力衰竭。

2）造模方法

（1）主动脉弓缩窄术：大鼠，雄性，180～230 g，清洁级以上。40 mg/kg 体重 i.p. 戊巴比妥钠麻醉，固定动物，气管插管，呼吸机辅助呼吸。动物四肢皮下连接心电监护。颈部手术，自胸骨柄上方剪开皮肤及肌肉筋膜，暴露胸骨上窝，沿胸骨正中白线剪开胸骨，钝性分离主动脉弓，7 号缝合线穿过主动脉弓与气管间隙，外径 0.8 mm 钛合金针放于主动脉弓上方（头臂干动脉与左颈总动脉之间），结扎缝合线，迅速取出钛合金针，然后逐层关胸，脱离呼吸机。

小鼠，雄性，20～25 g，清洁级以上，4%戊巴比妥钠溶液腹膜腔麻醉，仰卧位固定，胸骨正中切口，打开纵隔腔，在心底部钝性分离主动脉弓部，钝性 27-G 注射针（外径 0.4 mm）平行置于主动脉外壁，在头臂干和左颈总动脉之间，7-0 缝合线结扎注射针和主动脉弓，迅速取出注射针，逐层关胸，脱离呼吸机。

（2）腹主动脉缩窄术：大鼠，雄性，180～230 g，清洁级以上，40 mg/kg 体重 i.p. 戊巴比妥钠麻醉，仰卧位固定动物。腹正中切口进入腹膜腔，暴露并钝性分离腹主动脉，4-0 缝合线穿过腹主动脉下方，外径 0.8 mm 钛合金针放于腹主动脉上方，结扎缝合线，迅速取出钛合金针，然后逐层关闭腹部切口。

3）模型评估

血流动力学和病理形态学方法评估。

4）模型特点

该模型方法简单，造模效果确切，主动脉弓缩窄术和腹主动脉缩窄术相比，前者距离心脏较近，因此主动脉弓直径缩小后，其血流动力学改变对左心室的影响更明显。主动脉弓缩窄术须使用呼吸机，同时对手术技术的要求较高；手术创伤大，动物围手术期死亡率高；腹主动脉缩窄术操作简单，不需要呼吸机，但术后感染发生率较高。

5）模型应用

这是研究心力衰竭病理生理学过程、分子生物学机制及心血管疾病较为理想的动物模型。需要短时间内造成心肌肥大并出现心力衰竭，可采用主动脉弓缩窄方法；观察心肌肥大发生发展过程、研究心肌肥大发展成心力衰竭机制，可采用腹主动脉缩窄方法。

6. 左前降支冠状动脉结扎法致心衰

1）造模机制

左前降支冠状动脉结扎造成的心肌梗死，与临床上因冠状动脉阻塞所引起的心肌梗死病理特征相符合。大面积心梗后经治疗存活的患者常出现心力衰竭，由于大量心室肌细胞死亡，无收缩能力的纤维组织更替坏死心肌，引起心脏泵功能减退，最终发展为心力衰竭。结扎手术 4 周后即可得到稳定的心肌梗死动物模型，该法是一种理想的心梗后心力衰竭动物模型。

2）造模方法

小型猪，雌雄不限，24.5～28.5 kg，麻醉后气管插管，左前外侧第 4 肋间开胸，于左心耳与肺动脉圆锥间以左冠状静脉为标识，缝合线缝扎冠状动脉即可建立心力衰竭模型。结扎后肉眼可见结扎血管供血区域心脏变白，术中 ECG 见Ⅰ、Ⅱ导联上移，ST 段明显抬高，明确结扎有效。

绵羊，雌性，77 kg，5%异氟烷吸入麻醉，气管插管，呼吸机辅助呼吸。透视下经左颈动脉切开置入左心导管，进入左冠状动脉主干，注入聚苯乙烯乳胶微球（90 μm）约 25 000 个。术后应用抗生素。每隔 2～3 周重复 1 次，直到动物开始出现稳定的心脏衰竭症状。

3）模型评估

血流动力学评估，病理形态学评估。

4）模型特点

小型猪心脏在解剖结构、血管分布等方面与人类相似，尤其是冠状动脉系统侧支循环稀疏、分支较少，结扎冠状动脉左前降支易建立急性心肌梗死模型。不同结扎位置会影响造模的效果及死亡率。高位结扎可导致较大面积心肌梗死，出现明显血流动力学改变及心力衰竭，但造模围手术期死亡率高达 33%～60%。低位结扎左冠状动脉动物的存活率可从 50%提高到 85.7%。冠状动脉左前降支结扎直接造成急性心肌梗死，使心输出量和射血分数明显降低，左室收缩压下降，而左室舒张末压明显升高。

5）模型应用

该模型适用于心肌梗死后心力衰竭发病机制和药物治疗的研究。

7. 转基因诱导心衰模型

1）造模机制

通过基因编辑，可建立小鼠基因修饰性心力衰竭模型。

2）造模方法

将含有心肌特异性表达启动子 αMHC-Hsp27cDNA-polyA 加尾信号的一段线性 DNA，以显微注射的方式注入小鼠受精卵中，可建立心肌特异性表达热休克蛋白 27 转基因鼠。当外源性基因转移成功并特异性表达时，i.p.单剂量 25 mg/kg 体重的阿霉素诱导心衰。类似的方法还可以制备心脏特异性表达 SIRT1H363Y 的转基因小鼠，绝大部分阳性表达 SIRT1H3636Y 的转基因小鼠都在 1 个月内死亡，出现了明显的心力衰竭症状。

3）模型评估

检测心脏指数、血流动力学参数、组织病理学等指标进行动物模型评估。

4）模型特点

基因敲除或转基因小鼠是研究心力衰竭机理和寻求治疗靶点的新工具。转基因诱导模型可用于与心衰有关的基因治疗研究，此种模型价格昂贵，且不能全面反映心衰患者临床病因、病理情况。

（张杨杨）

第十五章　内分泌代谢性疾病与动物模型

人体内分泌系统是一个庞杂的体系，具有内分泌功能的细胞不计其数，散在于几乎所有的器官组织中。有的器官内，这些分泌功能的细胞与相关细胞构成了一定形态的相对独立结构，如下丘脑、脑垂体、甲状腺、胰腺、肾上腺、性腺等，这些组成了内分泌系统，维系着正常的内分泌功能。衰老过程中，下丘脑-垂体轴产生的激素分泌模式会发生变化，下丘脑-垂体轴对末端激素负反馈的敏感性也会发生变化，葡萄糖稳态趋于失衡。随着这些内分泌的改变，机体表现出骨质丢失、肌肉质量损失、脂肪增加。衰老引起的影响伴有慢性疾病、炎症和营养失衡，所有这些也会影响内分泌系统。代谢综合征是一组代谢并发症，包括中枢性肥胖、腹部肥胖、高血压、胰岛素抵抗、空腹血糖受损、低水平高密度脂蛋白胆固醇、血脂异常和炎症，在某些组合下会增加个人患 2 型糖尿病和（或）心血管疾病的风险。目前认为改变生活方式，尤其是饮食习惯是治疗和管理代谢综合征的主要策略。由于人口数量增加、人口老龄化、城市化、热量摄入过剩和体育活动减少等因素，上述每一种代谢并发症在世界范围内都在增加，演化成一个重大的生物医学和公众健康挑战。代谢综合征是复杂的，涉及多个器官之间的非线性相互作用，如脂肪组织、大脑、肠道、肝脏、胰腺和骨骼肌。动物模型提供了一个机会来检查整个生物体的器官间交流，并直接取样相关组织。即使动物模型不能完全一致地模拟临床，也可以从中获得新的生物学见解。

内分泌疾病还有很多。尿崩症（DI）是一种以每千克体重 24 h 高低渗排尿量超过 50 ml 为特征的疾病，并伴有每天超过 3 L 的烦渴。中枢性 DI 是由下丘脑或垂体中精氨酸加压素（AVP）分泌不足和合成不足引起的。此外，DI 的进一步潜在性病因可能是肾源性或继发性多尿。大多数情况下，中枢性和肾源性 DI 是后天形成的，但也有由 *AVP* 基因突变（中枢性 DI），或 AVP V2R、AQP2 水通道基因突变（肾源性 DI）引起的先天性 DI。

第一节　糖尿病大鼠模型

糖尿病发病率日趋升高，预计 2025 年全球糖尿病发病人数将超过 3 亿，已成为严重危害公共卫生健康的重要问题。糖尿病是一组由多病因、胰岛素分泌不足或胰岛素抵抗引起的葡萄糖、蛋白质和脂质代谢紊乱综合征，分为 1 型和 2 型糖尿病，其中 2 型糖尿病占 85%～90%。多数患者发病隐匿，有的是因并发症而确诊。高血糖免疫反应，以及脂肪组织中脂肪细胞和巨噬细胞产生的炎症介质引发炎症反应，这种低而慢性的炎症会损害胰腺细胞，导致胰岛素分泌不足，从而导致高血糖。糖尿病的长期血糖高位引发一系列多器官血管变化，出现并发症，因此，预防糖尿病的发生更为重要。

肠道微生物会代谢宿主的食物产生小分子代谢物，对人类细胞产生内分泌样影响。

肠道微生物来源的代谢物可以影响宿主的肥胖、胰岛素抵抗和激素分泌。这些结构多样的肠道微生物衍生代谢物,包括短链脂肪酸、二级胆囊酸、芳香族代谢物、氧化三甲胺(trimethylamine-N-oxide)、多胺和 N-酰基酰胺,能够以内分泌方式与宿主受体结合,参与代谢。

1)造模机制

1 型糖尿病主要与 β 胰岛细胞破坏、胰岛素绝对缺乏有关;2 型糖尿病从以胰岛素抵抗为主伴胰岛素进行性分泌不足,到以胰岛素进行性分泌不足为主伴胰岛素抵抗。通过静脉或 i.p. 四氧嘧啶或链脲佐菌素,破坏胰岛 β 细胞,导致胰岛素形成分泌减少,从而产生 1 型糖尿病动物模型。高脂饮食是诱导胰岛素抵抗的重要因素,可能是通过提高甘油三酯和游离脂肪酸水平而实现。游离脂肪酸通过脂肪酸循环、胰岛素信号转导等多个途径,下调外周组织胰岛素受体,使受体与胰岛素的亲和力下降。一旦机体产生胰岛素抵抗,胰岛 β 细胞被迫分泌增加以维持血糖水平的相对恒定状态,出现高胰岛素血症,糖耐量低减或正常,此时如果胰岛 β 细胞受损,血糖便迅速升高而成为典型的 2 型糖尿病。该模型方法是遗传背景和环境因素共同作用,发病机制与人类肥胖型糖尿病发病机制相似。在大多数啮齿类动物模型中,肥胖和胰岛素抵抗通常是一致的;而在非人灵长类动物和猪模型中,肥胖增加与血脂异常和胰岛素抵抗有关。

2)造模方法

造模方法可分为手术切除胰腺糖尿病动物模型、化学诱导糖尿病动物模型、自发性糖尿病动物模型和基因工程糖尿病动物模型。小剂量链脲佐菌和高脂饮食可诱导 2 型糖尿病动物模型。啮齿类动物尤其是小鼠血糖控制的许多方面与人类相似,因此常被用来建立葡萄糖稳态模型和调节葡萄糖代谢,是研究代谢综合征最常用的动物模型。在遗传研究中,因为小鼠相对容易繁殖和保持,且具有高度标准化的表型、可以获得全基因组序列,应用最广泛。糖尿病模型大鼠也常用。

(1)1 型糖尿病动物模型。SD 或 Wistar 大鼠,雄性,6 周,180~200 g,SPF 级动物;C57BL/6J 小鼠,雄性,6 周,19~22 g,SPF 级动物。饮食:普通饲料。

方法:自由进食普通饲料,禁食 12 h,麻醉后,尾静脉取血 1 ml,进行血糖、血脂、血胰岛素等水平测定,将链脲佐菌素溶解于枸橼酸缓冲液(pH 4.2),i.v.(大鼠 30~50 mg/kg 体重,小鼠 175~200 mg/kg 体重)。造模 1 周后,动物禁食 8~10 h,麻醉后,尾静脉取血 1 ml,进行血糖、血脂、血胰岛素水平测定。

(2)2 型糖尿病动物模型。SD 或 Wistar 大鼠,雄性,6 周,180~200 g,SPF 级动物;C57BL/6J 小鼠,雄性,6 周,19~22 g,SPF 级动物。饮食:高脂饲料 1 为 88.8% 基础饲料、1%胆固醇、10%猪油和 0.2%胆盐;高脂饲料 2 为美国 Research Diets 公司实验动物模型饲料 D12492。

方法:自由进食普通饲料和高脂饲料 3~4 周,禁食 12 h,麻醉后,尾静脉取血 1 ml,进行血糖、血脂、血胰岛素水平测定,i.p. 链脲佐菌素(大鼠 40~60 mg/kg 体重,小鼠 100~150 mg/kg 体重)。造模 1 周后,动物禁食 8~10 h,麻醉后,尾静脉取血 1 ml,进行血糖、血脂、血胰岛素水平测定。

3）模型评估

（1）血糖：禁食，取尾静脉血或眼内眦取血，用血糖仪测定血糖水平，血糖水平是正常血糖（4.31±0.84 mmol/L）2 倍以上的动物模型，为理想的高血糖动物模型。

（2）血胰岛素：用酶标仪测定血胰岛素水平。

（3）血脂：用生化分析仪或酶标仪测定血清总胆固醇、总甘油三酯、高密度脂蛋白胆固醇、低密度脂蛋白胆固醇；测肝组织总胆固醇和总甘油三酯。证明 2 型糖尿病动物模型血液和肝组织胆固醇及甘油三酯水平均升高。模型组血清中总胆固醇、总甘油三酯、高密度脂蛋白胆固醇和低密度脂蛋白胆固醇水平明显高于对照组；模型组肝组织总胆固醇和总甘油三酯水平也明显高于对照组。

（4）葡萄糖耐受实验（OGTT）：禁食 6 h，动物称重，浓度 20%葡萄糖水溶液按 10 ml/kg 体重灌胃，于 0、30 min、60 min、120 min 血糖仪测尾静脉血糖值。以测试血糖时间为横坐标、血糖值为纵坐标，绘制 OGTT 结果曲线，并计算曲线下面积（AUC）。糖尿病动物模型 AUC 数值明显高于正常。

（5）HE 染色或电镜观察胰岛细胞变化：结果证明模型胰岛结构被破坏，胰岛肥大，只能见到散在的 β 细胞，部分 β 细胞脱颗粒坏死，部分出现不同程度的空泡样变和核淡染，有的在胰岛内可见较多淋巴细胞和单核细胞浸润。

4）模型特点

该糖尿病动物模型是通过药物和食物诱导方法制得。该方法操作简单、价格便宜，实验条件要求低，应用范围广。链脲佐菌素较四氧嘧啶在静脉给药途径中更为合理安全，可选择性破坏动物胰岛 β 细胞，对动物模型其他组织毒性小，模型存活率高。链脲佐菌素配合高脂饮食诱导既能破坏动物模型部分胰岛 β 细胞，又能造成外周组织对胰岛素失敏，接近于人类 2 型糖尿病发病机制。

5）模型应用

该模型主要应用于非遗传因素诱导的糖尿病疾病的机制研究、糖尿病并发症、糖尿病的预防和治疗，以及药物筛选等研究。

（杨娜娜）

第二节　脂肪肝大鼠模型

脂肪性肝病简称脂肪肝，是以肝组织细胞内脂肪过度堆积和脂肪变性为特征的一种临床综合征。临床上根据有无长期饮酒史分为非酒精性脂肪性肝（NAFLD）和酒精性脂肪性肝。NAFLD 是一种最常见的慢性肝病，其特点是广泛的肝脂肪堆积，并可能发展为炎症、纤维化和癌症。炎症和氧化应激是参与 NAFLD 发病的主要危险因素。目前 NAFLD 的治疗方案尚不成形，以运动和均衡饮食为基础的生活方式干预被认为是 NAFLD 管理的基石，地中海饮食（MD）富含多不饱和脂肪酸、多酚、维生素和类胡萝卜素，多具有抗炎和抗氧化潜质，被认为能有效预防心血管风险。生酮饮食（KD）可以大幅减少碳水化合物，是目前流行的减肥干预方法，酮体最近被认为是炎症和纤维化的有效调节剂。目前脂肪肝的发病机制尚未完全明确,临床上也缺乏有效的防治措施。因此,研究不同方法构建脂肪肝动物模型对于阐明脂肪肝的发病机制及其防治尤为重要。

1)造模机制

酒精损害肝脏涉及多种机制:①乙醇的中间代谢物乙醛可以与蛋白质结合形成复合物,后者可以直接损害肝细胞,也可以作为新抗原诱导细胞及体液反应,导致肝细胞受免疫反应的攻击;②乙醇代谢的耗氧过程导致小叶中央区缺氧;③乙醇在氧化过程中产生活性氧,导致肝损伤;④乙醇代谢过程中消耗辅酶Ⅰ(NAD),使还原型辅酶Ⅰ(NADH)增加,导致依赖 NAD 的生化反应减弱,而依赖 NADH 的生化反应增高,这一肝内代谢的紊乱可能是导致脂肪肝的原因之一;⑤长期大量饮酒者,血液中酒精浓度过高,肝内血管收缩、血流减少、血流动力学紊乱、氧供减少以及酒精代谢氧耗增加,进一步加重低氧血症,导致肝功能恶化。

高脂饮食、高脂血症以及外周脂肪组织动员增多,使游离脂肪酸(FFA)输送入肝脏增多,使得脂质在肝细胞中异常沉积,可以引起肝细胞发生氧化应激和脂质过氧化,导致线粒体功能障碍、炎症介质的产生、肝星状细胞的激活,从而产生肝细胞坏死和肝组织纤维化。

采用胆碱/甲硫氨酸缺乏饮食,甲硫氨酸为形成载脂蛋白所需物质,胆碱缺乏可引起卵磷脂合成不足,从而导致极低密度脂蛋白合成下降,无法将甘油三酯运出肝外,引起肝内脂肪堆积、造成脂肪变性。

2)造模方法

(1)酒精性脂肪性肝

①急性酒精性脂肪性肝。雄性大鼠,180~200 g,普通饲料饲养,56°白酒灌胃,每次 7 ml/kg 体重,每天 2 次,连续 10 d。

②慢性酒精性脂肪性肝。

A. 单纯乙醇灌胃法。雄性大鼠,180~200 g,普通饲料饲养,用蒸馏水稀释 56°白酒成 40%乙醇备用。按每次 9 ml/kg 体重灌胃,每天 2 次,连续 4 周。

B. 含乙醇的液体饮料。雄性大鼠,180~200 g,只喂含乙醇的液体饲料,乙醇的摄入量达每天 12~18 g/kg 体重。该饲料中的热量构成比例为:蛋白质 18%、脂肪 35%、糖类 47%(其中 36%由乙醇替代),并含有一些维生素和无机盐。连续 4 周。该模型与人酒精性脂肪肝极其相似,同时可以控制乙醇和营养物质的摄入量。

C. 复合因素法。雄性大鼠,180~200 g,每日清晨用 56°白酒、玉米油、吡唑混合液灌胃,并间断饲以高脂饲料。乙醇的摄入量为每天 8~12 g/kg 体重,并随时间延长而递增,玉米油摄入量为每天 2 g/kg 体重,吡唑摄入量为每天 24 mg/kg 体重,连续 12 周。该模型可使肝细胞脂肪变性严重、动物体重明显降低。

(2)非酒精性脂肪性肝

①高脂饮食。雄性大鼠,180~200 g,每天饲喂高脂饲料(82.5%普通饲料、10%猪油、2%胆固醇、5%蛋黄粉和 0.5%胆酸钠),连续饲喂 12 周。

②高糖饮食。健康雄性大鼠,180~200 g,灌胃高糖、高脂、高蛋白乳剂(猪油 15 g、

植物油 15 g、胆固醇 7.5 g、蔗糖 15 g、胆盐 1 g、奶粉 8 g、吐温 80 5 ml，加蒸馏水至100 ml）。第 1～4 周分别按 2.5 ml/kg 体重、5.0 ml/kg 体重、7.5 ml/kg 体重、10 ml/kg 体重灌胃，后 2 周持续 10 ml/kg 体重，共 6 周。

③胆碱/蛋氨酸缺乏饮食（MCD）。饲料的配方成分：蔗糖 360 g、右旋麦芽糖 200 g、猪油 250 g、植物纤维素 50 g、玉米粉 50 g、食盐 7.5 g、黑豆 30 g、$CaCO_3$ 2.5 g、MgO 1.5 g、维生素 A 15 000 U、维生素 D_2 1500 U、维生素 E 0.5 g，使用上述饲料喂养雄性 Wistar 大鼠，连续 3 周。

3）模型评估

（1）HE 染色：造模结束前 12 h，禁食，不禁水，麻醉处死，用镊子和眼科剪解剖鼠并取出肝脏后，在肝脏最大叶距边缘 4 mm 处切取肝组织，常规石蜡切片 HE 染色，肝细胞体积增大，有空泡状细胞，肝细胞脂肪变性，细胞核被挤向一边，部分细胞出现气球样变即为造模成功。按照病理学对脂肪肝的分级标准，将脂肪肝分为轻度、中度和重度：低倍镜下，肝细胞脂肪变性占肝小叶 1/3～1/2 者为轻度，1/2～2/3 者为中度，2/3以上或者肝细胞弥漫脂肪性变性呈渔网状者为重度。

（2）血脂：用生化分析仪或酶标仪测定血清总胆固醇、总甘油三酯、高密度脂蛋白胆固醇、低密度脂蛋白胆固醇；测肝组织总胆固醇和总甘油三酯。肝功能指标：检测血液肝功能指标，谷草转氨酶（AST）及谷丙转氨酶（ALT）水平明显升高。肝指数测定：动物处死后，取肝脏，滤纸吸干水分后称重；肝指数=肝脏重量（g）/体重（g）×100%，明显升高。

4）模型特点

乙醇灌胃法处理过的大鼠，毛发光泽度差、体态呆滞、行动迟缓、精神萎靡、食欲减退；高脂饮食处理过的大鼠，体毛发黄、油腻、迟缓懒动、体重增长迅速，与人类患病者相似。光镜下观察肝组织可见干细胞体积增大，有空泡状细胞形成，可观察到肝细胞脂肪变性，与人类脂肪肝镜下结构类似。经 MCD 饮食诱导的大鼠体重减轻，血清甘油三酯及胆固醇含量降低，尽管存在肝脏胰岛素抵抗但无外周胰岛素抵抗现象，不能反映非酒精性脂肪性肝病代谢情况。

乙醇灌胃法制作脂肪肝动物模型，符合人类的饮酒习惯，病变过程基本符合酒精性脂肪肝发生的规律，造模方法简单易行，成本低，重复性好，每日定量乙醇灌胃，可以保证血液中酒精的含量，但灌胃工作较繁琐。

高脂饮食脂肪肝动物模型，基本符合疾病发生的自然规律，与人类非酒精性脂肪肝的发病最为相似，都存在胰岛素抵抗、肥胖和血脂代谢异常，病变呈渐进性发展，停止造模后病变逆转缓慢，便于药物干预；其模型制作方法简便、重复性好、价低、死亡率低、成模率高。

5）模型应用

该模型可用于酒精性脂肪肝和非酒精性脂肪肝发病机制、临床表现、预防和治疗以及筛选药物的研究，如验证饮食、运动、中草药、小分子化合物等对脂肪肝预防与治疗的作用。

（杨娜娜）

第三节　高脂血症金黄地鼠模型

高脂血症是一种脂代谢紊乱或转运异常性疾病，指人体血液中胆固醇、甘油三酯、低密度脂蛋白、磷脂或游离脂肪酸水平过高和高密度脂蛋白水平降低诱发的一系列疾病，如脂肪肝、动脉粥样硬化、冠心病、脑卒中等。高脂血症按病因可分为原发性和继发性两类。原发性高脂血症发病与先天遗传因素或环境因素（饮食、生活方式或药物）有关；某些原发性疾病（糖尿病、肥胖、肾病）、激素或药物等能引起血脂代谢异常，从而诱导继发性高脂血症。若连续 2 次测得空腹血清总胆固醇、总甘油三酯或低密度脂蛋白高于正常水平，或高密度脂蛋白低于正常水平，即可诊断为高脂血症。其中，胆固醇除了在膜和血浆脂蛋白的结构及功能方面发挥作用外，由于它也是许多生命必需的类固醇激素的前体，所以在新陈代谢的调节方面也很重要；胆固醇在动脉粥样硬化性心血管疾病的病因学中也扮演了重要角色。目前非遗传性高脂血症患者主要通过控制饮食、运动、降脂或抑制胆固醇吸收药物等方法治疗。随着生活水平提高，高脂血症人群数量逐年升高，高脂血症发生发展机制、预防治疗和药物开发已成为研究热点和难点。

1）造模机制

高脂血症动物疾病模型造模方法主要有先天性、转基因和化学物质诱导三种。载脂蛋白 E 缺乏的小鼠（$apoE^{-/-}$）是一种经常使用的模型，可发展成严重的高脂血症，但该模型即使饲喂高脂肪饮食，一般也不会变得肥胖和产生胰岛素抵抗。APOE 是一种脂蛋白配体，可被肝脏中的多种受体识别，APOE 突变型导致极低密度脂蛋白（VLDL）升高。化学物质诱导主要分为两大类：一类是通过 i.v. 或 i.p. 化学试剂（激素、蛋黄乳剂、表面活性剂等）诱导形成高脂血症动物模型，另一类通过饲喂或灌胃高脂膳食诱导高脂血症动物模型。高脂饮食喂养方法与人类长期高脂高蛋白饮食形成高血脂的过程类似，摄入过量的胆固醇和脂类，导致脂代谢紊乱，产生高甘油三酯和高胆固醇血症，被认为是损伤血管内膜的主要危险因素，进而诱导动脉粥样硬化的发生发展。

2）造模方法

最先是以兔建立高脂血症和动脉粥样硬化模型，随后通过不同造模方法和机制建立了大鼠、小鼠、豚鼠、金黄地鼠、猪和非人灵长类高脂血症动物模型。非人灵长类资源少、成本高；大鼠、小鼠和兔脂代谢通路与人差异较大，高脂血症发病机制同样存在较大差异；豚鼠、沙鼠和金黄地鼠在胆固醇合成及脂蛋白代谢方面更接近于人类。

金黄地鼠，雄性，6～8 周，100～110 g，SPF 级动物。

高脂饲料配方 1：0.2%胆固醇、15%猪油和 84.8%基础饲料；高脂饲料配方 2：0.2%胆固醇、10%椰子油和 89.8%基础饲料。自由进食上述高脂饲料 3～4 周后，模型即可进行评估。

3）模型评估

模型达到既定饮食周期后，禁食 12 h，麻醉后用肝素化毛细管自眼内眦静脉采血，3000 r/min 离心 10 min，取血清于–80℃备用；麻醉后处死，取肝脏分别于–80℃保存、10%甲醛固定、OCT 包埋备用。

血清中总胆固醇、总甘油三酯、高密度脂蛋白胆固醇和低密度脂蛋白胆固醇水平明显升高；肝组织总胆固醇和总甘油三酯水平也明显升高。

超声影像检查显示肝脏肿大，边缘角圆钝，肝光点细密、回声增强。

肝脏颜色变淡，呈黄白色，中心点状褐色，外周白色较重，表面粗糙，薄膜紧张。HE 染色显示肝细胞明显增大，大小不一，细胞核周围出现脂质空泡，且见淋巴细胞浸润。肝脏组织冰冻切片，油红 O 染色，显示肝细胞明显增大，着色不均匀红色脂滴。

4）模型特点

该模型利用高脂饲料喂养法，诱导高脂血症金黄地鼠模型，与人类由于饮食方面所造成的高脂血症特点相似。而相对于其他动物来说，金黄地鼠血清脂蛋白比例及对高脂膳食的反应也与人类更相似，模型构建方法简单、成功率高、重复性好；但该法造模时间长，仅适合人类由于饮食方面所造成的高脂血症。目前采用高脂饮食诱导金黄地鼠高脂血症模型，不同研究报道的结果存在一定差异，这可能与饲料配方、诱导时间和评价指标选择存在一定关系，还需要对金黄地鼠的生活习性和营养标准、高脂饲料标准统一和质量稳定、模型对比、评价标准检测等方面进行探讨和完善。人类和鼠之间的脂肪组织有重要的生化区别。例如，肥胖鼠体内的脂肪素水平低，而肥胖的人体内脂肪素水平却很高。高水平的脂肪抵抗素会损害小鼠的糖耐量，但似乎不会对人类产生影响；鼠的脂蛋白主要由高密度脂蛋白（HDL）组成，这对动脉粥样硬化有保护作用，而人类携带的大多是低密度脂蛋白（LDL）。猪的 LDL 水平与人类相似，在与人类相同的部位（主动脉和颈动脉）出现动脉粥样硬化斑块，血液动力学参数也相似。

5）模型应用

肥胖、年龄、雌激素、饮酒、运动、吸烟和饮食习惯对高脂血症疾病的发生发展均有不同程度的影响，该金黄地鼠高脂血症模型为高脂血症发病机制、预防治疗和新药开发的研究奠定了基础，可用于他汀类等降脂药物、中药提取物、短链脂肪酸及合成小分子等药物研究。

（杨娜娜）

第四节　肥胖相关基因啮齿类模型

肥胖已经成为危害人类健康的一大因素，目前全球肥胖流行病影响着 20 亿人。肥胖是一大疾病，严重危害人类生命健康，成人肥胖与心脏、代谢疾病和癌症有密切关系，并且是限制预期寿命的一个主要可变因素。肥胖是儿童和成人哮喘的主要风险因素、疾病改变因素，肥胖受试者哮喘风险增加，肥胖哮喘患者症状更多、更频繁和更快地加重，对几种哮喘药物的反应降低，生活质量下降。根据中国人口学调查，2019 年超过一半的中国成人超重，由此导致的非传染性疾病死亡占比由 1990 年的 5.7% 上升至 11.1%。与此同时在美国，预计 2030 年将有接近一半的成人将面临肥胖，1/4 的为严重肥胖。全球肥胖问题日趋严重，肥胖带来的对身体的次生危害日益凸显，但是导致肥胖的危险因素、生物学标记物的识别及肥胖机制仍不清楚，故肥胖问题亟须我们的关注。建立稳定、可靠的动物模型，是我们进一步研究肥胖机制及相关疾病的前提条件。

1）造模机制

瘦素（leptin）是一种主要由白色脂肪组织衍生的蛋白质激素，其前体 167 个氨基酸残基，N 端 21 个氨基酸残基信号肽，在血液中被切掉剩余 146 个氨基酸。它能结合神经肽 Y 神经元刺鼠蛋白并降低其活性，增强黑色素细胞刺激素 α-MSH（alpha-melanocortin stimulating hormone）活性，产生饱腹感信号；瘦素的突变形式，导致无法感到饱腹感，从而导致暴食，造成摄入性肥胖。除了极度肥胖，瘦素突变动物在某种程度上都是高胰岛素血症、胰岛素抵抗、心功能低下（心脏肥大、心肌收缩力下降、收缩/舒张速率减慢、舒张时间延长、心肌细胞钙调节紊乱等），并表现出产热缺陷。肥胖的遗传研究使用经典的啮齿动物模型，如 ob/ob 和 db/db 小鼠、Zucker fa/fa 大鼠，单个基因即瘦素 Lep（ob/ob 和 Zucker fa/fa 大鼠）、瘦素受体 LepR（db/db），这些变异导致极端肥胖和其他代谢并发症。刺鼠蛋白作为黑素皮质激素信号通路的拮抗剂，介导瘦素作用。这些小鼠表现出皮毛颜色的变化，并由于暴食和低活性而发展成成年期的肥胖和胰岛素抵抗。肥胖的 $A^{y/a}$ 小鼠有高血压，但高脂肪饮食不会导致动脉粥样硬化病变。与 $Lep^{ob/ob}$ 或 $LepR^{db/db}$ 相比，$A^{y/a}$ 更容易获得后代和适当的样品量，因为 $A^{y/a}$ 在大约 4 月龄之前都保持可育性。

2）造模方法

瘦素缺陷小鼠模型 $Lep^{ob/ob}$ 是由杰克逊（Jackson）实验室的一种自发突变引起的。

刺鼠致死性黄鼠模型 $A^{y/a}$ 有几个自发突变影响刺鼠蛋白（由刺鼠基因 A 转录）的表达。

为了更好地接近 MetS 代谢并发症的聚类，$A^{y/a}$、$Lep^{ob/ob}$ 和 $LepR^{db/db}$ 小鼠可以与 $LdlR^{-/-}$ 或 $apoE^{-/-}$ 小鼠杂交。

3）模型评估

这些大鼠在 4 周时会变得肥胖，正常饮食下，其体重是同窝大鼠的 4 倍；进食量和饮水量显著多，能量消耗相对减少，呈现极度肥胖。$Lep^{ob/ob}$ 小鼠的血清胆固醇水平升高，然而，这种升高是在高密度脂蛋白胆固醇中，而不是在低密度脂蛋白胆固醇中。

4）模型特点

$Lep^{ob/ob}$ 小鼠的血清胆固醇水平升高，但不引起动脉粥样硬化。

$Lep^{ob/ob}$ 小鼠的另一代谢异常涉及下丘脑-垂体-肾上腺轴的失调，其中瘦素是一种重要的调节激素。$Lep^{ob/ob}$ 模型的一个并发症是不育。瘦素受体缺陷小鼠 $LepR^{db/db}$ 与 $Lep^{ob/ob}$ 具有几乎相同的代谢谱、下丘脑-垂体-肾上腺轴和生殖问题。两种模型之间的显著差异是，$LepR^{db/db}$ 小鼠有显著的循环瘦素浓度，而 $Lep^{ob/ob}$ 小鼠则没有，且前者表现为糖尿病，后者仅有轻微胰岛素抵抗。

瘦素受体缺乏的 Zucker fa/fa 大鼠肥胖模型，17 d 时就比它的瘦仔鼠同伴明显贪食，此模型鼠有高脂血症和高胰岛素血症，但血糖相对正常。

5）模型应用

低密度脂蛋白受体缺陷小鼠（$LdlR^{-/-}$）是一种高脂血症模型，其导致动脉粥样硬化的低密度脂蛋白水平升高，与人类高胆固醇血症相似。这些小鼠会变得肥胖，并对高脂肪饮食产生胰岛素抵抗。Zucker fa/fa 大鼠肥胖模型经常用于研究肥胖中的脂肪组织和瘦素信号转导失调的生理效应。

（张含兵）

第五节　高血压大小鼠模型

高血压（hypertension）是指以体循环动脉血压（收缩压和/或舒张压）升高为主要特征［收缩压≥130 mmHg 和（或）舒张压≥80 mmHg］，可伴有心、脑、肾等器官的功能或器质性损害的临床综合征。高血压是能引起慢性肾病发展的一个原因，是慢性肾病恶化导致终末期肾衰竭的独立危险因素，也是心脑血管疾病最主要的危险因素之一。高血压临床上可分为原发性高血压和继发性高血压两大类。高血压发病因素复杂，又是多种疾病的危险因素，因此需要不同类型的动物模型模拟不同因素的高血压，用于研究高血压的发病机制，以及高血压的预防和治疗。高血压在中国很普遍（占 65 岁以上人群的 60%），其中只有 6%控制达标。难治性高血压［使用 3 种或以上的降压药（包括 1 种利尿剂）都达不到目标］是中风的一个重要和可预防的原因。大多数中风发生在顽固性高血压患者中，大约一半的中风可以通过控制血压来预防。高血压失控的原因：①不遵医嘱；②摄入过多盐、酒精等加重高血压的物质；③治疗惰性（未达到标）；④诊断惰性（未能调查顽固性高血压的原因）。另外，许多医疗机构缺乏适当的抗高血压治疗方案。

1. 自发性高血压大鼠

1）造模机制

自发性高血压大鼠（spontaneous hypertension rats，SHR）是目前最成熟、应用最多的高血压动物模型之一。1959 年，Okamoto 和 Aoki 用一只收缩压持续在 150～175 mmHg 的雄性 Wistar Kyoto（WKY）大鼠与收缩压为 130～140 mmHg 的雌性 Wistar Kyoto（WKY）大鼠交配，得到的子代收缩压都大于 150 mmHg，再选用血压较高的大鼠进行近亲交配而获得稳定的高血压遗传性，建成 SHR 品种。在 SHR 品种的研究中，采用血压正常的 WKY 大鼠作为对照组。

2）模型评估

（1）尾套法测血压：测定前将大鼠放入适当大小的鼠袋或鼠网中，固定鼠袋或鼠网于 38～40℃温箱并预热 10～20 min，尾部动脉扩张后，尾巴中部套于压敏传感器上，在动物适应测定环境与行为稳定后，每隔 5 min 测压一次，连续 3 次，取其均数，每天测定都应在同一时间进行。

（2）导管法测血压：目前常用的方法有动脉导管插管法和外置导管法。动脉导管插管法是将动物麻醉后，经颈总动脉或股动脉插入测压导管，并连接多导生理仪连续测定其血压和心率变化。外置导管法是在动物股动脉、股静脉分别置管并用肝素抗凝，动脉管连接换能器，连续测定大鼠血压，静脉管用于补液和给药。

（3）植入式遥测血压：通过手术将植入子的测压导管放置于动物腹主动脉，植入子固定在腹膜腔内，动物可以正常活动，通过接收板可以接收血压等信号数据。

3）模型特点

SHR 从 4～6 周龄血压开始升高，至 16 周龄收缩压＞160 mmHg，血压升高率为100%。环境因素对动物高血压影响显著，SHR 对饲养环境要求比较严格。雄性平均寿命 9 个月，雌性平均寿命 12 个月，80%雄性和 60%雌性最终会发生脑卒中。SHR 在发病机制、对盐敏感性、外周血管阻力变化、高血压并发症等方面与临床原发性高血压极其相似，是目前国际公认的高血压病研究理想的动物模型。14～15 周龄，肾脏病理开始出现，并可能因高盐饮食（HSD）而加重。

4）模型应用

SHR 在病程发展中也会出现心肌肥大、外周阻力增高、肾素-血管紧张素系统（renin angiotensin system，RAS）激活发展等变化，晚期发展为严重的心肌肥大和心力衰竭。SHR 并发症主要累及心、脑、肾等器官，如心力衰竭、脑梗死、肾功能衰竭等。SHR 广泛应用于高血压病理、生理、药理等方面的研究，也用于肾脏病的研究。

2. 高血压动物手术模型

1）造模机制

单侧或双侧肾动脉的主干或其分支狭窄，肾血流量减少，导致肾缺血，激活 RAS，是继发性高血压最常见的病因之一。另外，醛固酮增高或者肾脏功能的降低，引起水钠潴留、血容量增加，也会使血压升高。

2）造模方法

大鼠，3～4 周龄，200～250 g，雌雄不限，清洁级以上，手术方式主要有两肾一夹法、一肾一夹法和双肾双夹法。

（1）两肾一夹法：动物麻醉后，备皮取俯卧位背部切口或仰卧位腹正中切口。取背部切口时，将肾脏从切口推出，分离肾静脉包膜可见肾动脉；取腹正中切口时，用生理盐水纱布包好腹膜腔脏器将其推向右侧，暴露左肾及左肾蒂，分离左侧肾动脉，将动脉夹水平套在左肾动脉上，丝线结扎动脉夹远端，使动脉狭窄后左肾呈浅红色。

（2）一肾一夹法：动物麻醉后，备皮取俯卧位背部切口或仰卧位腹正中切口，分离单侧肾动脉并放置动脉夹后，切除对侧肾脏。

（3）双肾双夹法：动物麻醉后，备皮取俯卧位背部切口或仰卧位腹正中切口，分离双侧肾动脉并放置动脉夹。

通常使两侧肾动脉狭窄 1/4～1/3，使动脉狭窄后肾脏呈浅红色或褐色，过度狭窄会造成恶性高血压，极易导致动物死亡。动物麻醉后分离出肾动脉，顺序为先左后右，在近腹主动脉端用 W 形银夹套住肾动脉，使肾动脉变狭窄；也可分离左肾动脉后，穿入无菌丝线，把直径为 0.25 mm 的针灸针与肾动脉血管长轴紧贴平行放置，丝线扎紧肾动脉和针灸针后，抽出针灸针。除了银夹法、结扎法，还有其他肾动脉狭窄方法（如线栓和球囊）应用于不同动物，形成肾动脉狭窄高血压动物模型。

3）模型评估

（1）血压测定评估。术后 2 周动物血压比术前自身血压≥30 mmHg，即造模成功。

（2）多普勒超声评估。使用超高分辨率小动物超声实时分子影像系统，配备超声探头行血管超声检查。大鼠仰卧位，探头置于中下腹，二维超声显示大鼠腹主动脉以及左右两侧的肾动脉主干，叠加彩色多普勒，观察彩色血流显像并记录血流流速参数及波形。观察记录肾动脉狭窄直接指标如肾动脉峰值流速（PSV）、舒张期末流速（EDV）、肾动脉与腹主动脉峰值流速比值（RAR）。

（3）肾血管造影评估。动物麻醉后，仰卧固定，于右颈静脉建立静脉通路，注入造影剂，CT 扫描观察，测量肾动脉管径直径。狭窄大于 70% 即为满意的手术结果。

4）模型特点

两肾一夹模型造模简单、造模成功率接近 100%、动物死亡率低、一致性强、血压达到峰值后无明显波动。双肾双夹法术后 1 个月肾血管性高血压的发病率为 100%。肾性高血压是临床上常见的继发性高血压，该类模型较好地模拟了这类疾病。两肾一夹模型与 SHR 模型相比，制备条件简单、经济实用，能大量造模。

两肾两夹模型的动物血压明显高于两肾一夹模型，并发症多且重、复制方法繁琐、动物死亡率高，一般只应用于高血压严重并发症的防治研究。一肾一夹模型相对于两肾一夹模型，血压升高更明显，并发症更重，动物死亡率高，仅限于比较严重的高血压并发症的防治研究。

5）模型应用

两肾一夹模型与临床高血压病理过程更为相似，是经典高血压动物模型之一。该模型应用于 RAS 系统相关研究，还广泛应用于高血压相关机制及防治研究，其适用广泛性接近于 SHR 模型。两肾两夹模型仅应用于高血压严重心、脑、肾等并发症的相关防治研究。

3. 血管紧张素Ⅱ诱发的高血压动物模型

1）造模机制

血管紧张素（angiotensin，Ang）是一类肽类物质，具有极强的缩血管和刺激分泌醛固酮作用，参与血压及体液的调节。AngⅡ能使全身小动脉收缩而升高血压，长期给予 AngⅡ可引起动物慢性血压升高，还可刺激肾上腺皮质分泌醛固酮。醛固酮作用于肾小管，起保钠、保水、排钾作用，血容量增多，引起血压升高。

2）造模方法

大鼠，3～4 周龄，200～250 g，雌雄不限，清洁级以上，采用渗透泵皮下注射法，剂量 10 ng/（kg·min），一般连续给药 2～4 周，3 d 监测 1 次血压，血压测定可采用尾套法或植入式遥测法。对于急性高血压或慢性靶器官损害方向的研究，给药时间可相应缩短或延长，剂量也可增至基础剂量的几十倍，甚至上百倍。

3）模型评估

血压测定评估。

4）模型特点

Ang II 作用于外周阻力血管，使小血管广泛收缩，血压明显升高。此类模型是继发性高血压模型，动物血压升高慢，而且往往需要给予高盐等负荷，可引起多种心血管并发症。该模型造模方法无创、简单，成本较低，血压升高持续稳定，是非常有应用前景和值得推广的高血压动物模型。

5）模型应用

该模型主要应用于 RAS 系统相关研究，以及心血管氧化应激损害、水钠代谢等研究。

4. N-硝基-L-精氨酸甲酯诱导的高血压模型

1）造模机制

内源性 NO 具有扩张血管、调节内皮细胞、控制氧化应激等功能，一氧化氮合酶（nitric oxide synthase，NOS）抑制剂 L-NAME（N-nitro-L-arginine methylester）通过抑制 NOS 活性，减少内源性 NO 生成，使血管收缩、内皮细胞功能紊乱、氧化应激增加，导致血压升高。

2）造模方法

大鼠，3～4 周龄，200～250 g，雌雄不限，清洁级以上，i.p.（或灌胃）L-NAME，剂量为 15～20 mg/（kg·d），同时加饮高盐水（4% NaCl 溶液）。

3）模型评估

血压测定评估。

4）模型特点

L-NAME 诱导的高血压模型更类似于临床原发性高血压，给药后第 10 周，动物血压即开始升高，给药后 2 个月动物高血压形成。持续性的高血压同时伴有肾脏损害，包括肾小球硬化、肾小球缺血和间质浸润。交感紧张引起血管收缩是该模型持续高血压的重要原因。该模型常引起左室腔变小和室壁增厚，但心脏肥大不常见或不明显。动物血管内皮损害较心肌损害更突出，可能与纤维蛋白溶酶原激活剂抑制物-1 相关。

5）模型应用

该模型适用于高血压中 NO 系统、心血管系统相关研究。其血压能稳定持续升高，复制方法无创、简单，有较好的应用前景。

5. 醋酸去氧皮质酮+盐敏感性高血压模型

1）造模机制

盐皮质激素，特别是醋酸去氧皮质酮（desoxycorticosterone，DOCA），可以促进肾小管重吸收钠而保留水，并排泄钾。它与下丘脑分泌的抗利尿激素相互协调，共同维持体内水、电解质的平衡。当大量摄入 DOCA，配合高盐饮食时，可以出现明显的水钠潴留，使细胞外液增加，容量负荷增大，血压增高。

2）造模方法

大鼠，3～4 周龄，200～250 g，雌雄不限，清洁级以上，先行单侧肾切除，皮下注射 DOCA，剂量为 50 mg/（kg·d），连续 5 周；给药期间同时饮 0.6%～ 1 % NaCl 溶液。给药 1 周后动物血压开始升高，5 周后 70%动物可形成持久性高血压。

3）模型评估

血压测定评估。

4）模型特点

DOCA 盐性高血压模型是较常用的高血压模型之一，制备简便，高血压较稳定，且对降压药物的反应与临床情况相符。盐性高血压模型由于不需先进行手术处理，因而不影响大鼠其他生理功能，但是造模时间较长。动物单用 DOCA 不易引起稳定的高血压，切除一侧肾脏或（和）饮用盐水可以引起持久性高血压。在制备高血压模型时，NaCl 常被用作高血压形成的促进因素。

5）模型应用

该模型制备简便、高血压稳定，可用于水钠代谢相关研究，也适用于非 RAS 系统因素（高容量型）参与高血压发病的病理机制研究。

6. 基因工程高血压模型

1）造模机制

随着高血压分子水平研究的进展，高血压相关基因的工程动物模型，对于阐述高血压发病机制、了解高血压可能的遗传因素、防治高血压具有重要意义。应用基因工程技术将相关基因敲除、导入，或表达上调、下调的方法造成动物高血压。此类模型主要包括相关基因转入或敲除的动物。目前，基因工程动物模型使用的动物主要为小鼠。

2）造模方法

造模采用相关基因敲除、导入等方法，主要类型有以下几种。①血管紧张素原（AO）基因工程动物模型。将大鼠的 *AO* 基因转入小鼠体内，导致了血压升高，而且血压升高的水平与体内 AO 的表达量成正相关，完全敲除 *AO* 基因的小鼠则可以引起血压下降，这对于研究 RAS 在血压调节中的作用具有价值。②肾素（Ren）基因工程动物模型。小鼠有两种肾素基因，即 *Ren-1* 和 *Ren-2*。将小鼠 *Ren-2* 基因转入大鼠，获得转小鼠 *Ren-2* 基因大鼠模型，该模型血压升高，并出现了心脏肥大、内皮细胞功能障碍等相应并发症。③血管紧张素转换酶（ACE）基因敲除动物模型。*ACE* 敲除小鼠模型出现了低血压和肾脏功能受损症状，这种变化在雄性小鼠更加明显。④利钠利尿肽基因工程动物模型。高盐摄入情况下，心钠素（ANP）基因敲除小鼠血压升高；而鸟苷酸环化酶 A（GC-A）受体敲除小鼠则出现非盐敏感性高血压和心脏肥大。

3）模型评估

血压测定评估。

4）模型特点

大部分的转基因和基因敲除小鼠模型都已经工业化制备，可模拟人类各种相应类型的高血压疾病研究。此种模型能够从基因层面阐释高血压的发病机制，阐述目的基因的作用及其与高血压的关系。有助于建立人群药物遗传学基因档案，在基因层面明确个体对降压药物的敏感性，为提高降压药物疗效奠定基础等。该模型制备技术要求高；单基因疾病模型与多基因遗传的临床高血压疾病存在区别。

5）模型应用

该模型可以模拟临床高血压病，应用于基础和药物研究，还可以研究高血压的发病机制和药物靶点，研究基因之间、基因与环境之间的相互关系。

（张杨杨）

第十六章　神经系统疾病与动物模型

大脑是一个神经组织器官，负责反应、感觉、运动、情感、沟通、思维处理和记忆。对大脑的保护来自颅骨、脑膜和脑脊液，以及血脑屏障。神经组织是极其脆弱的，即使是最小的力量也会使其受到损伤。人类的脑作为自然界神经发育到最高级的形式，表现出了高等级智能活动，并能按照自己的意志实现对外界的控制。从基本构成角度，神经元（neuron）是神经系统的基本单元，神经元之间通过突触的形式相互联系在一起，构成神经元网络；神经系统功能可以极为强大复杂，所以神经元从形态上可以分成很多种，从生物化学特性上也可以分为若干种，突触的运作方式也是多种多样。庞杂有序的生理生化反应输出为神经元生物电的发生与传导，如刺激、反射、学习、记忆、可塑性变化等。为了维护神经系统的结构与功能稳定有序，在神经元之间还穿插存在大量的胶质细胞，也可以分为星形胶质细胞、少突胶质细胞、小胶质细胞等几种。另外，作为非神经功能单位，神经系统内还存在大量血管结构及其内皮细胞等，血管与神经组织之间存在严密的屏障。血脑屏障（BBB）是大多数脊椎动物中枢神经系统中一个半透性和极具选择性的系统，它将血液和大脑细胞外液分离开来。BBB 在调节大脑功能所需物质的运输方面起着至关重要的作用，此外，它还能保护大脑免受血液中可能有害的外来物质的伤害。血脑屏障的功能和结构完整性对维持大脑微环境的内稳态至关重要，保证大脑代谢活动和神经元功能至关重要的生物物质的流入和流出有序可控。

就神经系统基本结构与细胞水平上的活动方式而言，人类的高级智能活动可以被解构为基本的构成单元与基本的反应形式。人与高等哺乳类动物的神经系统之不同，主要表现在大脑皮层，而皮层下中枢神经部分如间脑、中脑、后脑（脑干+小脑）、脊髓几无不同，周围神经差异更小。所以，哺乳类实验动物模拟人类相关神经系统的疾病是有科学基础的。临床上直接研究人类神经疾病或行为精神障碍的发病过程、病理机制等受到研究标本来源限制，在临床环境中只能进行以患者为研究对象的评估，但与行为功能障碍相关的神经生物学变量不能得到充分控制，难以获得有意义和可解释的结果。依靠动物模型的比较方法可以用来回答有关行为功能障碍及其潜在机制的问题。为了深入了解人类的行为功能障碍和神经/精神疾病，在行为神经科学如神经生物学、生物心理学、神经病学和精神病学中使用合适的动物模型至关重要。涉及脑的高级精神活动的机制或干预措施，尤其是中枢神经系统疾病药效学研究，利用高等动物（灵长类）模型和临床试验进行转化研究是必要的，但受到严格的限制；如果只是揭示神经系统的基础性规律，一般常用啮齿类动物。需要注意的是，我们在理解神经系统疾病动物模型、使用模型实验、尤其是对标临床实际时，应注重所采用的动物属性与人类之间的异同。

第一节 脑缺血再灌注大小鼠模型

脑卒中又称"中风"，是一种急性脑血管疾病，是由于脑部血管突然破裂或因血管阻塞导致血流不畅、脑组织缺血和（或）脑组织受压引起脑组织损伤的一组疾病，包括缺血性卒中和出血性卒中。缺血性卒中分为脑血栓形成、脑栓塞，可归因于大血管粥样硬化（39%）、心源性栓塞（39%）、小血管闭塞/腔隙性中风（13%），以及其他病因确定的和病因不明的中风；出血性卒中分为脑出血、蛛网膜下腔出血。脑血管由于血管内皮细胞损伤，导致血栓形成，或外来栓子堵塞造成局部脑组织缺血，或脑血管某段破裂出血，引起颅内或脑内出血性损伤。这种突发性的脑血管循环障碍造成突然的头痛、头晕、恶心、呕吐、嘴角歪斜、口角流涎、吞咽困难、失语、偏瘫、意识障碍、大小便失禁等症状，具有高发病率、高死亡率、高复发率、高致残率的"四高"特点。卒中已成为我国居民的首位死亡原因。缺血性卒中约占到脑血管病的 80%～85%，梗死体积与血管关闭的时间成正比。目前，临床循证支持使用 5 种急性中风疗法：颅内清除血块/减压、组织型纤溶酶原激活剂（tPA）、重建缺血脑的血流、阿斯匹林、病房专科护理。人类脑卒中后诊治策略的研发基础主要源自动物实验。

一、全脑缺血再灌注大鼠模型

（一）造模机制

临床上，癫痫发作、心跳骤停再循环、脑外伤、气体中毒等均可产生一过性全脑缺血/缺氧。海马是中枢结构中比较重要的脑区之一，可参与学习、记忆、情绪调节等功能活动。海马 CA1 区的锥体神经元对缺血敏感，啮齿类动物椎动脉和颈内动脉四血管关闭造成的一过性全脑缺血，在一定时间范围内不会造成动物死亡（可能系存在颅内外血液交通），但会造成海马 CA1 区神经元均匀一致的迟发性坏死（DND）。全脑一过性脑缺血后再灌流，海马 CA1 区 DND 的发生机制存在几种学说，但并没有得出完全一致的解释。用电凝方法将椎动脉永久性阻断，夹闭颈总动脉导致全脑缺血，然后放开，造成全脑缺血再灌注，造模机制简单可靠。

（二）造模方法

Wistar 或 SD 大鼠，雌雄均可，建议使用老龄鼠。采用 Pulsinelli-Brierley 四血管结扎闭塞（4VO）致前脑缺血模型：1%戊巴比妥钠（40 mg/kg），i.p.麻醉下，颈后手术暴露第一颈椎双侧翼孔，依次电凝孔内的双侧椎动脉；颈前皮肤切口、纵行肌肉分离、显露游离并用手术线标记双侧颈总动脉；24 h 后，动物清醒状态下，再次手术暴露双侧颈总动脉，用无损伤血管夹迅速夹闭双侧颈总动脉，造成全脑缺血；5～15 min 后撤去血管夹，恢复颈总动脉血流，此为再灌流起始时间点。

（三）模型评估

模型成功标准：双侧颈总动脉夹闭后 1 min 内动物意识丧失，对疼痛刺激无反应，翻正反射消失，呼吸频率加快，眼球变白等。形态学观测：脑血液再灌注 7 d 后，经心灌注固定，取脑，背侧海马区，石蜡包埋，切片，尼氏染色，普通光镜观察海马 CA1 区锥体细胞层，可见此区内的椎体神经元几乎全部消失（DND）。神经元变性、坏死、吸收实际上从第 1 天即已开始，只是消失的细胞数量较少而已，大部分细胞的消失发生在第 2～3 天，第 4 天时，CA1 神元呈现均匀一致的死亡、吸收，遗留下大量空泡，所以，此时 CA1 区的可塑性变化实际上并没有完成，这一过程将一直持续到第 7 天。伴随神经元的死亡过程，此区内聚集大量增生迁移过来的小胶质细胞。全脑缺血时间一般控制在 5～15 min，常用 10 min 模型。短于 5 min，则 DND 不明显；超过 20 min，模型鼠会发生癫痫，甚至抽搐致死。

（四）模型特点

这是一种全脑缺血再灌注模型，是应对全脑血循环暂停、窒息等的病理状态。该模型的优点是血管的关闭直观、模型成功的指标客观，病理损伤集中（主要集中在海马CA1 区）、经典、特殊，神经元坏死均一且显著，容易比较分析；缺点是需要复杂的手术，故技术难度大，时间跨度长（2 d），夹闭颈总动脉是在大鼠清醒状态下进行，操作难度大，神经系统处于严重应激状态下，这种状态会影响到脑的功能。

二、局灶性脑缺血再灌注模型

（一）造模机制

多数情况下，临床上脑缺血损伤往往发生在一段血管的栓塞，造成局灶性脑组织缺血。将栓线经颈内动脉插入并阻塞大脑中动脉（middle cerebral artery，MCA）的血流，缺血后再拔出栓线，模拟临床上的脑组织缺血后再灌注损伤。线栓在血管中放置的时长及拔除线栓的时间，可以根据需要模拟的临床实际进行调整，神经组织的病理变化程度随之不同。主要的病理变化是缺血核心区内神经组织的坏死，以及半暗带的存在。

（二）造模方法

1）大鼠脑缺血再灌注方法

老龄 Wistar 或 SD 大鼠，雌雄均可。关闭 MCA 的方法：烧灼、夹闭、结扎、内皮素-1 或光化学染料阻断 MCA 分支等。本节介绍 Longa 线栓法，即用一段尼龙线导入颈内动脉，尖端阻塞大鼠一侧大脑中动脉，间隔一定时程后退出，从而重新建立血液循环。

具体操作步骤如下。

（1）大鼠用 40 mg/kg 体重 i.p.戊巴比妥钠麻醉，待疼痛和角膜反应消失，仰卧位固定大鼠，备皮，在颈部正中打开大鼠颈部皮肤，约 2 cm。充分暴露手术视野。

（2）以左侧为例：大鼠取左侧卧位，暴露左侧颞骨，将光纤固定于左侧大脑中动脉处，用于监测缺血过程中的脑血流。

（3）游离颈总动脉，仔细分离，注意不能牵拉刺激迷走神经。用 0 号丝线打一虚结。

（4）分离枕动脉和甲状腺上动脉，并将其电凝。

（5）向上先游离颈外动脉，接着游离颈内动脉，在颈外动脉的远心端用 0 号线打一实结，近心端用 0 号线打一活结。在颈内动脉上用 2 号丝线打一活结，拉紧，阻止颈内动脉血流。

（6）拉紧颈总动脉活结，阻止血流。用显微直镊平提起颈外动脉，用显微剪剪一 "V" 形切口，插入栓线，轻轻拉颈外动脉的活结，打一松口，确保血液不外流即可。

（7）打开颈内动脉的活结，经栓线后端抬起约 15°，栓线末端向鼠右侧偏移约 15° 插入，如插线顺利，遇到微阻力即停，插线约（18.5±0.5）mm 至有微阻力感，使栓线头端通过大脑中动脉起始端，到达相对较细的大脑前动脉，即实现左侧大脑中动脉的血流阻塞，结扎颈内动脉以固定栓线和防止出血，逐层缝合，栓线残端留 1 cm 长于皮外。

（8）将颈内动脉上的丝线打一个活结，防止栓线自动外排。合上分离的脂肪等组织，盖上一层浸有酒精的棉花片。

（9）1 h 后，重新固定大鼠，先将栓线抽出，扎紧颈外动脉断端的 2 号线，再将颈内动脉和颈总动脉上的丝线结依次打开。

2）小鼠脑缺血再灌注方法

（1）选用老龄小鼠，雌性兼用，i.p.常规麻醉。颈部常规手术备皮。仰卧位固定于手术板上，垫高后颈。消毒术区皮肤，颈正中线左 0.5 mm（气管左缘）纵向剪开皮肤 1～1.5 cm。安置拉钩，充分暴露术野。

（2）暴露颈总动脉远端 1 cm。暴露的颈总动脉近心端打虚结。暴露颈外动脉和颈内动脉。甲状腺动脉两端打死结，剪断或直接电凝。

（3）暴露的颈外动脉远心端打 2 个死结，近心端打虚结。暴露的颈内动脉远心端打活结。

（4）拉紧颈总动脉预置虚结成活结，封闭颈总动脉血流。

（5）用显微镊子平提起颈外动脉活结和虚结之间，用显微剪剪一 "V" 形口。插入栓线到颈内外动脉的分叉处并结扎（结扎不可过紧，否则影响插线时微阻力的感知）。

（6）在颈外动脉两个死结间剪断。将剪断的颈外动脉断端旋转，与颈内动脉位于一条直线上。

（7）打开颈内动脉的活结，将栓线后端抬起约 15°，栓线末端向鼠外侧偏移 15° 插入，遇到微阻力即停，紧接着向外回抽 4～4.5 mm（镜下长度）。

（8）结扎颈内动脉的活结，防止栓线自动外排。

（9）缺血完成后将栓线抽出，线头置于颈外动脉的盲端处或拔出，扎紧颈外动脉断端。

（10）将颈内动脉和颈总动脉上的活结打开，确认颈内动脉实现再灌注。

（三）模型评估

1）神经功能评分

神经功能症状表现与梗死体积的大小同等重要。按照文献报道的方法评分，标准见表 16-1。

表 16-1　神经功能学评分标准

分数	症状
0	无明显症状
1	对侧前肢不能伸直
2	右前肢抓力下降
3	能自由向各个方向活动，但压尾巴时只向对侧旋转
4	自发地向对侧旋转
5	只在受到刺激时运动
6	对刺激没有反应，瘫痪状态
7	死亡

2）神经损伤体积测量

用 0.1%～1% 的 TTC（2,3,5-三苯基氯化四氮唑）在 37℃ 的恒温箱中静置 20～30 min，梗死区呈白色，非梗死区为红色。根据切片测量并计算损伤体积。TTC 染色反映的是线粒体状态，其数据值与 MRI 测量结果很近似；脑组织的 HE 染色，更能反映组织水平甚至细胞水平的病理结构性变化，HE 的染色结果光镜下显著滞后于 TTC 结果。病理变化的稳定期是在缺血事件之后第 7 天左右。

（四）模型特点

传统的局灶脑缺血-再灌注损伤模型是在 1989 年 Zea Longa 首次介绍的大脑中动脉缺血的基础上发展而来的，后续有所改进。在实验的过程中发现由于剪断颈外动脉，甲状腺上动脉、咽升动脉、舌动脉、面动脉、颞浅动脉、枕动脉、耳后动脉、上颌动脉等供血不足引起功能改变，如甲状腺激素水平变化引起的血压波动、面瘫、喉鸣音、咀嚼吞咽困难等并发症，扰动了动物的生理功能，尤其是内分泌的变化，与临床实际情况有所不同。因此，方法改进是必要的。

一种减少并发症的脑缺血再灌注鼠模型的方法如下。

（1）颈动脉暴露同经典程序。

（2）颈外动脉近心端活扣结扎，不剪断。

（3）动脉剪口在颈内动脉近心端。

（4）插入栓线致大脑中动脉缺血，操作同经典方法。

（5）到达预定缺血时间，打开颈内动脉远心端线结。

（6）拔出栓线。

（7）于切口处植入动脉管。

（8）胶水固定颈总动脉切口。

（9）1 min 内避免周围组织接触胶水，令其自然固化。

（10）2 min 后胶水逐渐干燥固化。外部不再会粘连，内部通过插管保持颈内动脉血流再灌。

新方法建立模型的特点：可以避免剪断颈外动脉，更好地模拟了人的脑梗死模型，可以作为长期药物效果观察模型；但目前颈内动脉插管来源较少，规格不稳定，在体内容易形成血栓，限制了此模型的进一步推广应用。

（五）模型应用

神经元缺血/缺氧性损伤后，临床救治和保护的药物效果有限；脑缺血-再灌注模型常用来研究神经元发生缺血/缺氧再复氧损伤的机制、神经胶质反应性变化的机制，以及脑组织细胞的保护机制，广泛应用于神经保护性新药筛选研发和治疗方案的优选研究。动物实验常被诟病的一大弊端是采用的模型动物太过年轻、健康，而且偏重于雄性，由此造成实验结果与临床需求的衔接错位、转化困难。另外，大多数动物模型代表非动脉粥样硬化形式的大血管闭塞或非心脏形式的心源性栓塞卒中。基于一定"基础性疾病"的中风模型更具转化医学价值。

（辛晓明　魏佑震）

第二节　脑出血大鼠模型

脑出血（intracerebral hemorrhage，ICH）是出血性卒中中最常见的一种亚型，其发病率随着人口的老龄化而上升，全球每年发病率为 16/100 000。脑出血是指脑实质内血管破裂出血，为中老年人致死性疾病之一。尽管脑出血治疗的研究和试验有所增加，但死亡率仍然很高；多数患者为 50 岁以上，有较长期的高血压动脉硬化病史，越来越多的病例与使用抗凝或抗血小板药物有关；体力活动或情绪激动时突然发病，有头痛、呕吐特别是喷射性呕吐等症状，早期死亡率很高，约有半数患者于发病数天内死亡，幸存者中多数留有不同程度的运动障碍、感觉和认知障碍、言语（构音）及吞咽障碍等后遗症。脑出血后脑水肿约在 48 h 达到高峰，脑水肿可使颅内压增高，并致脑疝形成，可造成死亡。脑出血造成的神经元损伤与保护是急需解决的问题。

（一）造模机制

（1）自体血注射法。大鼠脑尾状核（属基底节）是脑内最大核团，易于立体定位。在立体定位仪的作用下将新鲜的自体动脉血注入大鼠脑尾状基底节区，可模拟血肿的占位效应、脑水肿的发生和发展过程及血液对脑组织细胞的毒性作用。

（2）胶原酶注射法：胶原酶能够分解血管基底膜和细胞间基质上的胶原蛋白，造成血管壁损伤，从而导致血管渗血。在病理条件下，胶原酶会被激活，损伤血管壁，造成出血。

（3）微气囊充胀法：向脑内插入微球囊，通过充胀球囊以模拟脑出血血肿，压迫脑组织使颅内压升高。这种模型模拟的是血肿造成的压迫，不是出血本身。

（4）人工培育自发性脑出血模型动物。

（二）造模方法

1. 自体血注射法

健康成年 SD 大鼠，雄性，200～250 g；SPF 级 ICH 小鼠或 KM 小鼠，雄性，18～22 g；健康家兔，雌雄均可，3.0～3.4 kg；健康犬，雌雄均可，8～12 kg；2～3 月幼龄仔猪，10～15 kg。

大鼠称重，40 mg/kg 体重 i.p.戊巴比妥钠麻醉，常规消毒，分离右侧股动脉，使用微量注射器抽取大鼠血液 50 μl，结扎血管，缝合刀口。将大鼠俯卧位固定于脑立体定位仪上，切开头部皮肤，剥离骨膜，暴露前囟。用颅钻于前囟前 0.2 mm、中线右侧 3.5 mm 处钻孔，深 6 mm（此处即为脑基底节区），微量注射器通过立体定位仪由钻孔进针注射新鲜股动脉血，注射速度 7～10 μl/min。注射完毕后留针 15 min，无菌骨蜡封闭钻孔，缝合皮肤。假手术组注射基底节区同体积生理盐水，其余步骤与模型组相同。

大鼠自体血注射法有单步注射法、两步注射法、套管定点注射法。

（1）单步注射法。将适量自体动脉血或凝血块注入尾状核造成脑出血模型。形成的脑出血模型十分接近人类脑出血，适合用于研究脑出血的自然发生发展过程，并可探索脑出血后继发的脑损害与脑水肿的形成机制、炎症反应、细胞凋亡等，是目前应用最广泛的一种造模方法。但该方法脑出血的发生率低，难以控制脑内血肿量。

（2）两步注射法。自体血分两次注入脑组织，先注射 15 μl 自体血，后静置针头 7 min，使血凝块形成将针道封堵，再注射余下 35 μl。该法在提高成功率的同时减少了血液的反流，避免了血液进入脑室和蛛网膜下腔，因此得到广泛运用，同时被用至小鼠模型上。

（3）套管定点注射法。该方法是单步注射法的改良，首先在脑内造成机械性微损伤灶，然后于病灶内注射血液（块）。该方法通过在前囟（bregma+0.7 mm，中线外侧+3 mm）钻孔后，将钝性套管（23G）插入大鼠的纹状体，套管内放置金属针芯，分别在硬脑膜下深达 4 mm、4.5 mm、5 mm 处，将针芯弧形尖端推出套管，同轴左右旋转 4 次，造成纹状体局部微小实质性病变。之后，取出针芯，将 30 μl 血液以 6 μl/min 的速度均匀注射，持续 5 min。注射完成后，套管留置 5 min。该方法死亡率低，血肿位置和体积稳定，防止了血液反流，适合神经移植研究。

小鼠常用两步注射法；犬常用单步注射法；兔和猪模型用单步注射法和两步注射法。

2. 胶原酶注射法

健康成年 SD 大鼠，雄性，200～250 g；SPF 级 ICR 小鼠或 KM 小鼠，雄性，18～22 g；健康家犬，雌雄均可，8～12 kg。

大鼠术前禁食 12 h，禁水 4 h，40 mg/kg 体重 i.p.戊巴比妥钠麻醉，直至疼痛反射消失。

将大鼠固定于脑立体定位仪上，于前囟后 1 mm、向右侧旁开 3 mm，钻开颅骨，下针深 5 mm 为注射点（尾状核），进针后缓慢注射 2 μl（Ⅳ型胶原酶 0.3 U、肝素 2 U/μl）生理盐水溶液。注意注射浓度、注射速率等。留针 2 min，缓慢退针，骨蜡封闭颅骨钻孔，缝合皮肤。

小鼠的胶原酶注射法参考大鼠，可以在约 4 min 内将 0.5 μl（含Ⅳ型胶原酶 0.02 U）生理盐水溶液注入；或通过脑内注射 0.15 μl（含Ⅶ胶原酶 0.5 U/μl）肝素化溶液的方法建立小鼠脑出血模型。可以采用半量、两步注射法以减少反流溢出。

犬需要注射 100 μl（含 500 U Ⅺ胶原酶+1000 U 肝素/生理盐水），一般通过微注射泵在 5 min 内以恒定速率注射到犬脑的顶叶中。

3. 微气囊充涨法

健康成年 SD 大鼠，雄性，200～250 g；健康家犬，雌雄均可，8～12 kg。

在大鼠颅骨上钻孔，将微气囊置于 25 号针头上，插入大鼠右侧尾状核中，稳定 30 min，然后通过控制微气囊体积，经过一定时间的充胀，再缩减气囊，模拟清除血肿后的情况。将微气囊植入犬的脑中，以将血液注入气囊的方法来控制微气囊的体积，这种方法避免了因直接注射血液而带来的血液反流，减除了血凝块本身对神经组织的刺激。

4. 自发性脑出血模型

（1）自发性高血压大鼠。此种鼠易卒中，发病过程与人类相似，但是难以控制出血位点和出血量，而且饲养困难、变异率高、成本高。这些缺点限制了其应用。

（2）肾原性高血压大鼠。用动脉夹将大鼠肾动脉夹闭，可引发肾性高血压，最终导致脑出血。该法成功率偏低，但在此基础上，可通过额外注射胶原酶于脑内缩短造模时间。

（3）药物诱导的高血压脑出血小鼠。氧化应激和基质金属蛋白酶在脑出血脑损伤的形成中起到了关键作用。通过注射 AngII 和一氧化氮合酶抑制剂来诱导慢性高血压，或者基于现有的慢性高血压，通过 AngII 注射给予小鼠急性高血压使小鼠出现脑出血。

（三）模型评估

模型成功的判断方法与标准如表 16-2 所示。

（1）脑组织含水量：脑含水量=（湿重−干重）/湿重×100%

（2）神经功能障碍 Longa 评分达 1～3 分可视为实验模型制作成功。

表 16-2 神经功能障碍 Longa 评分法

Longa 评分	动物神经功能反应
0 分	神经系统功能无缺损
1 分	左前侧肢体不能完全伸直
2 分	在大鼠行走时，出现转圈的现象
3 分	在大鼠行走时，出现瘫痪侧肢体的倾倒
4 分	不能自行行走，出现意识丧失的情况

（3）脑组织病理学观察：石蜡切片进行尼氏染色或 HE 染色等。

（四）模型特点

自体血注射法与临床患者自发性脑出血的过程最类似，可研究脑组织代谢和血流受各种因子影响的过程，以及脑实质出血的病理形态学改变等。

优点：自体血注射法和胶原酶注射法是动物研究中两种广泛使用的造模方法，它们在技术上很相似，制造简单，重现性高。胶原酶注射法更易于模拟真实的脑出血过程，可以避免自体血注射法带来的并发症，如血液反流造成的蛛网膜下腔出血。但胶原酶注射法引发的弥漫性出血与真正的脑出血产生血肿不同，而自体血注射法可以避免这个问题，更好地模拟脑出血症状。如观察脑出血的早期形成和病理生理学变化，则自体血液注射法更合适；如观察耗时较长的功能预后，则胶原酶注射法更适合。微气囊充胀法模型减少了直接注血所带来的针道反流现象，对模拟血肿的占位效应、血肿清除后的脑内病理生理变化、脑血流局部改变等表现良好，因此常用于模拟清除脑血肿、研究血肿清除术的治疗时间窗实验，但在模拟脑出血的发生发展上却不及前两者。

理想的脑出血动物模型应满足以下几点：①出血量恒定；②引起的血肿范围恒定，压迫程度固定；③与人脑出血后的生理病理状况一致，易于定性、定量研究继发性损伤和出血后诱发的各种因子；④简单、廉价、可重复等。

自发性脑出血模型因为出血量和出血位点难以控制，目前应用不多。胶原酶注射法脑出血模型在实验过程中可能会破坏血脑屏障，对实验动物产生毒性，也可能会有缓慢弥漫出血的现象存在，从而不形成血肿，这与自发性脑出血的突然出血的现象不同，因此模拟程度有限。

（五）模型应用

该模型多用于发病机制研究及新药研发。研究发现，PPAR-γ 在脑出血后的血肿清除过程中起重要作用，脑出血后，吞噬细胞在降解吞噬物的同时会产生大量的活性氧（ROS），这些氧自由基进一步促进脑出血的病理损害。PPAR-γ 激动剂罗格列酮可以上调小胶质细胞过氧化氢酶的表达，大幅度抑制氧化应激导致的神经细胞损伤。

（陈　真）

第三节　癫痫大小鼠模型

癫痫（epilepsy）是由多种病因引起、脑部神经元异常同步化放电所导致的慢性脑功能障碍性疾病，主要临床表现为发作性意识障碍、肌肉阵挛及其他各种痫性发作。临床研究发现，癫痫不仅仅是反复地痫性发作，同时还表现为患者在认知功能、精神状态、社会适应行为等神经行为学方面的异常，给患者的工作、生活及其家庭带来沉重的负担。癫痫的病理生理机制仍不清楚，涉及神经元的可塑性、神经递质系统功能失调、离子交换功能障碍等。癫痫动物模型可以用于探讨癫痫的发病机制、病理生理特点、脑电变化，以及抗癫痫药物的研发等。癫痫模型主要使用啮齿类动物，癫痫诱发方法有化学刺激、电刺激、外伤、高热/缺氧、听觉刺激等。癫痫动物模型根据诱发癫痫的时程、遗传背景及药物抵抗性等，分为急性癫痫模型、慢性癫痫模型、遗传性癫痫模型和耐药性癫痫模型。

一、急性惊厥模型

目前常用的急性惊厥模型主要有以下几类：最大电休克（maximal electroshock，MES）、戊四氮癫痫（pentylenetetrazol，PTZ）、氯化锂-匹罗卡品（lithium-pilocarpine）模型，以及急性简单部分发作模型。

1. 最大电休克模型

1）造模机制

在动物两耳或眼球部位放置电极，以强电流通过电极对脑部进行短时间刺激，使动物产生双后肢强直性惊厥发作。

2）造模方法

用电休克仪或药理生理实验多用仪，导线引出交流电，将输出线上连接鳄鱼夹，以生理盐水浸湿后，夹住小鼠或大鼠两耳尖部，施加强电流短时刺激[电刺激参数设定为：小鼠 50 mA(大鼠 150 mA)，频率 60 Hz，电压 80～120 V（大鼠 180 V），刺激时间 0.2～0.3 s]。惊厥过程可分为潜伏期、强直期、阵挛期及惊厥后抑制期。

3）模型评估

以动物是否出现后肢强直为观察指标，作为造模成功的标准。

4）模型特点

MES 模型是应用最多的急性惊厥模型，可模拟人类癫痫强直阵挛发作。该动物模型方法简单、成本低，可高效筛选抗癫痫化合物。

5）模型应用

该模型对于研究痫性发作的机制、抗癫痫药物初次筛选有着很好的应用价值，经典的抗癫痫药物苯妥英钠就是通过 MES 模型发现的。MES 模型也有不足之处，其对于离子通道型药物作用效果显著，但不适合抗局灶性癫痫发作药物的筛选。

2. 戊四氮癫痫模型

1）造模机制

戊四氮（pentylenetetrazol，PTZ）是一种具有致痉作用的四唑衍生物，通过作用于 γ-氨基丁酸（GABA）受体，阻断 GABA 介导的抑制作用而诱发癫痫。在成年啮齿类动物，PTZ 在低剂量时诱发出失神样发作，中等剂量的 PTZ 导致前脑叶型阵挛发作，而高剂量的 PTZ 引起脑干源性的强直阵挛样发作，甚至引发癫痫持续状态和死亡。PTZ 主要作用于脑干及前脑，使兴奋性突触的易化过程增强而引起惊厥发作。

2）造模方法

模型多用小鼠，向腹膜腔内注射剂不同剂量的 PTZ 即可引起小鼠不同程度的癫痫急性发作。

3）模型评估

以小鼠出现失神、后肢强直阵挛样发作作为造模成功的标准。

4）模型特点

PTZ 模型造模简单、成本低廉，可表现出失神发作及肌阵挛发作等痫样发作。

5）模型应用

PTZ 癫痫模型被广泛用来评价作用于 GABA 系统的抗癫痫药物的疗效，抗癫痫药乙琥胺就是通过 PTZ 模型筛选出来的。该模型也有其缺点：未能发现拉莫三嗪的抗非痉挛性癫痫发作的作用；替加宾和氨基己酸在 PTZ 模型中表现为明显的抗痉挛性癫痫的效果，却在临床表现为加重非痉挛癫痫发作的病情。

3. 氯化锂-匹罗卡品模型

1）造模机制

匹罗卡品（毛果芸香碱）是一种胆碱能受体激动剂，氯化锂可增强机体对匹罗卡品的敏感性。

2）造模方法

按 3 mg/kg 体重的剂量 i.p.氯化锂，24 h 后按 25 mg/kg 体重的剂量 i.p.匹罗卡品。由于匹罗卡品可兴奋胆碱能受体，因此在注射匹罗卡品之前 30 min，应 i.p.甲基莨菪胺 2 mg/kg 体重，以拮抗外周胆碱能反应。首剂匹罗卡品后若无Ⅳ级以上发作，可每隔 30 min 注射匹罗卡品 10 mg/kg 体重，直至出现Ⅳ级以上无明显间歇的癫痫持续状态。

3）模型评估

根据 Racine 等级评分标准，分级如下。0 级：无反应；Ⅰ级：嘴或面部节律性抽动；Ⅱ级：动物点头；Ⅲ级：前肢阵挛；Ⅳ级：全身强直；Ⅴ级：强直伴摔倒。以出现Ⅳ级以上癫痫发作作为造模成功标准。

4）模型特点

氯化锂–匹罗卡品动物模型易发生癫痫持续状态，对多种抗癫痫药物耐药，病理生理学表现为海马神经元丢失及退行性变，伴有脑基础代谢率降低，是研究癫痫持续状态及难治性癫痫的理想模型，但癫痫持续状态下动物死亡率较高。

5）模型应用

氯化锂-匹罗卡品癫痫模型成功率高、自发性好且能较直观判断药物疗效，便于指导临床用药，尤其是难治性癫痫的药物筛选。

4. 急性简单部分发作模型

1）造模机制

这类模型是急性皮层损伤所致的痫性放电，动物只出现单次痫性发作，不发展为慢性癫痫。

2）造模方法

将一定量的 GABA 拮抗剂青霉素 G（300～1500 IU，8 μl）注射入啮齿类动物的脑皮质区，5 min 后用脑电图可检测到注射部位存在异常放电。

3）模型评估

以动物出现局灶性癫痫发作，作为造模成功的标准。

4）模型特点

该模型癫痫发作特点为单次局灶性发作，不伴有神经元损伤及海马硬化等严重并发症，适用于研究局灶性癫痫。此模型适合研究惊厥活动的播散和癫痫产生的神经元基础问题。

5）模型应用

适用于研究局灶性癫痫发病机制及抗癫痫药物的筛选。

二、慢性癫痫模型

临床上癫痫病的病程进展是一个慢性的过程。与急性惊厥模型相比，慢性癫痫模型能够显示从危险因素暴露至最终发病的全过程。慢性癫痫模型主要包括点燃模型和外伤模型。

1. 点燃模型

1）造模机制

电点燃是对大脑边缘结构进行重复的电刺激，导致逐渐增强的后放电和行为学上的癫痫发作。电点燃形成后，即使不再给予刺激，异常的痫性放电也可以持续很长时间，甚至终生。化学点燃模型是应用神经毒素诱发动物癫痫自发发作。

2）造模方法

电点燃模型（electrical kindling model）：在 Wistar 大鼠的海马 CA1 区埋入电极，用低强度的电流反复刺激（每天 12 次，每次间隔 10 min），直至出现癫痫Ⅳ级以上发作。

化学点燃模型：腹膜腔内反复注射低剂量神经毒素引起动物癫痫自发发作。海人酸（KA）和匹罗卡品（pilocarpine）是最常用的诱导剂。

3）模型评估

根据 Racine 等级评分标准。

4）模型特点

电点燃模型可导致海马区突触可塑性降低，并伴有长时程增强效应（long-term potentiation，LTP）减退，与人类癫痫发生和形成极为相似，同时也是研究癫痫对学习记忆功能的影响及相关机制的理想模型。化学点燃模型中的海人酸是 L-谷氨酸类似物，其对脑的损伤主要集中在海马区域，而匹罗卡品既可引起海马神经元损伤，又可导致脑皮质损伤。这两种化学点燃模型的共同特点是引起永久性神经元丢失、突触重塑、颗粒细胞苔藓纤维增生等病理变化，与人类颞叶癫痫极为相似。

5）模型应用

电点燃模型主要应用于癫痫对学习记忆功能的影响及药物筛选；化学点燃模型被广泛应用于难治性颞叶癫痫机制的研究及抗癫痫新药开发。

2. 外伤后癫痫模型

1）造模机制

脑外伤是癫痫的常见病因之一，目前已建立的外伤后癫痫动物模型主要有皮质底切或皮质岛模型、铁离子注射模型、液压冲击（fluid percussion injury，FPI）模型等，根据损伤部位及严重程度不同可细分为局灶性脑损伤模型、弥漫性脑损伤模型、混合性脑损伤模型、昏迷模型和脑震荡模型等。其中，FPI 模型与临床实际较为符合，是研究外伤后癫痫发生机制和防治策略的理想模型。

2）造模方法

通过液压冲击装置使一定量生理盐水快速冲击硬脑膜，造成颅内压瞬间升高，使脑组织变形和移位，导致颅脑损伤。在致伤时，压力大小可由打击锤的高度调节并通过压力传感器在示波器上显示打击能量和时程，能够直接准确记录致伤能量。在液压损伤后 5～7 d 将电极植入硬膜外，进行长期皮质电图记录和视频监测。

3）模型评估

根据 Racine 等级评分标准。

4）模型特点

该模型稳定性和重复性好，致伤力量准确并可以测定，伤情可以分级，根据冲击力量可以复制出轻、中、重型颅脑损伤。由于冲击能量可以客观定量，不同实验室之间的结果可比性较好，复制简单，一次头部单击即可诱发癫痫。该模型的缺点是易导致下位脑干和颈髓上段损伤、神经源性肺水肿，使死亡率增加，并且不适用于颅脑损伤的生物力学研究。

5）模型应用

该模型主要应用于外伤后癫痫发作的发病机制、病理生理的研究，以及抗癫痫药物的筛选。

三、遗传性癫痫模型

遗传因素在原发性癫痫的发病机制中发挥了重要作用。某些特殊品系的动物对癫痫易感，可自发地出现癫痫的相关症状及病理生理学表现，将这一类动物模型称为遗传性癫痫模型，主要包括听源性癫痫模型和转基因癫痫模型。

1. 听源性癫痫模型

1）造模机制

某些品系的动物对于声音非常敏感，高强度的声音刺激即可诱发癫痫发作，这一类的动物模型被称为听源性癫痫模型。

2）造模方法

选择特殊品系作为模型，如 Krushinsky-Molodkina 大鼠、Genetically Epilepsy-Prone 大鼠、Wistar Albino Gl-axo/ Rijwijk（WAG/Rij）大鼠、Wistar Audiogenic 大鼠以及 DBA/2N 小鼠等。

3）模型评估

给予声音刺激后动物反复自发性出现Ⅳ～Ⅴ级发作是造模成功的评价标准。

4）模型特点

这些动物除听源性癫痫的相关症状以外，还具备其他的神经精神系统疾病特点。例如，Genetically Epilepsy-Prone 大鼠可自发地表现出焦虑样行为；而 WAG/Rij 大鼠海马区褪黑激素能使系统异常，这可能与其表现出的抑郁样行为有关。

5）模型应用

这些动物模型主要用于研究癫痫与其他神经精神系统疾病之间联系及相关药物的筛选。

2. 转基因癫痫模型

1）造模机制

转基因癫痫模型模拟的是临床上因相关基因突变导致癫痫发作的病例，其病变表现多样。目前已报道的癫痫性脑病基因有 74 个，其中具有明确致病性的有 24 个，可能致病的有 27 个，可能不致病的有 23 个。这些基因可分为三类：离子通道及相关受体基因、非离子通道基因，以及 X 连锁基因。近年来在转基因癫痫动物模型研究方面取得了很大进展，成功地制作了多个转基因小鼠模型。

2）造模方法

根据病变基因分类，培育出常用转基因癫痫动物模型，经典的癫痫遗传性动物模型包括大鼠模型（GAESR，WAG/Rij，tm/tm，NER，GEPR）、小鼠模型（EL，C57BL/6，DBA/2J，Frings）。

3）模型评估

通过伴 EEG 双侧性高度同步化的棘慢波，综合判断其癫痫发作情况并作为造模成功标准。

4）模型特点

转基因模型是研究人类遗传性癫痫的可靠模型，但很多种基因突变由于致死性强（如 X 连锁基因突变），特异转基因动物模型尚未培育出来，可能成为今后的研究方向。

5）模型应用

转基因模型可用于遗传性癫痫的发病机制研究，以及特异性抗癫痫药物的筛选。

四、耐药性癫痫模型

耐药性癫痫模型是在药物开发过程中被筛选出来的，这种动物模型在使用常规抗癫痫药治疗时没有效果。例如，用电点燃大鼠模型进行抗癫痫药筛选时，有一小部分大鼠使用苯妥英治疗没有效果，这些大鼠被称为苯妥英耐药性点燃大鼠。此外，用同样的方法还筛选出了其他的一些耐药性模型，如拉莫三嗪耐药性点燃大鼠、6Hz 部分精神运动癫痫发作模型、颞叶持续性癫痫模型等。这些模型可用于抗癫痫药的耐药机制研究，为针对性新药开发提供依据。

（米 青）

第四节 阿尔茨海默病动物模型

阿尔茨海默病（Alzheimer's disease，AD）是一种起病隐匿、进行性发展的神经系统退行性疾病，病因未明。65 岁以前发病者，称早老性痴呆；之后发病者，称老年性痴呆。其发病率随年龄增长而显著增高，严重危害老年人的晚年生活质量。临床表现主要以记忆功能障碍为主，如失落物品、遗忘事情，言语啰嗦而重复、视空间能力损害、抽象思维和计算力损害、人格和行为改变等。情景记忆衰退是 AD 最早出现的临床症状之一。AD 已成为一个严重的社会问题，目前尚缺乏有效的治疗措施，现有药物主要用于改善 AD 的认知和行为症状。基于目前对 AD 发病机制的认知，研发了有限的几种药物，但迄今为止完成的临床试验结果仍令人失望，新药物的筛选挖掘任重道远。

AD 的组织病理学特征主要表现为淀粉样斑块的积累和神经纤维缠结（NFT）、广泛性突触丢失、神经细胞氧化损伤、神经组织炎症和神经元死亡。淀粉样前体蛋白（APP）基因定位于人 21 号染色体，经可变剪接可产生 10 种转录物，广泛表达于几乎所有的神经元和非神经细胞；APP 是一种膜蛋白，具有一个较长的细胞外肽链、单一跨膜区及一个短的胞内区域，可被 α-和 γ-分泌酶加工产生非淀粉样产物，或被 β-和 γ-分泌酶加工产生 β-淀粉样肽（Aβ）。以 Aβ 为核心在细胞外形成斑块（senile plaque，SP），激活小胶质细胞，引发炎症；神经元内 Aβ 引发 tau 蛋白过度磷酸化，进而聚集成 NFT，同时 Aβ 引发过氧化和兴奋毒性，最终造成神经元萎缩、树突棘退缩、突触解离，神经网络功效低下，导致认知和行为障碍。Aβ 引发脑组织炎症，作为一种炎症刺激因子，脑内 Aβ 引发细胞强烈的神经毒性产物如氧自由基，引起细胞膜脂质过氧化物，破坏细胞膜功能，使其通透性增加，细胞外钙离子进入细胞内，激活钙依赖性蛋白酶、脂酶、激酶，进一步促使细胞内自由基生成，损伤细胞器、细胞膜和细胞骨架，从而引起细胞死亡；Aβ 同时会活化补体、触发胶质细胞反应变化，促使过量谷氨酸盐及趋化因子、细胞因子、黏附分子等炎性蛋白的表达，加剧炎症反应。

一、转基因 AD 模型

（一）造模机制

根据转基因的数量，转基因 AD 模型分为转单基因模型、转双基因模型和转多基因模型。常用 Cre-loxP 重组酶系统进行模型构建。Cre-loxP 重组酶系统是经典的用于转基因及遗传改良的技术手段。首先要在胚胎干细胞的基因组中引入 loxP 序列，这可以通过打靶载体的设计和对同源重组子的筛选来实现。下一步通过 Cre 介导的重组以实现靶基因的遗传修饰或改变。Cre-loxP 系统既可以在细胞水平上用 Cre 重组酶表达质粒转染中靶细胞，通过识别 loxP 位点将抗性标记基因切除，又可整体上将重组杂合子小鼠与 Cre 转基因小鼠杂交，筛选子代小鼠，得到删除外源标记基因的条件性敲除小鼠；或者将 Cre 基因置于可诱导的启动子控制下，通过诱导表达 Cre 重组酶而将 loxP 位点之间的基因切除（诱导性基因敲除），从而实现将特定基因定时、定位失活。

（二）造模方法

1. 转单基因 AD 小鼠模型

1）转 *APP* 基因

Aβ 位于 β-淀粉样前体蛋白（β-amyloid precursor protein，APP）C 端，因此，大部分转 *APP* 基因 AD 模型选择 C 端的 99~104 个氨基酸长度的碱基序列构建基因。用于转 *APP* 基因模型的小鼠多为瑞士双突变型、印第安纳型、伦敦型、荷兰型、极地型等，或为促进 Aβ 的生成，或为促进其聚集。

目前主流的转 *APP* 基因动物模型采用 C57BL/6J 小鼠，将血小板源性生长因子（platelet derived growth factor，PDGF）与人类的 *APP* 小基因片段结合得到的 *PDAPP* 基因作为引物，通过显微注射导入小鼠受精卵中，子代小鼠带有 *PDAPP* 突变基因，APP 表达量是内源性的 10 倍。已培育出 APP751、APPV717F、APP695SWE、APP670/671、Dutch/Iowa 等突变型 *APP* 转基因小鼠模型。该模型可用于 AD 的发病机制、Aβ 淀粉样沉积的调控、AD 防治药物的筛选与疗效验证。

2）转 *Tau* 基因

AD 患者脑中 Tau 蛋白量多且过度磷酸化。磷酸化后 Tau 蛋白与微管蛋白的结合力下降到原来的 1/10，失去其促进微管装配、维持微管稳定的作用。AD 病变后期，异常磷酸化的 Tau 蛋白聚集成丝状。敲除 *Tau* 基因并转入表达人类 *Tau* 基因后，小鼠脑内高度磷酸化的 Tau 蛋白在神经元轴突、胞体和树突中都表达，且表现出神经纤维缠结病理前期的改变，与人类 AD 患者表现一致。该类模型部分地复制了 AD 模型的某些病理过程，适合 AD 治疗药物的筛选。

3）转 *PS* 基因

早老素（presenilin，PS）是 γ 分泌酶的核心组件，*PS1* 基因的突变改变 γ 分泌酶的酶切位点从而增加 Aβ4 肽段的产生，引起 Tau 蛋白等细胞骨架蛋白之间的相互作用异常，破坏离子通道微结构，影响细胞内外离子交换，进一步引起 AD 的病理改变。*PS2* 基因与 *PS1* 基因存在 67% 同源性，在跨膜区的同源性高达 84% 左右，突变的 *PS2* 基因产物可通过对 C 端肽水解酶的影响参与 APP 水解过程，使聚集性 Aβ 沉积增多。*PS1* 转基因小鼠模型体内均可检测到 Aβ 生成增多，适用于抑制 Aβ 生成方面的研究。

4）转 *ApoE* 基因

ApoE 基因位于 19 号染色体长臂，*ApoE3* 的第 112 位密码子是半胱氨酸（Cys），第 158 位密码子是精氨酸（Arg），ApoE2 两位点都是 Cys，ApoE4 都是 Arg。研究发现，ApoE2、ApoE3 能够保护神经细胞不受损害，ApoE4 与老年痴呆、心血管病相关，*ApoE4* 的等位基因型则有可能成为 AD 的主要危险因素。该模型的构建依据是发现 ApoE 参与调节淀粉样蛋白的形成，同时，*ApoE4* 基因也会影响 Tau 蛋白磷酸化，进而影响神经纤维的结构和神经退行性病变。该模型制备方法成熟，但具体发病机制有待探索。

2. 转双基因 AD 小鼠模型

转单基因动物模型仅表现出了 AD 的部分病理状态，并不能够完全模拟疾病的发生发展。双重或多重转基因 AD 模型或可更全面地模拟 AD。

1）*APP* 和 *PS* 双基因

根据转入小鼠品系（C57BL/6 和 B6SJL）的不同已有两种不同品系。此模型成功复制了 Aβ 病变的主要病理特征，成为研究 Aβ42 诱导神经退行性变化和 SP 形成的重要工具。

2）*APP* 和 *tau* 双基因

Tg2576 和 JNPL3 小鼠杂交获得的 TAPP 模型是首个同时出现 AD 两大病理特征的转基因模型，Aβ 累积可促进 Tau 蛋白病理变化。

3）*APP* 和 *ApoE* 双基因

PDAPP×ApoE 小鼠显示显著的 ApoE 剂量依赖性 Aβ 沉积，并以亚型特异性（ε4＞ε3＞ε2）方式促进 Aβ 沉积，其可能机制是在细胞膜上脂质筏的参与下，通过影响可溶性的 Aβ 含量来影响 Aβ 的沉积。APP 转基因小鼠中敲除膜转运蛋白 *ABCA1* 基因导致产生更多可溶性、脂化程度较低的 ApoE，促进更多的 Aβ 沉积。

3. 转多重基因 AD 小鼠模型

三重转基因小鼠通过在 *PSM146V* 基因敲入鼠中显微注入包含 APPswe 和 tauP30lL 的共基因序列而建立，其 Aβ 的沉积呈现年龄相关性和区域依赖性，且 Aβ 沉积出现在神经原纤维缠结之前。此模型制作过程复杂，但 APP 与 Tau 蛋白在同一基因位点整合使其作为整体分配给子代，繁殖技术易操作，使用较多。国内通过自行建立的 *Tau* 转基因小鼠与 Jackson 实验室引种的 *APP/PS1* 双转基因小鼠杂交、传代，获得了新型的 *Tau/APP/PS1* 三转基因小鼠模型，其大脑可转录和表达三种外源基因。

二、非转基因 AD 动物模型

1. β-淀粉样多肽 AD 大鼠模型

1）造模机制

将不同聚集态 Aβ1-40、Aβ25-35、Aβ1-42 片段向大鼠脑室内灌注，或向大鼠双侧海马直接定向注射，可导致海马神经元减少等病理改变。Aβ 具有神经营养和神经毒性双重作用，注射 Aβ 片段后，皮质和海马神经元减少、退变，皮质下血管淀粉样变，脑内出现纤维蛋白丝状物，动物主动和被动回避性反射及空间分辨力降低。

2）造模方法

通过在啮齿类动物的脑内/脑室内注射 Aβ 来模拟 AD，单次立体定向急性注射，或通过置管来重复注射。微型渗透泵、微透析等技术能更好地模拟 AD 的自然进程。

常采用 12～14 月龄 SD 大鼠，麻醉，固定。按无菌操作规则，动物颅顶区备皮，消毒，沿颅顶中线作长 2 cm 的切口，分离骨膜。大鼠以 Bregma 0 点为基准，向后 1.3 mm，旁开左右各 1.9 mm、深度 4 mm 的两个穿刺点，以微型电钻钻开颅骨，直达硬脑膜，然后分别植入 1 对不锈钢微导管，固定于颅骨，聚乙烯管连接微型渗透泵，微型渗透泵埋入颈项部皮下。泵内容 Aβ1-40 20 μg/200 μl 无菌水。整个装置维持 4 周，术后给予动物常规注射氨苄西林、丁丙诺啡 2 次/d，连续 2 d，预防感染和止痛。

3）模型评估

模型成功的判断方法：按照 Zealonga 等 5 级评分法，在造模组大鼠清醒后，立即进行动物神经功能的评定。具体标准为：正常，0 分；对侧肢体屈曲，1 分；拖鼠尾后拉时，对侧肢体无力，2 分；拖鼠尾后拉时，向对侧肢体转圈，3 分；自发向对侧转圈或倾倒，4 分。选取评分 2 分以上者。

观察与检测的指标：旷场实验（记录跨格次数、总运动距离和总穿格数、中央区域运动距离与中央区域停留时间）、Barnes（巴恩斯）迷宫（记录进入目标盒所用的时间、逃避潜伏期和探索错误洞口的次数）、Morris 水迷宫（定位航向实验记录逃避潜伏期；空间探索实验记录小鼠穿越平台次数）。

4）模型特点

优点：可以只增加 Aβ1-40、Aβ1-42、Aβ25-35 的量，而不增加其他有保护作用的 APP 片段的量，实验可以在几周内得到结果。Aβ25～35 注射模型多用于 AD 治疗药物在 Aβ 沉积、神经毒性作用和小胶质细胞炎症反应等方面的研究，在一定程度上体现了 AD 的认知功能障碍和某些病理改变。缺点：对脑组织造成穿透性损伤；Aβ 聚集在局部而不是弥散分布到脑内；不能体现神经纤维缠结；是一种急性单因素模型，不符合慢性起病。

5）模型应用

研究 Aβ 的毒性及内在机制，进行 Aβ 靶向药物的临床前评估，检测调节小胶质细胞信号通路药物的保护作用。

2. Tau 蛋白过度磷酸化 AD 动物模型

1）造模机制

Tau 蛋白在蛋白激酶（磷酸化）和蛋白磷酸酯酶（去磷酸化）的共同调节下处于动态平衡状态。冈田酸（Okadaic acid，OA）是蛋白磷酸酯酶抑制剂，诱导 Tau 蛋白的过度磷酸化。OA 选择性抑制丝氨酸/苏氨酸蛋白磷酸酯酶 1A 和 2A，引起脑内双螺旋细丝（PHF）样的磷酸化 Tau 蛋白和 Aβ 淀粉样沉积斑块，能造成 AD 模型。

2）造模方法

选用 SPF 级雄性 SD 大鼠，250±20 g。禁食，40 mg/kg 体重 i.p.戊巴比妥钠麻醉，保温；头部备皮后，固定在脑立体定位仪上，沿正中线切开 1～2 cm 颅顶皮肤，找到前囟位置。前囟后 0.38 cm、中线旁开 0.25 cm，开颅。微量注射器缓慢垂直进针 3 mm，注射后留针 5 min 防溢出。双侧海马（CA3 区）各注射 OA 1.5 μl（浓度 0.392 mmol/L，溶于 10% DMSO）。骨蜡封孔，青霉素敷伤口，缝合，待苏醒。

3）模型评估

模型成功与否的方法与标准：造模后行 Morris 水迷宫定位航行和空间探索实验；WB 检测大鼠海马内总 Tau 蛋白及 Tau 蛋白磷酸化水平；Tau 蛋白 ser199/202、ser396、ser262、ser214 位点高度磷酸化，非磷酸化蛋白表达降低，同时大鼠行为学实验中的空间记忆力显著下降。

4）模型特点

OA 选择性抑制蛋白磷酸酯酶 1A 和 2A，同时表现出老年斑和神经纤维缠结——AD

标志性病理改变。优点是成模时间短；缺点是只有 Tau 蛋白的病理表现。

5）模型应用

该模型用于研究 Tau 及其磷酸化在 AD 发病中的作用，以及干扰 Tau 的 AD 治疗药物研发。

3. 自然衰老动物模型

1）造模机制

AD 的自由基学说认为线粒体代谢过程中产生氧自由基，当细胞自由基抵消能力降低时，超氧自由基增多，进而损伤膜系统。老年人体内自由基增多常由于代谢紊乱、线粒体功能减退、参与氧化和能量代谢的酶异常等因素所致。

2）造模方法

选用大于 18 月龄的小鼠、大于 24 月龄的大鼠、大于 16 龄的猴、大于 7 龄的兔等。对于鼠，可以利用学习记忆能力测试设备和常用的技术对老年动物进行检测筛选，如 Morris 水迷宫、放射迷宫、T 迷宫、Barnes 迷宫、高架十字迷宫、被动回避测验、物体识别测验等；可以结合其他技术检测运动行为能力、平衡能力、心理状态表现等。与正常动物相比，学习记忆能力差的可以作为自然衰老痴呆动物。

3）模型特点

优点：此模型的认知功能障碍等神经系统改变是自然发生的，经历过时间损伤，自然衰退，与 AD 真实的病理生理改变更为接近。缺点：老龄动物只是部分模拟了与人正常衰老相关的神经改变，不能全面模拟 AD 的变化，有局限性；神经系统与痴呆相关的病理变化均一性不高；实验材料难得，需长时间饲养，死亡率高，且实验周期长；老龄动物的健康状况普遍较差且个体差异大，在药物吸收、代谢和分布等方面会影响实验结果。

4）模型应用

该模型是较为接近 AD 实际病理改变的动物模型，能较好地反映老年性痴呆治疗药物的作用机制和效果；可用于 AD 发病机制、预防性措施的有效性研究。

（陈　真）

第五节　帕金森病动物模型

帕金森病（Parkinson's disease，PD）亦称震颤麻痹，是常见的神经系统退行性疾病，起病隐匿、进展缓慢，以肌强直、姿势步态平衡障碍、进行性运动迟缓及静止性震颤等为主要临床表现，并呈进行性加重。帕金森病的临床早期症状不典型，包括嗅觉丧失、便秘、抑郁和快速眼动睡眠行为障碍，可以在运动缺陷前数年出现，常被忽视或误诊，典型症状表现时多属中晚期。PD 的病因目前认为可能是遗传、环境、老龄化等因素共同作用的结果，如接触农药等。PD 典型的病理特征为黑质多巴胺能神经元变性缺失、胞质内包涵体——路易小体的形成和脑组织出现胶质增生等。根据英国脑库的诊断标准，帕金森病的定义为有运动迟缓表现且具下列症状之一：静止性震颤、肌强直和姿势不稳。PD 尚未显著影响其日常生活和工作能力时，主要应采用物理治疗及功能锻炼方法，初期首选非左旋多巴类药物（抗胆碱能药物、金刚烷胺、受体激动剂、单胺氧化酶-β 抑制剂等）；疗效不佳时可添加或换用左旋多巴类药物治疗，左旋多巴仍是 PD 治疗的金标准，它对运动功能障碍有强大的疗效；当单药治疗不能维持疗效时，可联合用药。几乎所有的抗 PD 药物均具有一定的不良反应。

（一）造模机制

1. 化学药物模型

（1）利血平模型：其机制可能是利血平抑制了去甲肾上腺素能神经元末梢的再摄取，使囊泡内多巴胺及其他儿茶酚胺类递质耗竭所致。

（2）6-羟基多巴胺（6-OHDA）模型：6-OHDA 与 DA 化学结构相似，摄入 DA 神经元内，6-OHDA 很容易被 ROS 氧化，导致电子传递链抑制和氧化应激，破坏 DA 能神经元的线粒体功能。

2. 生物毒性物质模型

（1）1-甲基-4-苯基-1,2,3,6-四氢吡啶（MPTP），高度脂溶，易透过血脑屏障，被星形胶质细胞摄取，在单胺氧化酶 B（MAO-B）的作用下转化为甲基-苯基吡啶离子（MPP^+），其毒性强大，化学结构与 DA 相似，被 DA 能神经元主动摄取后，MPP^+ 抑制线粒体复合物 I 活性，阻断线粒体氧化呼吸链，ATP 产生障碍，细胞内 Ca^{2+} 增高、ROS 增加和谷胱苷肽含量减少；一氧化氮合酶（NOS）活性增加，NO 含量增加，导致 DA 能神经元变性、死亡。MPP^+ 可激活并增殖星形胶质细胞和小胶质细胞触发炎症反应，促进炎症相关分子的合成和分泌，包括细胞因子（如 TNF-α、IL-1β 和 IL-6）、趋化因子和前列腺素。MPTP 适用于多种实验动物。

（2）农药。鱼藤酮是从植物中提取的天然有机杀虫剂，能透过血脑屏障，类似于 MPP^+ 的线粒体呼吸复合体 I 选择性抑制作用，但没有细胞类型特异性。给予大鼠慢性而非急性全身鱼藤酮 2.5 mg/（kg·d），持续 733 d，可导致黑质纹状体多巴胺能神经元丧失，细胞质包涵体出现，类似路易体，含有 α-synuclein 和泛素蛋白、运动功能障碍，包括运动减退、驼背姿势、震颤，与人类 PD 症状相似，但具有心血管和其他全身毒性。百草枯（PQ）是除草剂，通过中性氨基酸转运蛋白进入大脑，并通过钠依赖摄取系统进入多巴胺能神经元，结构与 MPP^+ 相似，也是线粒体复合物 I 抑制剂，增强氧应激，但作用机制与 MPP^+ 不同。PQ 可透过血脑屏障，持续低剂量予以 PQ，引起黑质纹状体 DA 能神经元的损伤，并可能促进神经系统退行性改变。造模时 PQ 常与另一种除草剂代森锰（Maneb）合用，合用时具有协同作用。

（3）脂多糖（LPS）可强力诱导炎症反应，在大鼠脑黑质或纹状体定位注射微量的 LPS 后，可通过激活小胶质细胞，继而引起促炎细胞因子和氧自由基的大量释放，从而诱导时间依赖性的 DA 能神经元损伤、凋亡。

3. 基因模型

已经发现了 13 个与家族性 PD 有关的基因位点，其中鉴定并报道有突变的有 6 个：α-synuclein（*PARK4*）、UCH-L1（*PARK5*）、LRRK2（*PARK8*）、Parkin（*PARK2*）、DJ-1（*PARK7*）、PINK1（*PARK6*），可以此为基础构建 PD 转基因动物模型。

4. 机械损伤模型

前脑内侧束（MFB）是大鼠黑质区 DA 能神经元向纹状体 DA 能神经元发出的主要投射。同时，该通路也是纹状体源性的神经营养因子逆行转运到达黑质致密部（SNpc）并营养 DA 能神经元的途径。在实验中机械损伤 MFB 后，造成黑质内 DA 能神经元因缺乏神经营养因子而死亡。

（二）造模方法

广泛使用的是由 6-OHDA 诱导的大鼠模型和 MPTP 诱导的小鼠模型。使用老龄动物更符合实际。

1. 注射 6-OHDA 制作 PD 大鼠模型

雄性 SD 或 Wistar 大鼠，180～220 g。6-OHDA 不能越过血脑屏障，须脑内注射。在黑质致密部、中脑腹侧被盖区、前脑内侧束及纹状体等部位进行多点注射。6-OHDA 需要新鲜配制，溶于 0.02%维生素 C 生理盐水，橙红色。

麻醉后，固定于脑立体定位仪上。备皮，切开头皮、分开骨膜。黑质致密部点：前囟后 5.4 mm，矢状缝右侧 1.4 mm，硬脑膜下 7.8 mm；中脑腹侧被盖区点：前囟后 5.0 mm，中线右侧 0.9 mm，硬脑膜下 7.2 mm。将 9 µg/µl 的 6-OHDA 6 µl 定向注射于右侧黑质两个靶点，垂直入颅，缓慢进针，注射速度 1 µl/min，留针 15 min，缓慢退针 1 mm/min，术中观察大鼠生命体征。常规缝合，注射青霉素防止感染。

2. 应用 MPTP 制作 PD 模型

啮齿动物、两栖动物、兔、猫、非人灵长类动物都可诱发典型的 PD 样症状。猴对 MPTP 敏感度高，小鼠对 MPTP 的敏感性次之。大鼠有相对较高的外周 MAO 活性，导致 MPTP 在穿过血脑屏障之前转化为 MPP^+，而没有进入脑。所以用 MPTP 小鼠造模是应用普遍的 PD 模型。目前认为 C57BL/6 对 MPTP 的敏感性最高，故多用。大鼠脑内注射 MPTP 引起的病理改变与人类 PD 非常类似。

灵长类模型：成年狨猴或恒河猴麻醉后，第 1 周经隐静脉注射小剂量 MPTP 1 次（0.03 mg/kg 体重），第 2～12 周每周给药 1 次（0.3～0.967 mg/kg 体重）用以制作慢性中重度 PD 模型。小鼠模型：共有两种制作方法，急性模型（按 12.5～20 mg/kg 体重 i.p.MPTP，1 d 内注射 4 次，每次间隔 2 h）和慢性模型（按 30 mg/kg 体重 i.p.MPTP，1 次/d，共 5 d）。

小鼠种系对 MPTP 敏感性：C57BL 对 MPTP 最为敏感，而 CF-W、FVB/N 和 Balb/C

对 MPTP 的敏感性稍差，CF-1 和 CD-1 对 MPTP 的敏感性最差。鼠龄对 MPTP 敏感性的影响：老龄鼠较青年鼠对 MPTP 更为敏感，呈现更为明显的黑质多巴胺能神经元数目的减少、蓝斑区肾上腺素能神经元数目的减少，以及较典型的 PD 行为。

病理反复：造模早期时，小鼠纹状体 DA 能降低 70% 以上，之后又逐渐回升，造模时需要继续增加剂量、延长时程。

症状可逆：给药初期小鼠即出现运动减退、抽搐、竖毛等行为，但在给药 48 h 后可减弱或消失。

3. 其他建立模型的方法

（1）鱼藤酮模型：大鼠麻醉后，渗透微泵埋入背部皮下，从下颌角静脉插管，连接插管与微泵，每日 2～3 mg/kg 体重灌注鱼藤酮（溶于 1∶1 的二甲亚砜∶聚乙二醇），连续 5 周。

（2）百草枯模型：小鼠，8 mg/kg 体重百草枯 i.p.，每周 2 次，连续 6 周。

（3）脂多糖模型：SD 大鼠，麻醉后，立体定位仪固定，在注射位点坐标（共 4 点，双侧各 2 点）将 LPS 微量注射于两侧的靶部位。

（4）利血平模型：Wistar 大鼠，利血平 i.p. 后，出现震颤、身体屈曲、运动过少等似 PD 症状。

（5）Fe^{3+} 模型：雄性 SD 大鼠单侧黑质内注射 Fe^{3+}，3 周后可使其出现明显的运动行为改变，表现为在新环境中自主运动减少、短暂的僵直症状及自发的同侧旋转行为。安菲它明可使这种同侧旋转行为加强。

（三）模型评估

PD 模型的评估需要在病理变化和行为表现的稳定期进行，评价体系主要包括以下几个方面。

1. 行为学测验

（1）转棒测验：转棒以恒定速度转动，记录动物在转棒上的停留时间；或以恒定速度转动转棒，记录动物在相同时间内掉落的次数。PD 动物由于运动障碍，在转棒上的停留时间明显缩短，或在相同时间内掉落的次数明显增加。

（2）爬杆测验：将直径 15 mm、高 600 mm 的光滑杆缠绕上纱布，垂直竖立，将动物头朝上置于爬杆顶部，鼠掉头，沿杆自然爬下，测量动物由顶端爬至底端所用时间。PD 动物由于肌肉僵直等，所需时间明显增长。对小鼠爬杆时间进行评分，其中，爬杆时间 ≤3 s，记 3 分；3 s<爬杆时间 ≤6 s，记 2 分，爬杆时间 >6 s，记 1 分。爬杆时间越短，评分越高，表明小鼠运动障碍程度越低。

（3）开场测验：测定动物在一定时间内自主（垂直、水平）活动数，PD 动物活动明显减少。

（4）游泳测验：测定动物在泳池内单位时间内的游动时间，PD 动物游动时间明显减少。

（5）悬挂测验：将动物悬挂于检测箱的金属丝上，测量动物从开始到落地时间，PD动物抓杆时间明显减少。

（6）横木行走测验：将小鼠安置在直径为 6～8 mm 的木条起始端，并测量到达盒子的另一端所需的时间。PD 小鼠的穿越速度往往会减慢。

（7）足印测验：PD 患者往往行走和平衡有困难，迈小步时两脚紧靠在一起，平衡不正常。在 MPTP 小鼠模型中也观察到类似的症状。

2. 病理学指标检测

纹状体及黑质切片，HE 染色、免疫荧光组织化学染色显示神经元数目显著降低。PD动物海马细胞疏松，神经元形态改变或死亡，细胞核收缩，细胞浆减少。

3. 生化指标

（1）纹状体内多巴胺及其代谢产物含量变化：取动物纹状体，匀浆、离心，取上清液，采用高效液相色谱法测定多巴胺及其代谢产物，检测发现多巴胺含量明显减少，其代谢产物 3,4-二羟基苯乙酸、高香草酸的含量也明显减少。

（2）抗氧化酶活力检测：取中脑及纹状体，处理后取上清液，分别利用黄嘌呤氧化酶法、二硫双硝基苯甲酸法、钼酸铵法和硫代巴比妥酸法等，检测超氧化物歧化酶（SOD）、谷胱甘肽过氧化物酶（GSH-Px）、过氧化氢酶（CAT）及脂质过氧化物丙二醛（MDA）含量，帕金森动物 SOD、GSH-Px 及 CAT 明显降低，而 MDA 含量明显升高。

（四）模型特点

6-OHDA 模型虽较流行，但它并不能满足 PD 的所有特征，缺乏胞质路易体样包涵体的形成以及 α-synuclein 蛋白的参与，没有疾病进展期。

优点：单次注射 MPTP 动物模型成活率高，DA 神经元损伤轻，纹状体 DA 含量减少不严重。多次注射 MPTP 急性动物模型，DA 神经元损伤快且严重，DA 神经元从损伤到死亡可在 1～3 d 内完成。多次注射 MPTP 慢性动物模型，模型成活率高，渐进性的 DA 神经元细胞死亡，形态学表现为凋亡状态。

缺点：单次注射 MPTP 动物模型，DA 神经元损伤轻，易恢复。多次注射 MPTP 动物急性模型，DA 神经元是坏死而非凋亡，过程快，因此无渐进性。小鼠没有出现明显路易小体。

灵长类模型可以出现类似人类的早期非典型症状，可用于分析震颤、冻结、局部活动、精细运动技能、运动障碍、平衡、姿势、惊吓反应、大动作技能等。

（五）模型应用

（1）发病机制研究。MPTP 帕金森病动物模型常用于 PD 病因、发病机理的研究。鱼藤酮立体定向模型可以研究 PD 早期病理，其慢性、进行性病程特征很适合 PD 的神经保护治疗研究，其出现的包涵体成为研究路易小体形成机制的有效工具。百草枯模型可模拟帕金森病病理和行为学方面的部分改变，在研究环境因素与帕金森病发病机制的关系中有一定价值。脂多糖模型可用于研究小胶质细胞介导的炎症反应在 PD 发病机制中的作用。

（2）疗法或药物研发。MPTP 帕金森病动物模型用于运动及精神障碍、运动康复、药物毒理试验。机械损伤 PD 模型主要应用于神经元的再生研究。单点或多点注射 6-OHDA 建立的 PD 模型多用于 PD 的临床前药物研究，以及药理疗效判定、神经保护、细胞移植和基因治疗等方面的研究。PD 遗传基因模型包括过表达基因模型、转基因模型、基因敲除及基因突变模型等。PD 遗传基因模型一般在病理特征、发病特点和症状表现上均与人类 PD 有较高的一致性，是新药开发和药物筛选的良好模型。

（陈　真　魏丽萍）

第六节　药物性亨廷顿病动物模型

亨廷顿病（Huntington's disease，HD）是一种常染色体显性遗传的神经退行性疾病，主要临床表现为运动、智力和心理功能障碍，可以致命，最常见发病年龄为 30～40 岁，发病后存活时间为 10～15 年，早期患者可能出现轻微的不自主运动，执行功能轻微困难，情绪低落，发病后期患者生活不能自理。迄今为止，临床上对 HD 尚无有效的治疗或预防措施，包括针对各种 HD 症状的药物和非药物，控制效果均不理想，甚至由于药物毒副作用太大而必须终止治疗。

一、兴奋性神经毒素诱导的亨廷顿病模型

（一）造模机制

兴奋性神经毒性学说认为，喹啉酸（quinolinic acid，QA）是体内犬尿氨酸代谢产物之一。食物中的色氨酸，在体内一些中性氨基酸载体的协助下，通过血脑屏障抵达脑组织，并被星形胶质细胞、小胶质细胞等吸收，经细胞内色氨酸双加氧酶催化转化成犬尿氨酸，后者在羟基黄烷酸酶催化下分解成 QA 和其他代谢产物。正常代谢水平的 QA 并不产生细胞毒性；超出正常水平，即便少量增高也将引起细胞毒性。研究表明，QA 可以增加突变亨廷顿蛋白（mutant Huntingtin，mHTT）水平，这个发现支持异常脑内 QA 水平增高与 HD 发病的相关性。

兴奋性神经毒性在 HD 发病机制中的作用是通过对啮齿类动物的研究得出的。在其纹状体内注射 QA 或红藻氨酸（kainic acid，KA），可以诱导许多类似 HD 样神经化学和组织病理学特征，以及 HD 样的行为缺陷。通过研究更多 HD 患者和动物模型发现兴奋性传导通路 NMDA 和 mGluR5 受体信号转导异常，以及线粒体膜 Ca^{2+} 通道激活和钙内流失调。因此，兴奋性谷氨酸受体活性增高和钙信号转导失衡导致 HD。进一步的证据来自于检测犬尿氨酸内源性的代谢途径产物。NMDA 受体激动剂 QA 在 YAC128（人造酵母染色体，yeast artificial chromosome，YAC）动物纹状体和大脑皮质明显增加。另外

一种犬尿氨酸代谢产物 3-羟基犬尿氨酸（3-HK）可增强 QA 介导的兴奋性毒性，也在 YAC128 动物的大脑皮层和纹状体升高。在早期 HD 患者大脑皮质和新纹状体中也发现类似的 QA 和 3-HK 含量升高，并与疾病严重程度相关。QA 和 3-HK 在介导兴奋性神经毒性作用，以及 HD 患者和 YAC128 小鼠脑组织内源性代谢水平增高方面，支持 HD 兴奋性神经毒性发病机制。

（二）造模方法

1. 啮齿类动物大（小）鼠 QA 模型

Wistar 大鼠，180～200 g，i.p.硫喷妥钠（30 mg/kg 体重）诱导麻醉。大鼠对趾压刺激失去反应、呼吸和心跳平稳后，头部俯卧固定于立体定位仪上。

沿头顶正中线切开皮肤，尽量往外侧分开以暴露顶颅骨。按 Bregma 位置定注射点，即从前至 Bregma 0.6 mm，从外侧至 Bregma 2.6 mm，从硬脑膜至腹侧深 4.5 mm。在注射点颅骨钻小孔，用 2 µl 微量注射针将 0.5 µl 300 mmol/L QA（pH 7.4）或生理盐水在 4 min 内缓慢注射完。留针 1 min 后，小心缓慢地将注射针提升移开。缝合切口，清洗创面，保温观察，归鼠笼正常饲养。

小鼠 QA 造模方法和大鼠 QA 造模基本相同，选用 25～30 g 的成年小鼠，包括 C57BL/6、C57BL/10 和 FVB/N 等不同种系小鼠，Bregma 0.3 mm，外侧至 Bregma 1 mm，深 2.5 mm，给药剂量参考大鼠。

2. 非人类灵长类动物猕猴 QA 模型

2～3 岁猕猴，先经 i.p.氯胺酮 0.05 ml，然后诱导麻醉。

按 Bregma 位置用立体定位仪分别找出尾状核和壳核注射点位置，猕猴尾状核 10 个点、壳核 11 个点。在注射点颅骨钻小孔后，用 2 µl 微量注射针将 0.15～0.25 µl 0.1 mol/L 的 QA（pH 7.4）或生理盐水，按每分钟 0.1 µl 速度缓慢注射完。留针数分钟后，小心缓慢地将注射针提升移开。缝合切口，皮下注射安定以控制手术后抽搐，苏醒且恢复活动后，归笼正常饲养。

（三）模型评估

QA 兴奋性毒性动物模型评估的主要指标如下。

（1）神经组织损伤：FVB 小鼠纹状体注射 QA 后 7 h 左右，QA 兴奋性神经毒性引起的神经细胞死亡和凋亡，如 GABA、脑啡肽和 P 物质免疫染色神经元显著减少，这与青少年 HD 发病的脑神经元丢失相似；相反，生长抑素、神经肽及 ChAT 免疫染色神经元相对不受影响。

（2）行为学改变：通常动物被注射 QA 以及麻醉苏醒后立刻出现神经损伤症状。单侧纹状体注射 QA，动物将出现躁狂样表现、跳跃、步态不稳、不对称的单向循转或跑动等，与 HD 患者早期运动功能障碍相似。这种非对称性运动是单侧纹状体受损引起多巴胺信号转导通路左右不平衡所致。术后 0.5～1 h 内，这种异常的行为将缓慢地减少，动物逐渐趋于稳定，并且出现明显活动减少，和 HD 晚期患者症状相似。Morris

水迷宫、放射臂水迷宫和 T 型水迷宫等测试结果表明，QA 神经毒性损伤动物的认知功能，这些工作和参考记忆需要皮质纹状体通路的参与才能完成。Rotarod 平衡运动测试中，动物在 Rotarod 转轴上掉落次数增加和停留时间减少，表明 QA 损伤了动物的学习和运动功能。被动游泳实验观察纹状体受伤动物在水面漂浮不动时间明显长于对照动物，缺乏求生欲望。

（四）模型特点

QA 不能通过血脑屏障，必须通过立体定位手术在局部脑组织即纹状体给药。该模型的重复性比较好，实验结果的稳定性和可靠性高。根据实验要求和目的不同，QA 可以注射到单侧或双侧纹状体，可以注射不同量，以控制损伤的范围和严重程度。

QA 兴奋性神经毒性引起的神经病理学和行为学改变是急性的，这与 HD 的渐进性和慢性发病不同。此外，HD 是一种遗传性神经退行性疾病；QA 不会诱导 HTT 聚集体形成；HD 病程长，发病早期和晚期临床表现通常不同，这与 QA 导致纹状体损伤后出现的症状也不同。

（五）模型应用

该模型已经被广泛用于寻找 HD 的治疗措施。由于 QA 产生明显和可以预测的神经元死亡，该模型常被用来评估一些神经保护作用的药物和 HD 治疗的效果。

二、线粒体毒素 3-硝基丙酸亨廷顿病模型

（一）造模机制

线粒体毒素诱导急性线粒体受损和能量代谢紊乱，引起纹状体病变。线粒体抑制剂，如丙二酸和 3-硝基丙酸（3-nitropropionic acid，3-NP），可以特异性损伤线粒体琥珀酸脱氢酶而影响能量代谢，降低 ATP 水平并导致细胞能量消耗，导致细胞和线粒体部分膜去极化，减弱或阻断电压依赖性 Mg^{2+} NMDA 受体通道，引起纹状体 NMDA 受体依赖性的继发兴奋性毒性损伤。过度激活线粒体使其膜渗透性改变，引起钙通道失调和释放凋亡因子，Ca^{2+} 内流增高和细胞死亡，导致功能障碍。线粒体毒素导致的啮齿类动物和灵长类动物神经元退行性变化类似于 HD 患者脑中所见，已经被广泛用于啮齿类和灵长类动物以建立 HD 模型进行相关研究。

（二）造模方法

1. 基底核局部注射

雄性 SD 大鼠，戊巴比妥（50 mg/kg 体重）i.p.麻醉。

按 Bregma 位置用立体定位仪找出注射点，即从前至 Bregma 8.4 mm，从外侧至 Bregma 2.6 mm，从硬脊膜至腹侧深 4.5 mm。在注射点颅骨钻小孔后，用 10 μl 微量注射针将 1 μl 3-NP（20 mg/ml 生理盐水）在 1 min 内缓慢注射完。留针 1 min。

2. 腹腔注射

雄性 SD、Lewis 或 Fisher 大鼠 i.p.3-NP，首剂量每天 7 mg/kg 体重，然后逐天增加剂量，增加量为首剂量的 15%，至动物死亡。Fisher 大鼠对 3-NP 毒性耐受最差，动物用药 3～4 d 死亡；其次是 SD 大鼠，用药后 10～11 d 死亡；Lewis 大鼠可以耐受药物毒性 15～16 d。

急性损伤：i.p.3-NP，剂量为 20 mg/kg 体重，连续 4 d。

3. 皮下注射

急性诱导损伤模型：浓度为 80 mg/ml 的 3-NP 溶解于去离子水，用 1 mol/L NaOH 调整 pH 为 7.4。Lewis 大鼠皮下注射 3-NP（20 mg/kg 体重），每天 8:00 和 17:00 各一次，连续 5 d；或于皮下包埋微量泵持续释放给药：每天 3-NP 剂量为 20 mg/kg 体重，溶度为 20 mg/ml，连续 5 d。

慢性诱导损伤模型：通过大鼠皮下包埋微量泵持续释放 3-NP，每天剂量为 12 mg/kg 体重，连续 1 个月。

4. 肌肉注射

浓度为 150 mg/ml 的 3-NP，预实验动物 3-NP 每天剂量为 10 mg/kg 体重，每天肌注 2 次，分别为 8:00 和 17:00，1 周后动物出现明显胃肠道副作用（如呕吐等），剂量调整为每天 5 mg/kg 体重。1 周后每天剂量在原剂量基础上增加 1 mg/kg 体重，直至总剂量 8 mg/kg 体重，此后每天增加剂量改为 0.5 mg/kg 体重，至动物出现明显急性神经损伤症状（呕吐、嗜睡、疲乏）时停止用药，症状通常会持续约 48 h，同时伴随步态不稳、后肢活动障碍和眼球活动失调等。停药 3～5 d 后，上述症状将缓解。

（三）模型评估

（1）行为学症状典型表现。

（2）3-NP 特异性损伤线粒体琥珀酸脱氢酶，同时明显增加脑特别是纹状体脂质过氧化、蛋白羰基化合物水平和过氧化物歧化酶活性。

（3）3-NP 选择性损伤纹状体、海马 CA1 区，引起神经损伤包括胶质反应等，而大脑皮质则相对不受其影响。

（四）模型特点

3-NP 可以通过血脑屏障，给药方便。3-NP 毒性会影响动物体重，可以根据动物实际体重及时调整药物剂量。模型建立的可靠性和重复性高。还可以根据要求，采用大剂量诱导急性损伤或低剂量长期给药诱导损伤。3-NP 模型导致的神经元损伤和 HD 线粒体功能紊乱引起的神经病变、神经功能障碍与 HD 很多相似。但 3-NP 诱导的线粒体损伤以及神经病理和功能改变，与 HD 遗传基因突变、经过长期慢性积累和体内外环境因素参与的 HD 神经病理变化有本质不同。

（五）模型应用

由于 HD 线粒体功能和能量代谢障碍，使得 3-NP 模型特别适合于该线粒体损伤机制的研究，以及寻找针对保护线粒体受损的治疗。

（唐文洁　谢元云）

第七节　亨廷顿病转基因动物模型

（一）造模机制

HD 发病是由于 *HTT* 基因中 CAG 序列重复扩增超过 36 次或以上，翻译为突变的多聚谷氨酰胺，引起兴奋性神经毒性和线粒体能量代谢异常等，导致以大脑皮质和基底核神经退行性病变为主的神经病理改变，表现出功能障碍。尽管新的研究发现 *HTT* 转入时 RNA 突变可能引起神经毒性，但大量 HD 临床和实验研究一致认为，CAG 重复扩增导致 *HTT* 突变产生突变亨廷顿蛋白（mHTT），引起神经退行性病变。突变 *HTT* 表达的 mHTT 容易受Caspase-3、Calpains（钙激活中性半胱氨酸蛋白酶家族）和天冬氨酰蛋白酶介导而降解成更小分子的 mHTT 片段。降解后的 mHTT 片段不稳定，形成 mHTT 聚集体产生细胞毒性。

全长或部分片段 mHTT 可以通过以下因素导致 HD 神经退行性病理改变和功能障碍：①神经保护和神经营养因子表达；②广泛的细胞转录；③细胞内包括线粒体和轴突运输、蛋白质高尔基体组装后的分泌及溶酶体路径；④线粒体能量代谢；⑤激活突触外NMDA 受体 NR1/NR2B 亚型活性，最终增高受体对兴奋性谷氨酸递质敏感性，干扰线粒体功能和能量代谢，氧化代谢产物和自由基水平升高以及释放凋亡因子等；⑥引起神经胶质增生反应和释放炎症因子等。

（二）造模方法

基因工程技术建立了许多 HD 转基因动物模型。建立模型的方法不同，CAG 序列重复次数和遗传背景不同，模型的症状发作严重程度和它们对环境因素的敏感性各不相同。

（1）从经过临床和基因检测确诊的 HD 病例组织提取总 mRNA；

（2）逆转录合成重组 DNA（cDNA）后，采用 PCR 扩增制备高浓度 DNA。

（3）选用特异的限制酶筛选突变亨廷顿蛋白基因（*mHTT*），包含人 *mHTT* 基因的外显子上启动子、内含子和终止子等完整基因表达组分以确保 mHTT 正确表达。

（4）利用琼脂胶电泳将酶切筛选的 HD 基因从其他 DNA 组分中分离纯化。

（5）纯化后的 DNA 需要经过 *mHTT* 基因测序，包括 CAG 序列重复长度确认等。可以选用特异 *E.coli* 菌株进行扩增和制备携带 *mHTT* 基因的质粒。

（6）将 HD 质粒导入所选择的基因载体，全长 *mHTT* 基因表达模型选用 BAC（bacterial artificial chromosome）或 YAC 载体。

（7）用微注射缓冲液稀释 DNA 浓度至 2 ng/μl，备转基因胚胎干细胞（ES）或受精卵（fertilized egg）微注射。

（8）将突变 HD 基因融合到胚胎干细胞后，携带突变 HD 基因的干细胞注入囊胚内细胞层，再将囊胚移植到雌性受体子宫或受卵管以发育成胚胎；或注射导入受精卵精细胞核，然后将受精卵移植到受体动物子宫或输卵管发育成胚胎。

（9）检测受孕动物体重变化，推算动物预期出生日期。

（10）新生动物 2～3 周时，组织提取 DNA，用 PCR 进行 HD 基因分型，确认转基因成功。

（11）将携带 HD 转基因 6 周或 6 周以上的动物与 WT 动物交配，培育和维持所建立的 HD 转基因动物种属。

（三）模型特点及应用

1. 表达 N 端部分片段 mHTT 的 HD 转基因小鼠

（1）R6/2 小鼠：将 1.9 kb 人 *HTT* 基因 N 端携重复 144 个 CAG 序列的外显子随机插入小鼠基因组，因此小鼠将携带两个野生型 *HTT* 拷贝和一个突变型 *HTT* 拷贝。症状出现早（在 4 周），包括运动功能障碍、肢体协调障碍、震颤、运动减退、步态异常、行为异常和体重减轻，而且还伴随严重的学习记忆受损，与青少年发病 HD 相似，通常存活 10～13 周。90 d 的动物大脑和纹状体体积，以及神经元计数减少，随后加重并伴随体重严重减低和行为功能障碍。此外，这些症状通常与大脑广泛出现的 mHTT 聚集体和选择性神经退行性表现一致。鉴于这类 mHTT 片段模型的症状出现较早且严重，该模型已被广泛用于临床前实验。

（2）R6/1 小鼠：与 R6/2 模型相似，HD 转基因 CAG 序列重复为 116，动物的神经病理改变和症状出现较晚且发展较慢。14～20 周时 Rotarod 运动平衡功能缺陷，4～5 个月时肢体僵硬、步态异常，可能与此时纹状体 mHTT 聚集体形成相关。其他行为学检测发现动物认知能力受损及筑巢功能缺陷。2 个月时动物大脑就可以检测到 mHTT 聚集体，以及后来纹状体细胞外多巴胺水平比对照动物减少 70%。18 周时动物脑体积减小伴随纹状体萎缩。存活时间 12 个月。

（3）N171-Q82 小鼠：该模型由小鼠 prion 启动子控制下表达人 N 端 mHTT 前 171 个氨基酸序列，含 82 个 CAG 序列重复扩增，症状出现较晚，和中年发病 HD 相似。动物出生后到 2.5 个月，一般没有神经病理症状，随后出现静止性震颤、活动减少、前后肢僵硬、步态异常等。11 周，发现其运动和平衡功能失调；14 周时，动物的放射臂水迷宫测试出现工作和参考记忆减退；16 周时，动物纹状体神经元计数减少 25%，纹状体体积减小 20%；到 20 周时，出现广泛神经病理改变，包括大脑皮质、纹状体及海马结构等。

2. 表达全长 mHTT 的 HD 转基因小鼠

（1）YAC128 小鼠：含完整内含子和外显子的转基因小鼠可以表达完整人类突变 HD 基因。目前 YAC 转基因鼠有表达 18 个、47 个、72 个和 128 个 CAG 序列重复扩增的模型。除了全长突变 HD 基因外，还包括该基因上游 25 kb 和下游 120 kb 的调控序列，因此 mHTT 可以在适当时间和组织特异性表达。目前对 YAC128 小鼠进行的研究比较彻底，发现该模型可以出现和人 HD 相同的一些神经病理特征，例如，小鼠表现出随年龄增加的选择性纹状体和随后的大脑皮质神经退行性疾病。从 2 个月开始认知缺陷，3 个月进展性运动功能障碍明显，与纹状体神经元损失相关。由于 YAC128 动物的全长 mHTT 蛋白质背景，mHTT 的表达有准确组织特异性和时间性，以及明显的早期行为异常和纹状体选择性神经退行性病变，是迄今被研究和应用最为广泛的 HD 转基因动物模型之一。

（2）BACHD 小鼠：利用 240 kb 的人造细菌染色体将人 170 kb 全长突变 HD 基因随机插入小鼠基因组。动物有进行性加重的运动功能障碍，2 个月时运动和平衡功能缺陷，症状随年龄增加而加重；6 个月时出现活动减少以及随后焦虑样行为，应激策略转换受损和对害怕刺激失去敏感性等；12 个月体重增加，脑萎缩和脑重减少；18 个月及以后，动物大脑皮质和纹状体体积减小，mHTT 聚集体广泛出现于大脑皮质和纹状体等。此外，3 个月时心肌细胞成纤维化和凋亡。

3. HD 转基因大鼠及大动物

（1）HD 转基因大鼠：该 HD 转基因大鼠模型表达大鼠内源性 HTT 启动子驱动的外显子 1 上 51 个重复 CAG 序列。动物有迟发神经病理症状，以及缓慢进行性的运动功能障碍。转基因大鼠发育缓慢，体重轻 20%，一般存活 24 个月左右。动物 2 个月时用高架十字迷宫测试发现焦虑样行为减少，10 个月时出现空间参考学习能力缺陷。组织病理检查首先发现动物纹状体大量 mHTT 聚集体表达，18 个月时大脑皮质检测到 mHTT 聚集体。转基因大鼠纹状体多巴胺水平减低，纯合子动物减少 80%，杂合子减少 20%。核磁共振检查发现动物 8 个月时侧脑室扩大、纹状体受损及纹状体葡萄糖代谢紊乱。

（2）HD 转基因绵羊：通过原核注射 HD 转基因即人 htt 启动子控制 73 个重复 CAG 序列的全长 HTT cDNA 建立 HD 转基因羊。检测发现转基因动物基因组含 2~14 个拷贝的 HTT 和（或）mHTT，mHTT mRNA 在大脑广泛表达。7 个月时有 DARPP-32 免疫染色减少，18 个月时可见不同脑区 mHTT 聚集体，但发育至 5 岁时还没有观察到转基因羊出现明显 HD 样神经病理症状。该大型动物 HD 转基因成功表达，尤其在动物大脑的表达，动物存活时间长，脑体积大，对发展 HD 基因疗法比较有价值。

（3）HD 转基因猪：采用 CRASPR-Cas9 基因编辑技术和体细胞核转移技术，用人 HTT 基因外显子 1 上 150 个 CAG 序列替代猪基因组上 HTT 基因而建立 HD 转基因猪。该模型动物有稳定的运动和行为功能障碍，但存活时间短。检测早期死亡动物，发现纹状体中型多棘神经元选择性丢失。动物前 4 个月没有观察到神经病理症状。第 5 个月脑组织包括大脑皮质、纹状体和小脑，发现全长和部分降解 mHTT 片段广泛表达；动物一般存活 5~10 个月。转基因动物的运动和行为异常包括步态异常、呼吸困难、无法跑动等。组织病理发现动物大脑萎缩，尤其大脑皮质和纹状体显著，侧脑室扩大。纹状体 EM48 和 mHTT 聚集体染色增强，CAG 扩增标记 IC2 免疫染色以及 GFAP 和 IBA1 免疫活性增强，同时 NeuN 染色细胞计数减少，表明纹状体特异性神经退行性病变、星形胶质细胞和小胶质细胞激活、染色质浓缩聚集、神经元轴突蜕变及髓鞘异常等。

（4）HD 转基因恒河猴：该模型通过将人泛素启动子控制 HTT 外显子 1 的 84 个或 29 个重复 CAG 序列 DNA 转入慢病毒后微注射到恒河猴受精卵细胞发育成胚胎而建立。与转基因鼠不同，该模型对 mHTT 毒性敏感，动物出生后不久即死亡。尽管如此，这些新生转基因猴表现出一些人类 HD 关键病理特征，如肌张力障碍、舞蹈样动作、抽搐等。组织病理研究发现动物广泛细胞核和突起上有大量 mHTT 聚集体表达，伴随神经元轴突和突起退行性病变，提示 HD 病理可能首先从神经元突起末梢开始。

（唐文洁　谢元云）

第八节　实验变应性脑脊髓炎小鼠模型

多发性硬化症（MS）是一种 CNS 自身变态反应炎症性脱髓鞘疾病，以脑和脊髓脱髓鞘、胶质增生瘢块为主要病理表现。MS 白种人发病率较高，是导致成年人行为残疾的主要原因之一。其发病机理仍然不清楚，近几年虽然有几种获批新药效果良好，但都属于疾病改良治疗（disease modifying therapy，DMT），而且临床普遍认为 DMT 在进展性 MS 的治疗中相对无效，目前尚无理想的治疗方法。虽然 MS 患者都表现出神经功能缺损的现象，但是在临床症状和疾病过程中存在相当大的个体差异。根据临床患者的症状和进展的不同，临床上最常用的是将 MS 分为初发进展型（PPMS）、复发缓解型（RRMS）和继发进展型（SPMS）。在 CNS 中观察到的病理变化也有很大差距，表明 MS 可能是由多种致病途径引起的综合征，而不是单一的疾病；因此，MS 的研究需要多种动物模型来呈现。目前，虽然有几种不同的 CNS 脱髓鞘疾病模型，主要模仿呈现 MS 发病机制中复杂而广泛的 CNS 脱髓鞘。但是 MS 最常用的、最被广泛接受的动物模型是小鼠的 EAE 动物模型。

实验性变应性脑脊髓炎（EAE）模型是一种广泛用于研究多发性硬化症的动物模型。通过刺激 T 细胞介导的对髓鞘抗原的免疫攻击来诱导 EAE，通过佐剂中乳化的髓磷脂抗原免疫来完成 EAE 的活性诱导。

（一）造模机制

EAE 是用中枢神经自体抗原刺激机体的免疫反应而诱导产生的，在诱导过程中，弗氏佐剂（CFA）的使用有效地促进了免疫模型的成功，百日咳毒素（PT）的添加更提高了 EAE 诱导效率。主动诱导型 EAE 的基本原理是激活外周髓鞘特异性 CD4$^+$T 细胞，这些细胞已经脱离免疫耐受并在幼年动物的外周血液中循环。髓鞘特异性 CD4$^+$T 细胞的激活使它们比原始 T 细胞能更有效地穿过血脑屏障。在 CNS 内，局部和浸润的抗原呈递细胞在共刺激分子的背景下呈递 MHC II 类相关的髓鞘肽，然后重新激活浸润的髓鞘特异性 T 细胞，启动一系列事件，包括主要将巨噬细胞募集到 T 细胞活化位点的趋化因子的分泌。由巨噬细胞分泌的促炎介质，如 TNF-α 和 IL-1，对于使 EAE 中的炎症持续存在并导致 CNS 组织损伤至关重要。这种神经炎症反应导致由 T 细胞、B 细胞和巨噬细胞组成的浸润物，以及 CNS 中脱髓鞘的局灶性斑块，其类似于 MS 患者脑和脊髓中所见的病理变化。

（二）造模方法

起初（1925 年）给兔子免疫接种人的脊髓匀浆，发现兔子表现出脊髓炎症和麻痹（称为主动诱导）。后来使用多次注射正常兔脑组织的乳液的方法，可以在灵长类动物中诱导 EAE。随后又发现，将被脊髓匀浆免疫过的大鼠淋巴结细胞转移到幼年动物中也可以诱导 EAE（称为被动诱导）。现在已经有许多 EAE 模型，可以涵盖 MS 的多种临床和病理方面的特殊需要。不同 EAE 模型中表现出特定的临床症状，可以反映 CNS 内浸润病变的部位不同。症状的严重程度还可能取决于不同浸润物的组成，特别是巨噬细胞募集的程度，以及脱髓鞘抗体的存在。

弗氏佐剂的使用促进了免疫效果，使得 EAE 通过单次免疫诱导就可以成功，并且可以在多个物种中进行研究。百日咳毒素的添加也大大提高了 EAE 诱导的效率。

目前，常见的 EAE 模型使用的动物为大鼠和小鼠，由于小鼠有大量的转基因和靶向基因缺失（敲除）品种，且小鼠体内有众多抗体和免疫调节物，这些都可用于解释 EAE 的致病机制，所以小鼠造模更受青睐。当前最常用的 EAE 模型，通常使用纯化的或重组的髓鞘蛋白，或衍生自这些蛋白质的合成肽作为免疫原，重组表达或者合成纯化的少突胶质细胞髓鞘糖蛋白的氨基酸序列的 35～55 肽片段（MOG 35-55 MEVG-WYRSPFSRVVHLYRNGK）。

实验动物用 C57BL/6 小鼠，8 周或 9 周，雄雌不限，动物房常规饲养。

（1）抗原/CFA 乳液的制备：每只小鼠需要皮下注射 200μl "抗原/CFA 乳液"（1∶1）。由于乳液太黏稠，在试管壁和注射器管壁上有残留量，故一般需要按照 1.5 倍准备抗原/CFA 乳液。

（2）将原料 CFA 振荡 5～10 s，以重新悬浮已经热灭活的结核分枝杆菌菌素颗粒。通过超声振动 60 min 的方法乳化抗原/CFA 混合物；亦可用涡旋振荡的方法制备乳液。

（3）制备百日咳毒素：每次可以注射百日咳毒素（PT）的范围为 200～500 ng，溶解于 0.1 ml PBS 中。

（4）注射当天：①称重小鼠。EAE 的发作通常与体重减轻相关，体重减轻可作为疾病活动的指标。当体重减轻超过初始体重的 20%～30% 或出现严重的症状时，通常需要处死小鼠。②球后静脉（内眦静脉）注射 200 ng 百日咳毒素（0.1 ml PBS 中）。注射使用 30G 1/2 针。亦有通过腹膜腔内（i.p.）注射百日咳毒素。③麻醉小鼠。常用腹内注射 250～300 μl 氯胺酮/甲苯噻嗪混合物。推荐这种镇静剂/解离剂的剂量为每克体重 0.02 ml。麻醉需要等待约 5 min 才有效果。用掐脚趾来评估麻醉水平。氯胺酮不要使用后脚趾捏，甲苯噻嗪不抑制后足反射。该药物组合将提供 25～30 min 的中等水平麻醉。④将含有抗原/CFA 的乳液吸入 1 ml 注射器。因其黏稠，可直接慢慢装入注射器。小心操作避免将空气引入注射器，避免形成气泡。⑤每个部位注射 50 μl 抗原/CFA 乳液。在每只小鼠的背部两侧 4 个不同的位置注射。

（5）第 2 天，第二次眼球后注射 PT，每只小鼠注射 0.1 ml PBS，含百日咳毒素 200 ng，通过眼球后静脉注射。

（三）模型评估

1. 临床行为症状评分

从免疫注射后第 4 天开始，每天称量小鼠体重并评估神经功能障碍。通常在免疫后 7～14 d，小鼠的临床症状开始出现。使用 0～15 的分级 EAE 量表（由 0～5 量表改进）对神经损伤所表现的运动缺失进行评分。0～15 量表优于传统的 0～5 量表，修正量表与小鼠的临床神经学检查相关性更好。修改后的评分系统代表尾部和所有四肢的总和，因此允许在慢性 EAE 期间更加可靠地评估临床效果。在修改的 0～15 等级中，单独对尾部和每个肢体进行评分。将得分制成表格，最高得分至 15 分（表 16-3）。

表 16-3　EAE 新 15 分表格

尾			左后肢				右后肢				左前肢		右前肢		总分
轻	重	瘫	轻	中	重	瘫	轻	中	重	瘫	弱	完全瘫	弱	完全瘫	
1	2	3	1	2	3	4	1	2	3	4	1	2	1	2	
1	2	3	1	2	3	4	1	2	3	4	1	2	1	2	
1	2	3	1	2	3	4	1	2	3	4	1	2	1	2	
1	2	3	1	2	3	4	1	2	3	4	1	2	1	2	
1	2	3	1	2	3	4	1	2	3	4	1	2	1	2	
1	2	3	1	2	3	4	1	2	3	4	1	2	1	2	

尾部评分为：0，正常尾巴；1，轻度尾部无力；2，严重尾部无力；3，尾部完全麻痹。每个后肢分别评分为：0，正常后肢强度；1，轻度虚弱；2，中度无力；3，严重虚弱；4，完全麻痹。每个前肢评分为：0，正常运动；1，使用前肢拉动身体费力和困难；2，麻痹。

2. 病理学和分子病理学的表现

经典 EAE 的病理学病变，基本上全部发生在脊髓和视神经，脑内很难发现病灶。通常将 MOG 35-55 免疫诱导 C57BL/6 小鼠的 EAE 中出现的"多发性硬化样"组织病理学的表现称为第Ⅰ模式。MOG 诱导的经典 EAE 模型中，以巨噬细胞和 $CD4^+T$ 细胞、单核细胞浸润到脊髓实质为主，病变通常以脊髓内大量广泛的组织损伤（包括轴突和神经元损伤）为特征，初发的脱髓鞘病变非常少，其中巨噬细胞似乎是导致组织损伤的主要细胞类型。

（四）模型特点

不同的 EAE 模型是否遵循急性、慢性或复发缓解病程，取决于菌株、免疫原、是否使用百日咳毒素。可影响 EAE 表现的其他因素还包括啮齿动物的年龄和性别、抗原/辅助乳剂的特定制备、使用主动与被动方法诱导 EAE、髓鞘抗原的物种来源和表观遗传因素。在大多数易感 EAE 的啮齿动物中，EAE 在临床上表现为由下向上渐进的弛缓性麻痹，从尾巴的无力开始，向后肢无力跛行再向前肢软弱拖行逐渐发展。这种形式的 EAE 称为"经典 EAE"，经典 EAE 的临床症状反映了疾病的炎症主要位于脊髓中。MOG 诱导的小鼠经典 EAE 就是以脊髓的脱髓鞘炎症为主，同时还伴发有视神经的炎症。MOG 小鼠针对 CNS 抗原，通过刺激免疫反应诱导 EAE，具有高度模仿人类 MS 疾病的慢性和复发缓解（RRMS）病程的特点。该模型的成功率高于 99%，重复性强，非常可靠，是用佐剂结合髓鞘抗原免疫引发小鼠 EAE 的标准方法。

因为触发 MS 发作的起始原因目前仍然未知，EAE 只是用于研究其发病过程，不是研究这些触发因素的有用模型，这种 EAE 是由佐剂中髓鞘抗原非生理性的免疫刺激而出现的病变。因此，使用 EAE 中获得的结果来预测 MS 中治疗的功效时必须谨慎。

（五）模型应用

EAE 可用于阐明 CNS 中自身免疫介导的炎症、脱髓鞘和轴突损伤的机制研究；还可以使用 EAE 研究促进免疫细胞跨血脑屏障迁移的机制和抑制 CNS 中自身免疫的调节机制。最重要的是，EAE 可用于发现和测试 MS 的潜在治疗靶点以及新的生物学标志。经典 EAE 动物模型在临床上可以用于药物研发等。

（燕启江）

第十七章　心理与精神疾病动物模型

高级智能生物借由神经的信号传递、信号运算（物理性叠加或消减）、信号的信息化转变、信息复杂化处理、信息整合、信息存储、信息输出、神经反射等，进化成复杂的神经活动形式，如认知、辨识、比较、感觉、学习、记忆、计算、情感等，出现了复杂的心理活动和精神活动，这些智能活动可以在高等哺乳类动物身上观察到。将人类的高级心理活动和精神意识活动拆分解析后，意识以下的心理精神活动及其病理状态是可以通过动物进行模拟的。利用既有的理论开发了抑郁、焦虑、应激、睡眠障碍动物模型，丰富了对精神活动神经机制的深入理解，同时以其作为工具开发了对这些精神异常（病态）的预防和治疗方案。抑郁、焦虑和睡眠障碍是人类所特有的病态，即便是处于临床治疗过程中，只要致病因素特别是引发担心忧虑的客体存在，这种病态就不会彻底改变；而动物不会担心未来没有发生过的事，所有此类疾病的动物模型都是由人为致病因素造成的，因此，排除了神经精神活动的背景噪声，动物实验研究得到简化。

影响心理和精神状态的因素很多。中枢神经系统的免疫特权特性受到挑战，因为有功能的免疫细胞可以通过血脑屏障、脉络膜丛和淋巴管进入中枢神经系统。细菌的产物和代谢物也能通过血脑屏障，影响中枢神经系统的发育和功能，甚至参与某些疾病的发生。中枢神经系统、肠道和微生物群之间通过肠道-脑轴通讯，涉及自主神经系统和肠神经系统、内分泌系统、下丘脑-垂体-肾上腺轴、免疫系统和微生物及其代谢物。一些神经递质和代谢产物，如必需维生素、氨基酸和短链脂肪酸，调节许多免疫系统通路，这些通路反过来影响行为、记忆、学习、运动和神经退行性疾病，在抑郁和焦虑类行为及运动活动中发挥作用，其失衡会造成情绪和行为异常，确切机制尚需研究。

第一节　急慢性痒小鼠模型

痒觉通常定义为一种不愉快的、诱发抓挠欲望的感觉。痛觉是一种与组织损伤或潜在组织损伤相关的感觉、情感、认知和社会维度的痛苦体验。神经纤维释放炎性和血管活性神经肽，进而反馈激活肥大细胞，从而促进肥大细胞和痛觉感受器激活的恶性循环，导致神经源性炎症和疼痛/瘙痒。肥大细胞分化、激活，以及与炎症、血管和神经细胞间相互作用的机制深受其微环境的影响。

严重而持续存在痒和痛会造成严重的二次伤害（如使患者失眠、失能、甚至精神异常和抑郁等）。疼痛已被列为继体温、脉搏、血压、呼吸之后的人体第五大生命体征。急慢性痒和痛的临床治疗存在如下问题：临床治疗药物的品种少、副作用大、疗效有限；疾病本身的发病机制不清楚；新药的研发滞后。特别是慢性疼痛和慢性瘙痒的临床治疗困难，患者面临无药可治的难题。为此，需要对急慢性痒和痛的发病机制继续深入地研究，以期发现新的副作用小、疗效好的药物靶点，或者新的治疗手段。理想的急慢性痒和痛的动物模型应该是动物的痒和痛诱导的行为反应与人类相似。动物模型的纳入标准应该包括以下方面：动物能感受到痒或痛的感觉刺激；动物对痒和痛刺激的行为反应不同，动物对瘙痒部位是抓挠或者咬，以去除皮肤致痒物和减轻瘙痒感觉，而动物对疼痛的反应是回缩、擦拭、抖动、舔，这些行为旨在减轻存在的疼痛、消除或远离致痛物。

一、急性痒模型

（一）造模机制

常用的化学致痒剂有两种：①组胺依赖性致痒剂，包括组胺（histamine）、化合物Compound 48/80（促进组胺释放的化合物）；②组胺非依赖性致痒剂，包括 SLIGRL-NH2、AYPGKF-NH2、氯喹（chloroquine，CQ）、5-羟色胺（5-HT）、内皮素-1（ET-1）、牛肾上腺髓质 8-22 肽（BAM8-22）等。致痒剂与相应的皮内受体结合，促进外周神经纤维兴奋，继而痒觉信号传递到背根神经节，然后到达脊髓及脑。

组胺依赖性致痒剂诱导的痒信号通路，是由机械刺激不敏感的无髓鞘碳纤维介导。组胺主要作用于外周神经末梢中组胺 1 和 4 型受体（H1R、H4R），发挥痒觉信息传递作用。组胺非依赖性致痒剂诱导的痒信号通路，是由一类机械和热敏碳纤维介导，抗组胺药物对这类痒不起作用。常用的非组胺致痒剂也是分别通过它们的受体传递痒觉信号，它们对应的受体如下：SLIGRL-NH2 作用于蛋白酶激活受体 2（PAR2），AYPGKF-NH2作用于蛋白酶激活受体 4（PAR4），氯喹（CQ）作用于 Mrgprs 家族成员中的 MrgprA3，5-HT 作用于 5-HTR1、2、3、7 亚型受体，ET-1 作用于其受体 ET_A，BAM8-22 作用于Mrgprs 家族成员中的 MrgprC11。

（二）造模方法

在颈背部、面颊部、小腿后部，皮内注射致痒剂。颈背部是最常用注射部位。

1. 颈背部急性痒模型

C57BL/6、CD1、ICR 成年小鼠，雌雄不限。大鼠基本不能被诱导出抓挠行为。

注射前 3 天，每天适应环境 30 min，即将小鼠放置在透明盒中（10 cm×10 cm×15 cm），透明盒置于网格架子上；致痒药物注射前 1 天，颈背部剃毛。注射当天小鼠适应 30 min后，吸入麻醉状态下，颈背部正中或一侧（依据实验需要）皮内注射致痒剂，注射后放回透明盒中，摄像 30 min，统计小鼠前爪抓挠颈背部皮肤的次数。

注射剂量为 50 μl。注射药物有组胺（500 μg）、C48/80（100 μg）、SLIGRL-NH2（100 μg）、AYPGKF-NH2（100 μg）、CQ（200 μg）、5-HT（25 μg）、ET-1（25 ng）、BAM8-22（1 mmol/L）。常规用 50μl 体积注射，也有个别文献用 20μl 体积注射。

2. 小腿后部急性痒模型

C57BL/6、CD1、ICR 成年小鼠，雌雄不限。

注射部位在一侧小腿后部；过程同上。注射当天小鼠适应 30 min 后，吸入麻醉状态下，一侧小腿后部皮内注射致痒剂，注射后放回透明盒中，摄像 30 min，统计小鼠咬（biting）、舔（licking）皮肤的时间。

注射剂量为 10 μl。致痒剂选用 C48/80（50 μg）、组胺（50 μg）、CQ（100 μg）、SLIGRL-NH2（50 μg）等。

（三）模型评估

抓挠次数的统计方法：后爪抓挠颈背部注射位点皮肤，然后舔或咬爪指，或放回底板上。完成这一系列行为记成一次抓挠。

咬小腿后部皮肤的定义：小鼠用门齿直接接触小腿后部皮肤，咬时伴随头部摆动频率高而幅度小的移动。

舔小腿后部皮肤的定义：小鼠伸出舌头直接接触小腿后部皮肤，舔皮肤时伴随头部摆动频率低而幅度大的移动。

（四）模型特点

致痒剂注射到不同部位，诱导的痒行为不同。颈背部皮内注射致痒剂诱导后爪抓挠颈背部皮肤。小腿后部皮肤注射致痒剂后，小鼠咬注射部位。急性痒模型动物痒行为持续时间短，大多数在 30 min 内最为明显。

（五）模型应用

用于研究药物是否致痒或者止痒；也可用于痒觉信号神经调控的机制研究。

二、慢性痒模型

（一）造模机制

有两种机制：第一种机制是通过致敏源诱导过敏性慢性瘙痒，常用的致敏剂是二苯基环丙烯酮（diphenylcyclopropenone，DCP）、2,4-二硝基氟苯（2,4-dinitrobenzene，DNFB）、卵清白蛋白（ovabumin）和咪喹莫特（imiquimod），过敏性接触性皮炎的机制属于 I 型和 IV 型迟发型超敏反应；第二种机制是通过皮肤脱水诱发皮肤干燥性瘙痒。

（二）造模方法

颈背部皮肤涂抹致敏源或脱水剂、后爪踝关节以下涂抹脱水剂。

1. 皮肤干燥 AEW 模型

1）颈背部 AEW（acetone-ether-water）模型

C57BL/6、CD1、ICR 成年小鼠，雌雄不限。

颈背部剃毛备皮，在实验前 3 天完成。小鼠吸入麻醉后，颈背部后正中 1.5 cm×1.5 cm 范围内皮肤用棉球浸润丙酮和二乙醚 1∶1 混合的液体覆盖 15 s，随后立即用纯水浸湿的棉球覆盖 30 s，每天两次（9:00 一次，17:00 一次），连续 5 d 以上，最多 12 d。对照组用纯水浸湿 45 s。

行为录像：小鼠在前 1 天第二次涂抹液体后 12～16 h 内录像。小鼠需要在行为环境中适应 1 h 后才开始录像，录像 1 h。

行为检测：自发痒的抓挠行为在皮肤干燥 3 d 时开始逐渐增加。注意造模的小鼠后爪指甲需要修剪，以防抓破皮肤引起感染。

2）后爪皮肤干燥 AEW 模型

C57BL/6、CD1、ICR 成年小鼠，雌雄不限。

小鼠的左爪被浸入丙酮和二乙醚（1:1）混合液中，容器中含 100 ml 液体，浸泡 15 s，随后立即将此足浸泡生理盐水中 30 s。对照组的后爪在生理盐水中浸 45 s。每天两次（9:00 和 17:00），连续 16 d。小鼠造模过程中戴着项圈，第 16 天下午 17:00 浸泡 16～20 h 后，移除颈圈，录像 30 min。录像时小鼠放置在透明的圆筒中，圆筒直径 10 cm、高 15 cm，记录自发痒行为，包括咬后爪或用门齿推后爪的皮毛。小鼠用后爪抓挠躯干或颈部后立即舔咬脚趾行为不记为痒行为。若后续还要做其他干预处理，则记录 30 min 后再带上项圈，在此期间处理继续同前（浸泡 AEW 或生理盐水）。

小鼠整个造模期间需要带颈圈以防止舔咬后爪；小鼠要独立饲养。

2. DCP 接触性皮炎慢性痒模型

C57BL/6、CD1、ICR 成年小鼠，雌雄不限。

动物提前 1 天颈背部剃毛，首次涂抹 1% DCP（溶解在丙酮中）0.2 ml 于颈背部剃毛的皮肤，初次敏化 7 d 后，再次刺激用 0.5% DCP 0.2 ml 涂抹颈背部皮肤，每天涂抹一次。每次涂抹后立即录像 1 h，记录自发痒行为。

3. 牛皮癣慢性痒咪喹莫特诱导模型

C57BL/6 成年小鼠，雌雄不限。

小鼠颈背部皮肤剃毛，在 2.5 cm×2 cm（长×宽）范围内的皮肤上涂抹 62.5 mg Aldara Cream（含 5%咪喹莫特），连续涂抹 7 d。对照组涂抹 Vehicle Cream。

自发痒行为检测：每次涂抹后 20～22 h 检测自发痒行为，小鼠录像前需适应 1 h，录像 1 h。小鼠在第 1 次涂抹药膏后就出现自发痒行为，在第 6 次涂抹后自发痒行为更明显。

4. 变应性接触性皮炎慢性痒模型

C57BL/6、CD1、ICR 成年小鼠，雌雄不限。

半抗原 DNFB（2,4-dinitrobenzene）溶解在丙酮和橄榄油（4:1）混合溶液中。腹部和颈背部皮肤提前 1 天剃毛，初始致敏用 50 µl 的 0.5% DNFB 涂抹在 2 cm^2 范围内剃毛的腹部皮肤区域。5 d 后用 30 µl 的 0.25% DNFB 溶液涂抹颈背部皮肤，每隔 1 d 涂抹一次，涂抹 1 周。0.25% DNFB 颈背部涂抹后的第 8 天，录像 1 h，记录自发痒行为。

如果初次敏化效果不好，可以在腹部涂抹的同时，腹部皮下注射 50 µl 的 0.5% DNFB。

5. 过敏性皮肤痒模型

C57BL/6、CD1、ICR 成年小鼠，雌雄不限。

50 μg 卵清白蛋白（ovabumin）溶解在生理盐水中，i.p.，同时还 i.p.2 mg 明矾佐剂以增强抗体产生的免疫反应。10 d 后第二次注射，再次敏化，在第二次注射后 1 周，将 50 μg 卵清白蛋白溶解在生理盐水中，皮内注射。注射后录像 1 h，记录自发抓挠行为。

6. 特应性皮炎慢性痒模型

MC903（卡泊三醇）是一种人工合成的维生素 D_3 类似物，近年来研究发现局部应用 MC903 能引起小鼠特应性皮炎（AD，atopic dermatitis）。

C57BL/6 成年小鼠，雌雄不限。

给予小鼠颈背部皮肤使用脱毛膏脱毛,之后小鼠连续 3 d 在行为测试环境中适应。3 d 后每天涂抹 MC903（4 nmol/L，40 μl），使用无水乙醇作为溶剂对照组。每次给药后录像 1 h，连续给药 10 d，记录每只鼠从第一次自发抓挠开始后 0.5 h 内的抓挠次数。除了颈背部，也可以选择面颊部和耳部造模。

7. 自发痒模型小鼠

NC/Jic 小鼠在 SPF 饲养时没有自发抓挠行为，但在 4 周时，如果转移到存在啮齿动物螨虫的饲养环境，小鼠的自发抓挠行为逐渐增多，8～16 周出现稳定、明显的自发抓挠行为，雌雄小鼠之间没有差异。自发痒程度和皮肤炎症呈正相关。皮炎评分：0 分，毛发密集和皮肤完整；1 分，面部和颈背部毛发稀疏，有轻微抓痕，耳部有出血点；2 分，毛发稀少，面部和颈背部有出血点和局部脱毛；3 分，脱毛严重，皮肤出血点多，溃疡性皮损，甚至耳朵部分缺损。

（三）模型评估

致痒剂注射到不同部位，诱导的痒行为不同。面颊部致痒剂诱导后爪抓挠面部；颈背部皮内注射诱导后爪抓挠颈背部皮肤；小腿后部皮肤注射致痒剂后，小鼠咬注射部位。

（四）模型特点

慢性痒模型动物痒行为持续时间长，更符合临床慢性瘙痒患者的临床症状和病理改变。

（五）模型应用

用于药物的止痒功能研究，也可用于痒觉信号神经调控的机制研究。

三、触诱发痒模型

（一）急性痒诱导的触诱发痒模型

1. 颈背部触诱发痒模型

1）造模机制

正常情况下低阈值机械性刺激皮肤不会引起任何反应，但在颈背部皮肤注射组胺，于注射点 5 mm 外低阈值机械性刺激能诱发小鼠后爪的抓挠行为，称为触诱发痒（allok-nesis）。组胺注射诱发的自发抓挠行为和触诱发痒行为时间上并不匹配，组胺诱导的自发抓挠行为通常发生在注射后 30 min 内。

2）造模过程

选用 C57BL/6 成年小鼠，雌雄不限。皮内注射组胺 50 µl（500 µg），低阈值机械性刺激诱导的抓挠行为在致痒剂注射后 10 min 开始出现，在注射后 25～45 min 内非常显著，1 h 后逐渐减弱，2 h 后几乎为零。

3）模型评估

随机选择刺激位置，每次刺激诱导抓挠记 1 分，否则记 0 分，故 3 次刺激有 0 分、1 分、2 分、3 分不等。注射后的前 60 min，每隔 5 min 接受 3 次（每次间隔 3～5 s，位置随机）非伤害性机械刺激（von Frey 细丝 0.7 mN）。然后在注射后 90 min 和 120 min 时间点再检测一次。还可以计算注射后 30～60 min 内总分数，此行为检测可以避免前 30 min 组胺诱导的自发抓挠行为的影响。注意，von Frey 细丝刺激选择在自发痒抓挠间隙进行。需要盲法统计。其他致痒剂包括 5-HT、PAR-4 激动剂、BAM8-22 等也可以引起剂量依赖性的触诱发痒。而 PAR2 激动剂和 CQ 诱导的触诱发痒不明显。

2. 小腿后部皮肤触诱发痒模型

1）造模过程

选用 C57BL/6 成年小鼠，雌雄不限。小鼠小腿后部皮肤内注射组胺（10µl，50µg）。

2）模型评估

注射后 5 min 开始测试。每隔 5 min，小鼠接受 3 次非伤害性机械刺激（von Frey 细丝，0.7 mN，选择的依据是它在正常小鼠上不引起任何的舔咬和退缩行为），检测位置在离注射部位（如水泡边缘）2 mm 或更远的地方，检测时间点和分值计算同上。Calf 皮肤注射组胺后，触诱发的咬行为最为明显，高峰在前 10 min，随后逐渐减少，50 min 后减弱；而触诱发的舔（licking）和退缩（flinching）很少。SLIGRL-NH2（10 µl，50 µg）皮内注射诱导的咬行为比组胺弱很多，但与生理盐水组相比还是有统计学差异。

（二）慢性痒诱导的触诱发痒模型

1. 颈背部 AEW 慢性痒诱导触诱发痒

1）造模过程

AEW（acetone-ether-water）模型选用 C57BL/6、CD1、ICR 成年小鼠，雌雄不限。在实验前 3 d 完成备皮。配制丙酮和二乙醚 1：1 混合液体；气体吸入麻醉下，颈背部后正中 1.5 cm×1.5 cm 范围内皮肤，用棉球浸润混合液体覆盖皮肤 15 s，随后立即用纯水浸湿的棉球覆盖 30 s，每天两次（早上 9:00，下午 17:00），连续 5 d 以上，最多 12 d。对照组用纯水浸湿 45 s。

2）模型评估

小鼠需要在行为环境中适应 1 h 后再开始行为检测。触诱发痒在干燥皮肤边缘检测，造模 4 d 后触诱发痒开始增加，并逐渐到达平台期。触诱发痒行为检测用非伤害性机械刺激（von Frey 细丝，0.7 mN），刺激 5 次，每次刺激引起抓挠反应，记为 1 分，5 次刺激的反应次数作为总分，分数越高说明触诱发痒行为越明显。

2. 颈背部咪喹莫特诱导的触诱发痒

C57BL/6 成年小鼠，雌雄不限。

小鼠颈背部皮肤剃毛，在 2.5 cm×2 cm（长×宽）范围内的皮肤上涂抹 62.5 mg 的 Aldara Cream（含 5%咪喹莫特），连续涂抹 7 d。对照组涂抹 Vehicle Cream。

触诱发痒行为检测：用非伤害性机械刺激（von Frey 细丝，0.7 mN），在涂抹药膏的边缘皮肤刺激 5 次。每次刺激引起抓挠反应记为 1 分，5 次刺激的反应次数作为总分。在第二次涂抹药膏后就会出现显著的触诱发痒。

（张志军）

第二节　急慢性痛大小鼠模型

慢性疼痛在老年人中非常普遍，社区老年人慢性疼痛的患病率为 38.5%。慢性疼痛的病因很多，最常见的是慢性关节疼痛、慢性背部疼痛和慢性颈部疼痛。例如，纤维肌痛是一种慢性广泛的肌肉疼痛，常伴有疲劳、睡眠障碍、认知障碍和情绪障碍等特征。虽然慢性疼痛通常被理解为感觉过程中的异常，但它也与认知、情绪和社交功能障碍高度相关。与急性疼痛相比，当疼痛变成慢性时，认知和情绪缺陷似乎尤其突出，针对疼痛按照外周性机制处理疗效有限时，要重视中枢机制。中枢介导的疼痛感知功能障碍可能在疼痛慢性化过程中发挥关键作用，疼痛加工通路的中枢敏化影响认知和情绪加工，慢性疼痛和认知缺陷之间可能存在双向互动。

慢性疼痛也是过早死亡和加速认知能力下降的一个风险因素，持续性疼痛和痴呆症之间可能有共同的机制，认知能力下降和痴呆也可能影响疼痛感知及报告疼痛的能力，使治疗决策复杂化。对老年人慢性疼痛的药物治疗通常只有部分有效，而且常常受到副作用的限制。未来的研究需要改进对老年人慢性疼痛的估计，阐明随着年龄增长疼痛的潜在机制，并开发和推进更安全、更有效的治疗老年人慢性疼痛的方案。

一、急性痛模型

（一）造模机制

致痛刺激体表部位，或致痛剂皮内注射后和相应的受体结合，促进外周神经纤维兴奋，继而使信号传递到 DRG，然后上传到达脊髓及脑。

（二）造模方法

适用于大、小鼠各品系。注射致痛剂到面颊部皮下、小腿后部皮下、足底皮下及腹膜腔。

（1）甩尾急性痛：尾巴远侧 1/3 浸入热水中，温度设定在 48℃、50℃、52℃、54℃、56℃等，需要设定关停时间，防止尾巴被烫伤。从尾巴浸入到尾巴甩动的时程为甩尾潜伏期。

（2）热板急性痛：热板温度设定在 50℃、52℃、54℃、56℃等。记录从放入到后爪抬起或抖动的时程。需要设定关停时间，防止后爪被烫伤。注意事项：动物首次感到热痛时除了抬起、抖动行为，还可能有爪侧翻行为。如果动物继续待在这个环境中，会出现舔爪行为。舔爪（licking）行为是疼痛反射的高级情绪。

（3）冷板急性痛：冷板温度设定在 0℃，记录从放入到后爪抬起或抖动的时程。关停时间设定为 20 s，防止爪底被冻伤。

（4）Formalin 急性痛模型：小鼠爪底皮下注射 5% 福尔马林，足底注射 20 μl，大鼠足底注射 50 μl。记录抬爪和舔爪时程，统计 60 min 内每 5 min 的抬爪和舔爪时间；也可以分成两个时相统计，第一时相是 0～10 min，第二时相是 10～60 min（大鼠）或 10～45 min（小鼠）。第一时相，代表外周伤害性感受器受福尔马林直接刺激导致；第二时相，代表炎症介质增加导致，有中枢和周围敏化参与。

（5）AITC 急性痛模型：AITC（allyl isothiocyanate，异硫氰酸丙酯）是芥末油的主要成分，在体内的受体是 TRPA1。足底皮下注射 20 μl（0.1%，*m/m*）能诱导灼烧痛感，录像 0.5 h，记录抬爪和舔爪的时间，每 5 min 统计一次。大鼠注射液体量 30～50 μl，浓度为 0.1%～3% 不等。文献报道的大、小鼠足底注射用量差异比较大，剂量窗口宽。

（6）Capsaicin 急性痛模型：Capsaicin（辣椒素）是外源性的 TRPV1 激动剂。小鼠足底注射 10 μl（5 μg），可诱导灼烧痛感，记录抬爪、舔爪和甩抖的时间。录像 15 min，小鼠急性痛在前 5 min 明显，每 1 min 统计一次。也有文献报道小鼠注射 5 μl（5 μg）或者 10 μl（10 μg）。文献报道的大鼠足底注射用量差异比较大，液体量 15～100 μl、剂量 1～18 μg 等。

（7）乙酸诱导急性痛模型：乙酸也称为醋酸，使用的浓度为 0.6%，15 ml/kg i.p.。机制为化学刺激物质注入腹膜腔引起腹膜大面积炎症反应，诱发扭体反应（视为疼痛行为）。大小鼠都适用，观察记录 10～20 min 内动物扭体反应的次数。

（三）模型评估

致痛剂注射到不同部位，诱导的痛行为不同。面颊部致痛剂诱导前爪擦拭面部。小腿后部皮下和足底皮下注射致痛剂后，小鼠出现舔注射部位、抖动或抬腿行为。

（四）模型特点

急性痛模型动物痛行为持续时间短，行为大多数在 30 min 内最为明显。

（五）模型应用

用于药物是否致痛或者止痛的研究；也可用于痛觉信号神经调控的机制研究。

二、慢性痛模型

（一）造模机制

致炎物可以导致局部炎症反应，诱发慢性炎症性疼痛；神经损伤诱导外周异常放电、外周和中枢神经炎症反应、中枢神经环路重构，从而诱发持久的神经病理性疼痛；癌性疼痛兼有炎症性疼痛和神经病理性疼痛的发病机制。

（二）造模方法

大、小鼠各品系适用。在皮下或关节腔注射致炎物引起局部皮肤慢性炎症性疼痛等症状。癌性痛是将肿瘤细胞种植到骨髓腔中，诱发骨质破坏和局部炎症反应；神经病理性疼痛通常是损伤周围神经，如结扎、切断或药物诱导损伤，导致慢性的神经病理性疼痛。

1. 角叉菜胶和完全弗氏佐剂足底炎症痛模型

角叉菜胶（carrageenan）使用 1%～2%浓度，完全弗氏佐剂（complete Freund's adjuvant，CFA）使用原液，足底皮下注射，大鼠 50 μl，小鼠 20 μl。注射结束时拇指压迫注射点 10 s，以防液体流出，诱导注射足的肿胀，并出现机械性痛觉过敏和热痛觉过敏。热痛敏持续时间短些，约 1 周，机械性痛觉过敏持续 1 周以上。

2. CFA 踝关节炎症痛模型

动物气体麻醉后，抓紧动物小腿部，确定胫骨外踝后凹陷，在凹陷处紧贴跟腱处垂直进针。大鼠注射 50 μl，小鼠注射 20 μl。行为学检测动物后爪的机械性痛觉过敏、热痛觉过敏或冷痛觉过敏，痛觉过敏在注射后 1 d 就出现，能持续数周。关节肿胀也持续数周。

3. CFA 颞下颌关节炎症痛模型

动物气体麻醉后，确定颧弓，定位颧弓后端的前缘，也就是进针点，缓慢注射药物。大鼠注射 50 μl，小鼠注射 10 μl。动物面部在 CFA 注射后 1 d 就出现机械性痛觉过敏，大概维持 1 周左右；面部表情评分在 CFA 注射后 2 h 就很明显增加，大概维持 2 d 左右。

面部表情评分方法用于大、小鼠头面部自发性疼痛评分，高清摄像机录像 30 min，每 3 min 选 10 张图片评分，计算平均值。三种表情用于评分：①眶裂变小，即眼睑闭合或眼睑眯成缝；②鼻部凸起，即鼻梁上皮肤伸展开；③耳朵位置变化，即耳朵部分耷下和耳尖后缩。评分标准：不出现上述表情记 0 分，明显记 1 分，非常明显记 2 分。

4. 化疗药痛模型

（1）长春新碱诱导的化疗痛。长春新碱溶于生理盐水中，i.p.，注射剂量是 100 μg/kg 体重，每天一次，连续注射 10 d。注射 10 d 后测动物疼痛行为，大小鼠出现缩爪阈值下降，缩爪潜伏期也下降，体重增加不受影响。疼痛过敏行为能持续 21 d 以上。

（2）紫杉醇诱导的化疗痛。紫杉醇溶解比较特殊，用 1∶1 的聚氧乙烯蓖麻油 EL∶乙醇混合液溶解，配成 6 mg/ml 的储存液，–80℃保存，可以保存 1 年。使用时生理盐水稀释。注射剂量一：i.p. 6 mg/kg 体重，注射一次，注射 1 d 后，动物就出现机械性痛觉过敏，能持续 2 周以上。注射剂量二：也可以用小剂量多次注射，选用 2 mg/kg 体重，隔天腹腔注射一次，共注射 4 次，注射后诱导较长时间（3 周以上）的机械性痛觉过敏。

5. 骨癌痛模型

选用培养的前列腺癌细胞系 RM-1，细胞密度为 $5×10^7$ 个细胞/ml，小鼠麻醉后，暴露股骨远侧端，将 20 μl 的细胞悬液（约 10^6 个）注射到股骨骨髓腔中，注射点用骨蜡封闭，以防细胞悬液流出。骨髓腔注射也可以选用乳腺癌细胞系，如 Walker-256 细胞、MDA-MB-231、SK-BR-3、MCF-7。

造模成功鉴定：拍摄 X 光片，观察骨皮质是否被癌细胞破坏。

疼痛行为：癌细胞注射侧的后爪，在造模 7 d 后出现机械性痛觉过敏和热痛觉过敏。

6. 腰椎间盘突出疼痛模型

大鼠麻醉后，俯卧位，手术去除一侧的椎板，暴露第 5 脊神经根和相连的 DRG，同时采集此大鼠第 2 和第 3 尾椎之间、第 3 和第 4 尾椎之间的髓核，立即将髓核放置在第 5 脊神经近 DRG 的根部，造成炎症和神经压迫损伤，模拟临床人体腰椎间盘突出疾病。造模 1 d 后，动物同侧后爪就出现机械性痛觉过敏和热痛觉过敏，并能持续 21 d 以上。

7. 神经损伤病理性疼痛模型

（1）脊神经结扎模型（spinal nerve ligation，SNL）。大、小鼠麻醉后，在中线偏一侧，以髂嵴水平为中点，做纵向切口，钝性分离竖脊肌，去除大鼠第 6 腰椎横突或小鼠第 5 腰椎横突，暴露一侧的大鼠 L5 脊神经或小鼠 L4 脊神经，用 6-0 丝线紧紧结扎，结扎后逐层缝合。

（2）坐骨神经慢性压迫（chronic constriction injury of the sciatic nerve，CCI）模型。大、小鼠麻醉后，在一侧大腿后部做一纵向皮肤切口，钝性分离肌肉，暴露坐骨神经干，然后用 6-0 羊肠线环绕坐骨神经干轻度结扎，做 3～4 个结扎环，结扎环间距 1 mm，结扎后逐层缝合。结扎松紧程度以观察到后肢抖动为止，结扎太紧和太松都不会出现神经病理性疼痛。

（3）坐骨神经部分结扎（partial sciatic nerve ligation model，PSNL）模型。大、小鼠麻醉后，在一侧大腿后部暴露坐骨神经干，用 6-0 丝线紧紧结扎坐骨神经干的 1/3 或 1/2，后逐层缝合。

（4）保留性坐骨神经损伤（spared nerve injury，SNI）模型。大、小鼠麻醉后，切开一侧膝关节后面皮肤，钝性分离肌肉，暴露坐骨神经及其 3 个分支：胫神经、腓总神经和腓肠神经。分别双重结扎胫神经、腓总神经，去除在双重结扎之间的 2～4 mm 神经干，以防神经断端再生。术中避免接触或牵拉腓肠神经，保持其完整。术后逐层缝合。

上述神经损伤模型的特点如下。①神经损伤都会导致明显的机械性触诱发痛，并在术后早期1～3 d就产生，能持续21 d以上，甚至数月。除了SNI模型，其他模型都能产生热痛觉过敏，时程与机械性痛觉过敏相似。②CCI和PSNL模型手术过程简单，时间短；主要缺陷在于神经纤维损伤的数目和种类难以控制，因而导致模型动物之间的误差增加，需要手法熟练的人员操作，可重复性一般。③SNI模型手术过程简单，时间短；但测量行为时需刺激足底外侧皮肤，因为足底外侧皮肤是腓肠神经支配。④SNL模型手术过程较繁琐，但其减少了人为操作的误差，并且受损的脊神经及相应脊髓节段确切，与相邻的脊神经及相应脊髓节段界限清晰，因而可以做受损或不受损的脊神经及相应脊髓节段的对比研究。

（5）三叉神经病理性疼痛模型。①眶下神经压迫CION（constriction of the infraorbital nerve）模型。大、小鼠麻醉后，动物仰卧，在口腔顶硬腭外侧，找到白色的咬肌肌腱，在咬肌肌腱的前方切开口腔顶黏膜，钝性分离眶下神经，用6-0丝线松散结扎两个结，两节间隔1 mm左右，结扎松紧程度为结与神经之间没有明显的空隙，并且可以在眶下神经上滑动。②眶下神经部分结扎PION（partial infraorbital nerve ligation）模型。大、小鼠麻醉后，动物仰卧，在口腔顶硬腭外侧找到白色的咬肌肌腱，在咬肌肌腱的前方切开口腔顶黏膜，钝性分离眶下神经，用6-0丝线，紧紧结扎约1/2的眶下神经。

CION和PION模型的行为学检测方法：自发痛行为检测，即将动物放置在透明盒中，盒底是金属网格，动物适应1 h后，录像30 min，记录动物前爪触摸耳或面部时间。诱发痛行为检测：动物面部用脱毛膏去除毛须，用von Frey细丝检测面部皮肤的机械性缩爪阈值；也可以用评分法对机械刺激评分。评分标准：0分，动物没有反应，或四处张望；1分，动物有轻微缩头或偏头动作；2分，动物快速缩头；3分，动物有迅速且强烈地躲避行为，伴有抬爪和抓脸的动作；4分，动物有抬爪和抓脸的行为，抓脸次数在3次以下；5分，动物有抬爪和抓脸的行为，抓脸次数在3次以上。评分越高，代表动物面部机械性痛觉过敏越严重。

（三）模型评估

检测慢性炎症部位的机械性痛觉过敏、热痛觉过敏或冷痛觉过敏。神经损伤诱导的疼痛，通常检测神经所支配的皮肤，如足底或面部。下肢骨髓腔种植肿瘤细胞引起的疼痛，检测足部的痛觉过敏行为。

（四）模型特点

慢性疼痛比较符合临床特征，疼痛持续时间长，痛觉过敏与临床患者表现相近；缺点是造模过程复杂、技术要求较高、耗时长。

（五）模型应用

用于研究药物的止痛、抗炎效果，也用于慢性疼痛的发病机制研究。

三、面颊部急性痛和痒模型

（一）造模机制

颈背部注射药物引起的动物行为反应都表现为后爪抓挠行为，如颈背部注射辣椒素（通常是引起疼痛）和组胺（主要是痒和少许的痛），诱导出的都是抓挠行为。然而，面颊部注射药物后，小鼠可以有多种行为选择，更有利于判断药物诱导的是痒或痛行为。

（二）造模方法

面颊部皮内注射化学药物，注射剂量为 10 μl。常用的药物（剂量）为：C48/80（50μg）、组胺（50 μg）、CQ（100 μg）、SLIGRL-NH2（50 μg）、AYPGKF-NH2（50 μg）、Bradykinin（3 μg）、Capsaicin（10～40 μg）、5-HT（0.1%）、AITC（0.1%）。注射后录像 30 min，统计小鼠前爪擦拭面部或后爪抓挠面部的次数。动物的行为变化与药物的浓度有关，浓度越高，行为次数越多。

（三）模型评估

某些化学药物不只是引起痛，还可能引起痒。在动物身上也能区分评价药物引起的这两种感觉行为，需要动物对这两种感觉有不同的行为表现。面颊部药物注射后，动物可以分别用前爪来擦拭，也可以用后爪来抓挠面颊。动物用同侧前爪擦拭面部药物注射部位代表的是痛觉；而用后爪来抓挠面部药物注射部位代表痒觉。

（四）模型特点

常用小鼠品系，可以区分是痒觉还是痛觉（伤害性感觉）。

（五）模型应用

面颊部注射组胺、PAR2 和 PAR 4 激动剂、5-HT 主要诱导的是后爪抓挠行为，表明是痒觉。但是面颊部注射辣椒素（capsaicin）、缓激肽（bradykinin，BK）和异硫氰酸丙酯（allyl isothiocyanate，AITC，芥末油的主要成分）主要诱导的是同侧前爪擦拭行为，表明是痛觉。如果药物诱导动物既出现抓挠面部行为，又出现擦拭面部行为，说明这些药物引起的是痒和伤害性感觉的混合感觉。因此，面颊部模型注射药物诱导的行为能够反映小鼠是痒觉行为还是伤害性感觉行为，也可以用来测试药物是阻断或缓解痒觉还是痛觉。

（张志军）

第三节　抑郁症动物模型

发展人类精神疾病的动物模型是一种哲学挑战。所有动物都进化出不同的行为模式和技能（包括社会行为、觅食和反捕食行为），以保障在复杂环境中的生存；与自然环境相比，圈养环境相当简单，不允许所有这些行为表现，这可能会导致实验动物挫折、无聊、压力，甚至行为变态。在利用实验动物进行精神领域研究时，应该注意这种不同。

抑郁症（depression）是一种极其抑郁的情感状态，包括情绪、认知行为和生理功能方面的症状。随着生活节奏的加快、社会竞争的加剧，应激诱发的压力激增，抑郁症发病率逐年上升。抑郁症还具有患病率高、复发率高、致残率高、致死率高等特点，表现为：①抑郁心境；②对平常的活动丧失兴趣与乐趣；③食欲紊乱；④睡眠紊乱；⑤精神运动性激越或迟缓；⑥精力减退；⑦无价值感和内疚感；⑧思维困难；⑨欲死亡或者自杀的想法。具有其中 5 条以上，且其中至少有一项为①或②、病程至少持续 2 周以上，即可诊断。

临床上一般首先强调用医学手段（如药物、住院和电抽搐治疗等）来控制症状，之后再用心理治疗和必要的药物维持来恢复患者的社会功能，即一种整合的治疗方案。抗抑郁药最常用的是选择性 5-羟色胺回收抑制剂，三环素和单胺氧化酶是另外两类比较有效的抗抑郁药。还有电击疗法（ECT）和光疗法，疗效有待进一步提高。

（一）造模机制

大鼠经过慢性、不同强度的一系列应激刺激后导致大脑皮层 5-HT2 受体上调及海马 5-HT$_{1A}$ 受体下调，HPA 轴活跃，糖皮质激素水平提高，肾上腺肥大和皮质酮分泌增多等。皮质酮水平的持续升高会导致海马糖皮质激素受体 mRNA 水平下调，进而使海马发生退行性改变，引起抑郁的产生。

（1）社会应激模型。社会环境是决定社会行为的一个重要因素。不同的环境，动物处于不同的应激状态，应激会使啮齿类动物产生持久的生理和行为改变，强烈的应激可使动物产生抑郁样行为。

（2）损伤模型。嗅球与边缘系统功能有关，影响行为、情绪和内分泌功能，嗅觉系统功能障碍与抑郁行为之间存在着密切的联系。局灶性脑缺血模型同样能够较好地模拟抑郁症患者的临床表现和生化指标，但脑卒中后抑郁的发病机制目前并不是十分清楚。

（3）化学诱导模型。抑郁的机制主要与其引起脑内单胺类神经递质的耗竭有关。单胺类（儿茶酚胺）是机体内最重要、最普遍存在的神经递质之一。利血平诱发抑郁的机制主要与其引起脑内单胺类神经递质的耗竭有关。

（二）造模方法

1. 环境应激抑郁模型

1）慢性不可预性轻度应激抑郁症动物模型（CUMS）

雄性 SD 大鼠，180～220 g。选取体重、日龄、活动评分接近的成年 SD 大鼠，适应性饲养 1 周后，在 3 周时间内随机安排 9 种刺激，每天 1 种，每种刺激共出现 2～3 次，这 9 种刺激包括：4℃冰水游泳 5 min、明暗颠倒 24 h、停水 24 h、45℃热水游泳 5 min、停食 48 h、夹尾 1 min、湿垫料 24 h、水平摇晃 10 min、倾斜鼠笼 24 h。注意，同种刺激不能连续出现，动物不能预料刺激的发生。

2）慢性中等强度应激刺激抑郁症动物模型（CMS）

C57BL/6 小鼠、SD 大鼠、FSL 大鼠、LH 大鼠等。

采用如下（表 17-1）应激因素连续处理 4 周（10 种应激因素顺序保持随机）。

表 17-1 CMS 模型所采用的 10 种应激因素

1	禁食 18 h，之后是 1 h 的限制食物获得（5 小颗食物）
2	配对居住：把正常居住者换为入侵者，4 h
3	倾斜笼子：45°，16 h
4	通宵照明
5	频闪照明：100 次/min，8 h
6	湿笼：100 g 锯末垫料上洒水 200 ml，14 h
7	禁水 18 h，之后立即给空水瓶 1 h
8	白噪声：约 110 dB，2 h
9	昼夜颠倒：通宵开关灯
10	单笼饲养 14 h

动物禁食禁水 24 h 后进行糖水消耗试验，每周测定一次。糖水放入动物饮水瓶中自由饮用 1 h，饮用前后水瓶重量之差为糖水消耗量。应激前 1 周测定糖水消耗量作为基准值。应激期间，每日应激前 1 h 给予药物治疗或空白对照。

3）慢性束缚应激抑郁症动物模型（CRS）

将小鼠置于有机玻璃制成的束缚管中，管壁凿有直径 0.4 cm 的小孔，确保通风良好，束缚管底放有衬布，以便吸收排泄物，动物在束缚管中仅有的有限空间可活动，但不会造成躯体上的伤害。动物每日应激 6 h（9:00～15:00），共 21 d，每日应激阶段禁水、食，应激结束后放回原笼具中，此间可以自由饮水进食。第 22～24 天，测试应激大鼠的抑郁、焦虑和学习记忆损伤。

4）慢性不可预知性应激抑郁症动物模型（CUS）

CUS 中，大鼠随机遭受下列应激因素，每天随机刺激 1 次，持续 21 d（表 17-2）。

表 17-2 CUS 模型所采用的 16 种应激因素

足底电击（30 min，1 mA，持续 1 s，平均 1 次/min）	冷水游泳（8℃，5 min）	高速振荡（45 min）	束缚（1.5 h）
足底电击（45 min，1 mA，持续 1 s，平均 1 次/min）	冷水游泳（10℃，5 min）	高速振荡（1 h）	束缚（2 h）
足底电击（1 h，1 mA，持续 1 s，平均 1 次/min）	冷水游泳（12℃，5 min）	高速振荡（1.5 h）	束缚（2.5 h）
禁水（24 h）	夹尾（2 min 或 1 min）	禁食（24 h）	孤养（24 h）

5）行为绝望抑郁症动物模型（BD）

动物种类选用大鼠或小鼠。

（1）强迫游泳实验法（forced swimming test，FST）。预激：测试前动物置于盛水玻璃容器中游泳 15 min，后取出动物置于 32℃的环境中干身，放回原笼。24 h 后正式测试，再次将动物放入水缸中强迫游泳 6 min。当动物停止挣扎并漂浮在水中，或只进行轻微动作保持头浮水面上，视为是静止。记录后 4 min 内动物的静止时间。观察 6 min

的游泳试验中的挣扎时间（包括动物俯冲、前肢拍打水面、抓爬玻璃瓶壁的时间）和静止时间（累计动物停止挣扎、漂浮时间）。静止时间作为动物抑郁程度的指标。

（2）小鼠悬尾实验法（tail suspension test，TST）。在距鼠尾尖约 1 cm 处用胶布把小鼠悬于高 50 cm 的位置。被悬于高处的小鼠会立刻出现逃生样行为，随后转变为被动静止。动物经过最初的挣扎期后会适应出现静止状态，表现出绝望和精神抑郁的状态。测试期为 6 min，记录后 4 min 内动物的累计静止时间。

6）获得性无助抑郁症动物模型（LH）

动物种类选用大鼠。

获得性无助包括两个阶段。

（1）无助诱导（不可逃避的电击预处理）：单只大鼠置于有不锈钢格网的有机玻璃电击箱中，通过（0.8 mA）恒定电流的电击装置进行 60 次随机足底电击，每分钟电击 15 s，共电击 1 h。每天 1 h，连续 2 d。

（2）条件逃避训练：电击后 48 h，进行穿梭箱逃避实验。动物每次穿过隔板后，格网上的电就会自动断开。每只动物单独放入穿梭箱，适应环境 5 min 后进行 30 次电刺激实验，共计 15 min。在每次实验的前 3 s 中施加光信号，随后进行 3 s 的电击（0.8 mA），最后是 24 s 的测试期。穿梭箱阶段需在连续 3 d 内进行。在此阶段动物会出现以下两种反应：在光信号期，动物穿入另一个隔间，避免被电击；动物被电击，即逃避有害刺激失败。记录刺激存在时动物的逃避失败次数和刺激不存在时的穿越次数。

2. 社会应激抑郁模型

早期应激抑郁症动物模型（ELS）选用小鼠、大鼠、鸡、灵长类动物。

（1）母婴分离（maternal separation，MS）。MS 模型会造成神经内分泌和行为学的显著改变，在新生小鼠出生后马上与母鼠分离，小鼠成年后可产生抑郁和焦虑样行为。在新生小鼠出生后（出生当天设为 D0）D2～D14，每天 12:00～15:00 时间段内将其与母亲分离，随后把母鼠移回原笼。D15 恢复正常饲养直至 D21 断奶。在 D60，对动物进行分类和行为学评价。

（2）出生前应激抑郁症动物模型。第一种方法，出生前束缚应激。将怀孕 11 d 的雌性大鼠束缚在直径 7.5 cm、长 19 cm 的透明圆筒内，并置于明亮光线下 45 min，进而产生机体应激过程，每天 3 次直至分娩。第二种方法，心理学应激。让怀孕 13～20 d 的大鼠目睹透明墙后的大鼠被电击的过程进而产生心理学应激。透明塑料板隔成 4 个 15 cm× 15 cm 的隔间，将怀孕大鼠置入其中 3 个，不会被电击；而另外一只"主持"大鼠则被置入第 4 个隔间，每 60 s 随机进行 1 次 1 s 的足底电击（0.3 mA、0.4 mA 或 0.5 mA）。每天 9:00、12:00 和 14:00 进行 3 次为期 60 min 的应激。每次电击均需更换主持大鼠。成年后开展行为学测试。此前不进行任何处理。

（3）社会挫败抑郁症动物模型。一个雄性啮齿类动物被引入到一个由年长的雄性啮齿动物支配的家庭中，入侵鼠遭到原居鼠的袭击和挫败。发生身体攻击或威胁攻击后，即刻分离原居鼠和入侵鼠。被击败的鼠产生焦虑、快感缺乏等一系列的行为学变化，包括自发性活动减少、防御行为增加、容易焦虑，以及昼夜节律变化、摄食和体重改变、免疫功能受损等。

（4）双值社会与群居社会抑郁症动物模型。①双值社会模型：该模型是将动物反复置于另一更强壮的、有侵略性的同类动物之中所构建的，首先筛选出具有攻击性的 CD-1 小鼠，将其置于被带孔透明隔板隔开的鼠笼一侧，待其熟悉环境后将 C57 小鼠置于同侧鼠笼，接受 5～10 min CD-1 小鼠的攻击，然后将 C57 小鼠取出放入 CD-1 小鼠对侧，使 C57 小鼠可以看到攻击性 CD-1 小鼠并闻到 CD-1 小鼠的气味；两鼠共处过夜 24 h。第二天取出 C57 小鼠，将其置于另一 CD-1 小鼠鼠笼中，重复，持续数天，通常 10 d 即可成功构建 C57 小鼠抑郁模型。②群居社会模型：群居社会模型与双值社会模型类似，通过把一只具有高侵略性的动物置于另一和谐稳定群居的动物组群中，进而导致弱势动物长期应激进而产生改变。

（5）早期应激孤养分养抑郁症动物模型。①灵长目动物母仔分离模型：母仔分离后，极易引起情感变化，表现出主动或者是被动的身体反应（如活动）减少、卷曲身体等抑郁的主要症状。②孤养小鸡动物模型：小鸡偏好群居活动，当把群居小鸡独养时，小鸡就会产生孤独感并经常哀叫，这种叫声可被认为是抑郁症的一个主要症状。③配对地鼠的雌雄分离以及群居大鼠的孤养等动物模型：表现出自主活动减少等抑郁症状。

社会应激模型鼠的海马及内侧前额叶皮质体积减小，下丘脑-垂体-肾上腺轴功能亢进，皮质醇分泌增多，前额叶皮质及海马的 BDNF 表达下降，BDNF-TrkB 通路功能失调；模型鼠前脑额叶皮质区谷氨酸及 γ-氨基丁酸的功能异常，海马区的糖皮质激素受体 mRNA 表达下降。

3. 损伤抑郁模型

动物种类及品系：大鼠、小鼠。

（1）大鼠嗅球切除（OB）模型：大鼠注射戊巴比妥麻醉，暴露头骨，在前囟点 7 mm、正中线两侧 2 mm 处钻 7 mm 深的孔。吸出嗅球，用止血棉压迫止血，缝合头皮。旷场试验中的自发活动下降是 OB 行为学变化的主要衡量指标。嗅球损伤会导致很多行为改变，包括易激惹、运动活动性增高、被动回避减弱、杀害小鼠行为，以及血浆皮质酮增高等内分泌的改变，还有糖水偏好下降和自主运动减少，伴有空间学习障碍、条件性食欲下降等行为。

（2）局灶性脑缺血模型：小鼠 i.p. 戊巴比妥钠麻醉阻断左侧大脑中动脉 1 h 后，拔开线栓对大脑再灌注。经 Komine-Kobayashi 标准评分后，筛选合格小鼠进行后续束缚处理。双重处理模型组小鼠在蔗糖水消耗试验中，其蔗糖水偏好比显著降低；小鼠在旷场试验中所表现出的水平运动时间和垂直运动时间也明显降低；血浆皮质酮的测量中，经局部脑缺血造模及束缚双重处理的小鼠，其血浆皮质酮含量显著提高。

4. 化学诱导抑郁模型

利用几种化学药品，如利血平、四苯嗪（TBZ）、色氨酸、盐酸色胺、育亨宾，以及精神兴奋剂如阿朴吗啡等诱导动物抑郁模型。

动物种类及品系：C57BL/6 小鼠，雄性，5 周龄，18～22 g。

1）利血平拮抗模型

用灭菌生理氯化钠溶液稀释利血平注射液（1 mg/ml）至 0.25 mg/ml 的浓度，现配现用。小鼠在寄养环境下适应 3 d 后，按 2.5 mg/kg 体重的剂量 i.p.或皮下注射利血平液（10 mg/kg 体重）。注射后 1 h，观察小鼠的眼睑下垂及运动不能；注射后 18 h，测定小鼠的肛温。

指标（眼睑下垂、运动不能和体温下降）：①眼睑下垂（eyelid ptosis），造模 1 h 后，将动物放于支架上观察 15 s，得出每组中眼睑至少关闭一半的动物的个数；②运动不能（akinesis），造模 1 h 后，将动物放于直径 7.5 cm 的圆形白纸的中央观察 15 s 或更长时间，得出每组中仍然在圈内的动物个数；③体温下降，造模 18 h 后，将电子温度计插入动物肛门内 2 cm 处测量肛温。

2）5-羟色氨酸模型

小鼠腹膜腔内注射 5-羟色氨酸（5-HTP）10 mg/kg 体重，15 min 后可以诱导出小鼠甩头行为，这种甩头行为是 5-HT 导致神经元放电的表象。该模型常用于筛选作用于中枢 5-HT 或 NA 系统的抗抑郁药。

3）阿朴吗啡拮抗模型

阿朴吗啡为多巴胺受体激动剂，小鼠皮下注射阿朴吗啡（16 mg/kg 体重）会引起体温降低、刻板症和攀顶等表现，有相当多的抗抑郁药会对阿朴吗啡引起的体温降低产生拮抗作用。这种模型本质上并没有模拟任何抑郁症行为学症状，但是显示药物能提高突触去甲肾上腺素活性，目前仅用于抗抑郁药物的初筛。

4）去甲肾上腺素毒性增强模型

小鼠皮下注射亚致死量的去甲肾上腺素（3 mg/kg 体重）后归笼饲养。48 h 后，观察其死亡率。

5）皮质酮重复注射诱导抑郁模型

C57BL/6 小鼠皮下注射皮质酮 10 mg/kg 体重，连续注射 21 d，能使小鼠出现抑郁样行为。

5. 转基因模型

1）WKY 大鼠应激抑郁模型

WKY（Wistar Kyoto）大鼠对应激具有高度敏感性，而且能显示出内源性抑郁的行为表现，如精神运动性迟滞、优柔寡断、对愉快行为的兴趣下降、更多地回忆消极事件，这些表现在雌性 WKY 大鼠身上更为普遍，而且其对应激敏感性高，可能成为有效的应激抑郁模型。

2）FSL 大鼠抑郁模型

FSL（Flinder Resistant Line）大鼠的适应能力差，皮质边缘 5-HT 受体含量及海马脑神经肽含量较低，但胆碱能神经受体亢进，对胆碱能激动剂敏感，与抑郁病的神经生物学改变相同。FSL 大鼠会表现出异常的母性行为，特别是照顾小崽和舔小崽的行为降低，可能是源于它们快感缺失的特征。

3）FH 大鼠抑郁模型

FH（Fawn-Hooded）大鼠脑内的 5-羟色胺能突触突变，5-HT 在脑内的传导出现异常。脑中皮质边缘 5-羟色胺受体含量较高，海马周围的脑神经肽含量降低。研究表明，海马周围脑神经肽含量低下是遭受感情混乱的一个标志，是许多抑郁动物的共同特征。喜好摄入大量的乙醇是 FH 大鼠的显著特征，其乙醇摄入量可作为抗抑郁实验的一个检测指标。该模型可以用于抗抑郁药的研究和筛选。

4）TMD 大鼠抑郁模型

TMD（Tryon Maze DuLl）大鼠脑内的 5-HT 受体活力低下，表现出反应迟钝、活动减少、不思饮食等症状，与临床抑郁症患者的表现类似。TMD 大鼠脑内的 5-HT 受体含量下降可能导致它的这些症状。该模型可以用来研究抑郁症的发病原因。

5）HDS 大鼠抑郁模型

HDS（High DPAT Sensitive）大鼠是选择性定向繁殖的、对 5-HT$_{1A}$ 受体兴奋剂高敏的抑郁基因模型，与其特性相反的对照动物是 RDS（Random DPAT Sensitive）大鼠，二者可被用于抑郁症 5-HT 受体假说研究。

6）SwLo 大鼠抑郁模型

SwLo（Swim Low-active Model）大鼠的 DA 神经功能减弱。SwLo 大鼠有较多抑郁样行为表现：在旷场实验测试、FST 中的不动时间和饲养笼中的活动性均减少等，研究结果表明 SwLo 大鼠可模拟非典型的抑郁症。

（三）模型评估

（1）动物进食欲减退，体重减少。体重减少可以通过每周测量 1 次体重进行评估。若模型动物的体重降低，可视为造模有效。

（2）快感缺乏症状。糖水偏好实验：大鼠经 23 h 的禁食、禁水后，进行动物的基础糖水/纯水消耗试验。同时给予每只大鼠事先定量好的两瓶水，一瓶为 1%蔗糖水，一瓶为纯水。60 min 后，取走两瓶并称重。计算动物的总液体消耗、糖水消耗、纯水消耗、糖水偏爱（糖水偏爱=糖水消耗/总液体消耗×100%）。每周进行一次液体消耗试验作为主要评价指标。

（3）自主活动减少。旷场实验：动物的焦虑水平高则倾向于停留在外周区。

（四）模型特点

对动物采用如电击、噪声、禁食、禁水、冷水游泳等刺激，从而建立慢性、不可预见性应激模型，其抑郁表现模拟人们在日常生活中所经历的慢性、低强度的事件。WKY（Wistar Kyoto）大鼠源自自发性高血压大鼠，后来表现出和抑郁症患者类似的激素水平、行为学及生理学异常，故被作为一种遗传型的抑郁症模型。

优点：由于慢性不可预知刺激避免了单因子刺激可能带来的适应效应，从多角度对动物产生刺激，因此具有良好的模拟性，且操作过程相对简单；社会挫败模型的优点在于其对于人类慢性应激中社会属性的模拟。

缺点：CMS 模型的不足之处在于工作量大，持续时间长，稳定性欠佳；社会应激模型的缺点是耗时较长，短期的实验处理仅能导致表像上的焦虑现象，且只有雄性啮齿类动物可用作研究对象，而雌性在上述实验环境中不会产生攻击行为。

（五）模型应用

该模型可用于发病机制研究及药物研发。利血平造模不仅模仿了抑郁患者的临床表现，更模拟了抑郁患者脑内单胺类递质系统功能降低的病理机制。

（陈　真）

第四节　焦虑症大鼠模型

焦虑是应激性事件引起的一种预期反应，以紧张、担心、恐惧等精神症状为主要表现，同时多伴有植物神经功能紊乱症状（如出现多汗、心悸、手脚发冷等），其核心症状为担忧。随着人们生活和工作节奏的加快，焦虑症的发病率逐年递增，已成为世界性的公共卫生问题；常采用认知行为治疗，如选择性 5-HT 再摄取抑制剂、选择性 5-HT/去甲肾上腺素再摄取抑制剂、三环类抗抑郁药等。然而，具体到每位患者，没有一种药物是理想的。

从生物演化的角度，动物在应激时表现的防御反应是人类焦虑反应和恐惧的原始成分。人类的焦虑反应主要表现为逃跑行为、逃避现实、警觉性提高，在动物身上也可观察到类似的行为学表现。当面临一种不熟悉的环境时，动物会表现出一系列的生理反应和行为表现，包括探究行为的呆滞、抑制、心率加快、逃走、排尿、血浆皮质酮水平增加等。当动物出现上述行为学表现时，认为动物面对危险情景，防御反应系统被激活。动物的恐惧反应与人类的焦虑症状吻合，借此可以建立焦虑的动物模型。

（一）造模机制

（1）天敌暴露模型：啮齿类动物遇到天敌时，在极度恐惧下，会出现动作僵硬、不自主排泄、蹲伏、四处逃窜等应激和焦虑行为。该行为学特性与抑郁症临床特征高度吻合。

（2）社会隔离模型：人和动物生活早期所经历的不良事件如社会隔离等，会对行为模式甚至神经系统发育产生重要影响，这种影响可以诱发出某些精神疾患，如焦虑、抑郁、精神分裂症等。

（3）母爱剥夺：母爱剥夺同社会隔离一样，可对人及动物早期的生长发育、情绪、认知及行为方面起重要作用。因此，破坏实验动物的母婴关系可使幼仔在成年后产生焦虑样症状。

（4）饮水冲突：饮水冲突实验是评估动物焦虑严重度的一个非常经典的实验，通过制造禁水动物对水的渴求心理与饮水时受到电击的恐惧心理之间的矛盾冲突，通过定量形式表示两种心理的矛盾程度强弱，以此来判断焦虑情绪的程度。

（5）不确定性空瓶应激、足底电击应激、束缚应激：应激和焦虑是高度相关的，大多数患者都经历过严重的心理应激事件，因此应激事件可成为焦虑发生的诱因和原因。采用不确定性空瓶刺激、足底电击结合孤养和慢性束缚方式可制备慢性应激焦虑模型。

（二）造模方法

1. 天敌暴露

Wistar 大鼠，雄性，（200±10）g。

将大鼠置于中间带铁丝网的鼠笼中，铁丝网另一侧放入一只猫。猫禁食或者限制饮食处理，使猫处于饥饿状态，保持始终对实验大鼠充满攻击性。由于铁丝笼的阻挡，饥饿的猫会不断挑衅威胁，通过猫对大鼠的威胁行为与气息，使大鼠产生恐惧，导致焦虑。大鼠每次暴露于猫 45 min。该模型鼠的行为表现与临床焦虑症的症状基本相符。

2. 社会隔离

SD 大鼠，雄性，鼠龄 24 d。

将大鼠社会隔离，单独饲养于不透明的乳白色塑料盒中（45 cm×30 cm×20 cm），与外界无任何视觉及触觉交流；除每周更换垫料一次外，控制隔离工作人员。另外，应该将隔离应激组与群养组动物保持饲养环境的一致。在 2 周社会隔离结束后，社会隔离组恢复群养（3～4 只/盒）直至成年。

3. 母爱剥夺

孕鼠选择正常成年 SD 大鼠（SPF 级），220～250 g。孕鼠生产仔鼠的当日定义为 P0，选用雌性仔鼠。

出生后第 1 天（D1）将出生自同一孕鼠的雌性仔鼠随机分为母爱剥夺组和对照组。母爱剥夺组，出生后第 2～5 天，每日将仔鼠与母鼠分离 4 h；第 6～20 天，每日分离 6 h。对照组仔鼠和母鼠始终共同生活，不做任何特殊处理。第 21 天，实验组和对照组仔鼠同时断奶，移入标准的实验动物恒温恒湿饲养环境，自由饮食，日夜循环为 12 h/12 h。

4. 饮水冲突

健康雄性 Wistar 大鼠，SPF 级，5～6 月龄，200±10 g

所有实验动物都要进行旷场实验检测和评分，筛选符合实验条件的大鼠，实验测试前禁水 24 h。24 h 后将大鼠置于电击箱中，并放置一个饮水瓶，刺激电流通过笼子底部的金属栅栏和饮水管连接导出，每当实验大鼠舔吸水管口达 20 次，实验员就打开电击按钮 2 s，电流大约 50 V。实验大鼠每次饮水时都会受到电击的创伤，因而导致大鼠的饮水行为减少。该方法可使大鼠产生条件化恐惧，进而导致焦虑。每次实验进行时间为 3 min。

5. 不确定性空瓶应激

健康 Wistar、SD 雄性大鼠，SPF 级，200～220 g。

定时喂水训练：定时喂水训练是每天固定两个时间段给动物饮水，分别为 8:00～8:10 和 18:00～18:10，其余时间断水。训练持续 7 d 后进行应激实验，在这两个固定动物饮水时间段内随机选取一个时间点作为空瓶应激时间，给空水瓶诱发动物情绪应激，另一个时间段给饮水，此应激实验持续 14 d。

行为学表现包括攻击行为（一般为咬或攻击笼子或空瓶）、探究行为（前后左右光顾和寻找水瓶所在位置）及修饰行为（洗脸或梳理皮毛）。

6. 足底电击

雄性 Wistar 大鼠，10 周，（200±10）g。

实验大鼠统一行旷场试验筛选，以水平运动总格数（水平运动）与直立次数（垂直运动）之和为参考值，以 95% 为置信区间，剔除置信区间外的大鼠，符合标准大鼠随机分为对照组、模型组。本实验一般都是 IVC 鼠笼单只饲养，可避免大鼠间气息交流。对照组鼠采用群养，每日抚摸数分钟，其余不作任何特殊处理。足底电击模型组大鼠每日接受一次足底电击，电击参数：0.8 mA，电击 10 s，休息 20 s，共 5 min。在足底电击 7 d 及 14 d 后测高架十字实验、旷场实验来评估大鼠的焦虑行为。

7. 慢性束缚

雄性 SD 大鼠，290～320 g。

将大鼠束缚于 T 型束缚台：长 20.0 cm，底宽 10.0 cm，厚 2.8 cm。上端束缚台长 22.0 cm，前端有固定头部的小架和适合四肢放置的凹槽，上端束缚台有两条可调的软带，分别在腹、胸固定。每天束缚 3 h，每天束缚的时间点随机选择。

实验第 0、7 天、14 天，8:00 开始束缚；束缚前称体重；第 0、14 天，行为学、血清生化等检测。

（三）模型评估

（1）行为学及体重观察。焦虑模型大鼠表现有攻击性行为、探究行为及修饰行为；体重下降。有上述表现就可以综合初步判断模型成功。

（2）行为学实验评估。①旷场实验：活动性和探究行为评价。旷场实验中，中心区域对动物来说是潜在的威胁情境区，而外周区则相对安全，因此，如果动物的焦虑水平高，则倾向于停留在外周区。②高架十字迷宫实验：焦虑程度评价。将大鼠面向闭合臂放在十字迷宫的中央区，观察大鼠 5 min 内的活动情况。（表 17-3）

表 17-3 大鼠高架十字迷宫实验观察指标

指标名称	大鼠行为学表现
进入开放臂次数（open arm entry，OE）	进入到其中任何一个开放臂的次数
进入开放臂时间（open arm time，OT）	进入并停留在开放臂的时间
进入闭合臂次数（close arm entry，CE）	进入其中任何一个闭合臂的次数
进入封闭臂时间（close arm time，CT）	进入并停留在闭合臂的时间

以上观察指标均以大鼠两只前爪进入到臂内为标准，分别计算：大鼠进入开放臂的次数（OE）占两臂总次数（TE）的百分比和大鼠在开放臂滞留时间（OT）占总时间（T）的百分比。进入开放臂次数及停留时间与大鼠的焦虑情绪成负相关，进入开放臂次数越

少，停留时间越短，说明大鼠的焦虑情绪越严重。

（3）场景恐惧测试。测试前 1 天对大鼠进行训练，大鼠在斯金纳箱（Skinner box）适应 2 min 后给予 30 s 的噪声（5 kHz，75 dB）刺激，在噪声结束前最后 2 s 同时给予电击（50V），大鼠继续呆箱内停留 30 s 后取出，放回笼内；24 h 后再次进行测试，将大鼠放入斯金纳箱适应 2 min 后给予 60 s 的噪声，记录 60 s 内大鼠的不动（freezing）时间百分比。

（4）Elisa 检测。检测脑内单胺递质含量，以及血清中 IL-1β、IL-6、TNF-α 的含量，有焦虑症状的鼠指标含量均升高。

（5）形态学观察指标。焦虑动物海马、杏仁核、丘脑前核可见大量神经元出现核固缩，深染，变形；细胞质浓缩，呈深红色，甚至形成凋亡小体；神经元数量减少，细胞之间排列疏松、紊乱、无规则，尤其以海马的 CA2 和 CA3 区明显。

（四）模型特点

大鼠母爱剥夺模型，模拟由于母爱缺乏造成的早期生活压力，是研究这一类疾病的良好动物模型。

天敌暴露模型大鼠的宏观表现与临床焦虑症的症状基本相符。因临床上女性精神障碍的发病率是男性的两倍，所以大鼠母爱剥夺模型实验动物模型均选用雌性，导致最终结果可能具有动物品系差异和性别差异，研究时需要进行甄别。

足底电击应激焦虑模型从行为学角度发现应激时程影响动物焦虑抑郁样行为，研究应激相关精神疾病时应重视应激的时程、强度及应激类型的差别。

不确定性空瓶刺激作为一种慢性心理应激模型，从病因学上较好地模拟了发病状态，但与现有的焦虑应激模型相比，该模型在很大程度上避免了掺杂物理（躯体）性应激成分，是一种相对纯粹的心理应激模型，与临床中焦虑症患者的易激惹表现相似。

社会隔离模型相比于天敌暴露减少了躯体损伤，可提供一种青少期应激增加成年大鼠应激性焦虑的动物模型，具有阶段性。

天敌暴露法属于新异环境应激模型中的非条件化模型，利用大鼠对新奇环境既想探索又感到恐惧的矛盾心理而设计。该模型中，天敌攻击频率、次数均为随机出现，不能保持较平均的水平，心理应激程度不一。特定发育阶段短暂的社会隔离应激对大鼠成年后情绪行为的影响结果并不一致，且无法区分系早期发育阶段社会隔离的长期后果，抑或只是当前社会剥夺状态的作用。含有电击之类物理应激的成分刺激时，使心理应激中躯体应激的成分占比增大，是其主要缺陷。

（五）模型应用

雌性 SD 大鼠母爱剥夺模型可用于研究生活早期不良应激对成年后应激反应和（或）抑郁症等疾病的易感性及其性别差异机制。不同的焦虑症模型形成机制略有差异，应针对性选用。

（陈　真）

第五节　拘束应激动物疾病易感模型

应激是机体应对突然的伤害性刺激时做出的急性保护性反应。应激性损伤则是应激因素反复持续出现造成的一种伤害性病理状况，其发生的病理基础是多因素的。压力已被证明会引起交感神经活动的过度刺激和下丘脑-垂体-肾上腺轴（HPA 轴）的激活，导致儿茶酚胺的过度分泌。儿茶酚胺水平的升高导致血管的直接收缩，进而导致局部缺氧和缺血。在这种缺氧-缺血条件下，活性氧（ROS）如超氧阴离子、过氧化氢和羟基自由基迅速生成。现代心理应激学说和情志致病理论在认识论上存在共同点，均涉及心理因素变化引起的全身非特异性反应，即应激反应。情志因素引起的应激状态本身不是病，但由应激引起的一系列机体生理机能低下会导致疾病易感。

（一）造模机制

拘束应激模型是以剥夺身体自由活动、拘束制动刺激为应激原的动物模型。拘束应激可通过刺激下丘脑-垂体-肾上腺轴释放大量神经递质（5-羟色胺、多巴胺和组胺）及糖皮质激素等，使机体的神经-内分泌系统及免疫系统紊乱。拘束应激也可通过使机体细胞内高活性分子如 ROS 和活性氮自由基的过度产生，攻击免疫细胞膜中的不饱和脂肪酸而引发脂质过氧化反应。自然杀伤细胞、T 细胞和巨噬细胞等免疫细胞的功能损伤，使机体中"氧化-抗氧化"平衡状态紊乱，增加了疾病的易感性。

（二）造模方法

小鼠造模方法：在 50 ml 离心管的管壁上钻出间隔相同的 9 个小孔，用于拘束小鼠呼吸，并在盖子上钻出一个小孔用于放置小鼠尾巴。将小鼠的头朝离心管管尖放置，并将小鼠尾巴放置在盖子小孔，拧上盖子。大鼠造模方法：将大鼠放在圆锥形铁丝笼中固定四肢，或将大鼠后肢固定后，再放入空间狭小的木箱内限制其活动来建立拘束应激模型。

拘束期间动物禁食禁水，拘束处理完后释放动物，即完成一次拘束应激的处理。其中，急性拘束应激模型是一次性拘束 18 h；慢性拘束应激模型是每天拘束 2 h，连续拘束 21 d。也可以根据实验具体关注指标对拘束和拘束后恢复时间进行探索，从而确定相应的造模时间。

有些拘束装置为了提高应激反应程度，可以在拘束过程中附加水浸、电刺激及热刺激等应激原；如果对于拘束过程中一些生化指标的变化有观察必要，可在拘束负荷用具上配备能够收集拘束过程中血液、尿及粪便的装置。

（三）模型评估

根据造模机制，在拘束应激处理结束后，可通过检测神经递质（如 5-羟色胺、多巴胺和组胺）和糖皮质激素产生的含量，以及机体内高活性分子如 ROS 和活性氮自由基等的表达水平来确定模型是否建立成功。对于不同疾病易感模型，则可进一步通过疾病的代表性病理特征或生化指标来判断模型是否建立成功。

（四）模型特点

拘束应激动物疾病易感模型，操作简单，重复性好，可在药理学、生理学和病理学等研究中广泛应用。拘束应激模型与中医七情学说在认识上存在着共同点，可用于模仿中医情志致病的动物模型，并应用于评价药效及其机制探讨。但在模型建立过程中，需要考虑动物的种系、性别和年龄，造模的时段、造模的持续时程和观察时窗，以及饮食等因素的影响。

（1）动物种系：与驯养或性格温顺的实验动物相比，野生型或情绪易激动的实验动物对拘束负荷模型较为敏感。例如，攻击性强的 C57BL 小鼠脑内单胺氧化酶表达明显减少，而对攻击性较弱的 CBA 小鼠的影响并不明显。

（2）动物性别：由于雌性动物受性周期的影响较大，拘束应激对雄性动物机体代谢水平的影响一致性高，多用雄性。

（3）动物年龄：拘束应激对不同周龄大鼠的抗氧化酶活性影响不同。经拘束应激处理后，年老大鼠血浆中肾上腺酮含量会在长时间内保持较高水平，且大脑中的去甲肾上腺素能神经功能难以恢复。

（4）动物造模的时段：由于小鼠和大鼠是夜行性动物，因此在深夜进行拘束应激造模对小鼠的损伤程度更明显。

（5）动物造模的持续时程和观察时窗：由于拘束应激反应主要影响机体免疫、神经及内分泌系统，具有较强的反馈调节和自稳功能，因此需要探索应激原撤出后小鼠相应指标的变化滞后情况。与正常组小鼠相比，小鼠拘束应激 18 h 后恢复第 3 天，脾脏淋巴细胞数和自然杀伤细胞活性都下降到最低值，分别从（23.850±3.71）×10^8 和（47.20±4.40）LU_{10}/spleen 下降到（14.412±2.81）×10^8 和（26.30±5.20）LU_{10}/spleen。

（6）饮食：由于拘束应激过程中动物处于禁食禁水状态，而食物剥夺也属于一种应激原，因此，在实验设计过程中的对照组动物也应该给予禁水禁食处理。

（五）模型应用

通过建立拘束应激动物模型，揭示情志应激与疾病易感性的关联性及其关联机制，为中医中情志致病理论提供现代生物学机制，可用于评价药物对疾病的预防和治疗作用。目前已确定拘束应激可增加病毒、神经-精神类、代谢类、心血管和肿瘤等疾病的易感性，该模型可用于研究药效及其作用机制。

（吴燕萍　何蓉蓉）

第六节　睡眠障碍大鼠模型

睡眠障碍性疾病是指睡眠-觉醒过程难以纠正的异常状态、睡眠时间与（或）质量的异常，或在睡眠时发生某些临床异常，以失眠症最为常见。随着现代生活节奏的日益加快和竞争压力激增，失眠症发生率逐年增高，睡眠不良可直接导致神经和人体内脏器官系统功能失调。常见的睡眠障碍主要包括四大类：睡眠的发动与维持困难（失眠）、白天过度睡眠（嗜睡）、24 h 睡眠-觉醒周期紊乱（节律障碍）、睡眠中的异常活动和行为（梦游、夜惊、梦魇）。

心理行为治疗是最先介入的常见睡眠障碍（失眠症）治疗手段；当心理行为治疗效果不佳时，可选择联合药物治疗。如果条件允许，应在药物干预的同时进行认知行为治疗。一般使用药物的顺序为：短期使用苯二氮卓受体激动剂或选择性褪黑素受体激动剂类药物；小剂量使用具有镇静作用的抗抑郁药物，尤其适于焦虑 / 抑郁的共病患者；药物治疗为失眠的主要治疗手段，但如果药物治疗达不到治疗目标，需要联合心理行为治疗。药物所致的不良反应包括次日宿睡效应、认知功能减退及成瘾等。

（一）造模机制

利用强迫运动、水平台环境或其他人为物理因素刺激，使大鼠经常处于紧张状态，干扰动物觉醒-睡眠周期，以干扰其睡眠。对氯苯丙氨酸是一种 5-HT 合成抑制剂，大鼠体内注射后可以抑制脑 5-HT 合成，5-HT 是引发非快速眼动睡眠（NREM）的重要递质，其合成减少可造成睡眠昼夜节律消失，几乎达到完全失眠。

（二）造模方法

动物种类及品系：Wistar 大鼠，雄性，180～220 g。

1. 物理法造模

1）强迫运动法

通过动力装置迫使大鼠不停地运动，较有代表意义的是旋转圆筒睡眠剥夺法与水平转盘睡眠剥夺法，从而达到睡眠剥夺的目的。此法在脑电监控下可用于全部睡眠剥夺（total sleep deprivation，TSD）或选择性睡眠剥夺（selective sleep deprivation，SSD）。

（1）旋转圆筒睡眠剥夺法：装置由一个柱形圆筒和小型慢速马达构成，圆筒的转动带动大鼠不停运动而达到睡眠剥夺的目的。在 12 h 睡眠剥夺实验中，根据程序设定，圆筒转动速度随时间推移递增。改良旋转圆筒法在旋转速度和幅度上进行了不同调整，可以有效降低大鼠应激反应，是较为理想的强迫运动法。

（2）水平转盘睡眠剥夺法：可进行 TSD 和 SSD 实验。该法的优点为可同时对两只大鼠进行 REM 睡眠剥夺，且可减少动物因实验条件不同所致的应激反应。

2）水平台水环境法

利用鼠畏水的生活习性，装置由水槽及高于水平面 1 cm 的平台组成，鼠可在平台上站立或进入非快速动眼睡眠（NREM），但当其进入快速眼动睡眠（REM）时，全身肌张力降低引起节律性低头、触水，从而无法进入 REM。大鼠平台直径多选用 6.5 cm、小鼠多选用 2.4 cm，直径 10 cm 的平台可用于大鼠 REM 的不完全剥夺，直径 6～7 cm 的平台可用于最大 REM 剥夺。其中，改良多平台水环境睡眠剥夺法是较为理想的 REM 剥夺方法。

2. 化学制剂刺激法

对氯苯丙氨酸（PCPA）失眠大鼠动物模型：PCPA 临用前用弱碱性生理盐水配制成混悬液备用，大鼠 i.p.PCPA 混悬液（450 mg/kg 体重），连续注射 2 d，于第 1 次 i.p.28～30 h 后，大鼠出现昼夜节律消失，白天、夜晚活动不停，表明模型复制成功。另外一种为直接进行脑内微量给药，有助于催眠药物作用机制的深入研究。

（三）模型评估

模型成功的判断：在实验过程中进行睡眠监测，主要利用脑电图（EEG）、肌电图（EMG）、眼点图（EOG）对睡眠情况进行描述分析。脑电所示相应睡眠时间或者睡眠质量的变化是检测模型是否成功的金标准。动物昼夜节律消失，大鼠出现白天、夜晚活动不停，表明模型成功。

观察与检测的指标：记录 EEG、EMG，此外还可以观察动物体征（如活动、饮食、体质量、毛色等）变化，测定下丘脑内 GABA 及其受体、5-HT 等的含量。

（四）模型特点

PCPA 可抑制色氨酸氢化酶（TDH）合成，从而减少 5-HT 的合成。5-HT 是引发 NREM 的重要递质，其合成减少可导致睡眠剥夺。改良多平台水环境睡眠剥夺法是较为理想的 REM 剥夺方法。

优点：此类方法操作简便易行，不需特殊仪器，有良好的可重复性，成功率高；另外一种为直接进行中枢微量给药，有助于催眠药物作用机制的深入研究，此类方法造模原因确定，给药部位及剂量确切。

缺点：鉴于实验动物的个体差异，睡眠剥夺的效果不易掌控。

（五）模型应用

该模型可用于发病机制研究，通过 PCPA 致睡眠剥夺模型的研究，观察不同时程大鼠的行为学变化，以及造模后下丘脑 γ-氨基丁酸在不同时程的表达变化，探讨失眠的可能发生机理；也用于疗法或药物研发、皮质前额叶 ATP 水平变化及药物的干预作用。

（陈　真）

第七节　自闭症小鼠模型

自闭症谱系障碍（autism spectrum disorder，ASD）可分为经典自闭症谱系障碍、阿斯伯格综合征（Asperger syndrome）、儿童期分裂障碍和非特异广泛性发育障碍等。自闭症（autism）表现为社交障碍/沟通困难、重复和刻板行为两大症状群，伴随相关烦躁、焦虑、攻击性等症状。ASD 通常开始于儿童早期，不能处理焦虑，甚至对其他良性的诱因也有不适当的反应。患儿生后第 1 年即可表现出 ASD 的迹象，75%～88%在其 2 岁以内就已经表现出 ASD 的信号。其病理是脑组织广泛性发育障碍，存在严重的脑内炎症。自闭症发病没有种族差异，也没有区域差异。全球范围内儿童的患病率高达 2%左右，男女比例为 2∶1 至 3∶1。目前，ASD 仍然缺乏有效的治疗方法，辅助康复效果差强人意。ASD 严重威胁儿童身心健康，给患病家庭及社会带来沉重的负担，是重要的公共健康问题。

（一）造模机制

自闭症病因不明，致病的相关因素复杂多样，包括基因突变/缺失、发育不良、病毒感染和疫苗性脑炎。

影像学提示 ASD 高风险新生儿第一年大脑皮质表面积膨胀，第二年大脑体积过度增加并最终表现出孤独症，推测是第一年脑内神经祖细胞增殖和皮质面积扩大，改变了经验依赖的神经发育和减少神经元突起修剪。ASD 患儿有脑电波异常放电，提示突触和树突的结构及功能改变可能参与了 ASD 的病理。神经元信号转导分子如神经营养蛋白、Reelin、PTEN、肝细胞生长因子、神经递质（如 5-羟色胺和谷氨酸），以及突触成分如突触前跨膜蛋白 Neurexin、突触后蛋白 SHANK、突触后跨膜蛋白 Neuroligin 在 ASD 中可能发挥作用。

属于锥体外系的中脑的腹侧被盖区和黑质聚集着多巴胺能神经元，在大脑中存在广泛分散的多巴胺投射，调节大量突触后神经元，影响关键的行为。腹侧被盖区的神经元投射到前额叶皮层和腹侧纹状体的伏隔核形成 MCL 回路，参与奖赏和动机相关行为；黑质的神经元向背侧纹状体投射形成 NS 回路，控制目标导向行为以保证运动精确。自闭症患者前额皮质多巴胺释放减少，伏隔核神经反应减弱，造成 ASD 奖赏系统的普遍失活；自闭症患者 NS 通路的功能障碍，陷入无目的、刻板行为模式。

ASD 脑内炎症可能是由胎盘缺陷、血脑屏障不成熟、孕期对感染的免疫反应、早产、儿童出生后的脑炎或环境毒素引起的。应激状态下脑组织分泌促肾上腺皮质激素释放激素（CRH），与环境刺激结合触发脑组织的肥大细胞（MC），继而触发小胶质细胞，产生氧化应激，发动炎症免疫反应，导致异常的突触修剪和功能失调的神经元连接。这一过程可能会改变杏仁核中的"恐惧阈值"，并导致一种夸张的"战或逃"反应。自闭症患者体内抗氧化酶如超氧化物歧化酶、谷胱甘肽过氧化物酶和过氧化氢酶的活性发生改变；此外，谷胱甘肽水平的改变、同型半胱氨酸/甲硫氨酸代谢的改变、炎症增加，以及兴奋性毒性、线粒体和免疫功能障碍已被证实。环境和遗传风险因素造成自闭症患者对氧化应激脆弱敏感。

（二）造模方法

目前自闭症动物模型主要有以下几种。

1. 基因遗传模型

（1）Shank3 KO 小鼠：Shank3 是一类突触后蛋白，在兴奋性突触的形成和维持谷氨酸受体功能中起重要作用，并与肌动蛋白细胞骨架相联系。*Shank3* 基因敲除的小鼠可出现明显的自闭样行为。目前多个实验室已建立 *Shank3* 基因敲除品系小鼠——Shank3A KO 小鼠和 Shank3B KO 小鼠。有人通过破坏 Shank3 外显子 4 到外显子 9 的一段基因序列而建立 Shank3^{e4-9} 小鼠。Shank3B KO 小鼠中 Shank3 蛋白几个亚基的 α 和 β 亚基表达受到破坏，出现刻板行为及社交障碍，甚或全脑发育迟缓、智力残疾、言语延迟或缺失、轻微畸形。

（2）Ube3a^{2xTG} 小鼠：*UBE3A* 基因是一种印记性表达基因，位于 MED 的 15q11-13 位，编码 E6-Ap 泛素-蛋白连接酶，被确定为 ASD 的重要候选基因。Ube3a 过表达在 ASD 小鼠模型中得到了验证。Ube3a^{2xTG} 小鼠表现出典型的 ASD 行为缺陷，包括社会行为受损、交流减少和重复行为增加。

（3）Neuroligin KO 小鼠：神经连接蛋白（neuroligin）在大脑中表达，位于突触后膜上，与突触前的伴侣蛋白 Neurexins 相互作用，介导突触发生和信号传递。其家族蛋白可以特异性诱导兴奋性或抑制性突触。神经连接基因的缺失或点突变存在于自闭症谱系障碍或精神障碍的患者中。NLGN3 KO 小鼠表现出正常的社交能力，但在恐惧调节和嗅觉方面存在缺陷，且表现出过度活跃和总脑容量减少；也有研究认为是通过影响大脑奖赏系统神经元中蛋白质合成的平衡，破坏大脑奖赏系统神经元中催产素的信号转导途径，引起小鼠识别障碍。NLGN4 KO 小鼠表现出 ASD 核心症状中的社会交往和社会交流障碍两种异常行为，但没有发现重复的行为和其他 ASD 临床症状。

（4）Neurexin-1α KO 小鼠：Neurexins 是 Neuroligin 伴侣蛋白，结合后在突触的黏附、分化和成熟中具有重要作用。Neurexin-1α KO 小鼠表现出梳理增加、运动活动减少和攻击性增加。

（5）Fmr1 KO 小鼠：脆性 X 综合征（fragile X syndrome，FXS）是智力障碍中最普遍的遗传形式，至少 5% 的自闭症谱系障碍病例归因于 FXS。FXS 是由 *Fmr1* 基因的转录沉默引起的，该基因编码的 FMRP 蛋白（fragile X mental retardation protein）是一种 mRNA 结合蛋白，其所调控的 mRNA 靶分子广泛、不确定，主要是抑制 mRNA 翻译。*Fmr1* 基因敲除后，失去 FMRP 抑制作用的 mRNA 翻译水平升高，造成神经元蛋白表达量过度增加，突触的数量呈现非活动依赖性增加，使神经网络信号传递出现异常。该基因的小鼠同源物（*Fmr1*）的突变失活即 Fmr1$^{-/y}$ 小鼠，具有自闭症的某些表现。

（6）Cntnap2 KO 小鼠：*CNTNAP2* 基因位于 7 号染色体上，与皮层发育不良局灶性癫痫和 ASD 相关，编码 CASPR2 蛋白（contactin-associated protein 2），主要以细胞黏附分子和受体的形式存在。Cntnap2 KO 小鼠是一种发育障碍模型，表现出社交互动减少、缺乏好奇心、重复行为增多，还表现出异常神经元皮层迁移、皮层中的异步神经元放电、抑制性中枢神经元数量减少、过度活跃和癫痫发作。有研究认为，模型鼠的多动症表型是由宿主基因调控的，而其社会行为表型是由肠道微生物组通过四氢生物蝶呤 BH4 的合成介导的。

2. 特发性小鼠模型

（1）BTBR *T$^+$tf*/J 小鼠。BTBR *T$^+$Itpr3^{tf}*/J 近交系小鼠是目前公认的最具 ASD 核心临床特征且能够稳定子代复制的动物模型，通过改变 C57BL/6J 小鼠 *Disc1*、*Itpr3*、*T$^+$* 3

个基因得到，表现为交互性社交行为和探索行为减少、发声能力降低、高度焦虑和刻板重复自我理毛。饮食会影响这些表型、神经炎症水平、神经发生和突触功能。此外，BTBR（Black and Tan BRachyury）小鼠脑胼胝体缺失，海马连合减少。

（2）BALB/cByJ 小鼠。BALB/cByJ 是另一种近交小鼠品系，与具有高社交性的近交小鼠品系如 C57BL/6J 和 FVB/NJ 小鼠相比，表现出显著的社交障碍和刻板行为，亦表现出胼胝体体积的缩小。该鼠目前的研究和应用相对较少。

3. 环境因素模拟的模型

（1）丙戊酸（valproic acid，VPA）能调节 γ-氨基丁酸的浓度，减低神经元的兴奋性，是一种常用的抗癫痫药物，也用于治疗双相情感障碍（bipolar disorder）和神经性疼痛。研究发现早期妊娠阶段服用 VPA，其子代存在较高的罹患 ASD 的风险。母鼠孕期 VPA 暴露可以模拟出刻板、重复行为，且表现出疼痛敏感性减低、探索性活动及交流行为减少等行为异常。

（2）母体免疫激活（maternal immune activation，MIA）。孕期前 3 个月内感染是后代发生 ASD 的重要危险因素。将孕期母鼠暴露于多聚胞苷酸、脂多糖、模拟病毒/细菌感染等环境，激活母体免疫系统，发现 MIA 动物模型的后代所表现的行为与 ASD 的核心症状相似，如社交能力降低、高度重复刻板的理毛及挖掘行为。

（三）模型评估

利用多种行为学测试方法，如矿场实验、高架十字迷宫实验、明暗箱实验、三箱社交行为、跳台实验等，综合性地检测和分析了动物的社交行为与刻板动作表现，以确定模型表型；基因改变的动物需要进行基因鉴定，以及相应的基因翻译产物表达及其功能的显示。

（四）模型特点及应用

自闭症的发病原因不清、致病机制不明、相关因素众多，因此，从各个角度进行模拟的模型也开发得比较多，每一种模型都很有特点和代表性，基于各模型的研究都为自闭症的研究提供了更多的视角与解释，有助于对自闭症本身的认识和诊治手段的研发。

（李爱华　魏佑震）

第十八章　运动系统疾病与动物模型

运动系统由骨、关节、韧带、肌肉构成。肌肉接受神经的支配，既管理肌肉、关节、筋膜、韧带的深感觉（即本体感觉），也支配肌肉的收缩运动、调节稳定肌肉的肌张力；但从器官组成角度来看，外周神经不属于运动系统，而是属于神经系统。不过从临床角度来看，外周神经疾病甚至脊髓疾患常被列入运动系统病，传统上由脊柱外科、骨关节科、创伤外科等诊治。随着社会老龄化程度的加剧，运动系统疾病愈发受到全社会的重视，这不仅仅是由于组织退变造成发病率的大幅提高，更重要的是，一旦失去运动系统的有效支撑与活动保障，器官组织的代谢就陷入一种严重的衰退与呆滞状态，例如，长期卧床可导致肌肉萎缩、血运减缓、几乎所有器官机能耗尽衰竭，甚至发生坠积性肺炎、血栓形成等危机。所以，运动系统疾病应被视为全身性疾病。

脊髓是脊柱的椎管内中枢神经系统的重要组成部分，作用是将大脑发出的运动指令传递给周围的身体，以及将感觉器官的感觉信息传递给脑。保护脊髓的是骨骼、脑膜和脑脊液。作为神经信号传导索，脊髓损伤后症状严重，不同的症状取决于损伤部位的不同。如果感觉束发生损伤，感觉就会受到影响；如果腹根或腹角受损，就会发生瘫痪。弛缓性麻痹（软瘫）又称下元瘫，由下神经元损伤所致，神经冲动没有到达肌肉，肌肉就无法收缩；痉挛性麻痹（硬瘫）即上元瘫，是指上运动神经元损伤后，不能控制下神经元，引起肌肉不自主收缩；截瘫即双下肢瘫痪，是由于脊髓在 T1 和 L1 之间被切断；四肢瘫痪是由于颈部脊髓横断受伤造成的。肌萎缩性侧索硬化症（俗称渐冻症）也称为 ALS，会破坏控制自主和不自主运动的运动神经元，出现肌肉无力伴肌萎缩，累积呼吸、说话和吞咽，病因尚不清楚，细胞死亡与患者细胞外谷氨酸过量有关，目前还没有治愈的方法。多发性硬化症（病灶散在多发、病程缓解复发）是一种自身免疫性疾病，免疫攻击中枢髓磷脂蛋白，脱髓鞘，破坏大脑和身体信息传输，好发于视神经、脊髓和脑干，年轻人的患病率高，表现为疼痛、麻木无力、视力下降和失协调。

第一节　骨性关节炎兔模型

骨关节炎（osteoarthritis，OA）是一种与遗传、代谢、炎症、创伤、应力改变等多因素相关的关节退行性疾病，是关节软骨细胞、细胞外基质、软骨下骨合成与降解失去平衡的结果，好发于中老年人，以关节软骨退变、骨质增生为病理特征，临床表现为关节疼痛、肿胀、僵硬、活动受限等，最终可致关节功能障碍。临床上，骨性关节炎的发病率和患病率已经很高，但预计在未来几十年里，由于人口老龄化、肥胖率上升和外伤性膝关节损伤的高发，骨关节炎的发病率和患病率将急剧上升。目前所有药物治疗都只能缓解症状，无根本解决方法。关节置换术是针对终末期 OA 成熟且有效的治疗方法，但其不能治疗早期疾病，并且假体寿命有限。因此，OA 的病理机制、治疗靶点、药物亟待深入研究。

（一）造模机制

骨关节炎最核心的病变之一是软骨退变。Hulth 法（Hulth's method）模型造模成功率高，稳定性较好，造模所需时间较短。其机制是：通过破坏膝关节维持静态平衡的主要韧带，改变膝关节正常力学轴线，使最大负重点由正常的外侧胫骨平台内移到内侧胫骨平台和股骨内髁，减少负重面积，增大软骨承担的压力，通过破坏膝关节的稳定性，使得关节内应力分布不均匀，从而诱导关节内软骨退变。

（二）造模方法

骨关节炎动物模型常选用的动物是兔和犬。兔关节腔较大，易于操作，应用更多。

Hulth 法造模：戊巴比妥钠，30 mg/kg 体重 i.p.麻醉，待麻醉成功后，将兔固定于手术台上双膝伸直位，常规消毒、铺巾，充分暴露手术视野。于兔后肢膝关节，触摸关节间隙，以间隙为中心纵行切口约 3 cm，依次切开皮肤、皮下软组织，仔细分离，保护膝关节血管及神经，辨认并完全切断内侧副韧带；垂直关节间隙，切开关节囊，用尖刀游离并完整摘除内侧半月板；显露前后交叉韧带并将其完全部切断。采用抽屉实验、内侧应力实验证实内侧副韧带和前后交叉韧带被完全切断。操作过程中动作要轻柔，避免关节软骨面受破坏；彻底止血，然后冲洗关节腔并缝合切口。术后，臀部肌肉注射 80 万单位青霉素，预防感染。

（三）模型评估

（1）X 线评分标准：0 级，大致正常；Ⅰ 级，关节间隙变窄，可能有骨赘形成；Ⅱ级，有明显的骨赘形成，并且关节间隙轻度变窄；Ⅲ级，有中等量骨赘形成，并且关节间隙明显变窄，软骨下骨骨质轻度硬化改变，范围较小；Ⅳ级，有大量骨赘形成，已经波及关节软骨面，关节间隙明显变窄，骨质的硬化改变明显，关节肥大、畸形。

（2）MRI 评分标准：0 级，正常关节软骨，软骨弥漫性均匀变薄，但表面光滑；Ⅰ级，软骨分层结构消失，软骨内出现局限性低信号区，软骨表面光滑；Ⅱ级，软骨表面轮廓轻至中度不规则，软骨缺损深度达全层厚度的 50%；Ⅲ级，软骨表面轮廓重度不规则，软骨缺损深度达全层厚度的 50%以上，未见完全剥脱；Ⅳ级，软骨全层剥脱伴缺损，软骨下骨暴露伴或不伴软骨下骨质信号改变。

（3）Mankin's 病理评分（Mankin's scoring system）见表 18-1，满分 14 分。

表 18-1　Mankin's 病理评分标准

观察指标	积分	观察指标	积分
结构正常	0	软骨细胞正常	0
表面不规则	1	弥漫性血管数量增多	1
表面不规则及血管翳	2	增生性细胞簇	2
裂隙深达软骨移行层	3	潮线	
裂隙深达软骨放射层	4	完整	0
裂隙深达软骨钙化层	5	有血管穿越	1
结构完全破坏	6	染色情况	1～4

（四）模型特点

兔的体形较大，其关节腔较大，利于手术操作，成功率高，病理变化明确、显著，易于标本提取及指标观察；此外，兔的性情温顺，饲养简单。

（五）模型应用

该模型可作为早、中、晚期 OA 的研究模型，用于对病因、病理机制进行研究，以及寻找有效的预防方法和新型的治疗方案。

（魏开斌）

第二节　股骨头坏死大鼠模型

股骨头坏死（osteonecrosis of the femoral head，ONFH）是因股骨头血液供应不足导致组成骨的细胞坏死，是一种进行性疾病，其临床症状重、治疗困难，且具有较高的致残率。目前在临床上把股骨头坏死分为创伤性和非创伤性（激素、酒精等）两种。由于创伤、长期大量饮酒和过度使用激素等原因，该病的发病率逐年升高。ONFH 在临床上最常见的病因是创伤，多见于股骨颈骨折、髋关节脱位等髋部外伤。当这些类型的外伤发生时，股骨头的血液供应很容易被破坏，出现机械性血供中断、股骨头血液供应受阻，进而导致缺血性坏死。在股骨颈骨折和髋关节脱位的患者中，骨坏死的发生率分别为 15%～50% 和 10%～25%。非创伤性 ONFH 中，糖皮质激素的过度使用和长期大量饮酒占 80% 以上，是继外伤之后的第二大最常见原因。虽然已经尝试双膦酸盐、他汀类药物、抗凝剂、血管扩张剂、体外冲击波、高压氧、电磁刺激等药物和疗法，但效果尚未证实。保股骨头手术方式有髓芯减压术、带血管蒂骨移植、游离骨移植和截骨术等。然而，绝大多数患者仍最终选择全髋关节置换术。早期选择合适的保股骨头治疗方案对于延缓疾病进展很有必要。

（一）造模机制

临床上关于 ONFH 形成机制的学说较多，包括骨质疏松、骨内压增高、血管内凝血等。动物模型的建立机制即是基于这些学说。

对于缺血性动物模型，股骨头的血供主要来自旋股内、外侧动脉的分支，以及股骨头韧带内的小凹动脉和股骨干滋养动脉的升支。股骨颈骨折时容易损伤这些血管，如果得不到及时的手术治疗，很容易导致股骨头出现缺血性坏死。因此，在基础实验中可以通过结扎供应股骨头血供的血管进行造模。

对于激素性动物模型，长期使用激素，易发生骨质疏松，受到压力时易出现骨小梁微骨折，伴随累积的损伤渐多，对机械抗力下降，进而出现塌陷，骨髓细胞和滋养血管受压，股骨头因缺血发生坏死。激素致使体内的血液变得黏稠，出现高凝血、低纤溶的状态，凝血活性在局部增高，微血栓形成闭塞局部血管，支配区域出现股骨头局部坏死。同时，髓内脂肪也因激素的使用增多，致使微血管脂肪栓塞和骨细胞脂肪沉积，骨髓组织被大量脂肪细胞所占据，组织缺氧、水肿，血液渗出，加重微循环障碍，导致股骨头坏死。

对于酒精性动物模型，酒精引起的骨坏死可能源于骨髓脂肪细胞肥大和增殖、血脂水平变化、血管闭塞、骨内压力增加以及随后的灌注不足。

（二）造模方法

缺血性动物模型：成年大鼠，雌雄不限。切开大鼠髋关节囊，将髋关节脱位，切断圆韧带并将股骨颈近端骨膜组织全部切除。

激素性动物模型：成年大鼠，雌雄不限。每周 2 次 i.p. 地塞米松 10 mg/kg 体重，持续 8 周。

酒精性动物模型：成年 Wistar 大鼠，雌雄不限，高笼饲养。高浓度乙醇（体积分数 45%），按照 10 ml/kg 体重灌胃，1 次/天，连续 3 个月。

（三）模型评估

在影像学评估方面，按照国际骨循环学会（ARCO）分期。0 期和 I 期 ONFH 动物行髋关节正位 X 射线和普通 CT，结果无异常表现；II 期股骨头 X 射线表现为斑片状阴影、硬化及囊肿形成，但股骨头无塌陷；III 期表现为骨性关节面的下方出现新月形透明带，即"新月征"；IV 期表现为股骨头塌陷、关节间隙变窄、囊性变等。普通 CT 可发现 II 期股骨头坏死。Micro-CT 能发现 I 期 ONFH 骨小梁变细、变薄甚至断裂。

在组织病理学检查方面，激素性 ONFH 动物处死后取股骨头制作病理切片，ARCO 分期 0 期可观察到空骨陷窝数量增加，骨细胞中脂滴充满，细胞核被挤向边缘，骨髓造血组织减少，脂肪细胞堆积，骨小梁稀疏、变细变薄，甚至断裂，骨细胞核固缩溶解、消失，成骨细胞消失，脂肪组织和增大的脂肪细胞占据骨髓区。

（四）模型特点

大鼠获取方便、价格低廉、饲养方便，具有可重复性且便于检测评价。

（五）模型应用

该模型用于对股骨头坏死致病因素、发病机制的深入研究，以及治疗方法等效果评价。

（魏开斌）

第三节　坐骨神经损伤大鼠模型

坐骨神经是哺乳动物体内最粗大的周围神经，临床上坐骨神经损伤常见，支配区域功能部分缺失，出现感觉、运动功能障碍是该神经损伤后的主要表现，神经营养性改变亦可在损伤严重时发生，进而造成所支配肌肉瘫痪及关节功能的丧失，严重影响患者的生活质量。手术治疗包括针对性的神经松解和修复手术、神经移植、组织工程神经导管修补术等。药物治疗包括糖皮质激素、神经生长因子和他克莫司等。物理治疗有电刺激、超声波和红外线光治疗等。但由于神经再生速度慢、周围组织水肿粘连等原因，目前的手段临床疗效并不满意。

（一）造模机制

（1）钳夹损伤法：一定的外部压力作用于坐骨神经造成的神经损伤。神经结缔组织没有中断，依旧保持神经干的连续性和神经外膜的完整性。

（2）离断损伤法：外部压力致使神经干部分断裂或完全分离断裂。

（二）造模方法

（1）钳夹损伤法：麻醉成功后，在大鼠下肢臀股交界区沿坐骨神经干做纵行切口约 1.5 cm，逐层分离，显露并游离坐骨神经，在股骨结节下 0.5 cm 处用血管钳交替钳夹 3 次、放松坐骨神经干，形成宽度为 2 mm 的神经挤压损伤后，逐层缝合，30 min后进行神经电生理检测，如运动神经传导速度<10 m/s，即为造模成功。

（2）离断缺损法：手术同上，在梨状肌下缘 3 mm 左右切除坐骨神经 3 mm，使神经末端收缩形成 5 mm 的缺损，将硅胶管（长 5 mm，外径 2 mm，内径 0.7 mm）与两侧神经断端用 9-0 无创缝线固定，并用 10-0 缝合线逐层缝合伤口，形成坐骨神经离断缺损模型。

（三）模型评估

神经周围组织受压后，引起电生理学改变，导致神经支配区感觉及运动功能障碍。

（1）行为学。坐骨神经损伤后会出现神经支配区域疼痛麻木、皮肤感觉异常等症状，采用斜板试验、神经电生理检测、坐骨神经功能指数（SFI）等方法观察其行为学的变化。

（2）神经电生理检测。检测运动神经传导速度，对神经病变诊断及定位进行测定。

（3）形态学。对受损的坐骨神经及其支配区域的肌肉进行检测，采用苏木精-伊红染色，免疫组化法和电镜观察神经受损后神经结构的改变、炎症浸润和神经受损点超微结构的变化。

（四）模型特点

大鼠成本低，性情温顺，具有较强的抗感染力；体形相对较大，坐骨神经形态与人的近似性高，神经束粗，从大腿后部切口入路，（探寻）定位容易，模型成功率较高。

（五）模型应用

钳夹损伤法因神经的连续性未被中断，所以更适合对神经的形态学和行为学进行观察，多用于进行神经损伤后运动、感觉功能恢复的研究。离断缺损法则更适合对神经营养因子和相关蛋白促进神经再生的指标进行观察，用以对失神经后肌肉萎缩及神经再生的研究。

（魏开斌）

第四节　脊髓损伤动物模型

脊髓损伤（spinal cord injury，SCI）最常见于外伤所致脊柱骨折或骨折脱位，肿瘤、脊髓血管病变、脊柱炎症等亦可引起。SCI 是一种破坏性的神经和病理状态，可导致主要的运动、感觉和自主神经功能障碍，其病理生理包括急性和慢性阶段，并包括一系列破坏性事件，如缺血、氧化应激、炎症事件、凋亡通路和运动功能障碍。SCI 预后差，致残率和死亡率极高，目前尚无理想的治疗和康复方法，往往严重影响患者生活质量。SCI 的紧急救治和损伤修复一直是临床急救医学研究的重点和难点。研究其发病机制、病理变化及治疗措施的前提和基础，是建立良好临床相关、可重复、可调控且可规范化操作的实验动物模型。正常的脊髓生理涉及星形胶质细胞、神经元、小胶质细胞和少突胶质细胞之间的相互作用，脊髓损伤后，这些多细胞相互作用被打断。目前的 SCI 治疗方法，如药物、干细胞和神经元植入等，期望能够减少神经炎症，促进轴突生长，增强髓鞘形成，减小空腔，但长期效果有限。了解基础的 SCI 病理生理和损伤过程及损伤后事件序列有助于设计合适的 SCI 干预措施。

（一）造模机制

直视下对脊髓器官组织进行直接的物理性损伤，造成脊髓损伤模型。脊髓损伤的严重程度、症状表现等，取决于损伤的部位及性质。

（二）造模方法

猿、猴等灵长类动物的脊髓解剖最接近人类；猪、犬、猫等四肢行走动物的脊髓与人类的相似；而兔、鼠等动物的脊髓再生能力较强，与人类脊髓生理功能相距较远。从观察截瘫肢体恢复功能的难易和可靠性来说，猿、猴可站立者最好，猪、犬、猫等较易，而兔、大鼠等较难。一般实验多选择兔、鼠等。大鼠成本较低，容易喂养和护理，最为常用。

（三）模型特点

1. 急性脊髓损伤动物模型

1）脊髓背侧撞击伤模型

将一定重量重物从某一高度自由坠落，撞击脊髓，造成水肿、缺血并继发一系列损伤。

操作步骤：1%戊巴比妥钠（40 mg/kg 体重）大鼠 i.p.麻醉。背部手术入路，廓清脊柱两侧筋膜、肌肉，暴露椎板，骨剪（钳）咬断椎弓根，移除椎板，清晰显露硬脊膜包裹下的 T8 节段脊髓。以立体定位仪固定大鼠于撞击平台，释放坠子打击。止血，逐层缝合肌肉皮肤。

手术的部位一般选择在脊柱胸段，胸椎的节段对应于上两位的脊髓节段。脊髓不同节段结构尤其是神经纤维束略有不同，因此，同一实验中，不同的动物损伤部位必须一致。

一般认为大鼠完全致瘫阈值为 100 gcf（gram·cm·force），犬约为 500 gcf，而猴约为 800 gcf，但导致全瘫的阈值受动物大小、种属、实验条件及操作者技能等诸多条件影响。组织病理学和形态学研究证实，损伤范围和强度与接触面直径、打击深度相关，接触面直径 2 mm、打击深度 0.5 mm 最适用于远期研究，可重复性最好。

优点：①与人类脊髓损伤的性质相近；②脊髓损伤节段可以通过手术部位限定，撞击力可以定量；③硬脊膜仍完整，可防止结缔组织、组织间液或其他外源成分侵入脊髓损伤区。此方法简单易行，制作成本低，易于复制，可通过调整重锤的重量和坠落高度来改变撞击能量，也可通过调整打击板的大小、形状等来调整撞击的部位和范围。

缺点：临床上大多数脊髓损伤是由脊柱骨折脱位所致，且常累及脊髓前方，对脊髓前动脉损伤大，脊髓后动脉受损相对较小。由于脊髓血运的 3/4 系由脊前动脉供应，不能充分模拟临床上的脊髓损伤。

2）脊髓挤压伤模型

脊髓挤压伤模型可模拟临床上脊柱移位所致脊髓持续受压损伤，获得相对稳定的脊髓损伤，适用于病理和脊髓再生等多方面研究。

操作步骤：显露脊髓，方法同上。用弯曲弧度及厚度与造模用动脉瘤夹相近的分离钩将脊髓与腹侧椎管分离。夹子下臂伸入脊髓与腹侧椎管间，上臂位脊髓背侧，稳定地释放动脉瘤夹并保持一定时间（如 1 min），打开并移去动脉瘤夹。

也可用镊子垂直于脊柱，两齿内侧分别紧贴脊髓两侧下降至镊子尖端触到腹侧椎管。缓慢匀速闭合镊子（如 1 s 内）并保持一定时间（如 15 s）。释放镊子至闭合前宽度并移去。

优点：损伤是在直视下完成；损伤程度适中、范围可控、术后一般情况良好，不需特殊护理，动物死亡率低（15%）；实验操作简便、客观，不需特殊仪器设备。

缺点：动脉瘤夹弹簧弹性决定夹子闭合力大小，弹簧弹性必须矫正。镊子夹闭法中，镊子夹闭的过程完全手工，夹闭的速度、力量及持续时间都会影响到脊髓的损伤程度，一般不推荐。

3）脊髓全横切模型

操作步骤：脊髓暴露后，立体定向仪固定大鼠；用显微外科镊轻轻提起硬脊膜，用三角针将 11-0 线从硬膜的腹侧面穿过。用眼科剪将硬膜剪开，用刀片横切大鼠脊髓节段（如 T8），提起细线以验证脊髓全横断。11-0 线缝合硬膜。

优点：这种横断模型切面整齐，组织损伤、病理结果一致性好。

缺点：由于脊髓完全横断，常因尿路感染、尿潴留等严重并发症导致动物死亡。临床上比较贴合锐器伤。

4）脊髓半横断模型

操作步骤：暴露脊髓，立体定向仪固定大鼠后，用锐利刀片横切脊髓节段（如 T8）的一侧，从中线至对侧完全保护。11-0 线缝合硬膜。

优点：损伤确实，标准统一，局部水肿轻；术后并发症及动物死亡数较脊髓全横切明显减少。比脊髓完全横切模型更常用。

缺点：操作复杂，易导致术后感染。

5）脊髓缺血性损伤模型

建立脊髓缺血再灌注损伤动物模型常用兔。阻断腹主动脉以腰段脊髓损害为主。兔腹主动脉阻断 30 min，约 90% 的动物出现永久性神经功能损害；阻断 52 min，约 99% 的动物立即出现完全且不可逆的截瘫。兔腰动脉阻断可用于建立不完全性脊髓缺血模型。

大鼠中由 8～12 条根动脉共同汇聚成的脊髓前动脉和两条脊髓后动脉分布于脊髓，锁骨下动脉的分支直接与脊髓前动脉相通，其脊髓血供网络连通性强，夹闭大鼠腹主动脉不能造成有效的脊髓缺血再灌注损伤。

操作步骤：健康白兔，2.0～2.5 kg。经耳缘静脉注射戊巴比妥钠，30 mg/kg 体重，麻醉后，仰卧位固定于手术台，备皮，腹部正中切口，显露腹主动脉。于左肾动脉下方以无创伤动脉夹夹闭腹主动脉，造成脊髓缺血，计时。

优点：夹闭腹主动脉方法简单；病变部位局限，致脊髓缺血性损伤的结果显示，L3～L4 脊髓节段损害最明显，同一节段主要累及前角及中央管周围，后角及白质病变均不明显。

缺点：手术范围（创伤）大，腹膜盆腔器官、下肢肌肉和神经等组织器官也遭受缺血再灌注损伤，由此影响了行为功能学评估。

2. 慢性脊髓损伤动物模型

1）螺钉直接压迫模型

将适当大小的脊髓压迫垫片置于硬膜外，将固定器前后两端的燕尾槽分别卡在 T7 和 T10 的棘突上，确定脊髓压迫垫片在螺孔正下方。固定器四角处的小孔穿 4 号丝线，缝合固定于上下棘间韧带上。缓慢拧入螺钉（长 8 mm，直径 1 mm，螺距 0.5 mm），与垫片接触但不实施压迫。螺帽埋于皮下予以保护，逐层缝合伤口。每隔 7 d 将螺钉拧入 1 圈，形成慢性渐进性脊髓压迫。

优点：符合缓慢、持续、渐进式脊髓压迫；压迫进程总体可控。

缺点：对脊髓压迫程度的控制精度不够；金属螺钉伪影不适合 MRI 影像学研究；金属螺钉容易造成脊髓亚急性损伤。

2）气囊和液囊压迫模型

椎管中置入一个小气囊，术后 24 h 动物完全恢复后，通过导管给气囊充气（或充液）压迫脊髓，产生稳定压力持续压迫脊髓。还可采用向囊内注入不同剂量泛影葡胺使球囊膨胀压迫脊髓，并拍摄受压部位照正侧位 X 射线片。计算椎管狭窄率（压迫囊与椎管的面积比，比值以百分数表示），可作为脊髓受压程度的评估参数。

优点：损伤程度主要取决于压力的大小和受压的时间长短，脊髓受压后使血流供给障碍而造成组织缺血缺氧，加之机械压迫的原发作用导致脊髓组织变性坏死。可对不同脊髓节段压迫致伤，持续时间可控制，重复性好，方法简便。

缺点：球囊膨胀具有非线性压力变化的特点，即球囊后期虽然体积增加，但压强下降，影响长期研究结果。

3. 脊髓损伤后动物常规护理要点

脊髓损伤模型，30 d 内死亡率高达 50%～70%。脊髓损伤后动物死亡的原因有创伤刺激、失血性休克、多器官衰竭、感染、褥疮。

为了防治并发症、降低死亡率，可采取一些措施：①保温，控制室温在 18～22℃；②预防感染，术前皮肤消毒，术中严格无菌操作；清洁笼具，尽可能单笼喂养；术后肌肉注射庆大霉素，每只 2 万 U/d，连续 3～5 d；③保体液，皮下注射生理盐水或葡萄糖液，以补充血容量，预防失血性休克；④排便，每天挤压膀胱排尿 2～3 次，直至膀胱功能恢复；肛内注开塞露，每天 1 次；⑤防褥疮，每天定时翻身。

4. 脊髓损伤后的运动功能学评价实验

1）Tarlov 运动功能评分

根据模型后肢有无活动、负重行走功能，分 0～5 级，主要用于初步筛选，对鼠和兔等低等动物较为稳定，但对轻度损伤难以体现出差异，不足以揭示神经功能的恢复过程。

0 级，后肢无运动，不能负重；1 级，后肢可见活动，但不能负重；2 级，后肢活动频繁或有力，不能负重；3 级，后肢可支持体重，可行走 1～2 步；4 级，可行走，仅有轻度障碍；5 级，行走正常。

2）旷场试验 BBB 评分

脊髓损伤大鼠的恢复分为三个阶段：早期无或极少的后肢关节运动；中期共济失调步态；晚期出现精细运动，如拖着脚趾和尾巴，躯干不稳定，爪子交替轮转。据此进行 BBB 评分，共 21 分。BBB 评分代表大鼠脊髓损伤后后肢运动功能的恢复，分值越高，恢复越好。21 分为完全正常。0～7 分，动物无力支撑自身体重，以至于拖着躯干、后腿和臀部；8～13 分，动物可以行走及支撑自身体重，前后肢协调运动开始恢复；14～21 分，开始恢复一些精细运动（表 18-2）。

3）斜板试验

尽管斜板试验（inclined plane test）对于揭示大鼠神经功能的细微差别不是很理想，但作为 BBB 评分试验的一项重要补充，可有效提高评分的准确性及敏感性。

操作步骤：将大鼠头朝高侧放置于垫有橡胶垫的斜板上，身体纵轴与斜板纵轴平行。从 0°开始，每次抬高 5°；记录大鼠能在斜板上停留 5 s 的最大角度，每只动物测 5 次，取其平均值作为测定值。

结果分析：角度越大，说明动物后肢承重能力越强。

随着平板倾斜角度增加，大鼠在橡胶垫上保持体位的难度随之增加。对于正常大鼠，平均倾斜角度为 73°；脊髓损伤大鼠，平均倾斜角度为 30°。

表 18-2 BBB 评分表

0 分，未见后肢运动；

1 分，一个或两个关节的轻微运动，通常是髋关节和（或）膝关节；

2 分，一个关节的广泛运动或一个关节的广泛运动加上其他关节的微运动；

3 分，两个关节的广泛运动；

4 分，后肢三个关节的轻微运动（髋关节、膝关节和踝关节）；

5 分，两个关节的轻微运动和另一个关节的广泛运动；

6 分，两个关节的广泛运动和另一个关节的轻微运动；

7 分，后肢三个关节的广泛运动；

8 分，非承重情况下可以不用掌面着地；

9 分，足底仅位于负重位，或偶尔/频繁/持续的无足底步行；

10 分，偶尔负重步行，无前后肢协调运动；

11 分，频繁到持续的负重步行，无前后肢协调运动；

12 分，频繁到持续的负重步行，偶有前后肢协调运动；

13 分，持续的负重步行，频繁的前后肢协调运动；

14 分，持续协调步态，持续前后肢运动协调，运动时优势爪旋转，持续前后肢运动协调和偶尔的足背步行；

15 分，持续协调步态，当前肢前进时无或偶有伸趾，优势爪刚触地时与身体平行；

16 分，持续协调步态，频繁伸趾，触地时与身体平行，提起时旋转；

17 分，持续协调步态，频繁伸趾，优势爪在触地及提起时均与身体平行；

18 分，待续协调步态，持续伸趾，优势爪在触地时与身体平行，提起时旋转；

19 分，持续协调步态，持续伸趾，优势爪在触地及提起时均与身体平行；

20 分，持续协调步态，持续伸趾，优势爪在触地及提起时均与身体平行，但躯体不稳定，尾巴持续上翘；

21 分，持续协调步态，持续伸趾，优势爪在触地及提起时均与身体平行，躯体稳定。

4）步态分析

如果大鼠可负重行走，则根据足迹得到步长（stride length）、步宽（stride width）和趾间距（toe spread）。步长是大鼠连续行走过程中同侧两个脚步之间的距离。步宽是连续两个步伐中左右两脚之间的距离。趾间距包括 TS_{1-5}（第 1 和第 5 脚趾间分开距离）和 TS_{2-4}（第 2 和第 4 脚趾间分开距离）。三个指标均可以反映动物在负重行走时后肢对身体的负重能力。一般情况下，步长变小和步宽变大代表后肢负重能力减弱，但趾间距在脊髓损伤后变化各异。

（韩　宁　李增春）

第五节　激光定位脊髓撞伤小鼠模型

（一）造模机制

脊髓损伤的病理进程分为原发性损伤和继发性损伤两个阶段。原发性损伤是初次由外力撞击等引起的机械性损伤，造成脊髓组织压迫、变形和撕裂等。脊髓组织受损后立即出现出血、水肿及微循环障碍，随之在多因素作用下出现一个进行性的继发性损伤，使损伤范围扩大数倍。继发性损伤的机制包括脂质过氧化和氧自由基损害、兴奋性氨基酸毒性、炎症反应、钙超载等。其后果是：大量神经元死亡及轴突断裂，上下游神经功能联系中断；少突胶质细胞死亡和脱髓鞘；外周炎性细胞浸润；星形胶质细胞及小胶质细胞活化，胶质瘢痕形成；脊髓空洞形成；出现损伤平面以下的运动和感觉功能丢失或障碍。

（二）造模方法

该模型采用脊髓损伤仪（louisville injury systems apparatus，LISA）构建脊髓撞击伤模型，通过一个撞杆垂直坠落撞击脊髓背面使脊髓下压变形。该系统采用激光精准测距，可通过控制撞击深度和停留时间来控制损伤程度。

成年小鼠，雌雄均可，术前在开放场地中观察其步态，确保无异常。麻醉动物，剔除背部毛发并消毒，以 T9 节段为中心纵向剪开背部皮肤，分离 T8～T10 脊柱两侧的肌肉暴露椎板和棘突，用小鼠脊髓固定器固定 T9 胸椎，去除 T9 椎板，暴露脊髓。打开脊髓损伤仪及相连的电脑软件，按压相应按钮放下撞杆，激光测距读数、调零；将小鼠固定于撞杆下方的固定台上，在显微镜下对齐，使激光点位于脊髓中央；激光测距（至脊髓表面的距离）读数，根据实验需要设定损伤参数，包括撞击深度和撞击脊髓后停留的时间；点击按钮进行撞击，撞杆垂直下压并按设定的时间自动弹回，软件上会显示本次撞击的各项实际参数（深度、停留时间、速度等）；将小鼠从脊髓固定器中取出，依次缝合肌肉层和皮肤，置保温垫上直至麻醉苏醒。

本模型可调整的参数主要是撞击深度和停留的时间，通常采用固定的撞击停留时间，通过调整撞击深度来控制损伤程度。撞击深度，又称位移（displacement），是指受撞击时撞杆将脊髓表面下压的深度，可根据实验需要设定，如 0.3 mm（轻度损伤）、0.5 mm（中度损伤）、0.8 mm（重度损伤）等。

（三）模型评估

（1）感觉功能评估：可检测热痛及机械痛的阈值。

（2）神经电生理功能改变：运动诱发电位及感觉诱发电位在脊髓损伤后降低或消失。

（3）组织学检测：HE 染色可分析损伤面积、髓鞘染色分析脱髓鞘程度，以及采用各类神经细胞特异性标志物染色分析神经元存活、星形胶质细胞和小胶质细胞活化、炎性细胞浸润等情况。

（4）小鼠后肢运动功能评估。①Catwalk 步态分析：在动物可站立行走后，通过 Catwalk 系统进行步态分析，对行走时的步长、脚间距、着地时间、悬空时间、步序、压力等进行测量。②旷场试验 BMS 评分（Basso mouse scale）：采用 Basso 等发明的小鼠后肢运动功能评价方法，在损伤后 1 d 进行评分验证造模是否成功且一批动物间损伤程度是否一致，之后每周一次直至实验观察终点进行评分，观察动物运动功能恢复情况，包括主评分系统和副评分系统。在小鼠，BMS 评分系统较 BBB 评分更敏感且可靠。

BMS 评分代表小鼠脊髓损伤后后肢运动功能恢复的状态，分值越高，恢复越好，

9 分代表完全正常（表 18-3）。副评分系统考虑到脊髓损伤后双下肢功能的不一致情况，使 BMS 评分系统更加完善（表 18-4）。

表 18-3 BMS 主评分系统

分级	评分标准
0	无踝关节运动
1	踝关节轻微运动
2	踝关节广泛活动
3	无负重或有负重情况下脚掌着地，或偶然、频繁、持续脚背站立但没有脚掌站立
4	偶然脚掌站立
5	频繁、持续脚掌站立但不协调；或频繁、持续脚掌站立，有些协调，但脚爪在触地和抬起时旋转
6	频繁、持续脚掌站立，有些协调，脚爪触地时平稳；或频繁、持续脚掌站立，很协调，但脚爪在触地和抬起时旋转
7	频繁、持续脚掌站立，很协调，脚爪触地时平稳但抬起时旋转；或频繁、持续脚掌站立，很协调，脚爪在触地和抬起时平稳，但有严重躯干不稳
8	频繁、持续脚掌站立，很协调，脚爪在触地和抬起时平稳，轻微躯干不稳；或频繁、持续脚掌站立，很协调，脚爪在触地和抬起时平稳，躯干稳定但尾巴下垂或翘起又下垂
9	频繁、持续脚掌站立，很协调，脚爪在触地和抬起时平稳，躯干稳定，尾巴翘起

表 18-4 BMS 副评分系统

评分标准	评分
脚掌着地：偶尔，频繁=0，持续=1	左+右=
双后肢着地时协调：不协调=0，有些协调=1，非常协调=2	左+右=
脚爪触地：始终旋转=0，平稳伴有旋转=1，始终平稳=2	左+右=
躯干稳定性：严重不稳=0，轻度不稳=1，稳定=2	
尾巴：下垂、翘起又下垂=0，翘起=1	
	总评分

（四）模型特点

模型标准化，损伤参数（撞击深度、停留时间、撞击速度等）可控，稳定性和重复性好；可根据需要制造不同脊髓节段（常选择颈段 C5、C6，或胸段 T8～T10）、不同程度（轻、中、重度）的损伤；损伤程度与行为学及病理学变化间具有很好的相关性；针对该模型的行为学、电生理、组织学评价方法成熟。

（五）模型应用

多用于脊髓损伤病理机制研究以及研发脊髓损伤修复策略，例如，开展干细胞移植、药物、纳米材料等修复脊髓损伤的疗效评估和作用机制研究。

（刘 婧 吴武田 于盼盼）

第十九章　视器疾病与动物模型

太阳光线到达地球，带来了光明，并由此产生了丰富的光与色的信息。作为感受外界的主要信息通道，视觉系统承担着接收和处理外部信息的大部分任务，这几乎是动物界的普遍现象。从视觉信息的角度，视觉系统包含了视器、视神经、视觉中枢。视神经和视觉中枢对视觉信息的传递与处理的神经细胞机制在哺乳类动物间差异不大。视器对光信号的采集与处理，不同动物则存在很大的差别。视网膜中存在光感受器——视锥细胞和视杆细胞，前者感受强光和颜色，后者感受弱光刺激。人类视锥细胞由海洋（底）生物的单一视锥细胞进化出三种，可分辨红、绿、蓝三色，猫的视网膜视锥细胞只有两种；人类可以更精确地辨识视觉信息，以便感受外界光的细微变化。夜行动物如猫，其视网膜视杆细胞占比远比人类多，瞳孔可以开得很大，眼轴也短，所以可以感受极微弱的光线，而人的夜视能力大为退化。人类的视觉较其他动物光谱范围宽泛，可见光谱为400～760 nm，而猫可见光谱为 450～556 nm，因而人的大脑能够获取自然界更丰富宽泛的光线与颜色信息，并对这些多层级的信息进行深度加工与后续处理，以发展更高层级的神经活动，甚至用于意识与思维的产生。不少其他动物能见的光谱范围与人类不同，例如，犬能见光谱为 390～760 nm，蜜蜂能见紫外线波段，蛇和食人鱼能见红外线波段。双眼视野，人类、猴、猫两眼前置位于同一平面，双眼视野重合135°；啮齿类双眼分列两侧，视野重合只有 50°，立体视觉比较差。大部分哺乳类动物对视觉的输入具有主动选择性，通过眼睑的遮挡关闭光路，如主动屏蔽光线刺激以进入睡眠状态。

第一节　变应性结膜炎大小鼠模型

变应性（过敏性）结膜炎症是常见的眼表疾病，影响10%～20%的人口，是结膜对外界变应原产生的一种超敏反应，包括体液介导的 I 型变态反应及细胞介导的IV型变态反应。过敏原包括花粉、草类、尘螨、真菌和动物皮屑等，主要症状如眼痒、流泪、灼热感、畏光及分泌物增加。过敏性结膜炎通常不影响视力，但会引起严重症状，并影响角膜，因为它可能导致角膜瘢痕和翳。早期诊断和适当治疗对提高患者的生活质量、减少复发次数、避免可能的并发症非常重要。临床上常用血管收缩剂、肥大细胞稳定剂、抗组胺剂、糖皮质激素等药物进行治疗，但效果仍不理想。

1）造模机制

卵白蛋白可以诱发 I 型变态反应性结膜炎。当卵白蛋白进入机体后，机体产生 IgE 抗体，后者可与结膜组织中肥大细胞的 Fe 受体结合而主动致敏。当用抗原进行局部攻击时，引起激活的肥大细胞脱颗粒释放过敏介质，导致变应性结膜炎的发生。

2）造模方法

成年大鼠（或小鼠），i.p.卵白蛋白磷酸缓冲液 1 ml（卵白蛋白 100 μg，硫酸铝钾 10～

20 mg，pH 7.4）免疫。14 d 后，各眼滴 1 mol/L DDT 10～20 μl，以消除结膜黏液屏障。15 min 后，立即用 5% 卵白蛋白 PBS 液 10 μl 滴眼攻击；需要观察血管通透性变化者，可在滴眼前静脉注入伊文思蓝（0.125 mg/100 g）溶液 1 ml。局部抗原攻击后 30 min，裂隙灯下判断组织反应。

3）模型评估

裂隙灯检查，判断局部组织反应。可以采用记分法对反应定量（每眼最多 l0 分）：①充血（睑结膜和球结膜）：0-正常；1-结膜呈粉色；2-结膜呈红色；3-结膜呈暗红色，有瘀点、瘀斑。②水肿：0-无；1-仅下眼睑水肿；2-上下眼睑均水肿，眼睑部分闭合；3-眼睑外翻，水肿明显，眼睑至少半关闭；4-上下睑及睑缘均水肿。③分泌物：0-无；1-稀黏液状；2-眼睑及周围的毛发潮湿；3-眼睑及周围的毛发潮湿，稠黏液状。

病理学检查，抗原攻击后 30 min 切除上方球结膜制备光镜标本，将组织固定在 Karnovsky's 固定液中，乙醇梯度脱水，异丁烯酸乙二醇包埋，切片厚 2 μm，进行 HE、PAS 及碱性 Giemsa 染色，光镜观察。在 3 个不同的视野内对结膜上皮、上皮下组织及基质组织中的肥大细胞和嗜酸细胞计数。

血清学检查，取血清，检测血清中 IgE 和 IL-4 表达量。

4）模型特点

模型制作方法简便、快速（攻击后 10 min 即出现明显的结膜炎症状，30 min 达高峰，1 h 后消失），评估方法简便并可定量；病理变化明确，病变结膜上皮内及基质内嗜酸细胞大量浸润，脱颗粒的肥大细胞明显增多，脱颗粒肥大细胞与肥大细胞总数之比明显增高。

5）模型应用

该模型用于变应性结膜炎发病机制、新药开发及药物筛选方面的研究。

（安　晶　张作明）

第二节　细菌性角膜炎兔模型

角膜炎是最常见的眼病之一，表现为部分或完全丧失视力。角膜位于眼球前面，与外界直接接触，因此易受到各类微生物如细菌铜绿假单胞菌、表皮葡萄球菌和金黄色葡萄球菌，以及真菌、变形虫和病毒的侵袭，眼外伤、化学暴露、紫外线暴露、隐形眼镜刺激等导致炎症发生。病毒性角膜炎已被证明是角膜混浊的主要原因之一。虽然许多病毒（如弹状病毒、柯萨奇病毒等）已被证明可引起角膜炎，但疱疹病毒是病毒性角膜炎的主要病因。角膜在细菌感染前多有角膜外伤或角膜异物史，也可见于患干眼症、慢性泪囊炎、病毒性角膜炎、暴露性角膜炎、戴接触镜等人群，以及年老体弱、全身患慢性病（如糖尿病）、免疫功能低下人群。由于角膜组织内存在丰富的末梢神经，对刺激反应敏感，表现为畏光、流泪、疼痛、结膜充血、分泌物增加、视力下降等症状。

1）造模机制

角膜实质层占角膜厚度的 90%，由 100～200 层排列规则的胶原纤维组成，角膜板层纤维之间有少量的角膜固有细胞。当角膜损伤和炎症时，可诱使这些细胞演变为纤维母细胞，参与损伤部位的修复。角膜无血管，其营养来源于房水、泪膜和角膜缘毛细血管。细菌性角膜炎炎症期损伤部位的上皮层及实质层细胞亦可释放出蛋白水解酶，导致溃疡变深和增大。眼结膜和泪腺也参与炎症反应，表现结膜红肿充血，淋巴细胞、单核细胞、中性粒细胞增多，泪液可冲洗结膜囊和角膜表面。泪液中含有某些溶菌酶，免疫球蛋白具有杀菌作用。但机体修复快慢与角膜损伤深浅、细菌毒力强弱、感染细菌量多少有关。绿脓杆菌是目前眼科致病较强的细菌。该菌产生多种溶解酶，可引起局部组织的降解，导致机体对细菌产生炎性反应，表现角膜组织破坏，甚至穿孔。

2）造模方法

选用健康兔，2.0 kg 左右，雌雄不限。造模前先进行细菌接种液的制备，将 4℃冰箱保存的绿脓杆菌接种到普通琼脂培养基上，36℃培养 24～48 h，用铂金环刮下菌落，生理盐水配成 $2×10^9$/ml 浓度（光电比浊仪测定浓度）。造模时，用丁卡因对兔眼进行局部轻度麻醉，用环钻压迫角膜无反应，先后用 7 mm 和 4 mm 直径角膜环钻轻轻按压角膜顺时针旋转，造成环形创伤。拉开眼睑成杯形，1 ml 注射器吸取 $2×10^9$/ml 菌液滴于兔眼，0.1 ml/眼，感染单眼。

3）模型评估

0 级，眼明亮无分泌物；0.5 级，无分泌物覆盖，眼稍有红肿；1 级，分泌物覆盖小于 6 mm；2 级，分泌物覆盖充满 6 mm；3 级，分泌物覆盖大于 6 mm。

接种 24～48 h 后患眼出现大量微黄色分泌物，眼结膜严重充血，角膜混浊，双眼紧闭，脓性分泌物使眼睑粘连，轻轻拉开兔眼，可见分泌物覆盖全角膜，几乎无法窥见虹膜瞳孔。第 5 天，除少数眼评分为 2.0 级外，多数可达 3.0 级。

感染后第 1、3、5 天用无菌盐水棉签取感染眼和对照眼分泌物，分别放入 4 ml 生理盐水混匀，吸取 1 ml 加入无菌培养皿（90 mm 直径），将加热融化再冷却至 45℃左右营养琼脂倒入培养皿 15 ml，轻轻顺时针摇匀，待冷凝后置 36℃培养 24 h，细菌阳性。

角膜病理：角膜高度水肿、混浊，前 1/3 基质可见大量中性粒细胞、淋巴细胞、成纤维细胞和坏死组织；上皮下伤口溃疡未愈合；角膜基质中可见新生血管，部分切片可见角膜穿孔，前房积脓；虹膜血管扩张、充血并有大量炎细胞浸润。

4）模型特点

本方法采用角膜环钻造成角膜损伤，操作简单，便于掌握，但损伤者手法的轻重差异会造成角膜损伤深浅不一致，在实验分组时应按评分标准均匀分组。

5）模型应用

本法建立的动物模型适用于细菌性角膜炎临床抗菌药物筛选。

（陈　涛　张作明）

第三节 代谢性白内障动物模型

白内障或晶状体混浊是最常见的致盲性眼病，年龄和糖尿病是主要的危险因素，随着老龄化和糖尿病人口的增加，发病率升高，目前仍缺乏有效的药物防治。人类白内障一般分为先天性与后天性，后天性又分为老年性、并发性、代谢性、外伤性、药物及中毒性、放射性白内障。人工晶体植入是当前主要的治疗方法。部分患者在人工晶体植入后会发生后囊膜下混浊，仍需要进行激光治疗等处理。采用药物对白内障进行防治是一种比较理想的办法。因此，白内障防治药物的开发一直是临床关注的问题。由于氧化损伤在白内障的病因学中起着重要作用，抗氧化剂已被推广为延缓和（或）预防白内障的治疗方法。然而，包括维生素 C 在内的许多抗氧化干预措施在抗白内障治疗方面尚无结论，急需安全有效的新型抗氧化剂。

1）造模机制

先天性白内障动物类型比较多，可以通过自发性突变、诱发性突变和遗传工程手段复制白内障模型，其中自发性突变白内障模型往往与特定的基因有关；诱发突变，如 ENU 诱导所得到的白内障模型表型多样、发病年龄各异、遗传背景不清，且往往伴有其他器官组织形态和功能的异常；基因工程所得白内障模型表现特异、稳定，也往往伴有其他器官形态和功能的异常。后天性白内障动物模型多采用代谢性白内障动物模型，模型制作容易，可以根据研究目的选择不同的药物进行诱导。

可以诱发代谢性白内障的药物很多，诱导机制各异。D-半乳糖动物模型造模机制可能是过量的 D-半乳糖在晶状体内通过旁路代谢形成半乳糖醇，后者因不能透过晶状体囊膜而在晶状体内大量聚集，导致晶状体渗透压升高，致使晶状体纤维水肿、坏死，从而形成白内障。亚硒酸钠、萘性白内障动物模型与氧化应激有关；高浓度葡萄糖动物模型与晶体内糖代谢紊乱有关。

2）造模方法

（1）D-半乳糖诱导白内障动物模型，SD 或 Wister 大鼠（3～6 周），50%～60%的半乳糖喂养，5～10 g/（kg·d），连续 11～15 d，可诱发白内障。也可以采用 i.p.或球后注射的方式诱导。

（2）亚硒酸钠白内障动物模型，Wistar 大鼠或 Long Evans 大鼠（10～14 d），一次性 i.p.亚硒酸钠（30 μmol/kg）。Wistar 大鼠经亚硒酸钠诱导后，晶状体的混浊情况较 Long Evans 大鼠相对稳定；Long Evans 大鼠经亚硒酸钠诱导后，晶状体混浊呈现出多样性，更接近于白内障的临床表现。

（3）萘性白内障动物模型，家兔，2～2.5 kg（3～4 月龄），30%萘混悬液（石蜡），2.65 ml/（kg·d）灌胃。于开始灌胃的第 2 天起进行裂隙灯检查，追踪晶状体透明度变化，一直到晶状体浑浊度达到要求为止。

3）模型评估

裂隙灯检查，判断晶体混浊情况。一般可将晶状体混浊分为 0～Ⅴ期。0 期，晶状体透明；Ⅰ期，晶状体周边皮质散在细小空泡；Ⅱ期，晶状体周边皮质呈环状密集中等空泡；Ⅲ期，另外部分皮质片状混浊；Ⅳ期，晶状体核及核周皮质混浊；Ⅴ期，晶状体完全混浊。

4）模型特点

代谢性白内障动物模型制作方法简便，病理变化与用药时间和剂量有关，比较稳定。但因药物或动物品系的不同，模型的成功率及与临床实际情况差距不同，需要根据需求进行选择。

5）模型应用

该模型可用于白内障发病机制的研究，以及白内障防治药物的筛选。

（安　晶　张作明）

第四节　青光眼动物模型

2010 年，全球有 210 万人因青光眼失明，其特征性病理改变是视神经进行性神经退行性变和视网膜神经节细胞丧失，这种神经退行性疾病和其他视网膜退行性疾病的治疗缺乏令人满意的效果。青光眼的主要危险因素有高龄、眼压升高、高度近视、青光眼家族史阳性。青光眼分为先天性、原发性和继发性三种类型，其中以原发性青光眼多见。每种青光眼的发病机制不完全相同，其共同的病理特征包括视盘萎缩及凹陷、视野缺损和视力下降。病理性眼压增高、视神经供血不足是其发病的原发性危险因素。青光眼的主要治疗手段包括降低眼压、保护神经和手术；对原发性开角型青光眼的治疗主要集中在减少房水形成、增加葡萄膜-巩膜外流，或通过手术降低眼压，临床效果并不十分理想。

1）造模机制

青光眼动物模型主要是通过升高动物眼压的方式进行模拟。急性高眼压动物模型是通过前房穿刺，以高压灌注的方式造成眼内高压（如 70 mmHg），模拟急性青光眼发作时高眼压、视网膜和视盘缺血的病理变化。在高压灌注一段时间后，解除高眼压状况，则可以演变为一种视网膜缺血再灌注损伤动物模型。通过高压灌注制作的动物模型与临床实际情况差距比较大。通过抑制房水产生（激光破坏小梁网）、抑制房水流出（微球阻塞房水流出道、电凝睫状前静脉）产生慢性高眼压而制作的动物模型更接近慢性青光眼的病理过程。

2）造模方法

（1）急性高眼压动物模型复制方法。取成年健康家兔（或大鼠、猕猴），麻醉后固定，对前房进行生理盐水灌注，即采用一端连接穿刺针头、另一端连接生理盐水输液瓶的装置，通过输液瓶液面的高度调整前房压力（1.36 cm H_2O=1 mmHg）并维持一段时间，如 70 mmHg/3 h。可以根据所选择的动物及预实验情况适当进行调整。高灌注压下眼底观察，可以发现视网膜颜色变白，解除灌流后颜色逐渐恢复红色。为控制灌注压力，也可以通过三通管，与血压计连通，通过血压计控制灌注压力，还可以通过并联的方式对多只动物同时灌注。采用相同的灌注方法，也可以对家兔玻璃体腔进行灌注以达到模拟高眼压的目的。

（2）慢性高眼压动物模型制作方法。健康成年小鼠，麻醉后在一侧眼前房内注射 2 μl 聚苯乙烯微球（$7.2×10^6$ 个微球/L），23 d 后重复注射一次。每次注射完用裂隙灯观察前房和虹膜是否清晰、有无角膜水肿和渗出现象。在第一次注射后，每 2 天用眼压计测量小鼠双眼眼压，每只小鼠每眼测量出 6 个读数，取平均值作为当天眼压值。第一次注射后 2 d 可以导致眼压升高 50% 以上，并一直维持约 56 d。除眼压升高外，该法还可以引起视神经轴突和节细胞（RGC）丢失，与临床上慢性青光眼的病理过程接近。

3）模型评估

（1）裂隙灯检查。观察角膜透明度、水肿情况，前房反应严重。

（2）眼压测量。大鼠或小鼠眼压可以采用笔式眼压计进行测量。测量时需要注意测量角度，保持探头与角膜中心呈垂直接触。测量结果受探头与角膜接触角度和测量手法的影响比较大，实验时每次需要重复测量（3～6 次），取平均值作为测量结果。对于家兔、猕猴可以采用临床上的眼压计进行眼压测量。

4）模型特点

急性高眼压动物模型制作方法简单，眼压容易控制，对视网膜所造成的损伤明确，模拟了高眼压/缺血-再灌注损伤，与临床上的青光眼急性发作病理机制有一定的区别。慢性高眼压动物模型制作原理简单，但是由于小鼠前房浅，对于穿刺注射有一定的难度。另外，采用笔式眼压计进行眼压测量存在一定的误差，需要掌握测量技巧。

5）模型应用

急性高眼压动物模型适用于研究视网膜缺血-再灌注损伤、闭角型青光眼急性发作病理变化机制。慢性高眼压动物模型病理改变部位主要在小梁网组织，阻塞房水外流而引起眼压较长时间的增高，继而可引起视神经轴突变性和节细胞凋亡缺失，符合开角型青光眼的一般病理改变，适于开角型青光眼发病机制和药物筛选方面的研究。

（安　晶　张作明）

第五节　药物性视网膜退变动物模型

视网膜色素变性（retinitis pigmentosa，RP）是一类可遗传的视网膜退行性病变，特征为进行性视网膜杆和锥感光器的原发性变性、感光细胞死亡、视野缺损和视力丧失。目前，全球 RP 患病率为 1/3000～1/7000。RP 的遗传学机制复杂，80 多个基因中的大量致病变异与非综合征性 RP 相关。RP 在青春期表现为夜盲症，其次是同心圆视野丧失，反映了杆状光感受器的主要功能障碍；由于锥体功能障碍，中枢性视力下降会在晚年发生。视网膜电图测量的光感受器功能明显降低甚至缺失，光学相干断层扫描和眼底自体荧光成像显示视网膜外层逐渐消失，脂褐素分布呈特征性改变。RP 的发病机制尚未完全明确，且缺乏有效的防治措施。

1）造模机制

N-甲基-*N*-亚硝脲（*N*-methyl-*N*-nitrosourea，MNU）是含有一个 *N*-亚硝基的烷化剂，对小鼠腹膜腔或脑内注射的白血病细胞 L1210 的生长起到抑制作用，主要是通过烷化作用改变细胞 DNA 结构来实现的。这种异常 DNA 片段的累积也提高了机体正常细胞恶变的风险。MNU 一直未被作为化疗药物应用，因此到目前为止尚无 MNU 致人体组织细胞恶变的报道。但是人们已将研究视角从化疗药物转移到 MNU 的致畸和致癌作用，用于构建不同的疾病模型。MNU 对动物组织器官的损害具有一定的选择性，而这种选择性又取决于 MNU 的使用剂量、使用频率、给药途径及动物的年龄等。MNU 诱导 RP 疾病动物模型于 1967 年首次报道，当时使用的动物为叙利亚金黄仓鼠。随后，人们又在大鼠、小鼠、斑马鱼等动物上构建了 MNU 诱导 RP 疾病动物模型。

2）造模方法

常用成年 SD 大鼠来造模，8～9 周，雌雄均可，屈光间质清晰，眼底正常。用药 MNU 40～90 mg/kg 体重 i.p.，正常饲养。

3）模型评估

（1）视觉电生理视网膜电图（ERG）检查：麻醉状态下采用视觉电生理学检查系统测定。检测前，动物首先进行暗适应（2 h 以上）、散瞳、角膜表面麻醉。将动物固定在检查平台上后安置电极：针状地极插入尾部皮下，参考电极置于口内颊部皮下。在放置角膜电极前，先向角膜滴人工泪液，再将电极置于角膜表面，记录期间要保持角膜湿润及电极与角膜的良好接触。首先记录暗视 ERG 反应，依次进行 0.01 ERG 反应、暗视 3.0 ERG 反应和 OP 反应；再进行明适应（30 cd/m^2）10 min，然后记录明视 ERG 反应——3.0ERG 反应和 Flicker ERG 反应。实验结束后，取下电极，给予氯霉素滴眼液点眼。

（2）常规视网膜取材及固定方法：病理学观察，麻醉大鼠后，用纹身染料标记眼球 12 点钟方向。借助于眼科剪和眼科镊迅速摘出眼球。在眼球固定液中固定 1 h 后，用角膜剪从角巩膜缘剪开角膜，除去角膜，取出晶状体和玻璃体。将制备好的眼杯组织继续放入眼球固定液中，4℃过夜后再依次进行脱水、透明、浸蜡、包埋、切片，HE 染色后进行显微镜下观察、拍照。

4）模型特点

该模型制作简单，成功率高，稳定性好，ERG 与病理学改变明确、显著。造模后第 1 天便可出现感光细胞的减少，7 d 左右视网膜 ONL 层基本消失。

5）模型应用

该模型可用于视网膜退行性病变机制、视网膜色素变性治疗的研究。该模型的视网膜变化特点研究得较为清楚，已被广泛地应用于 RP 治疗新药的探索。

（陈　涛　张作明）

第六节　视网膜静脉阻塞光凝大鼠模型

视网膜是人体代谢最旺盛的组织，其处理视觉输入需要大量的动脉血液；视网膜小静脉的聚集形成中央静脉流入海绵窦。高血压、糖尿病患病率呈上升趋势，视网膜静脉阻塞（retinal vein occlusion，RVO）的发病率也逐年增高，流行病学调查显示在 1% 左右，且呈现增龄性增加；吸烟、青光眼也是诱发因素。视网膜静脉回流受阻有两种：视网膜中央静脉阻塞或视网膜分支静脉阻塞。RVO 是眼科常见的视网膜血管性疾病，仅次于糖尿病性视网膜病变引起的视力损伤，黄斑水肿和视网膜囊样变性是 RVO 的主要并发症，常导致视力下降甚至失明，目前尚缺乏特异有效的治疗措施。

1）造模机制

光化学法是利用光敏剂（孟加拉红）吸收特定波长（532 nm）激光的能量，损伤血管内皮细胞，引发血小板级联放大反应导致血栓形成，从而达到阻塞目标血管的目的。

2）造模方法

孟加拉红钠盐生理盐水，浓度为 50 mg /ml，经 0.22 μm 无菌滤膜过滤，4℃避光保存。1% 戊巴比妥钠 3 mg /kg 和 100% 速眠新 0.5～0.8 ml/kg 体重 i.p. 麻醉大鼠，一眼经托吡卡胺滴眼液充分扩瞳。尾静脉注射孟加拉红 50 mg/kg 体重 1 min，待循环至视网膜静脉后放置角膜接触三面镜。显微镜下距离视盘颞侧第一个视网膜静脉主干分叉处进行 532 nm 激光光凝，光凝能量 80 mW，光斑大小 100 μm，持续时间 200 ms，单点光凝 50 点（先光凝 25 点，30 s 后再光凝 25 点）。50 点后，镜下观察光凝血管是否变黑、血流是否停滞。

3）模型评估

（1）ERG 标准检查。荧光素钠视网膜血管造影（FFA）、眼底照相与光学相干断层扫描（OCT）检查。

（2）病理检查。第 1 天视网膜外核层和神经节细胞层水肿，视网膜结构紊乱，且伴随着外核层和内核层血管异常长入。第 5 天，视网膜尤其是外核层开始变薄，神经节细胞密度开始减少。第 21 天，视网膜外核层严重变薄，仅剩 1～2 层细胞，内核层无明显变化，神经节细胞密度降低。显微镜下的视网膜静脉横切面显示增厚、硬化的血管，直径减小，血柱颜色饱和度降低。

4）模型特点

模型成功率高，稳定性好，病理变化及并发症明确，眼底彩照和 OCT 明确损伤的位置及程度，视网膜电生理检测视网膜功能。

5）模型应用

该模型多用于视网膜分支静脉阻塞自然病程中，针对视网膜分支静脉阻塞的发生发展机制与特异性药物的研发。

（龙　盘　张作明）

第七节　视网膜光损伤大鼠模型

培养的视网膜色素上皮（RPE）细胞暴露在蓝光下会导致自由基产生增加和氧化应激，进而导致细胞功能降低，电磁光谱中的蓝光部分（400～500 nm）可诱导视网膜发生光化学和光热损伤。人体研究和体内动物实验模型已经证明当暴露于 LED 的紫外线时可造成氧化应激和视网膜层损伤。视网膜是接受和加工视觉信息的神经组织，适宜的可见光刺激是视网膜接收视觉信息的必备条件。人眼对于光强度的适应范围可以达 10^{12} 数量级，但是如果光线强度、光照时间等超过了视网膜的承受能力，将会造成视网膜的光损伤。年龄相关性黄斑病变（AMD）是人类严重的致盲性眼病，光感受器细胞的凋亡是其主要的表现，其发展过程与视网膜的光化学损伤有密切的关系。

1）造模机制

视网膜光损伤主要由热损伤、机械伤和光化学损伤所导致。热损伤主要是高能热量超出组织所能承受阈值造成。机械损伤是短时间的强光照射使组织瞬间变化造成的。光化学损伤是较长时间的低能量光照所引起。光化学损伤是造成视网膜光损伤的主要成因，其中强光暴露致视网膜产生大量的 ROS，后者造成视网膜脂质过氧化损伤，从而激发了视网膜细胞凋亡过程。

2）造模方法

SD 大鼠均在 12 h 明（5 lx）及 12 h 暗（0 lx）微弱循环光环境下饲养，光照前暗适应至少 24 h。接受光照前将大鼠放入环形装置中适应 10 min 左右，使大鼠在装置中按逆时针方向转动，保证其右眼接受 5000 lx 光强的光辐照（1～3 h），并作为实验研究眼。所有大鼠均未散瞳，可自由活动，但不饮食。每次辐照 1 只大鼠，辐照过程中通过摄像装置监视其行为学变化。光辐照时间段为 20:00～06:00。光照结束后连同正常对照组一起放入暗箱中饲养 5～7 d。

3）模型评估

（1）ERG 检查。采用视觉电生理学检查系统，测定动物在麻醉状态下的 ERG。

（2）视网膜厚度测量。切片时，固定好已选择的方向，连续切片，每 0.5 mm 取一张切片，每个标本取切片 16 张；每张切片经视网膜颞侧视盘旁开 2～4 mm，观察视野进行拍照；或利用计算机图像分析系统测量 ONL 厚度，绘制全视网膜 ONL 厚度变化图。

4）模型特点

该模型制作受光照强度、暴露时间等影响。采用适当实验装置可以有效控制损伤程度，模型成功率高，病理变化明确、显著，电生理信号容易辨识；缺点是每次只能辐照一只，通量小。

5）模型应用

该模型可用作视网膜光损伤和 AMD 疾病的研究，但不同品系动物、光谱范围、光照时间、动物行为等会影响动物模型的成功。

（田　亮　张作明）

第八节　自发性视网膜退变大小鼠模型

视网膜退行性变（retinal degeneration，RD）以视网膜神经元的进行性死亡为特征，导致视觉功能下降，包括多种类型，如视网膜色素变性、年龄相关性视网膜病变等。视网膜退行性变的发生与遗传、营养、环境等因素有关。视网膜变性主要分为遗传性和复杂性视网膜变性。遗传性视网膜变性，如色素性视网膜炎，是由遗传缺陷引起的，主要影响感光细胞；而复杂性视网膜变性涉及遗传和环境风险，包括糖尿病视网膜病变、年龄相关性黄斑变性（AMD）和青光眼等疾病。胆固醇在神经视网膜和视网膜色素上皮（RPE）细胞中富集，并在维持视网膜功能中发挥关键作用。视网膜有一个良好的胆固醇输入和输出调节机制以维持胆固醇的稳态。视网膜可以直接从体循环中吸收胆固醇，主要通过视网膜色素上皮中的低密度脂蛋白受体（LDLR）介导，将 LDLR 定位于基底外侧，面向脉络膜；局部胆固醇合成也有助于胆固醇输入视网膜。羟甾醇是通过酶和（或）自由基氧化产生的胆固醇衍生物，调节胆固醇在视网膜内的稳态，羟甾醇与视网膜变性关系密切。目前临床上已经开始尝试基因替代、干细胞移植、神经营养、新生血管抑制、炎症抑制等治疗方法，但是临床效果并不十分有效。

1）造模机制

目前已知有几百种致病基因涉及退行性视网膜疾病。通过基因工程方法建立的动物模型往往与临床疾病的表型不一致，不能完全反映疾病的临床特点和转归。自发性疾病动物模型经过了自然选择，其病理过程和转归与临床更加符合，是重要的研究对象。目前已经发现了数十种自发性视网膜退行性疾病动物模型。

确定某只动物存在视网膜影像学和功能方面异常后，需要进行繁殖饲养。如果动物繁育情况良好，最好进行近交繁殖，建立近交系。对 F_1 代、F_2 代动物进行眼科常规的裂隙灯、眼底检查及视觉电生理学检查，确认表型是否可以稳定遗传。对于患有临床表型的遗传性视网膜疾病动物模型进行眼科常规病理学检查，建立相应的品系动物生物学数据，为后续研究提供条件。如果条件许可，可以采用动物眼底照相机、OCT 对可疑动物进行筛查，更容易发现动物的病理性改变。

2）模型评估

所建立的自发性视网膜疾病动物模型需要建立突变品系，最好能够建立近交系，使每一代动物都能够保留相同的遗传表型。种群建立后通过以下方法对模型进行评估。

（1）裂隙灯检查。将清醒状态下的动物置于裂隙灯检查物镜之前。检查者操作裂隙灯，调整焦距，首先进行角膜检查、瞳孔对光反应检查、晶体检查，如果是数字裂隙灯，可以拍照。必要时可以散瞳，通过前置镜对家兔等体形较大动物检查眼底。小鼠、大鼠眼球小，则可以在眼表面滴透明质酸钠眼液，用盖玻片将眼球前极（角膜）压平，直接用裂隙灯观察眼底、拍照。

（2）眼底镜检查。清醒动物适当固定后检查，一般采用直接眼底镜进行检查，重点观察视盘边界是否清楚，有无水肿、出血，视网膜是否平伏，有无出血、渗出、色素沉着，视网膜血管网、新生血管等是否改变。也可以用间接眼底镜散瞳后进行检查，检查范围更大。其像是倒像,在描述病变部位时需要注意。

(3)眼底照相检查或眼底 OCT 检查。兔或更大的实验动物可以采用临床用的眼底照相机拍照,大鼠、小鼠需要用小动物眼底照相机进行拍摄。经过散瞳后进行拍照;必要时,可以利用相同的设备进行视网膜荧光血管造影检查。

(4)视觉电生理学检查。采用临床视觉电生理检查系统,选用视网膜电图项目检查即可。动物首先要进行暗适应,一般 2 h 以上,期间进行散瞳。

(5)组织病理学检查。小动物眼球壁比较薄,巩膜组织相对大动物的组织比较软,可以采用石蜡包埋切片,常规病理或免疫组化检查。

3)几种自发性视网膜疾病近交系模型

(1)先天性静止性夜盲大鼠。从 SD 大鼠封闭群中筛选出来,主要临床表型为:ERG 的视杆细胞反应消失;视杆视锥细胞混合反应波形异常,b 波幅值明显降低,b/a 比值下降;明适应 ERG 异常,视锥细胞反应 b 波幅值下降;眼底和病理学基本正常,病变呈静止性,为 X-连锁隐性遗传,由编码 L-钙通道的 *Cacna1f* 基因自然突变所致,主要影响视网膜视杆信号系统。与临床上与性染色体遗传的不完全型静止性夜盲(CSNB2)密切相关。

(2)视网膜锥细胞失功能大鼠。从 SD 大鼠封闭群中筛选出来,主要临床表型为:ERG 的视杆细胞反应正常;视杆视锥细胞混合反应波形基本正常;明适应 ERG 异常,视锥细胞反应未记录到明显波形;眼底和病理学基本正常,病变呈静止性,为 X-连锁隐性遗传,致病基因为中波长视蛋白基因,与性染色体遗传的不完全型静止性夜盲密切相关。蓝色锥体全色盲疾病表现为感红(长波长)和感绿(中波长)锥体细胞功能丧失,而感蓝(短波长)锥体细胞和视杆细胞的功能正常。同时,光学显微镜和全视网膜铺片实验结果显示模式大鼠视网膜结构无明显改变,光感受器细胞层的厚度及锥体细胞的数量并未发生明显变化,这为研究色觉异常机制、视网膜信号回路及基因治疗色觉异常疾病提供了理想的动物模型。

(3)快速视网膜变性小鼠。从昆明种小鼠封闭群中筛选出来,临床上 ERG 均未引出明显波形,表现为全盲状态。在出生后第 28 天时视网膜外核层基本消失,视网膜明显变薄。初步研究发现为 *pde6b* 基因第 1 个内含子 1505 bp 位点处的一个逆转录病毒的插入,导致了缺陷基因的形成,插入突变等位基因的纯合表达造成视网膜退行性变。这种病毒插入导致的 *pde6b* 基因突变在多种小鼠品系中被发现,被命名为 rd1 小鼠。已经将昆明种属的 rd1 小鼠进行了同源基因导入,导入了 C57BL/6J 背景的小鼠中,也已经建立了近交系(称 B6/rd),可以诱发出视网膜新生血管。

(4)Usher 综合征小鼠。从自发性快速视网膜变性的小鼠中筛选出来,主要表型为视网膜快速变性(ERG 波形呈熄灭型、视网膜外核层消失)和听力下降(听觉脑干诱发电位阈值显著增高)。通过同源基因导入技术,将致病基因导入到 CBA/CaJ 小鼠(听力研究的金标准小鼠品系)。在建立同源导入近交系过程中,产生 4 种表型后代:①单纯 ERG 波形、视网膜外核层消失,听力正常,与报道的 rd1 小鼠临床表型相似,该品系小鼠视觉功能与 *pde6b* 基因点突变导致的无义突变相关;②视网膜功能和形态正常,单纯听力下降,该品系小鼠听觉功能障碍与 *Adgrv1* 基因缺失突变导致的无义突变相关,即与人类的 Usher 综合征 USH2C 型相似；③视网膜功能与听觉功能异常，与自发性快速视网膜变性临床表型相同，该品系小鼠同时存在 *pde6b* 和 *Adgrv1* 基因突变；④视网膜功能与听觉功能均正常，与野生型小鼠相同。

（严伟明　陈　涛）

第二十章 听器疾病与动物模型

哺乳动物内耳是一个复杂而精细的感觉器官，由耳蜗、前庭和半规管构成。听觉起源于内耳的耳蜗，听觉信息由 Corti 器官的内耳毛细胞产生，并到达耳蜗内的螺旋神经节细胞。螺旋神经节细胞是双极性神经元，它从毛细胞接收听觉信息，并传递到大脑的听觉中枢。声音是自然界第二大信息源，动物构音发声是自身信息传出与外界进行交流的主要形式。对动物来说，声音信息似乎更具生物价值，如召唤、求偶、威吓、抗争等。声波是机械纵波，可经空气、液体、骨等介质传播传导，最终传递给听毛细胞，引发听毛摆动产生电信号。鼓膜听器在昆虫即已存在，到了脊椎动物发育成为耳，其实最早耳的功能是平衡觉而不是听觉，内耳维持身体的平衡、反射、肌张力；听觉是在由水上陆的过程中发展起来的，例如，圆口类、鱼类只有内耳，两栖类出现中耳，蛙类的鼓膜直接暴露在外，到了爬行类才出现外耳，鼓膜下陷形成外耳道，鸟类耳类似爬行动物。人耳可辨听的频率在 20～20 000 Hz，最敏感区域 200～800 Hz；不同的动物所听到的声音频率范围也不同，例如，黑猩猩能听到高达 30 000 Hz，猕猴听觉的最高极限是 80 000 Hz，犬的听觉的最高极限是 60 000 Hz，狐狸听觉的最高极限是 65 000 Hz，鼠的听力范围可高达 90 000～120 000 Hz，猫和豚鼠听觉的最高极限是 100 000 Hz，尖耳鼠蝠听觉的最高极限甚可以达到 250 000 Hz；鲸辨听范围在 15～25 Hz 的次声波，大象可辨听 1 Hz 的次声波。几乎所有动物包括人类的听觉信息传导通路都不会主动关闭，即便睡眠状态依然保持声音信号传送。

人类正常的听觉感知过程中，声音以空气介质振动的形式被漏斗状的外耳捕捉，并沿外耳道被导向鼓膜，导致鼓膜以特定的频率和振幅振动，中耳腔内的锤骨、砧骨和镫骨构成一个链式机械杠杆，将鼓膜的振动放大，从而将信号以振动的形式传播进入内耳的内淋巴液，传递到耳蜗，耳蜗中毛细胞的毛被振动折弯，激发毛细胞的受体，由此振动编码的信息转化为细胞膜上的电信号，此作为神经信号被传递给耳蜗神经节的耳蜗神经，进而传递到大脑听觉皮层。

老年社会面临很多增龄性疾病。年龄相关性听力损失（ARHL）是老年人最常见的感觉障碍，会导致社会孤立，并发许多疾病，如虚弱、跌倒和迟发性抑郁症等。越来越多的证据表明，ARHL 与认知能力下降和患痴呆症风险增加有关。ARHL 涉及听觉系统的多个组成部分，如毛细胞、血管纹和传入螺旋神经节神经元的年龄相关变化。老年性耳聋是由多因素引起的。①遗传因素，与氧化应激相关的线粒体 DNA 表达基因的差异；②耳毒性的因素，多种药物有耳毒性，包括水杨酸类药物、环利尿剂、氨基糖苷类药物和某些化疗药物，化学品如甲苯、苯乙烯、铅、一氧化碳、汞和等；③噪声暴露因素，年轻时遭受噪声引起耳蜗损伤的人会发展成更严重的老年性耳聋；④糖皮质激素、性激素和谷氨酸信号被认为在老年性耳聋中起作用。绝经后使用孕激素和联合激素替代治疗与听力损失的高发生率相关，需要进一步研究。

第一节　分泌性中耳炎动物模型

分泌性中耳炎（otitis media with effusion，OME）是以中耳积液及听力下降为主要特征的中耳炎性疾病。儿童发病率较高，约80%的儿童8岁之前至少患过一次渗出性中耳炎，多数发生在0.5~4岁期间，50%的病例发生在1岁以下，60%发生在2岁以下，是引起儿童听力下降的常见原因之一，临床治疗棘手，易反复发作。从病理角度，OME的实质是由鼻咽感染引起的炎症和免疫反应引起的，炎症导致细胞因子产生，富含蛋白质和炎症介质的渗出液分泌积聚。目前临床常用药物如抗生素、皮质激素、抗组胺药、黏液动力学剂和鼻减充血剂等可用于治疗OME，但并不总是可靠有效，很少能提供长期缓解。目前认为咽鼓管功能障碍、中耳局部感染和变态反应等为其主要诱因。细菌内毒素在发病机制中，特别是病变迁延为慢性的过程中可能具有一定的作用。

1）造模机制

利用生物、化学或物理性炎症产生的原理，在中耳腔室内注射细菌、内毒素或其他抗原物质，或是通过手术方法造成耳咽管功能障碍，可以构建OME动物模型，造成中耳黏膜的炎症反应，咽鼓管咽口及管腔黏膜出现充血、肿胀，纤毛运动障碍，毛细血管通透性增高，腺体及杯状细胞的分泌增加，破坏正常黏膜运转系统，产生中耳积液。OME早期为传导性耳聋，病程迁延可造成感音神经性耳聋。

2）造模方法

根据发病机制不同，有不同的造模方法。常见的几种OME模型构建方法如下。

（1）利用灭活细菌诱导OME模型。所用细菌多为肺炎链球菌或流感嗜血杆菌，与临床上中耳积液检出的细菌种类一致。选健康动物，造模前先用水浴加热法灭活细菌，制备成10^8个细胞/ml菌落或集群的细菌混悬液，造模时依动物种类（小鼠、大鼠和豚鼠）、大小不同，于中耳腔内注入不同量（0.1~0.5 ml）的灭活细菌混悬液。①经鼓膜前下象限穿刺注入法：固定动物头部，电耳镜扩张外耳道口，暴露鼓膜后，直视下确认鼓膜形状，定位鼓膜前下象限，微量注射器穿刺，注射细菌悬浮液。②经听泡钻孔注入法：耳后备皮，局部消毒，沿耳后沟切开皮肤，暴露听泡，使用三棱针，在听泡后外侧手动钻孔，经孔注射细菌悬浮液于听泡内，然后骨蜡封闭钻孔，缝合皮肤。

两种注入法各有优缺点：经鼓膜穿刺法简单、方便，但因穿刺后造成的鼓膜穿孔和鼓膜炎症反应，会影响中耳积液的蓄积和对鼓膜颜色的观察；经听泡钻孔注入法保持了鼓膜的完整性，但需手术暴露听泡，对动物创伤大，且易感染。

（2）小鼠免疫反应分泌性OME动物模型。成年AB/Jena小鼠，给予1.2 mg卵清白蛋白溶于0.6 ml磷酸盐缓冲液（PBS），以5.14 mg氢氧化铝为免疫佐剂，i.p.，每周1次，连续2周，此为全身致敏阶段；2周后，麻醉小鼠，无菌条件下，经鼓膜前下方，将15 µl卵清白蛋白注入鼓室内，24 h后小鼠再次麻醉，观察鼓膜，并重复注射第2次，此为耳内激发阶段，造成分泌性中耳炎模型。

（3）大鼠分泌性OME动物模型。成年Wistar大鼠，沿耳后沟切开皮肤，暴露听泡，使用三棱针，在听泡后外侧手动钻孔，使用微量注射器，于听泡内直接注入330 µl浓度为 1 mg/ml 的 LPS，再注入纤维蛋白封闭剂 0.1 ml 封堵听泡开窗处。缝合皮肤切口。

3）模型评估

OME 动物模型制作成功的标准，必须具备如下特征。①中耳腔出现积液：肉眼检视，鼓膜颜色变暗或呈淡黄色、棕红色、琥珀色等；②鼓膜形状改变：肉眼检视，鼓膜内陷或膨隆，并有活动度的改变；③鼓室压力改变：声导抗检查，鼓室图呈平坦型（B型）或低峰型，鼓室负压（C 型）；④ABR 反应阈提高：脑干诱发电位检测，特异性诱发电位引导不出，阈值升高或波峰分化不良；⑤咽鼓管病理：中耳组织出现非化脓性炎症病理改变，黏膜充血、肿胀，纤毛紊乱，腺体及杯状细胞增多。

4）模型特点

采用鼓室注入灭活的肺炎链球菌悬浮液造模，比较接近渗出性中耳炎的自然发病机制，是经典造模法，成功率 71%；采用经听泡钻孔注入甲醛灭活的流感菌，造模成功率为 100%，模型稳定，重复性强。

大鼠的脂多糖 OME 模型，致病因素比较单一。听泡内先注入纤维蛋白封闭剂、再注入 LPS 的方法较单纯听泡内注入 LPS 的方法成功率高，OME 的病程迁延时间长，便于长期干预观察。

小鼠免疫反应分泌性 OME 动物模型，是从免疫学的角度进行造模，考虑了炎症发生的免疫因素，可能更符合实际临床；缺点是造模周期长。

尽管目前 OME 的动物模型种类多，也的确模拟出了 OME 的临床特征，但这种直接向中耳腔注入灭活细菌、细胞因子、变应原等的造模方法是局部造炎，没有考虑全身免疫状况和中耳炎的实际发病途径，有局限性。

5）模型应用

该模型可应用于 OME 发病机制研究，以及针对中耳炎消炎类新药和新疗法的研发。

（马兆鑫）

第二节　慢性内淋巴积液豚鼠模型

梅尼埃病（Meniere's disease，MD）的患病率为 3.5～513/10 万，常见于老年人、白人和女性。临床表现为反复发作的旋转性眩晕、波动性感音神经性听力损失、耳鸣和（或）耳胀眩晕综合征。MD 患者迷路的典型组织病理学变化为内淋巴积液（endolymphatic hydrops，ELH），被认为是由于内源性淋巴液在耳蜗和前庭器官积聚所致。目前的研究表明，内淋巴积液与 40 dB 的听力损失有关；眩晕可能与此有关，也可能无关，内淋巴积液并非完全特异于梅尼埃病，可以在特发性感音神经性听力损失的病例中发现。MD 的病因及发病机制迄今不明，对 MD 的研究无法在活体内耳组织病理学进行，因此建立内淋巴积液动物模型在 MD 基础研究中至关重要。

1）造模机制

内淋巴液是位于内耳膜迷路中的液体，其内环境的稳定对于维持内耳听觉和平衡起着重要作用。既往研究已经证实内淋巴液主要由血管纹边缘细胞和前庭暗细胞分泌产生，其基本成分与细胞内液相似，以高 K^+ 和低 Na^+ 为特点。根据纵流和横流学说，内淋巴液的吸收部位主要位于内淋巴囊、暗细胞。血管纹、暗细胞、内淋巴囊等部位内淋巴液生成过多和（或）吸收减少都会引起 ELH。

2）造模方法

豚鼠颞骨结构与人类相似，形体小、性格比较温顺、容易操作，耳科实验研究应用广泛。内淋巴积液模型常用豚鼠。

（1）麻醉：豚鼠用氯胺酮 50 mg/kg 和甲苯噻嗪 6 mg/kg 的混合液肌肉注射麻醉。1% 利多卡因和肾上腺素（1：20 万）混合皮下注射，局部麻醉并减少出血。

（2）备皮。耳后项背部备皮，豚鼠俯卧低头位以充分暴露枕骨，金霉素眼膏涂眼保护角膜。放置在电热毯上，切口及周围碘伏消毒，铺无菌巾。

（3）手术步骤如下。

①切口：以项上脊为起点，耳后斜切口切开皮肤，切口长度 1 cm 左右。

②暴露：撑开器撑开后，用尖刀和鼻科剥离子将附着在项上脊的肌肉剥离掀起，充分暴露枕骨上脊的中外侧段。

③定位枕颞线：用 3 mm 的切割钻，以枕骨上脊的中点为中心，逐层整体向深部打磨枕骨，即可看见水平走行的枕颞线-枕骨与颞骨结合部。枕颞线上方是颞骨，下方是枕骨，在枕颞线下方打磨就不会损伤到颞骨内的听觉结构。

④定位乙状窦：找到枕颞线后，换小一号的切割钻沿着枕颞线往内侧、深部打磨，就可以找到大概垂直走行的乙状窦并进入后颅窝。换金刚转头以避免损伤乙状窦和硬脑膜，上下打磨乙状窦表面和内侧骨质，尽可能磨薄，然后用环切刀将乙状窦表面骨质挑除并轻轻将其游离，向下游离乙状窦至枕颞线平面以下水平后，会发现一小静脉从乙状窦发出，穿向斜外侧。当需要将乙状窦内移较大程度时，此分支静脉可成为阻碍，此时可用双极电凝或显微镊子蘸少许铬酸将其凝断。

⑤定位内淋巴囊：内淋巴囊所在的骨性裂隙即在枕颞线与乙状窦的十字交叉点的深层，用显微剥离子将已游离的乙状窦推向内侧即可看见内淋巴囊所在的骨性裂隙。若需要将内淋巴囊完全暴露在显微镜视野下，可用 0.5 mm 金刚转头将裂隙口内侧突起的鳃盖骨磨除部分。

⑥骨蜡填塞内淋巴裂隙。麻醉苏醒后单笼喂养 1～2 d。

3）模型评估

术后 4 周、8 周行火明胶包埋切片明确内淋巴积水的程度。旋转性眩晕是一种主观的感觉，现在尚无客观的检测方法。

4）模型特点

该模型为内淋巴永久性慢性积水模型，内淋巴囊的破坏是不可逆的，积水成功率高，可以作为梅尼埃病研究的基础模型。但因其积水为缓慢形成，并不符合梅尼埃病的眩晕突然发作的临床特征，因此该动物模型与人类 MD 的内淋巴积水生理状态仍有差异。

5）模型应用

该模型可用于研究内淋巴囊功能丧失对内淋巴代谢的影响及其机制、内淋巴积水对耳蜗及前庭功能的影响及其机制，还可进行内淋巴积水状态下药物进入内淋巴的药物代谢动力学研究。

（张　茹　马兆鑫）

第三节　螺旋神经节损伤性聋豚鼠模型

临床上老年性聋，以及由噪声、感染、耳毒性药物等引起的感音神经性聋和突发性聋，常伴有螺旋神经节细胞的损伤、丢失。感音神经性听力障碍是工业化国家最常见的感觉障碍，主要是由于耳蜗感觉毛细胞和螺旋神经节神经元通过复杂的病理生理机制退化所致，多发生在急性和（或）慢性接触有害的外源性及内源性（如老化、遗传）致病因素之后。感音神经性听力损失的主要原因：遗传易感性源于特定的遗传变异，导致个体对噪声、耳毒性药物，以及与年龄相关的听力损失的易感性。环境因素及耳毒性药物（如氨基糖苷类抗生素、铂类化疗药物、高吸收量利尿剂和抗疟药物）引起内耳组织功能损伤和细胞变性；高强度暴露（>100 dB 声压级）或重复的过度刺激，造成耳蜗毛细胞破坏或和螺旋神经节细胞的损失，可发生不可逆的听觉阈值增加，过度暴露后几分钟内可以看到毛细胞的损伤，甚至暴露后数天内毛细胞持续死亡，而螺旋神经节细胞的死亡则延迟数月至数年。目前的治疗手段和治疗药物效果有限，还没有临床治疗方法来拯救垂死的感觉神经细胞或使失去的细胞再生。关于螺旋神经节细胞的损伤机制，倾向于兴奋性氨基酸毒性学说。

1）造模机制

柯蒂氏器基底膜与盖膜的振动产生的剪切力转变成听毛细胞的电位变化，后者通过与螺旋神经节细胞外周突形成的突触，以谷氨酸为递质，上传听觉的神经电冲动。已经证实此突触后膜上存在许多种谷氨酸受体，在生理条件下是 AMPA 而非 Kainate 或 N-甲基天冬氨酸（NMDA）受体调节快速兴奋性突触传递，AMPA 受体活动可接受多巴胺能侧枝传出系统的增强调节，此系统是听觉动作电位初始化位点的永久性增益调整，此增益调整担负着维持听神经反应的基本特征，该系统的功能障碍可导致谷氨酸诱导的过兴奋毒性的发生。病理状况下，可能包括 NMDA 受体在内的许多受体都参与病变过程。过量应用外源谷氨酸钠可以招致包括耳蜗螺旋神经节在内的神经细胞的损伤或死亡。

2）造模方法

幼年豚鼠，45～50 日龄，雌雄均可，250～300 g，耳郭反射良好。谷氨酸钠临用时以生理盐水配成 10%溶液，pH 6.9～7.2，按 2～3 g/（kg·d），i.p.，1 次/d，可以只注射一次，或连续或间断注射数日。

常规饲养，环境安静，避免高分贝噪声刺激。常规 7 d（病理变化稳定周期）后，取材。

3）模型评估

（1）耳郭反射听觉测试方法：用耳郭反射法测定动物听觉水平，分别测定 2 kHz、4 kHz、8 kHz 共 3 个频率纯音的耳郭反射阈值，如果用最大值仍引不出耳郭反射，则记为最大值；每天 1 次，连续 3 d，取其平均值进行统计，然后换算成声压级（SPL，将

ND_2 型精密声级计和倍频程滤波器的传声器放在测定耳郭反射时相当于动物外耳的位置,即离开耳机约 0.5 cm 处,测定耳机相应频率输出强度的 dB 值),进行比较分析。

(2)听觉脑干诱发电位(BAEP)测定:记录电极置于颅顶部,参考电极和接地电极分别置于同侧和对侧乳突部,用短声(输入波宽为 0.1 ms 的方波)刺激,频率为 10 次/s。参数设定:放大器通频带 160～3 kHz,增益 $0.2×10^5$,叠加 300 次;短声强度 110 dB pe SPL,观测所有波形;以Ⅳ波刚刚出现时的短声刺激强度的 uPa 值作为 BAEP 的阈值。

(3)耳蜗标本制备:麻醉状态下经心灌注 4%多聚甲醛或 1%多聚甲醛+1.25%戊二醛(适于电镜标本制作),处死动物,取出耳蜗,后固定;耳蜗经 10%EDTA 脱钙;后石蜡包埋;沿耳蜗长轴纵行 5 μ 切片,焦油紫尼氏染色,观察、拍照。

4)模型特点

谷氨酸钠 2 g/(kg·d),i.p.,是相对理想的用药剂量。在此剂量下,较长时间(21 d)连续给予,可引起豚鼠耳蜗螺旋神经节细胞广泛性坏死,听力严重下降;使用 7 d,再存活 14 d,引起螺旋神经节细胞明显变化、部分细胞消失;再存活 35 d,则部分受损的节细胞形态恢复正常,伴随听力提高。注意,外源性谷氨酸钠对在体螺旋神经节细胞的损伤程度与应用时程(总剂量)成总剂量效应关系;部分受损的螺旋神经节细胞有自我修复的能力;听觉功能的恢复依赖于受损的螺旋神经节细胞的恢复。

谷氨酸钠 3 g/(kg·d),i.p.一次性注射,即可导致幼年豚鼠耳蜗螺旋神经节细胞的严重损伤,并伴有显著的听力下降,提示此方案可用以制作耳聋模型,且此方案减少了用药次数,具备许多优点:模型制作简化;减少了谷氨酸钠长期使用对 CNS 的侵扰及由此带来的对耳聋模型的影响,从而使模型更为纯化。

5)模型应用

该模型可用于耳聋的机制研究,以及常伴有螺旋神经节细胞损伤甚至丢失的感音神经性聋的防治研究;也可以用于基于兴奋性氨基酸过兴奋所致的神经元坏死的机制及其防治研究。

(魏佑震)

第四节 听毛细胞损伤性聋豚鼠模型

耳蜗的螺旋板上排列着毛细胞,分为两种:外毛细胞(OHC)放大基底膜的运动,以提高低水平灵敏度和频率选择性;内毛细胞(IHC)将声音诱发的机械运动转化为受体电位,导致谷氨酸突触和耳蜗传入纤维动作电位释放递质。OHC 通常比 IHC 更容易受到损伤,导致灵敏度的损失和频率选择性的降低,此种情况下,改善听力的唯一可能是使用助听器,根据患者特定的听力图放大环境声音;其缺点是不能挽救对语音清晰度至关重要的频率选择性。IHC 完全丧失导致深度耳聋,目前唯一有效的治疗方法是人工耳蜗植入,直接电刺激听觉神经,向大脑听觉中枢提供外周输入,但这种声音刺激是非常不自然的。药物中毒性耳聋是可以预防和治疗的,属感音神经性耳聋的范畴。氨基糖苷类抗生素

（AmAn）的耳毒性主要造成内耳毛细胞的损伤，其中庆大霉素（gentamiycin，GM）是目前临床还在应用的抗菌药物，仍是临床致聋的原因之一，值得继续深入研究和防治。

1）造模机制

GM 致耳聋的机制学说较多，包括影响耳蜗细胞代谢功能、影响蛋白质及酶的合成过程和对溶酶体的破坏等方面，对听神经及听觉中枢传导通路也有损害作用。AmAn 引起耳中毒的早期病变是抑制毛细胞内线粒体呼吸酶。琥珀酸脱氢酶（succinate dehydrogenase，SDH）是线粒体呼吸酶的标志酶，催化柠檬酸循环中琥珀酸与延胡索酸之间的反应，SDH 的变化反映了线粒体的功能改变。GM 对 SDH 的抑制造成细胞内能量代谢障碍，影响细胞功能活动，导致毛细胞的损害。GM 引起 SDH 活性减弱或丧失，导致组织化学反应减弱或终止，所以耳蜗毛细胞 SDH 显色变淡或消失。酸性磷酸酶（acid phosphatase，ACP）是细胞溶酶体内的重要水解酶，组织化学法可以显示 ACP 的存在，实际上是反映了溶酶体的活动情况。正常耳蜗毛细胞中 ACP 存在于内外毛细胞内紧靠表皮板的部位。卡那霉素对耳蜗毛细胞的损害主要在溶酶体，AmAn 渗透到细胞内，通过碱基的质子化及疏水反应积聚起来，再被溶酶体摄取而积蓄在溶酶体内，引起溶酶体膨胀出现超载破裂，释放出水解酶引起细胞自溶性损伤。

2）造模方法

成年、健康杂色豚鼠，300～400 g，雌雄均可，耳郭反射良好，听力检测正常。一般采用的听觉测试方法是测试豚鼠耳郭反射、BAEP。

用药方法，GM 80 mg/（kg·d）肌肉注射，连续 15 d。造模期间，正常饲养，普通饮食，环境安静，避免噪声。

3）模型评估

（1）脑干听觉诱发电位测定、耳郭反射听觉测试，方法同前。

（2）耳蜗铺片。将耳蜗取出，卡位固定，用细针将耳蜗外壳剥掉，沿蜗轴将基底膜完整卸载，需要耐心，动作和缓。四圈基底膜从底向顶部分成三段，每段约 1.3 圈，分别称为底回、中回和顶回，顺序排列。

（3）听毛细胞组织学检测。酶组织化学方法，ACP 染色采用 Mac Donald 改良法，SDH 染色采用硝基四氮唑蓝法。将 SDH 组织化学染色程序改为适合于耳蜗组织的染色，然后进行耳蜗铺片，分别在光镜下观察耳蜗毛细胞 SDH 显色变化。耳蜗毛细胞 ACP 显色缺失，提示由于溶酶体破坏，ACP 由集中变分散所致。

4）模型特点

该模型制作简单，成功率高，稳定性好，病理变化明确、显著，电生理检测信号容易辨识。豚鼠的听泡及耳蜗较大，容易辨识，耳蜗蜗轴及基底膜放大镜下操作容易；豚鼠听觉敏锐，性情温顺，饲养简单。

5）模型应用

该模型多用于 GM 中毒性耳聋的机制与特异性药物的研发；也可用于针对听毛细胞的损伤修复机制及疗法的研发。

（魏佑震）

第二十一章 肿瘤发生与动物模型

从细胞水平上看，癌的发生是极偶然的事件。从遗传上看，癌都是由一个细胞发展而来，由一个失去了增殖控制的细胞发展而来。人体有百万兆的细胞，每天都有几十亿个细胞进行分裂，理论上几乎任何一个细胞都有可能由遗传成分的改变而癌变，但实际上并非如此。细胞的恶性转化需要发生多个遗传改变，即一个细胞发生多次遗传突变。因此肿瘤发生是一个渐进式的过程，涉及多级反应和突变的积累。在此过程中，癌变的细胞系越来越不受体内调节机制的控制，并逐渐向正常组织侵染。在细胞发生恶性转变之后，癌细胞继续积累突变，赋予突变细胞新的特性，使癌细胞更具危险性。

从历史上看，癌症一直是从达尔文的基因中心视角来看待的。达尔文 1859 年提出了一个进化框架，引用三个关键概念：变异、遗传和选择，100 多年后，对晚期恶性肿瘤异质性的观察获得假设——肿瘤的发生是一个进化的过程，达尔文的框架已经被用来发展肿瘤进化和治疗耐药性的模型。肿瘤经常被归类为基因多样化的大量细胞产生的不同业群，亚群间为获得有限的营养物质和代谢物而相互竞争，并面临不断变化的选择压力，这些选择压力由微环境压力和治疗等因素驱动。竞争的结果是适应者克隆体得以生存。许多曾经占统治地位的克隆体可能会进入进化的死角，而只有少数可能能够生存下去。现在越来越多的证据支持宏观进化跳跃是癌症的一个特征。此外，细胞之间不一致的遗传模式的证据，以及中性进化和肿瘤微环境在癌症中的作用，需要考虑更广泛的进化模型。了解肿瘤进化如何影响疾病进展，以及环境因素和治疗如何塑造这一过程仍然是至关重要的。

第一节 皮下成瘤裸鼠模型

对于肿瘤治疗来讲，详细了解患者的肿瘤组织细胞的生物学特征是开展循证医学和精准治疗的前提。基于从宏观（X 射线普放、CT、MRI）的了解以及外科处理后的组织病理来治疗肿瘤疾患是经验医学。详细而清晰地了解肿瘤组织细胞的分子生物学及细胞生物学特性，是医生针对性处方的根本依据。若患者来源的肿瘤组织（块）能够异种移植到动物身上，这就有可能达成。由于裸鼠免疫功能缺陷，适合人类肿瘤的异种移植。目前，在动物体内建立人类恶性肿瘤模型可以一定程度上模拟疾病特征。在裸鼠上利用肿瘤细胞或者肿瘤组织进行造模，是常见的研究肿瘤发病机制的模型系统，该系统除了可以研究特定基因的功能外，还可以检测患者肿瘤细胞对放、化疗的敏感性，筛选潜在有效的治疗药物，为临床治疗提供参考，有助于肿瘤的个体化治疗。移植的肿瘤组织与患者在体时的特征高度相似，保留了患者肿瘤组织细胞的分子和组织学特征，已成为有前途的转化研究工具。

1）造模机制

常用的免疫缺陷小鼠主要有三种，分别是裸鼠、NOD/SCID 鼠及 NSG 小鼠。裸鼠是先天性的胸腺缺陷，没有成熟的 T 细胞，但还存在着 B 细胞、NK 细胞等其他免疫细胞，对于异源的肿瘤组织保有一定的排斥作用。相比于裸鼠，NOD/SCID 小鼠的缺陷程度更高，且成瘤周期短、成瘤率更高。NSG 小鼠是在 NOD/SCID 小鼠基础上敲除了 IL2RG 基因，从而获得一种缺乏 NK 细胞，无法生成免疫球蛋白且 DC 细胞异常的免疫缺陷小鼠。NSG 小鼠是现有所有小鼠中免疫缺陷程度最高的小鼠。

人类肿瘤在免疫缺陷动物体内建立异种移植瘤的来源通常有三种：①体外培养的肿瘤细胞系；②手术或活检样本；③癌性体液，如胸水、腹水或脑脊液标本，前两种应用最为广泛。第一种是将肿瘤细胞系移植到裸鼠或者重症免疫缺陷型（NSG）小鼠体内而构建的肿瘤模型，该模型造模成功率高、稳定，称之为 CDX（cell-derived tumor xenograft）。但是由于肿瘤细胞系经过人工纯化以及多代培养，构建的 CDX 模型无法保持肿瘤组织的异质性，而且由于经过了多次的传代（几十次传代），其生物学特征已经大幅变化，使得其生物学特性及药效评价结果与临床相似度极低。第二种即人源肿瘤异种移植模型（Patient-Derived tumor Xenograft, PDX），是将患者的肿瘤组织直接移植到免疫缺陷鼠而建立的人源异种移植模型，由于没有经过任何人工培养，其生物学特性保持得更加完整，与临床相似度更高，在组织病理学、分子生物学和基因水平上保留了大部分原代肿瘤的特点，具有较好的临床疗效预测性。

2）造模方法

（1）CDX 模型：将肿瘤细胞体外培养至对数生长期，胰酶消化、PBS 洗涤，用生理盐水制备成单细胞悬液（浓度为 $1×10^7$/ml），将 0.2 ml 肿瘤细胞悬液注入裸鼠背部或腋下或腹股沟皮下组织。

（2）PDX 模型：从刚离体的肿瘤样本上切取肿瘤边缘鱼肉样的无坏死组织，生理盐水反复冲洗后，浸泡于含双抗（青霉素、链霉素各 500 U/ml）的培养基中，将组织剪成 1 mm^3 大小的小块，备用。用戊巴比妥钠（70 mg/kg 体重）i.p.麻醉 NSG 小鼠，用镊子将组织块塞到 20 号穿刺针的针孔中，然后用穿刺针将组织移植于 NSG 小鼠背部、腋下、腹股沟皮下组织内。也可以在裸鼠皮肤上剪一小切口，经切口在皮下组织内分离出空隙，将肿瘤组织块置于腔隙内，缝合伤口。当原代移植瘤成功后，处死动物，体表消毒，无菌条件下取出移植瘤组织，肿瘤组织再次切成 1 mm^3 大小，再次 NSG 小鼠皮下种植，进行传代。也可以将移植瘤组织匀浆、研磨，制成单细胞悬液（$5×10^6$～$5×10^7$/ml），用 1 ml 注射器将 0.2 ml 细胞悬液注射到 NSG 小鼠背部、腋下或腹股沟皮下组织内。

3）模型评估

肿瘤细胞或肿瘤组织移植后，观察裸鼠或 NSD 鼠的精神、饮食、活动、大小便和成瘤情况。从接种之日起至接种部位出现肉眼可见肿瘤时为潜伏期；成瘤之日起，周期性地用游标卡尺测量肿瘤的最大直径（D_{max}）和最小直径（D_{min}），按公式 $V=1/2×D_{max}×(D_{min})^2$ 计算肿瘤体积，最后画出肿瘤体积时间生长曲线。

待瘤体达到 300～500 mm^3 时处死荷瘤鼠，完整取出瘤组织观察。同时检查荷瘤鼠的其他脏器，如肝肺组织等有无侵犯和转移。形态学上移植瘤呈圆形或类圆形，边界较清楚，有纤维包膜，切面中央常见灰白色或黄色坏死组织，周边组织呈鱼肉状。光镜下，细胞来源的移植瘤肿瘤细胞致密，均一性好，无肿瘤组织结构。肿瘤组织来源的移植瘤保留部分原来组织的形态结构，甚至形成管腔样结构，且具有一定异质性。

4）模型特点

CDX 模型具有成功率高、操作简单、便于观察、肿瘤生长速度快、异质性弱、均一性强等特点，是研究肿瘤相关基因功能、药物疗效评价和药物毒性实验等的常用模型。

PDX 模型成功率略低，操作相对复杂，初代生长较慢，但该模型的肿瘤形态和功能与原人体肿瘤保持一致，肿瘤细胞异质性强，形成腺腔样结构，而且肿瘤微环境完整，尤其是遗传背景和原肿瘤一致，比较好地模拟了在体环境，为个体化用药提供了一个可行的筛药平台。

缺点：无论是移植肿瘤细胞抑或肿瘤块，都是基于被种植的受体动物免疫缺陷，相当于将肿瘤组织或细胞寄养在活体培养基上，缺乏免疫反应。

5）模型应用

（1）肿瘤生物特性的研究。人类肿瘤复杂多样，除了常见类型外，还有许多罕见肿瘤，如睑板腺癌、涎腺腺样囊性癌等，临床工作中较为少见。建立此类肿瘤的 PDX 模型，保留原疾病的细胞特征和组织结构特点，对于研究其生物学特性、发病机制和研发新的治疗药物至关重要。

（2）肿瘤相关基因的功能研究。利用荷瘤鼠研究某个基因的功能是目前最为普遍的应用。该方法简单易行，即将肿瘤细胞中的某个基因过表达或者下调其表达，而后将肿瘤细胞注射到裸鼠皮下，观察体内成瘤能力的变化，与对照组肿瘤大小进行比较，进而明确该基因是抑癌基因还是癌基因。

（3）人肿瘤的实验性治疗研究。利用荷瘤鼠研究某个或某一类药物的抗肿瘤治疗效果也是裸鼠实验的一个主要热点。

（4）肿瘤患者的个体化用药方案筛选。PDX 模型保持了肿瘤组织的异质性和肿瘤微环境，其药效评价结果与临床相似度极高（87%以上），利用 PDX 模型为肿瘤患者做药效评价实验，为肿瘤患者提供了个性化用药参考，是未来的发展方向。

（5）预测肿瘤生物标志物，广泛应用于新药开发。

（于观贞）

第二节　肠癌小鼠模型

结直肠癌（colorectal cancer，CRC）是全球范围内发病率最高的癌症之一，也是导致死亡的重要原因之一。大肠癌早诊是可以治愈的，早期发现可以降低结直肠癌的死亡率。结肠镜检查的敏感性和特异性较高，被公认为是大肠癌筛查的金标准；蛋白质、DNA（检测突变和甲基化标记）、RNA（主要是 microRNA）、挥发性有机化合物、肠道微生物的组成等逐渐被认可为结直肠癌生物标志物。尽管如此，CRC 的治疗依然是临床上的棘手问题。慢性炎症在肿瘤的发生中占有十分重要的位置，慢性炎症相关肿瘤的年死亡人数约为肿瘤总死亡人数的 15%～20%。癌前病变的微环境中伴有大量炎性细胞、炎性因子及趋化因子的浸润，其浸润程度与肿瘤恶性程度相关。炎性细胞浸润并释放 TNF-α，活化的 TNF-α 与肠上皮 TNF 受体结合，通过 IKK 途径激活 NF-κB 信号通路。炎症性肠病（inflammatory bowel disease，IBD）是一类病因和发病机制尚不明确的肠道炎症性疾病，根据其病理特征分为溃疡性结肠炎（ulcerative colitis，UC）和克罗恩病（Crohn's disease，CD），其年发病率分别为 1/10 万和 1.2/10 万，且呈逐年上升和年轻化趋势。IBD患者发生结直肠癌（colorectal cancer，CRC）的风险率增高，8～10 年后以每年 0.5%～1%递增，30 年后高达 18%的 IBD 患者可能发展为 CRC。

1）造模机制

氧化偶氮甲烷（azoxymethane，AOM）/葡聚糖硫酸钠（dextran sodium sulfate，DSS）诱发的结肠炎相关性癌症（colitis associated cancer，CAC）动物模型，可以模拟 IBD 诱发 CRC 的全过程，已被用于研究其致癌机理，并用来寻找干预或阻断 CRC 癌变的潜在药物。

AOM 是化学致癌物 1,2-二甲基肼（1,2-dimethylhydrazine，DMH）代谢中间产物，两者均属于间接致癌剂，需经体内代谢激活转化为甲基氧化偶氮甲醇（methylazomethanol，MAM）才能发挥致癌作用。AOM 引起鸟嘌呤 O^6 甲基化是诱导突变损伤最主要的原因。

化学致炎剂 DSS 是一种人工合成的硫酸盐多糖，小鼠经饲喂含有 DSS 的饮水可以形成炎症性肠病模型（DSS 模型）。病理改变以血便、肠道黏膜溃疡和粒细胞浸润为特征。DSS 的致炎机制尚未阐明，可能与 DSS 的负电荷影响 DNA 合成、抑制上皮细胞增生、破坏肠黏膜屏障、导致巨噬细胞功能障碍及肠道菌群失调有关。DSS 导致的慢性或反复肠黏膜炎症诱导基因突变、促进隐窝细胞增生、改变隐窝细胞代谢、改变胆汁酸肠肝循环和破坏菌群生长平衡等，最终导致肿瘤形成。

2）造模方法

AOM/DSS 模型诱导方法主要有两种：①"四步法"，AOM 单剂量（7.5～12.5 mg/kg体重）i.p.后，即时或 1 周后饲喂含 1%～3%DSS 饮水 7 d，之后改为正常饮水 14 d，为1 个循环，共循环 3 次；②"两步法"，将 3 次循环的 DSS 处理缩短为单次循环，共两步完成。

不同遗传背景小鼠对 AOM/DSS 诱导结直肠癌的敏感性不同。采用单剂量 AOM（10 mg/kg 体重）i.p.和含 1%DSS 饮水 4 d 的方法，分别处理雄性 Balb/c、C3H/HeN、C57BL/6N 和 DBA/2N 等不同近交系小鼠后，第 18 周观察发现 C57BL/6N 和 Balb/c 小鼠结肠腺癌发生率分别为 50%和 100%，C3H/HeN 和 DBA/2N 小鼠则没有腺癌发生，仅有少数腺瘤形成。

3）模型评估

i.p.AOM（10 mg/kg 体重）和饲喂 2%DSS 饮水处理雄性 ICR 小鼠后，第 3 周有 40%小鼠出现结肠管状腺瘤，第 4 周有 40%小鼠出现腺癌，第 6 周 100%小鼠发生腺癌。各个时间点均伴有结肠不典型性增生和结直肠黏膜炎症。同时，基因检测显示肿瘤中存在 K-Ras 和 β-catenin 基因突变、错配修复基因缺失和微卫星不稳定性改变。

4）模型特点

IBD 相关性 CAC 遵循"正常→低度不典型增生→高度不典型增生→腺癌"顺序。AOM/DSS 模型完全模拟人类 CAC 发生发展过程，具有"炎症→异型增生→癌变"组织学顺序改变特征，而且具备 *K-Ras*、*β-catenin*、*p53* 和 *APC* 基因突变分子事件等特征。AOM/DSS 模型成癌率高、病死率低。

5）模型应用

AOM/DSS 模型被广泛用于 IBD 尤其是 UC 相关性 CRC 的癌变机理研究和药物研发。

（1）CRC 癌变机理的研究。炎症因子 IL-6 是 CAC 形成早期主要的启动子，具有促增生和抗凋亡功能。IL-6 在 CAC 发展晚期能够促进肿瘤细胞增生。趋化因子及其受体是某些癌基因（如 *RAS/RET/Myc*）激活的直接靶点。

（2）药物研发。应用非甾体类抗炎药，如环氧化酶抑制剂、塞来昔布和阿司匹林可以降低某些肿瘤的发生。AOM/DSS 模型可用于预防 CRC 发生的潜在药物研发。

（于观贞）

第三节　肝癌动物模型

肝癌（liver cancer）是致死率最高的恶性肿瘤之一，在我国和东南亚地区发病及死亡尤重，是全球第三大癌症死亡原因。肝癌中 95% 属于肝细胞肝癌（hepatocellular carcinoma，HCC），其起源于肝实质细胞，代表着肝癌的主要组织亚型。慢性病毒感染、化学致癌物和酗酒等因素是引起肝癌发生的最重要因素，但其致癌的分子机制仍不清晰。肝切除或肝移植是 HCC 唯一潜在的治疗选择。然而，许多患者由于表现为晚期或肝功能差和门脉高压而不适合手术切除。肝移植也仅限于具有一定特征的患者。局部治疗（如消融射频、乙醇、冷冻消融、微波）、经动脉治疗（如化疗栓塞或放射栓塞），以及外照射治疗，都是姑息治疗。HCC 具有免疫原性，含有浸润性肿瘤特异性 T 淋巴细胞和其他免疫细胞，通过诱导肿瘤细胞特异性免疫反应，提供一种更有效和有区别的肿瘤细胞靶向治疗，并能提高 HCC 术后无复发生存率。尽管如此，新疗法依然需要进一步探索。目前已经建立了多种肝癌动物模型，包括自发性、诱发性、种植性及基因诱导性肝癌动物模型等。

1. 自发性肝癌动物模型

1）造模机制

自发性肝癌动物模型是指实验动物未经任何人工处理，在自然状况下所发生的肝癌。肝癌在小鼠中存在一定的发病率，依靠天然的发病获得一定数量的肝癌小鼠模型。

2）造模方法

采用近交系小鼠，自然饲养 14 个月以上即可观察到肝癌形成。

3）模型评估及特点

自发肝癌发生率因小鼠品系不同差异较大。发生率较高的品系包括 C3Hf 雄鼠

（72%）、C3H 雄鼠（85%）、C3He 雄鼠（80%）；发生率较低的品系多为 C57BL/6 与 C3H 或 C3He 杂交的后代，占 20%～30%。该模型完全在自然条件下发生，模拟人类肝癌还原度高，充分体现了小鼠肿瘤易感性及环境致癌物质的积聚程度。但该模型制备成功率较低，所需制模时间较长，且不稳定，荷瘤动物个体在肿瘤发生部位、大小、数目等方面差异较大，不利于组间比较。

4）模型应用

该模型仅仅适合评估环境致癌因素，或单纯作为病理学研究及种植性肿瘤的瘤源。

2. 诱发性肝癌动物模型

1）造模机制

诱发性肝癌动物模型是指通过将化学、物理和生物致癌因素作用于实验动物，促使肝癌的发生和发展。其中，以化学致癌剂诱发肝癌是目前较为常用的造模方法。常用的致癌剂有二乙基亚硝胺（diethylnitrosamine，DEN）、二乙酸氨基酸（2-acetylamino fluorine，2-AAF）、黄曲霉毒素 B1（aflatoxin B1，AFB1）、二甲基氨基偶氮苯（dimethyl aminoazo-benzene，DAB）等。

2）造模方法

（1）DEN 诱导模型：选取敏感性高的纯系大鼠 SD、Wistar 或 Fishcher 344。3～4 月龄以内，250 g 以下。方法 1：用 0.25% DEN 水溶液，按 10 mg/kg 体重剂量，每周一次灌胃，其余时间每天以 0.025% DEN 水溶液供大鼠自由饮用，连续喂养 4～6 个月。方法 2：用 0.05% DEN 水溶液连续自由饮水喂养 8 个月。方法 3：按 100 mg/kg 体重剂量，给予一次性 i.p.0.5% DEN 水溶液，1 周后，持续供给 0.01% DEN 水溶液自由饮水 16 周，期间第 9～11 周改供给无菌水。

（2）2-AAF 诱导模型：以含有 0.05% 2-AAF 的饲料喂养 SD 大鼠，3 个月后即可观察到癌前病变或癌变。2-AAF 亦可与 DEN 联用，即 Solt-Farber 诱癌法，实验第 1 天一次性给予 SD 大鼠 i.p.200 mg/kg 体重 DEN 水溶液，2 周后喂养含 0.02% 2-AAF 饲料 2 周，在第 3 周末做 2/3 肝切除术，第 4 周恢复标准饲料饲养，标准饲料饲养 4 周后，大鼠肝内即可出现大量变异肝细胞灶。

（3）AFB1 诱导模型：最常用的是经口给药，在饲料中添加 AFB1。用含 AFB1 4～5 μg 的饲料连续饲养 SD 大鼠 6 周，3 个月左右即可诱导致癌；或采用二甲基亚砜（DMSO）溶解 AFB1，按 400 g/kg 体重剂量每天 i.p.1 次，连续 2 周后停止注射，改用含 0.015% 2-AAF 饲料饲养 4 周，期间第 3 周时行大部分肝切除术。

（4）DAB 诱导模型：用含 0.06% DAB 饲料饲养 SD 大鼠，同时控制维生素 B_2 含量（不超过 1.5～2.0 mg/kg 体重），经 4～6 个月连续饲养可诱发肝癌。

3）模型评估及特点

诱发性模型起病隐匿，诱导周期长，一般需要 5 个月到 2 年，但相较于自发性动物模型，其诱发因素和条件可人为控制，肝癌发生率高。诱发过程中动物死亡率较高，可达 53.82%，且肝癌发生部位、病灶数、发生时间等个体差异较大。DEN 诱导模型与人发生肝癌过程类似，经历肝炎、肝硬化后形成肿瘤，致癌率为 80%，是较为理想的、适合影像学和分子生物学研究的动物模型。2-AFF 诱导模型发生病变时间较短，诱导 3 周即可出现癌前病变，镜下可见卵圆形的肝细胞增生和大小不等的癌变结节。AFB1 诱导模型多形成弥漫型结节且病程较长。DAB 诱导模型形成肿瘤需要至少 6 个月，肝癌发生率较低，约为 60%。

4）模型应用

一般诱发性肝癌动物模型用于肝癌发生机制、遗传和生物学特性及药物筛选等研究，是较为良好和可控的自体肝癌发生模型。

3. 种植性肝癌动物模型

1）造模机制

种植性肝癌动物模型是指将源于人或动物的肝癌组织或细胞移植到动物体内、皮下而形成的肝癌模型。依据部位不同，其可分为皮下、肝脏、脾脏种植；依据供体组织或细胞和受体动物的种属差异，可分为同种和异种种植。常用的受体动物包括大鼠、小鼠及裸鼠。

2）造模方法

源头肿瘤标本的取材是在无菌条件下取新鲜、无坏死且无包膜的肿瘤组织；手术标本的取材在 1～2 h 内完成；细胞标本在消化收集细胞后 0.5 h 内操作。种植瘤受体动物（包括免疫缺陷动物）以 4 周龄左右为宜。

（1）裸鼠。SPF 级，该动物模型成瘤率高，可进行同种和异种种植。通常将人类肝癌细胞株或肝癌组织块直接种植到裸鼠体内。每个种植点注射 1×10^6～5×10^6 个肝癌细胞。皮下种植多为背侧及上腹部。肝内种植多以肝左叶为主，较少选用肝右叶。脾脏种植肝癌细胞的目的是观测肝癌细胞行肝脏转移的能力。

（2）小鼠。首先制作异位种植瘤，采用亚胺基偶氮甲苯（OAAT）涂抹 C3H 小鼠皮肤诱发形成肿瘤，待成瘤后，切碎组织块，原位种植在小鼠肝左叶，成功率约为 95.6%。该模型晚期出现肝内、皮下、腹膜后及肠系膜等广泛淋巴结转移，转移率 81.8%。也可以将小鼠来源的 H22 肝癌细胞 1×10^6 个原位接种于肝脏左叶。

（3）大鼠。采用 Walker-256 大鼠，为同种移植，不可进行异种移植。将大鼠肝癌组织块匀浆原位肝内注射，部位多在肝左外叶靠近肝边缘 1～2 cm 处，操作完成后注意止血，防止大出血及瘤块被血流冲出肝脏而种植于腹膜腔。通过超声指导下瘤细胞肝内注射制备该模型时成瘤率不高，且易形成腹膜腔种植。

（4）新西兰大白兔。该品系为荷瘤兔的主要实验动物，其后肢肌肉较为发达，血供丰富，适合肿瘤组织生长，且操作简便。将 VX2 瘤组织块制成悬液，取约 1 ml 注射入兔大腿内侧肌肉，3 周后，当瘤块直径为 1～3 cm 时即可剥离瘤组织，进行下一步细胞传代或肝癌原位模型的应用。VX2 鳞癌细胞株来源于 Shope 病毒诱发的兔乳头状瘤。

3）模型评估及特点

该模型利用同种动物、同时接种、同量细胞或组织，所成瘤体生长速率比较一致，同时大小和位置较易控制，个体差异小，接种成活率近 100%，对受体动物影响相类似，既便于不同组间比较和客观判断，又可在同种或同品系物中连续移植，试验周期短，皮下种植瘤直观可见、便于检测。然而，该模型虽然肿瘤性质同人类相似，但其生长环境及生长过程与人肝癌发生的实际情况存在较大差别。原位肝内种植瘤可在连续传代过程中仍保留其原有的组织结构特点，能够较好地模拟人类肝癌。该瘤体呈圆形或椭圆形，膨胀性和浸润性生长，易于发生腹水。

4）模型应用

种植性肝癌动物模型主要用于模拟人类肝癌形成过程，研究肝癌发生分子机制，或用来筛选临床抗癌药物。新西兰大白兔模型和大鼠模型较常用于影像学实验，以及外科处理和局部介入等治疗研究。

4. 基因诱导性肝癌动物模型

1）造模机制

基因诱导性肝癌动物模型是指导入特定的外源基因或敲除特定内源基因动物在自然饲养条件下发生肝癌。常用的导入外源基因有以下几个。①原癌基因 *c-myc*；②乙型肝炎病毒 x（hepatitis B virus X，HBx），其编码的 HBx 蛋白是乙型肝炎病毒致癌的一个关键反式作用因子；③*SV40* 编码两个抗原 T-Ag 和 t-Ag，它们可以抑制体内抑癌因子 p53 而致癌；④*TGF-β1* 基因的外源导入也可引起肝损伤和肝纤维化的发展。敲除的内源基因多以肿瘤抑制因子为主，如 *p53* 基因敲除小鼠、*PTEN* 基因敲除小鼠等。

2）造模方法

动物品系以小鼠 CD1、C57BL/6×DBA、C57BL/6×SJL 为主。将来源于细胞和病毒中的癌基因或原癌基因植入小鼠胚胎细胞及组织，首先发育成动物个体，机体继而形成肿瘤；或将靶向特定抑癌基因的 DNA 片段或 sgRNA 导入小鼠胚胎细胞，通过同源重组或 CRISPR/Cas9 技术手段敲除该抑癌基因，使小鼠在缺乏抑癌基因的保护下形成肿瘤。此法特异性差，全身各部均可形成瘤体。

3）模型评估及特点

基因诱导性模型的优点在于组织器官特异性好，与传统的化学致癌物诱导动物模型相比，利用基因导入和敲除诱导的致癌过程及病理表现更接近人体，具有较全面的模拟肝癌发生发展和转移的能力，以及较高的外显率。该模型的缺点是技术难度大，操作复杂，成功率低，可使用的动物品系较少（小鼠为主）。另外，基因表达改变在胚胎形成时既已存在，可能激活代偿性分子通路，影响对致病机理的确切判断。

4）模型应用

该模型主要适用于肝癌发病机制研究、新治疗方案检测、药效评价及耐药筛选等。

（李砚东）

第四节　胆管癌大鼠模型

胆管癌（cholangiocarcinoma，CCA）是胆道系统第二大肿瘤，属高度致死的腺癌，可分为肝内、肝门周围和肝远端胆管癌，每个解剖亚型都有不同的基因畸变，约占所有胆道恶性肿瘤的 10%～15%。胆管癌起病隐匿、恶性程度高，该类患者的预后极差，平均生存期为 1 年左右；5 年生存率不足 10%，即使根治性手术切除，生存率也仅有 20%～40%。胆管癌发病的风险因素包括原发性硬化性胆管炎、寄生虫感染、胆总管囊肿、肝内胆结石和致癌物质暴露等。在疫区，肝吸虫感染与 CCA 相关，因为相关的慢性胆道炎症具有致癌作用；非疫区 CCA 可能与慢性胆道炎症有关，如胆石症或原发性硬化性胆管炎，但大多数 CCA 没有明确的病因。大量证据显示人类胆管癌的形成经历了一个多步骤的过程，而侵袭性 CCA 的发生源于胆道上皮的异常增生。有研究认为酪氨酸激酶受体 c-Erb-2/c-Neu 和 c-Met 的改变，以及作为 c-Met 配体的肝细胞生长因子的自分泌表达，与胆管癌的发病机制有关。CCA 是一种高度促结缔组织增生的肿瘤，靶向肿瘤免疫微环境可能是一种有前途的治疗方法，需要进一步的科学和临床见解来改善患者的结局。

1）造模机制

硫代乙酰胺（thioacetamide，TAA）原本用来保存橙子，是一种强效的肝毒素和致癌物，长期服用 TAA 可导致肝增生性结节、肝细胞腺瘤和肝癌。细胞色素 P450 2B、2E1 和黄酮单氧化酶将 TAA 代谢为其毒性产物。TAA 对胰腺和肾脏也有毒性作用，干扰核糖体活性，从而阻碍蛋白质合成。

2）造模方法

成年雄性 SD 大鼠（250～350 g），室温 22℃，12 h/12 h 的光-暗循环（光照从 08:00 到 20:00），食物随意取用，每天在饮用水中加入硫代乙酰胺（TAA）300 mg/L，直至肿瘤形成或实验干预。前 6 周，肉眼和光镜检查未发现肝细胞或胆管细胞病变；第 9 周，50% 的大鼠出现多灶性胆管增生伴明显异型（胆道发育不良）。

3）模型评估

组织学特征包括管腔形态异常增生的导管、膨大的核、多色性和多形性、明显的核仁和核极性丧失，伴有肠化生型杯状细胞。此时未出现间质纤维增生，光镜下也未见肝细胞毒性。第 16 周，50% 的动物出现多个白色、圆形、坚硬的肝表面结节，组织学特征发现侵袭性肠型胆管癌合并间质纤维增生，肿瘤腺体表现出上述所有的组织学特征，包括杯状细胞，伴有大结节性肝硬化。第 22 周，侵袭性 CCA 的发生率逐渐增加到 100%。

4）模型特点

该模型 22 周 CCA 的发生率为 100%，一致性高。给雄性 SD 大鼠口服 TAA 导致胆道发育不良和侵袭性 CCA 的多步骤模型，与人类疾病非常相似。类似于人胆管癌癌前病变，大鼠胆管上皮变成侵袭性癌前表现为进行性胆道发育不良。此外，胆道上皮均表现为肠上皮化生灶（杯状细胞），胆道细胞角蛋白（CK19）强而弥漫性表达。受体酪氨酸激酶 c-Met 和 c-erb-B2 在增生异常腺体和肿瘤腺体中表达强烈、弥漫。

5）模型应用

该模型用于侵袭性 CCA 的治疗策略以及评估合理的化学预防策略研究，也用于干预胆管癌高风险因素如发育不良胆道上皮畸变。

（于观贞）

第五节　肺癌动物模型

肺癌目前是全球死亡率最高的恶性肿瘤，严重威胁人类生命健康。肺癌早期症状体征不典型，确诊时约 70%患者已经失去手术治疗机会。肺癌是生存率最低的疾病之一，确诊后 1 年内约为 50%，5 年生存率仅为 10%～15%，小细胞肺癌则仅为 5%。在所有的肺癌病例中，超过 85%被归类为非小细胞肺癌（NSCLC），是治疗工作的重点，也是当今肿瘤治疗的难点之一。晚期 NSCLC 患者受益于引入免疫检查点抑制剂（ICI）的免疫治疗，比化疗和放疗显示出更好的疗效及安全性。目前，靶向 PD-1/PD-L1 和 CTLA-4 的 ICI 已被批准用于治疗晚期 NSCLC。与化疗和放疗后的不良事件不同，ICI 可引起的免疫相关不良事件系由于阻断免疫检查点受体 PD-1/PD-L1 和 CTLA-4 引起的免疫自我耐受的改变，最常累积的器官是皮肤、肝脏、胃肠、肺和内分泌器官。很多近交系动物都有其特定的自发性肿瘤，是研究肿瘤发病机制、治疗和防治的理想模型，但通常肿瘤发生情况参差不齐、生长速度慢，不易同时获得大量病程基本一致的动物，实验周期相对较长。目前肺癌动物模型的制备多采用诱发性、移植性或转基因动物模型。

一、实验动物的选择

一般地，动物进化程度越高，其结构、功能越复杂，反应也越接近于人类。目前，肺癌动物模型多选择小鼠、大鼠、地鼠、兔、羊和犬等。

小鼠肺癌在组织、形态、分子特点上与人类肺癌比较相近，因为小鼠的进化过程与人类非常相似，小鼠基因与人类基因的同源性在 90%以上，基因容易操纵，所以小鼠肺癌模型在肺癌研究中受到广泛关注，应用较多。但是，人类肿瘤在小鼠体内生长很快，提示小鼠和人类对肿瘤细胞的敏感性有显著差异，并且小鼠肺癌具有散发性和异源性的特点。因此，普通小鼠肺癌模型对原发性肺癌的研究价值不大，而多用于肺转移癌的研究。有学者利用裸小鼠或免疫缺陷的小鼠来诱导原发性肺癌，但这两种小鼠价格昂贵，饲养要求高，需要监测小鼠体内反应，操作繁琐。为此，人们采用胸腺切除后经照射的小鼠进行原发性肺癌模型的制作。除此之外，随着转基因技术的发展，人们尝试运用转基因技术将人肺癌中发现的癌基因导入鼠系，或者运用基因敲除技术将抑癌基因敲除来制造转基因小鼠肺癌模型。转基因小鼠是研究原癌基因表达、原癌基因在肿瘤生长分化中的作用，以及在细胞转化中的潜在作用的极佳模型。转基因小鼠也是评估肺癌新疗法及靶向药物疗效的理想模型。

很早就有研究采用支气管灌注肿瘤细胞悬液法制备大鼠肺癌模型，或是使用裸大鼠制备肺癌模型。但有学者认为人类肺泡和下呼吸道的上皮组织是支气管肺癌的好发部位，同时也是诱导肺肿瘤的主要靶位；致癌物的吸收取决于气管上皮的厚度以及与胞质面积有关的核浆比，而大鼠支气管上皮的厚度与人差异明显，因而两者肺癌的诱发机制也可能不同。

地鼠除了支气管下端和支气管干的腺体比较简单外，其呼吸道的组织学特征也与人类相似，并且由于经鼻甲呼吸、过滤等机制，地鼠的呼吸道很少有炎性损害，原发性肺癌的发生率也很低，为 0.1%～0.5%，因而被认为适合于进行肺癌模型的制作。例如，叙利亚金黄地鼠对诱发支气管性肺癌较敏感，肺癌诱发率较高，耗时较短，并且肺的抗感染力比大鼠和豚鼠都强。但叙利亚金黄地鼠个体小，限制了其在介入治疗等临床研究中的应用。

兔拥有自身 VX2 肿瘤细胞株（Shope 病毒诱发），该细胞株具有高侵袭性和高转移性，其形态学和生物学特征与人类肿瘤相似，并且对兔无免疫原性，具有造模成功率高等优点，因此 VX2 肿瘤细胞株被广泛应用于兔的肺部、肝脏、皮肤和软组织等部位制作肿瘤模型。

犬有发达的血液循环系统和神经系统，消化过程也与人类相似，机体反应更接近于人类，适合于临床前研究。犬的原发性肺癌发生率与人类相似，约为 1%，并且没有明显的种族差异，不受饲养嗜好方面的影响，是肺癌模型制作的理想动物。犬的支气管动脉接近于人类，可供进行影像学诊断、数字减影血管造影，以及介入治疗后的临床研究。

羊自发性支气管肺癌和人类极相似，起源于肺的周围组织并有向肺内生长的趋势，同时，两者还有相似的组织学和超微结构特征，因此适合于进行肺癌的发病机制、发展病史及肺癌化疗等的研究。相对于大、小鼠和犬等实验动物，羊的原发性肺癌发生率要高得多。

雪貂呼吸系统在解剖学和生理学上与人类有相似之处，所以也可用于肺癌模型的制作。将雪貂暴露于烟草致癌原——甲基去硝基尼古丁、4-甲基亚硝胺基-1-3-吡啶-1-丙酮烟雾中，可制备肺癌模型。该模型多用于烟草致肺癌的实验研究。

二、常用肺癌动物模型制备和应用

（一）诱发性肺癌动物模型

1）造模机制

诱发性肺癌动物模型主要是利用化学致癌因素引起细胞遗传特性异常，呈现出异常生长和高增殖活性，形成肿瘤。

2）造模方法

（1）吸入致癌物诱发肺癌。雄性雪貂（1.0～1.2 kg）早晚各两次暴露于烟草烟雾，每次 10 支，每次 30 min，持续 3 个月。

（2）口服致癌物诱发肺癌。近交系 NIH 小鼠，4 周龄，灌胃给予黄曲霉毒素 G1 30 μg/kg 体重，隔日一次，共 24 周。黄曲霉毒素 G1 用 1%乙醇溶解后再用生理盐水稀释 10 倍。

（3）肺内或支气管灌注致癌物诱发肺癌。清洁级 Wistar 大鼠，肌注硫喷妥钠（12.5 mg/kg 体重）作为基础麻醉，乙醚麻醉后，一次向左肺叶支气管注入 0.1 ml 含 3-甲基胆蒽（3-methylcholanthrene，MCA）和二乙基亚硝胺（diethylnitrosamine，DEN）的诱癌剂。诱癌剂的配制：70～80℃水浴中将 MCA 溶于碘化油注射液（含碘 40%）中，配成浓度为 100 mg/ml 的混悬液，在此混悬液中再加入 10%（V/V）DEN。

（4）支气管黏膜下注射致癌物诱发肺癌。麻醉后，将麻醉状态的动物上颌门齿挂于操作台固定线上，操作台与水平面成 45°，用鸭嘴镊将舌轻轻拉出，在额镜直视下，趁动物吸气瞬间，将特制的针头插入大鼠左下叶支气管内，注射 0.1 ml 致癌碘油（同上）。注射针头由 ZY 型 12 号腰穿针改制而成，距针尖 5.5 cm 处向左 160°弯曲，距针尖 10 cm 处向背侧弯曲约 140°。

3）模型评估

（1）烟草烟雾暴露 3 个月后肺癌发生率约 100%，为肺鳞癌。

（2）灌胃给予黄曲霉毒素 G1，15 个月左右肺腺癌发生率约 43%。

（3）对进行染毒后 2 d 的大鼠拍摄正位 X 射线胸片。在 X 射线片上显示肺叶内有清晰、致密的团状药物阴影者，证明药物已注入肺叶；药物阴影分散、模糊的大鼠则从诱癌组排除。染毒 3 周后肺鳞癌发生率约 63%。

（4）灌注致癌物后第 2 天摄片检查，肺内可见碘油者为灌注成功；如靶支气管内未见碘油，则应将其排除。若要动态观察肿瘤大小，则需多次摄片。40 d 诱癌率约 94%。

4）模型特点

诱发性肺癌动物模型的制备方法操作简单，重复性好，与肺癌发生的自然过程接近；缺点在于对致癌物质的异质性反应、相对低的自发肿瘤率，并且肺癌发生的时间和部位具有不确定性，且造模时间较长。

5）模型应用

诱发性肺癌动物模型模拟人类肺癌病因、发病机制、发展过程及治疗，是研究肺癌的有效手段，常用于职业病防治、流行病学，以及居民饮食、吸烟、环境污染与肺癌关系的研究。肺内或支气管灌注致癌物诱发肺癌模型，在动物模型构建的过程中，通过对致癌物的灌注量和动物肺癌各病理阶段发生时间的准确记录，有助于推算人类接触类似致癌物可能发生肺癌的剂量以及出现各种病理阶段的时间，为人类肺癌预防提供可靠的实验依据。

（二）移植性肺癌动物模型

1. 原位移植肺癌动物模型

1）造模机制

将肿瘤细胞或组织块原位移植到免疫缺陷动物呼吸系统的组织内，使之产生肿瘤及形成自发性转移灶。

2）造模方法

将人肺癌细胞系 A549 细胞株培养于含 10%小牛血清（FBS）、1%青霉素和链霉素双抗溶液的 RPMI 1640，培养环境为 95%空气/5% CO_2，环境温度 37℃。A549 细胞株复苏后传代扩增，4～6 代后，于移植使用前 12 h 更换新鲜培养基，保证细胞的生长活力。融合率达 80%～90%时，0.05%胰酶消化收集细胞，用 PBS 重悬细胞，并按 $5×10^6$ 个细胞/50 μl 的浓度用 0.01 mol/L EDTA 配制移植所需细胞悬液，细胞悬液室温（20～25℃）保存备用。细胞悬液配制前使用台盼蓝染色计数，判定活细胞率，活细胞率≥95%。

（1）经切口气管内灌注法。选取雄性、6～8 周龄 BALB/c 裸鼠，戊巴比妥钠麻醉，固定，暴露气管。消毒皮肤后，于颈部气管正上方剪开一个约 1 cm 的小口，钝性分离气管周围肌肉，暴露气管。微量进样器准确吸取 50 μl 均一的细胞悬液。微量进样器经气管小口向下 0.5～1.0 cm。竖立裸鼠，缓慢注入细胞。复原气管周围组织，缝合伤口，暖灯下至苏醒。

（2）经皮肺内注射法。1%异氟醚吸入麻醉后置于操作平台上，保持鼠首抬高 30°。抽取人肺癌 A549-Luc 细胞与人工基底膜混合液（1∶1 混合成 30 μl），采用 28G 1/2 针头于鼠右侧 5、6 肋间穿刺进针 0.8 cm 注射。不需要备皮及皮肤消毒。注射后观察 45～60 min 直至裸鼠完全恢复。

3）模型评估

（1）裸鼠手术后继续喂养 6 周。达 6 周后若出现明显的体重下降、精神倦怠、皮肤变得粗糙等恶病质表现，予以麻醉处死。取肺组织切片 HE 染色观察。成瘤率 80%，其中肺部成瘤 60%，气管成瘤 60%，肺部和气管均成瘤 40%。

（2）大鼠每周进行生物荧光成像监测，采用 1%异氟醚吸入麻醉后 i.p. d-荧光素（150 mg/ml）187.5 mg/kg 体重，10 min 后进行生物荧光成像。大鼠肺部有足够荧光显像时，即行微型 CT 检查。

4）模型特点

原位移植肺癌动物模型成瘤率高，注入的癌细胞生长环境接近真实状态，是目前较为理想的动物模型，能较好地模拟人体内肿瘤的发生、发展、侵袭及转移的全过程。但是由于接种器官体积较小，组织比较脆弱，原位注射肿瘤细胞要求精细，操作难度较大。

5）模型应用

人肺癌原位移植使移植瘤的生物学特性更接近于人类原发瘤，有利于恶性肿瘤浸润表型的表达。该模型是研究人类肿瘤生物学特性和肿瘤治疗更为适宜的模型，可以动态观察肿瘤转移情况，适于研究肺癌转移机制和术后抗转移治疗。

2. 异位移植肺癌动物模型

1）造模机制

将肿瘤细胞或组织块移植到肺脏以外（非原位）的组织内，使之产生肿瘤。常用部位是皮下或腹膜腔。

2）造模方法

取 6 周龄 BALB/c 雄性裸鼠，SPF 级，取对数生长期的 A549 细胞，配制成 $1×10^7$ 个细胞/ml 悬液。实验操作均在无菌条件或 SPF 隔离器内进行，裸鼠在无菌条件下饲养。

（1）皮下注射法。向裸鼠右侧腋窝皮下注射 100 μl（$1×10^6$ 个细胞）细胞悬液。每只裸鼠接种两个点。

（2）腹膜腔内注射法。向裸鼠腹膜腔内注射 100 μl（$1×10^6$ 个细胞）细胞悬液。

3）模型评估

皮下移植肺癌模型，在注射期间和注射后需观察注射部位有无包块出现，保证无破溃区。皮下移植肺癌模型肿瘤潜伏期为 1 个月左右或以上，瘤发生率为 64%，皮下先出现单个瘤，逐渐呈多结节状，与皮下组织无粘连，可移动。

腹膜腔内移植肺癌模型，瘤发生率约100%，接种17～18 d后腹部开始膨胀，40 d左右即处于濒危状态，尸检时，腹膜腔内有多器官广泛出现大小不等的瘤结节，多数动物有0.5～1 ml的血性腹水。

4）模型特点

异位移植肺癌动物模型的方法简便、易于接种、便于观察，因而被广泛使用。移植性肺癌模型肿瘤生长快，成功率高，在潜伏期抗癌药物研究中发挥着重要作用；缺点是肿瘤发生的组织环境不同。

5）模型应用

该模型主要用于抗癌药物的检测实验，常用来评估靶分子药物的疗效，研究前期特异性基因和肿瘤的潜伏，适于测试新的治疗手段。

（三）转基因肺癌动物模型

1）造模机制

通过在鼠胚胎的不同阶段注射逆转录病毒、直接注射DNA构建物或以核酸内切酶为基础的试剂到小鼠受精卵原核，或通过靶向转基因方法构造模型，但过程耗时。例如，通过靶向转基因方法构建小鼠肺癌模型需要非常高效的胚胎干细胞靶向、生殖系嵌合体的产生、至少两代杂交以获得纯合子及纯合子基因靶向小鼠的扩增，只有这样才能获得具体肿瘤表型的鼠系。若基因靶向突变是显性的（杂合子表达肿瘤表型），该过程较以上过程缩短一代，但仍然需要至少数年的时间。运用癌基因或抑癌基因的等位基因突变技术，制造了条件控制基因表达的第二代基因鼠，使鼠肺肿瘤的生长更接近散发肿瘤生长过程，例如，与肺癌有关的 *ras*、*raf*、*myc* 等癌基因，使鼠肺肿瘤的生长更接近散发肿瘤生长过程，即在肺已完全发育的成年鼠中，仅一个亚群的细胞获得突变。人们又发现散发肿瘤一般缺少进展期肿瘤的特征，可能是因为肿瘤向明显恶性进展，需要多重遗传改变的累积或基因突变的联合，于是人们通过基因修饰或使用非生殖系基因工程制作小鼠模型，例如，尝试将条件控制表达的 *K-ras* 基因导入 *Trp53* 或 *p16INK4a/p19ARF* 缺失的鼠，成功制造了晚期肿瘤模型，使转基因小鼠肺癌模型的建立更加完善。

2）造模方法

（1）*K-RAS* 基因突变模型。*K-RAS* 是第一个被确定的原癌基因。Ras蛋白（p21蛋白）位于细胞膜内表面，其活性形式为 p21-GTP，非活性形式为 p21-GDP。它可以接受和传递细胞表面信号，如生长因子、激素、神经递质等，从而影响细胞内核酶等的合成，对细胞生长和分化进行调控。它参与的信号转导通路主要为有丝分裂原活化蛋白激酶通路及磷酸肌醇-3-激酶通路等。*K-ras* 基因最常见的激活方式是点突变，当 *K-ras* 基因发生异常时，p21与GTP结合紧密，将会一直处于激活状态，持续刺激细胞生长、发育、增殖，引起细胞恶化。通过同源重组构建 K-rasLA 转基因模型 K-rasLA 小鼠，可以发展出多种肿瘤（包括肺癌性转化）。但由于肺癌进展过速，导致 K-rasLA 小鼠早期死亡，影响了其在肺癌研究中的使用。为了改进模型，又构建了联合转基因小鼠模型，如使用四环素诱导的双转基因系统构建了 CCSP-rtTA/tetO-KrasG^{12D}/Twist1-tetO7-luc（CRT）转基因鼠，可增加肺癌肿瘤发生的数量和大小。也有通过使用位点特异性的重组酶将致病基因片段导入成年鼠的肺组织细胞，如在 K-rasG^{12D} 编码区放置一个 LoxP-stop-LoxP 盒子，通过去除终止元件来进行调节，这样可以控制肿瘤发生的时间、位置和多样性。还有经表达 Cre 重组酶的重组腺病毒或慢病毒经鼻腔或气管内给药的途径将 Cre 重组酶导入肺上皮细胞，如通过表达 Cre 重组酶的重组腺病毒感染 Kras$^{LSL-G12D/+}$ 和 Kras$^{LSL-G12V/+}$ 小鼠即可获得腺癌模型。

（2）*p53* 基因突变模型。*p53* 是第二个被确认的抑癌基因，也是目前所发现的与肿瘤发病最相关的抑癌基因，编码一种相对分子质量为 53 000 的核蛋白。p53 具有调控细胞周期、凋亡、DNA 修复和重组等功能。*p53* 基因的失活在肺癌发生中有非常重要的作用。当其发生突变、缺失或灭活时，上述功能丧失，将导致衰老细胞和异常细胞不能按正常程序死亡或被清除，从而持续增殖及恶化，导致肿瘤的发生。P53 在小细胞肺癌中的突变率为 75%，非小细胞肺癌中的突变率为 50%，在肺腺癌中的突变率比鳞癌或其他肺肿瘤低。有人构建了 *p53* 与 *Ink 4A* 联合突变转基因小鼠肺癌模型，用苯并（α）芘处理 p53$^{+/+}$Ink4a/Arf$^{+/-}$、p53$^{+/-}$Ink4a/Arf$^{+/+}$、p53$^{+/-}$Ink4a/Arf$^{+/-}$ 小鼠，7 w 后发现全部发生肺癌。

3）模型评估

通过同源重组，构建 K-rasLA 转基因模型，在感染重组 4 周后处死，取肺组织切片 HE 染色观察，成瘤率 100%。构建 *p53* 与 *Ink 4A* 联合突变转基因小鼠肺癌模型，用苯并（α）芘处理 7 周后，成瘤率 100%。

4）模型特点

大部分转基因小鼠肺癌动物模型产生的肺癌，与自发性及化学诱导小鼠肿瘤类似。

5）模型应用

转基因肺癌模型具有可遗传性，模型可靠，比普通鼠模型能更好地用于研究工作，可用于肺癌病因学及发病过程、肺癌早期诊断和治疗的研究。例如，通过比较 *K-ras* 和 *p53* 突变的肺癌小鼠对 X 射线放射治疗的敏感性，以及衡量分别采用放、化疗后小鼠肺肿块的尺寸变化情况，可以为肿瘤的临床放疗选择提供更加充分可靠的依据；该模型也可用于研究肺癌的预防及预后。

（李　芝）

第六节　膀胱癌动物模型

尿路上皮癌（UC）可以发生在覆盖尿路上皮的任何身体部位。在临床实践中，UC 历来被分为膀胱 UC（BC）、上尿路 UC（UTUC）和尿道癌。BC 占 UC 的 90%～95%，UTUC 是由输尿管和（或）肾盂腔的尿路上皮细胞引起的恶性肿瘤，占所有 UC 的 5%～10%，原发性尿道癌较少见，占 1%。膀胱和上尿路上皮组织学上有相似之处，但由两个不同的生殖细胞层产生；两者都暴露于通过尿液排出的致癌物和毒素，但是曝光度不同。膀胱癌（bladder cancer）是泌尿系统最常见的恶性肿瘤，为男性中第四大常见癌症。中国的膀胱癌发病水平中等，发病率呈现逐年增长趋势，近 10 年间的年均增长率为 4.60%。膀胱癌的发病因素包括环境和化学致癌物（烟草、芳香烃、油漆、杀菌剂、塑料和重金属等)的职业暴露,腌制食品中的 *N*-亚硝基化合物也是膀胱癌的危险因素。过去的 30 年,膀胱癌的治疗并没有突破性的进展。迫切需要更好地了解膀胱癌的病理,寻找膀胱癌诊断和预后生物标志物,开发新的治疗方法。以下是常见的几种膀胱癌动物模型。

1. 诱发模型

1)造模机制

常用的尿路上皮癌致癌物有亚硝基类化合物和硝基呋喃类化合物。前者有 *N*-丁基-*N*-(4-羟基丁基)亚硝胺[*N*-butyl-*N*-(4-hydroxybutyl)nitrosamine,BBN]、*N*-甲基-*N*-硝基脲(*N*-methyl-*N*-nitrosourea,MNU);后者有 *N*-[4-(5-硝基-2-呋喃基)-2-噻唑基]甲酰胺(*N*-[4-(5-nitro-2-furyl)-2-thiazolyl]formamide,FANFT)。这些致癌物质大多含有芳香胺类成分。

BBN 是一种产生于香烟烟雾中的 *N*-亚硝基化合物的间接致癌物质,摄入后主要在肝脏中代谢,也在膀胱中代谢。BBN 降解为正丁基-*N*-(3-羧丙基)-亚硝胺(BCNP),BCPN 是直接致癌物,这些代谢产物通过尿液到达膀胱并与尿路上皮接触,导致膀胱上皮 DNA 损伤,从而选择性诱导动物形成膀胱肿瘤。MNU 是一种直接致癌物质,在多种器官中都可引起肿瘤的发生。因此,单纯诱导膀胱肿瘤发生不能通过动物饮食给药,必须通过膀胱内途径,从膀胱灌注直接与尿路上皮作用,从而导致膀胱癌变。FANFT 是一种间接致癌物,通过动物的饮食给药诱导膀胱癌发生。FANFT 能致环境污染,有致癌和致畸的风险,目前使用较少。

2)造模方法

啮齿动物的下尿路与人类的组织学类似,而且膀胱肿瘤形态相似,在肿瘤发生和基因表达方面具有与人膀胱癌相似的表型。小鼠品系如 BALBC、C57BL 和 ICR,大鼠品系如 Wistar、SD 和 Fisher,最常用于膀胱癌研究。其他如犬、兔、豚鼠和仓鼠,都曾被用于膀胱癌模型。

(1)BBN 口服诱导建立小鼠原位膀胱癌模型:SPF 雄 C57/B6 小鼠,6 周龄以上,20 g 左右,将 BBN 以 0.05%的剂量溶于小鼠的饮用水中。BBN 是一种光敏化合物,需要使用不透明的瓶子。小鼠膀胱癌在 BBN 暴露后,发展相对较早,12 周后可以观察到肉眼可见的病变;大鼠至少 20 周。

(2)MNU 膀胱灌注制备大鼠原位膀胱癌模型:SPF 雌 SD 大鼠,7～8 周龄,200 g 左右。实验前分装 MNU,用 0.1 mmol/L 枸橼酸缓冲液(pH 6.0)20 ml 溶解 MNU,配制成终浓度为 10 g/L 的 MNU 溶液。自制大鼠导尿管:选择 F3-1 型(1.0 mm)一次性硬膜外麻醉导管,头端保留同时裁剪至 10.0 cm,尾端连接导管接头;无菌操作罩内进行。40 mg/kg 体重 i.p.戊巴比妥钠麻醉,起效后仰卧固定,1‰新洁尔灭消毒会阴部 2 次。确认并上提尿道外口,用蘸有液体石蜡的自制导尿管从尿道外口沿后壁缓慢插入,插入约 1 cm 时可有阻力感,此时暂停插入,向鼠尾压导尿管并调整导尿管插入方向与鼠尾平行,再缓慢插入膀胱。插入导尿管 3～4 cm 后可有明显的阻碍感,此时导尿管已位于膀胱内,抽净尿液,实验组大鼠每只注射 MNU 溶液 0.2 ml。每 2 周灌注 1 次,共计 4 次,灌注完毕后撤出导尿管,轻柔夹闭尿道外口约 15 min。

注意事项：①MNU 在 pH 6.0 时半衰期最长，因此使用 pH 6.0 的枸橼酸缓冲液进行 MNU 溶液配制，现用现配，确保 MNU 诱癌的作用时间；②利用长约 10 cm 的一次性硬膜外麻醉导管制成自制导尿管，此种导尿管头端圆钝，插入过程中能减少对尿道的损伤，同时导尿管上自带刻度，可根据导尿管进入长度预估插管位置，及时改变插入方向等；③消毒导尿管，同时消毒大鼠会阴部，减少大鼠继发尿路感染及膀胱结石的产生；④排空尿液，以保证膀胱内药物浓度，拔除导尿管后，间断夹闭尿道外口约 15 min，保证灌注药物与膀胱黏膜充分接触。

3）模型评估

（1）肉眼观测：可触摸的膀胱肿块、体重减轻。肉眼血尿提示膀胱肿瘤形成可能。

（2）膀胱镜检：经尿道微创膀胱镜是一种无创的检测和监测浅表肿瘤的方法，但无法准确鉴别低级别和高级别癌，不能评估侵袭程度或 CIS，也无法区分 CIS 与炎症。将微型经尿道膀胱镜与光学成像方式相结合，并以荧光素或光敏染料经膀胱镜膀胱内注射，可提高微型膀胱镜的诊断价值。

（3）腹部超声：可对小鼠进行早期肿瘤检测。高频率、高分辨率的膀胱内超声（HRUS）作为一种快速、高效、相对廉价的成像手段，在小鼠模型中检测膀胱肿瘤敏感性高。每隔 2 d 用超声成像监测肿瘤生长。

（4）小动物活体成像：主要采用生物发光与荧光两种技术。生物发光是用萤光素酶基因标记细胞或 DNA，而荧光技术则采用荧光报告基团（GFP、RFP、Cyt 及 dyes 等）进行标记。观测活体动物体内肿瘤的生长及转移、感染性疾病发展过程，以及跟踪特定细胞类型的基因或分子的表达等生物学过程。

4）模型特点

暴露于 BBN 的小鼠病理特征包括增生、发育不良、CIS 和侵袭性肿瘤，在组织学和遗传学上与人类膀胱肿瘤相似。BBN 小鼠模型与人类膀胱癌在几个蛋白质/mRNA 水平上的变化是一致的，从而增强了该模型的可靠性。

MNU 法膀胱灌注建立膀胱原位模型的主要优点是：12 周后即可出现乳头状瘤和癌，MNU 是唯一单剂量产生膀胱癌的致癌物。然而，MNU 性质不稳定，需低温储存，避免光照。随着时间的推移，MNU 可能分解出现致癌能力的改变，导致实验结果不一致；MNU 法诱发的多数是低级别肿瘤，且转移率低。

2. 遗传工程小鼠膀胱癌模型

1）造模机制

可以携带克隆的致癌基因或敲除肿瘤抑制基因，以在体内研究人类疾病相关的基因异常、单个及多个突变事件导致的膀胱肿瘤的发生。常见基因工程小鼠有基因敲除、条件性基因敲除、基因敲入（点突变或片段敲入）、转基因、定点转基因（过表达）等。

2）造模方法

将人工导入的外源基因或特定 DNA 片段整合到小鼠染色体组诱导小鼠产生膀胱癌。鼠源性尿路上皮分化特异糖蛋白Ⅱ（UroplakinⅡ）基因上游一段 36 000 bp 长的序列，能引导癌基因在尿道上皮特异性表达，将该序列与其诱导癌蛋白 SV40T（simian virus

40 T 抗原）基因融合构建出 UPⅡ-SV40T 嵌合基因，再把该嵌合基因随机整合到小鼠染色体中，诱发产生了在表型及转化模式上均与人高度相似的裸鼠膀胱移行上皮癌。目前大多数膀胱癌模型都使用小鼠 UPⅡ启动子。使用尿路特异性 Cre 系统，可以应用Cre-loxP 系统选择性地在膀胱上皮实现特定基因的导入或敲除。尿路上皮性膀胱癌是一种复杂的疾病，目前研究证实单一的突变无法形成膀胱肿瘤，需要多个突变来诱导膀胱肿瘤的发生。

3）模型特点

遗传工程小鼠膀胱癌模型是通过克隆癌基因，或通过单独或联合敲除肿瘤抑制基因而产生的，是研究基因功能的理想选择，但是这些模型可能不会完全反映人类肿瘤发生过程中的基因改变，因为膀胱肿瘤的发生发展和转移涉及多个信号通路。在这些模型中，癌细胞的异质性与人类膀胱癌不一致，因此通常不用来测试药物疗效。

3. 移植模型

1）造模机制

将膀胱癌细胞或组织注射到皮下，肿瘤细胞增殖，形成皮下肿瘤。将膀胱癌细胞或组织注射到膀胱腔内或黏膜下，肿瘤细胞增殖形成膀胱原位肿瘤。通过尾静脉、眶静脉、心脏或某些特定血管注射等方法注射膀胱癌细胞，通过血液循环，肿瘤细胞在肺、肝、脑等器官定植形成转移灶。

2）造模方法

常用的鼠膀胱癌细胞株有 AY27、MBT2、MB49 等。其中，MB49 膀胱肿瘤模型与人类膀胱癌非常相似，是研究新的基因和免疫疗法的有效模型。使用已建立的基因组分析技术，如短串联重复基因分型、突变分析、Array-CGH 及传统的组织学对膀胱癌 PDX 模型进行分析，该模型保留了原发肿瘤的组织病理学特征和分子特征，显示了膀胱癌的临床病理异质性。癌细胞移植模型，准备 MB49 细胞，调整细胞密度为 2×10^6 个细胞/ml，将细胞悬液置于冰上。

（1）膀胱内灌注移植瘤模型：将尿路上皮癌细胞注射到受体宿主的膀胱腔。膀胱上皮是抵抗尿液中代谢毒性废物的重要屏障，其中上皮伞状细胞的葡萄糖胺聚糖层（GAG）发挥了重要的作用，GAG 层在膀胱上皮形成一个亲水的保护层来抵抗尿液中毒素的侵害。在膀胱黏膜完整的情况下，膀胱内灌注膀胱癌细胞的发癌率一般只有 10%。因此，必须破坏膀胱表面的葡萄糖胺聚糖层，以促进肿瘤细胞黏附。电烧灼、切割膀胱黏膜上皮，以及盐酸、*N*-甲基-*N*-亚硝基脲、硝酸银化学剥蚀上皮后再灌注肿瘤细胞均可造成机械损伤。然而，电烧灼或者切割膀胱黏膜上皮肿瘤植入的成功率依赖于手术技术，其成功率为 10%～90%，还有膀胱壁被穿破导致肿瘤在腹膜腔内发展的危险。而盐酸、硝酸银等化学物质与膀胱壁接触太久，有严重损害膀胱的危险。使用带正电荷的聚左旋赖氨酸（poly-L-lysine，PLL）分子覆盖膀胱壁，使得带负电荷的肿瘤细胞能够黏附在膀胱的糖胺聚糖层上。这种方法通常会导致膀胱内多个肿瘤的发生，但可提高肿瘤植入率至80%～100%。雌性尿道较短，易于操作，故多用雌鼠。

4～6 周龄 SPF 雌 C57BL/6J 小鼠。小鼠 i.p.麻醉（75 mg/kg 体重氯胺酮和 1 mg/kg

体重甲托咪定）。用 1 ml 注射器吸取聚左旋赖氨酸溶液，接 24G 静脉导管，用镊子将导管经尿道插入膀胱，缓慢灌输 50 μl PLL 溶液，速度每 20 s 灌输 10μl，避免过快导致膀胱输尿管反流。将导管置于膀胱内 20 min，用塞子塞住，防止液体流出。之后，轻轻按压下腹部，排出膀胱内容物。用 1 ml 注射器冲洗导管内剩余的内容物。将 MB49 细胞混合均匀后，同速输注 50 μl 的细胞悬液。老鼠皮下注射 50μl 生理盐水补充液体。1 h 后，排出膀胱内所有内容物，退出导尿管。

（2）膀胱壁内注射法：6～8 周龄 SPF 雄 NOG 小鼠，约 20 g。麻醉后，B 超引导下，使用 1 ml 的注射器，30G 针头，用 PBS 把膀胱黏膜固有层和逼尿肌肌层分开，再用 25G 的针头扩张间隙形成囊袋状空间，把 50 μl 膀胱癌细胞悬液（1×10^6 个细胞）注射进该间隙内。

3）模型特点

原位膀胱癌模型能更好地反映临床肿瘤的特点，且由于膀胱通过尿道与外界相通的特点，使得原位膀胱癌动物模型在膀胱癌腔内灌注治疗研究中具有重要意义。缺点：反复经尿道膀胱灌注药物可能引起尿道损伤、继发尿路感染和产生膀胱结石；皮下穿刺不易控制，造成肿瘤外渗；术后抗感染的抗生素使用可能影响膀胱癌治疗；手术易造成裸鼠感染。

4）模型应用

化学药物诱导模型、遗传工程小鼠模型可以用于膀胱癌发病机制研究、膀胱癌新药研发的前期基础研究等。PDX 模型在膀胱癌治疗方案的制订和优化中有一定参考价值。

（温机灵　温晓飞）

第七节　宫颈癌原位移植小鼠模型

宫颈癌（cervical cancer）是全球第四大最常见的女性癌症，是我国女性第二大恶性肿瘤，也是影响 45 岁以下女性的三大癌症之一。全世界每年约有 20 万妇女死于宫颈癌，其中我国占 10%。在人类发展指数高的国家，宫颈癌的 5 年生存率为 60%～70%；而在人类发展指数低的国家，宫颈癌的 5 年生存率降至 20%。宫颈癌的诊断并不困难：性交后出现阴道流血、有腥臭味的阴道排液或阴道分泌物增多，可出现淘米水样并伴有恶臭味；疼痛，晚期由于癌细胞的转移可出现一侧骶髂部的持续性疼痛。宫颈癌前病变严重程度分级：1 级为低级别鳞状上皮内病变，代表一种生产性 HPV 感染，2/3 级为高级别鳞状上皮内病变。HPV 感染后，由于免疫系统干预，1 级病变经常会自发消退；2/3 级如果不经治疗，发展为宫颈癌的风险很高。免疫治疗可能是一种补充方法，甚至是更好的选择。宫颈癌的治疗，适于切除的病例应首选手术。宫颈锥形切除术不仅可以用于治疗，亦可用于诊断，锥形切除宫颈和宫颈管组织后病理送检；子宫切除或连同切除子宫附件（卵巢、输卵管等）。比较严峻的是，自 20 世纪 70 年代以来，宫颈癌患者的生存率并没有显著提高，迫切需要改进现有的宫颈癌治疗方法。

1）造模机制

宫颈癌动物模型分为 4 类：自发性、转基因、诱发性及移植性肿瘤模型。自发性肿瘤发病率低、周期长、致病因素不可控；转基因模型适于特定确切的基因突变；宫颈癌原位模型常用的是诱发性、移植性两种。诱发性宫颈癌模型是用甲基胆蒽、二甲基苯蒽等致癌物在小鼠的宫颈埋线诱发宫颈癌，但其缺点是接触强致癌剂、操作风险高，且诱导周期长，往往需要数月。移植性宫颈癌原位模型是将宫颈癌组织碎片手术植入（PDX）宫颈或将宫颈癌细胞注射（CDX）入宫颈而构建。根据实验目的可选择正常小鼠或免疫缺陷小鼠。移植瘤的组织或细胞来源可以是手术切除标本、肿瘤活检组织，或取自腹水的肿瘤细胞、肿瘤细胞系。如选择 U14 小鼠宫颈癌细胞系在具有完整免疫功能小鼠上成瘤，需首先腹腔接种，提取腹水中的肿瘤细胞后进行后续接种步骤。

2）造模方法

裸鼠，6～8 周龄，雌性，20～25 g。

（1）手术移植肿瘤组织法：宫颈癌细胞系（Caski、ME-180 或 Siha）用含有增强型绿色荧光蛋白或者红色荧光蛋白的质粒转染后培养，当处于指数生长时制备成 $5×10^6$ 个细胞/ml 的宫颈癌细胞悬液。小鼠进行戊巴比妥钠（1%，50 mg/kg 体重，腹腔注射）麻醉后，在左侧腓肠肌肌肉注射宫颈癌细胞悬液 100μl。每 2 天观察小鼠的健康状态及移植瘤生长情况。当肿瘤生长至 2 cm×2 cm 大小时，处死小鼠，在无菌条件下切除肿瘤，在 DMEM 培养基中切成 2～3 mm^3 小块，待移植用。小鼠以戊巴比妥钠麻醉后，仰卧位固定于小鼠台。外科消毒后，取腹部正中切口暴露子宫，在子宫颈水平处做一个小切口，用 8-0 丝线将 2～3 mm^3 的肿瘤碎片缝合植入。将子宫复位至腹腔，腹部用 4-0 丝线和不锈钢伤口夹分两层缝合。

（2）宫颈注射癌细胞悬液法：制备 $10×10^6$ 个细胞/ml 的宫颈癌细胞悬液。小鼠进行戊巴比妥钠（1%，50 mg/kg 体重，腹腔注射）麻醉后，外科常规消毒，阴道扩张器将小鼠阴道扩张，小号止血钳将宫颈拉出，注射 100μl 的宫颈癌细胞悬液。术毕松开止血钳让宫颈自然回缩至阴道内。

3）模型评估

（1）小动物活体成像监测：具有绿色或红色荧光的肿瘤组织原位移植后，可以采用小动物活体成像仪直接监控体内宫颈癌的生长及转移，动态观测肿瘤的发展演变情况。该方法直观、无创、灵敏。

（2）MRI 显像观察：MRI 组织分辨率高、无创伤，在动态监测活体肿瘤生长情况的同时，可观察肿瘤与周围组织的解剖相互关系。

（3）剖取肿瘤探查：待肿瘤形成后每隔一段时间处死一批小鼠，剖腹取出肿瘤并测量大小，观察肿瘤转移情况；制备组织切片进行病理学检查，并取血进行肿瘤标志物等检测。

4）模型特点

皮下移植宫颈癌实验动物模型，将癌细胞接种到动物皮下而形成，操作简便，易于观察，造模成功率高，但该类模型会影响肿瘤的生长特性，无法模拟宫颈癌在体内的生物学行为。小鼠的子宫颈部解剖学清晰，可以拉出体外操作，有利于宫颈原位移植，模型可控稳定，其肿瘤发生部位、生长及转移等生物学特性与临床相似，但操作复杂。

5）模型应用

该模型可用于宫颈癌的基础与临床研究，进行新疗法、新药物的研发。

（赵文荣 程静新）

第八节 乳腺癌树鼩模型

乳腺癌（breast cancer）是一种全世界妇女最常见的恶性肿瘤，发病率位居中国女性恶性肿瘤首位，2020 年中国女性乳腺癌发病率为 59.0/10 万，80%的乳腺癌诊断和近 90%的死亡都发生在 50 岁以上的女性。与乳腺癌相关的危险因素和病原学因素包括生殖史（初潮年龄、绝经年龄、未生育、30 岁后生育、激素替代治疗）、家族史、遗传和辐射暴露；乳腺癌相关基因包括乳腺癌易感基因 *BRCA1*、*BRCA2*、*p53*、*ATM*。乳腺癌在组织学类型、自然史、临床行为和治疗反应方面是一种多样化的疾病。对表达激素受体的疾病亚群，即雌激素受体（ER）、孕激素受体（PR）及抗人类表皮生长因子受体 2（HER2）的治疗方法取得成功进展，最近的 15 年，乳腺癌一直根据其 ER、PR 和 HER2 的表达进行分类。在医院治疗的不同类型乳腺癌患者 10 年总生存率达 82.6%，但在欠发达地区只有 40%，主要原因是缺乏全面的早期筛查和诊断，以及具有成本效益的治疗方法，乳腺癌的机制研究和更有效的预防及治疗方法的开发依然显得迫切，合适的动物模型对于发现新的预防和治疗方法至关重要。

1）造模机制

慢病毒介导的癌基因过表达转染几种癌基因，如 *PyMT*、*Wnt1* 和 *HER-2*，可以成功诱导小鼠乳房肿瘤。PyMT（polyoma middle-T antigen）是一个强大的癌蛋白，可改变正常的上皮细胞，广泛应用于在转基因小鼠（MMTV-PyMT）乳腺癌模型中诱发乳腺增生。PyMT 本身通过激活几个重要的细胞致癌信号通路发挥作用，即 src 介导的 PyMT 酪氨酸磷酸化（pY315 和 pY250）激活 PI3K/AKT 和 Ras/MEK/ERK。树鼩（*Tupaia belangeri*）乳腺癌 1966 年首次报道，既往研究已经确定了大量自发性树鼩乳腺癌的特征，证实 7,12-二甲基苯并（α）蒽（DMBA）+醋酸甲羟孕酮（MPA）能成功诱导树鼩乳腺癌。乳腺局部注射造模组病理类型有导管内乳头状瘤和导管原位癌。虽然乳腺由多种细胞类型（上皮细胞、间质成纤维细胞、脂肪细胞、免疫细胞）构成，但临床相关的乳腺癌通常来源于上皮细胞，包括管腔细胞和基底（肌上皮）细胞组成的双层结构，排列在导管和小叶中，两种细胞类型可以在任何位置引发癌症。导管癌是人类乳腺癌中最常见的类型。

2）造模方法

树鼩野外捕获，人工喂养至少 3 个月，或者人工繁殖。1 岁雌性树鼩。

（1）慢病毒的准备。用 10 μg FU-CGW 慢病毒表达载体（PyMT/GFP 或仅含 GFP）、6.52 μg pMDL、3.52 μg Vsvg 和 2.52 μg pREV 转染约 4×10^6 HEK293T 细胞，转染第 2 天更换培养基，转染后 48 h 收集含有病毒的培养基。超速离心收集病毒，保存在−80℃。

用浓缩病毒感染 1×10^5 HEK293T 细胞 3 d，流式细胞术 GFP 阳性细胞验证病毒滴度。

（2）导管内注射。树鼩有三对乳腺，第一对在胸壁上，第二对在腹壁上，最后一对靠近腹股沟区域。后两对相对容易识别、进入，作为注射慢病毒的部位。麻醉后，暴露树鼩乳腺导管，然后用 33 号针头将浓缩病毒（10 μl）直接注射到乳腺体的导管腔中。加入台盼蓝追踪病毒溶液的去向及分布示踪。将 PyMT 慢病毒和 GFP 对照慢病毒分别注射于同一动物的不同侧乳腺。

3）模型评估

注射慢病毒后，每两天监测树鼩一次。注射后 3 周内，约 80% 出现乳腺肿瘤；6 周，肿瘤发生率达 94%；7 周后，几乎所有注射了表达 PyMT 慢病毒的树鼩体内都出现了乳腺肿瘤。1 个月左右，可见肿瘤体积足够大。当肿瘤直径达到 1.5 cm 左右时，原发肿瘤进一步进行病理检查。HE 染色病理观察，孕酮受体（PR）、Ki-67 和 cleaved caspase-3 免疫组化染色显示，肿瘤细胞 PR 阳性，增殖能力强，与正常乳腺上皮细胞相比凋亡较少。

为了进一步确定被 PyMT 慢病毒感染的细胞，可以使用抗 GFP 和抗 CK14（肌上皮细胞标记物）抗体进行免疫荧光染色。GFP 阳性细胞 CK14 也呈阳性，表明 PyMT 慢病毒感染树鼩乳腺的肌上皮细胞而不是管腔细胞。新鲜树鼩肿瘤组织在荧光显微镜下显示 GFP 表达，表明肿瘤确实是由表达 GFP 的慢病毒诱导的。

4）模型特点

树鼩有许多特征使其成为一种很好的实验动物，如体形小、维护成本低、生殖周期短和寿命短，最重要的是，它与灵长类动物的关系密切。此外，在生物医学研究中使用树鼩的伦理问题比灵长类要小。啮齿类动物用以研究乳腺癌已经比较普遍，如大鼠乳腺可以建立原发性癌和移植性癌模型，C3H 雌性小鼠的乳腺癌发病率高达 90%～100%；特别是转基因小鼠和大鼠仍然是最普遍的乳腺癌动物模型，这在很大程度上基于体形小、成本低和产仔数量多。但是，许多治疗方法在啮齿类动物模型中有效，但败于临床试验。原因之一是人类和啮齿类动物间的进化关系更远。系统发育分析表明，树鼩与人类的亲缘关系更密切。树鼩自发肿瘤在形态学和病理学上与人类乳头状肿瘤非常接近。

5）模型应用

树鼩可能是一种适合于乳腺癌研究的动物模型，可以用以研发抗乳腺癌新药及临床用药的治疗效果等。

（梁淑静）

第九节　前列腺癌转基因小鼠模型

前列腺癌（prostate cancer）是泌尿系统最常见的肿瘤，其发病率占中国男性癌症第六位，是西方男性癌症死因的第二位。根据世界卫生组织的数据，2020 年全球前列腺癌发病为 1 414 259 例，占所有新发癌症病例的 7.3%，是第四种最常见的癌症，是 50 岁及以上男性死亡的主要癌症类型之一。随着前列腺特异性抗原（prostatic specific antigen，

PSA）筛查的普及，越来越多的前列腺癌患者得以诊断，因此，近年来我国前列腺癌发病率呈显著上升的趋势。前列腺癌具有激素依赖、进展相对缓慢等特殊性。前列腺癌研究的动物模型有多种，包括自发和诱发、可移植性、转基因及基因敲除动物模型等。转基因模型由于其较其他模型显著的优势而成为前列腺癌研究的首选模型，其中 TRAMP（transgenic adenocarcinoma of the mouse prostate）小鼠模型应用最为广泛。

1）造模机制

将外源基因导入小鼠受精卵，产生携带外源基因的小鼠品系，并能通过生殖细胞将外源基因传递给后代的小鼠，称为转基因小鼠，TRAMP 模型即是将 Probasin 启动子结合猴病毒 40（SV40）T 抗原转入小鼠受精卵中。SV40 病毒产生的肿瘤蛋白，可以阻断两个重要的抑癌基因 $p53$ 和 Rb 的作用通路，在前列腺癌中也存在这一通路的突变和异常。Probasin 是鼠配体携带蛋白家族的一员，特异性地定位表达于前列腺的背侧和腹侧叶，雄激素、少量皮质激素及交配行为可使其表达增强。将特异性的启动子与 SV40 相连，可以构建前列腺癌动物模型。

2）造模方法

通过转基因方法将受雄激素调控的 Probasin 启动子结合猴病毒 40（SV40）T 抗原转入小鼠，特异性诱导小鼠前列腺发生肿瘤。T 抗原在 4～6 周即开始表达，SV40 产生的肿瘤蛋白可阻断抑癌基因 $p53$ 和 Rb 通路，从而导致肿瘤形成。

3）模型评估

（1）基因型鉴定：TRAMP 小鼠检测采用 SV40 引物和 tcrd 引物作为内参：SV40 上游引物 CAGAGCAGAATTGTGGAGTGG，下游引物 GGACAAACCACAACTAGAAT-GCAGTG；内参 tcrd 上游引物 CAAATGTTGCTTGTCTGGT，下游引物 GTCAGTCGAGT-GCACAGTTT。PCR 产物进行 1% 琼脂糖凝胶电泳，根据片段大小确定基因型。

（2）造模成功率：研究表明 28 周龄 TRAMP 小鼠前列腺肿瘤成瘤率为 100%（10/10）。需通过免疫组化结果证实肿瘤细胞高表达 T 抗原。

4）模型特点

前列腺上皮内瘤、高分化腺癌和低分化癌的特点与临床类似。TRAMP 小鼠肿瘤形成后，初始阶段也对雄激素阻断治疗敏感。病理进展与人前列腺癌相似，随时间推移，表现出从早期前列腺上皮内瘤到晚期腺癌及转移癌的各级演变特点。一般到 8 周，TRAMP 小鼠几乎所有前列腺叶出现前列腺上皮内瘤变；到 16 周左右，前列腺出现高分化癌，随时间进展到低分化癌；到 36 周，几乎所有 TRAMP 小鼠出现转移癌。

5）模型应用

TRAMP 小鼠模型可以研究小鼠前列腺肿瘤形成机制，以及药物筛选、雄激素阻断治疗敏感性等。

（黄立群　温晓飞）

第十节 淋巴瘤小鼠模型

恶性淋巴瘤（malignant lymphoma）是发生于淋巴结或结外淋巴组织的一类血液系统恶性肿瘤，是一组免疫系统增殖的恶性肿瘤，可以影响任何器官，通常被归类为霍奇金淋巴瘤（HL）和非霍奇金淋巴瘤（NHL），分别约占所有淋巴瘤的 10% 和 90%。NHL 的预后较 HL 差，原因是 NHL 比 HL 患病年龄高、诊断更晚。霍奇金淋巴瘤的中位诊断年龄为 39 岁，非霍奇金淋巴瘤为 69 岁。NHL 可由 B、T 或 NK 细胞产生，85%～90% 的 NHL 来自 B 淋巴细胞，其余来自 T 或 NK 细胞。NHL 的初始治疗通常是化疗，放射治疗也可用于早期诊断的患者。大多数患者对治疗反应良好，但复发频繁，许多 NHL 亚型无法治愈。HL 则即使在晚期通过联合化疗、放疗或联合治疗也是比较容易治愈的，5 年相对生存率可高达 85%。传统化疗药物、靶向药物及骨髓造血干细胞移植等治疗有效，可改善淋巴瘤预后，但仍存在耐药、难治复发等，导致治疗失败。

1）造模机制

淋巴瘤动物模型有移植性、诱发性、自发性和近年来发展起来的转基因动物模型等。诱发性淋巴瘤小鼠模型也有报道，即在实验条件下使用致癌物，如射线、化学物、病毒等诱导动物肿瘤发生，但淋巴瘤发病复杂，往往不是由于单一的已知致癌物所引起，诱发性肿瘤组织的发生发展及病理类型往往与人癌不一致。目前常用的淋巴瘤模型多为同种异体移植性肿瘤模型和异种异体移植性肿瘤模型，即将鼠源性淋巴瘤细胞株移植到小鼠体内，或者将人源性淋巴瘤细胞株移植到免疫缺陷鼠体内，细胞株连续传代形成肿瘤。淋巴瘤分类繁多，根据瘤细胞分为霍奇金淋巴瘤（HL）和非霍奇金淋巴瘤（NHL）；根据不同的淋巴细胞起源，分为 B 细胞、T 细胞和 NK 细胞淋巴瘤。常见的淋巴瘤细胞株如人弥漫大 B 细胞淋巴瘤细胞株 OCI-LY3、OCI-LY19，以及人伯基特淋巴瘤细胞株 Raji、小鼠 B 淋巴瘤细胞系 A20 等。

同种移植小鼠模型造模简单，肿瘤与荷瘤小鼠一致性强、成活率高，但由于种属差异，其生长特性与人肿瘤差异大，难以模拟人类肿瘤的特性。免疫缺陷鼠免疫排斥反应极大减低，人源淋巴瘤细胞株移植入小鼠体内生长良好，并保持了淋巴瘤细胞原有的形态及生物特征，所以异种动物移植性肿瘤模型成为淋巴瘤体内研究较好的模型。以下描述利用小鼠 B 淋巴瘤细胞系 A20 建立 HL 小鼠模型的方法。

2）造模方法

BALB/c 小鼠，4～5 周龄，雌雄不限，体重 18～25 g，按清洁级动物饲养标准进行喂养。严格饲养在恒温（20～26℃）、恒湿（50%～56%）、SPF 级层流架内。鼠盒、空气过滤罩、垫料、饲料和饮水等均经高压蒸汽灭菌，并在无菌条件下适时更换。

小鼠 B 淋巴瘤细胞系 A20，培养基为含 10% 胎牛血清的 RPMI-1640，于 37℃、5% CO_2 培养箱内培养。取对数生长期细胞用无血清培养基重悬，镜下计数。将细胞悬液尽快完成接种。

目前常用且成瘤率较高的接种方法为皮下接种及尾静脉注射。

（1）皮下接种：75% 乙醇消毒小鼠局部皮肤，如腋窝、腹股沟，无菌注射器吸取备用的细胞悬液，2×10^6 个细胞/100 μl，直接种于皮下。

（2）尾静脉注射：小鼠尾部温水浸泡 5 min，压迫小鼠尾根部，75%乙醇消毒，无菌注射器吸取细胞悬液，距尾尖 1/3 处进针尾静脉，注射。

（3）脾脏注射：2%戊巴比妥钠 i.p.麻醉，仰卧位固定小鼠，75%乙醇消毒皮肤，左上腹肋缘下 1 cm 切口，剪开腹膜，显露脾脏，水平轻轻拉出切口，用针头在脾脏下极进针直达脾脏上极，边退边缓慢注入细胞悬液，拔出针头，将脾脏放回原位，逐层缝合关腹。

（4）腹腔腔注射：腹部局部 75%乙醇消毒后，用 1 ml 注射器吸取肿瘤细胞悬液，腹部近中线处，扎入腹膜腔注射。

（5）组织块移植法：将肿瘤细胞接种成瘤后的裸鼠瘤体无菌取出，新鲜组织，无坏死，无包膜，切成 1～3 mm³ 大小，皮肤小切口，包埋于皮下，形成直径 0.5～0.8 cm 的皮丘，按压切口片刻并缝合。

3）模型评估

不同的淋巴瘤小鼠模型的病理情况与其相对应的人淋巴瘤病理类型相似。

皮下成瘤，大约 2 周可见瘤体。大体解剖：裸鼠成瘤，瘤体呈圆形、椭圆形，瘤体体表面光滑，被覆完整结缔组织薄膜，易剥离，瘤组织灰白色，鱼肉状。瘤体病理切片：光镜下瘤细胞大小不一，弥漫分布，多数瘤细胞胞浆较少，细胞核大而深染，核呈现圆形或者椭圆形，可见散在分布的大小胞，胞浆丰富，双核、多核或不规则核，类似人 HL 中的 H/RS 样细胞。

4）模型特点

移植小鼠模型操作简便，接种成活率高，易于成瘤。其中，A20 细胞 BALB/c 小鼠皮下移植瘤模型成瘤时间短，尾静脉接种形成的血行播散性模型成瘤部位广泛。

5）模型应用

该模型在淋巴瘤研究中可为药物筛选、生物标志物的发展和靶向药物的临床前评价提供较为可靠的体内实验数据。

（李斑斑　滕清良）

第十一节　急性 B 淋巴细胞白血病小鼠模型

急性淋巴细胞白血病（acute lymphoblastic leukemia，ALL）是原始淋巴细胞及幼稚淋巴细胞在造血组织异常增殖并浸润全身各脏器组织的一种造血系统恶性克隆性疾病。全球范围内 ALL 的发病率正在迅速增长，据估计全球年发病率为 1/10 万，好发于 1～4 岁儿童，约占儿童急性白血病的 70%，其中 80%来自 B 细胞系。免疫系统由白细胞、骨髓和其他器官组成，白细胞包括中性粒细胞、单核细胞、嗜酸性粒细胞、嗜碱性粒细胞、树突状细胞、淋巴（T 和 B）细胞和 NK 细胞。通过区分自我和非自我，免疫系统负责保护身体免受外源性和内源性因素侵袭。先天性免疫反应从出生开始就存在，在自身分子的存在下激活非特异性免疫反应，如通过内源性损伤相关分子模式、Toll 样受体配体，以及以细胞因子释放依赖的方式；获得性免疫反应包括 B 细胞产生抗体、抗原提呈给 T 辅助细胞、刺激细胞毒性 T 细胞（CTL）即 CD8$^+$ T 细胞，消除异己，产生免疫记忆细胞。ALL 发生发展的确切因素目前尚不清楚，为研究其生物学特性及其治疗方案，常利用 NOD/SCID 免疫缺陷小鼠来构建白血病模型。

1）造模机制

Nalm-6 细胞为人急性 B 淋巴细胞系白血病细胞株。NOD/SCID（非肥胖糖尿病/重症联合免疫缺陷）小鼠是将 NOD/Lt（非肥胖糖尿病）小鼠与 SCID（重症联合免疫缺陷）小鼠回交而得到的免疫缺陷鼠，该小鼠品系缺乏 T、B 淋巴细胞，低 NK 细胞活性，无循环补体，巨噬细胞和 APC 细胞功能损害，可以允许人造血干细胞在其体内高水平植入，而且移植后在受鼠外周血中检测到人源性细胞。

2）造模方法

雌性 NOD/SCID 小鼠，18～20 g，4～5 周龄。饲养于 SPF 实验室，所用饮水、饲料、垫料及一切与鼠接触物品都经高温高压蒸汽灭菌处理，饮水 1 d 更换 1 次，垫料 3～4 d 更换 1 次。

Nalm-6 细胞培养于含有 10%胎牛血清（fetal bovine serum，FBS）的 RPMI 1640 培养液中，并在培养液中加入青霉素、链霉素双抗（浓度为 1%），培养于 37℃、5%CO$_2$ 细胞培养箱中，每隔 48 h 换液 1 次。取处于对数生长期的 Nalm-6 细胞（台盼蓝染色，活力大于 95%），1000 r/min 离心 5 min 后，PBS 洗涤 2 次，并将其浓度调整为 2.5×10^7 个细胞/ml，将 5×10^6 个 Nalm-6 细胞（200μl）尾静脉注射于 NOD/SCID 小鼠体内。

3）模型评估

（1）一般状况：观察 NOD/SCID 小鼠的一般状况，如精神状态、食欲、体重等变化。

（2）小鼠骨髓细胞形态改变：颈椎脱臼法处死发病小鼠，全身浸泡 75%乙醇中消毒，置于 90 mm 塑料无菌平皿中，取出左右两侧大腿骨，剪掉小鼠大腿皮肤及肌肉，股骨由上到下、胫骨由下到上剥离周围肌肉组织，剥离骨骺，剪断股骨一端，用吸有生理盐水的 1 ml 注射器冲出骨髓血于 EP 管中，直至股骨及胫骨外观呈白色，后取骨髓沉冲刷液混匀后涂于玻片上，晾干固定，瑞氏-姬姆萨染色后油镜下观察。

（3）病理学检查：取濒死小鼠或已死亡小鼠解剖，取其心脏、肝脏、脾脏、肺脏和肾脏组织，病理技术处理，HE 染色，光学镜检。

（4）外周血、骨髓组织中 Nalm-6 细胞含量检测及免疫表型分析：利用摘眼球或毛细吸管取小鼠内眦静外周血 100 μl，加入红细胞裂解液裂解红细胞后，PBS 洗涤 2 次，1500 r/min 离心 5 min，用 200 μl 的 PBS 重悬细胞。将老鼠脱颈椎处死，分离双侧股骨和胫骨，用生理盐水冲出骨髓细胞，1500 r/min 离心 5 min，加入红细胞裂解液裂解红细胞，PBS 洗涤 2 次后，1500 r/min 离心 5 min，70 μm 尼龙网过滤，制备成骨髓细胞悬液。取 2×10^6 个外周血或骨髓细胞，加入 PBS 制成 100 μl 混悬液加入 FITC 标记的鼠抗人 CD10 单克隆抗体和 PE 标记的鼠抗人 CD19 单克隆抗体，4℃孵育 30 min，用 PBS 洗涤 1 次后，用 200 μl 的 PBS 重悬细胞，FACS Calibur 流式细胞仪检测人 CD10$^+$CD19$^+$细胞占有核细胞的百分比。

4）模型特点

该方法简便快捷，成功率高，速度快，重复性好，病理变化明确、显著。NOD/SCID

小鼠是一种适于异种移植并且稳定应用的小鼠品系，适合白血病细胞的植入。

5）模型应用

该模型可以用来研究癌细胞的分化调控机制、白血病发病机制及治疗靶点筛查等，以及分子靶向治疗及药敏试验等。

（刘芹芹　郭冬梅）

第二十二章　再生医学动物模型

再生医学最重要的目标是修复、恢复、矫正，以及再生因受外伤、先天性缺陷或疾患而受损的组织和器官，利用身体的自然愈合潜力来逆转衰老、焕发活性。再生医学利用细胞治疗，以及生物医学或组织工程、器官工程，是一个潜力巨大的发展领域。机体组织细胞有些是终末分化的，如神经元、肌细胞等，一旦分化完成，终生不能再生。有些细胞具有再生潜力，如皮肤细胞、黏膜上皮细胞、成骨细胞、毛囊细胞、造血组织细胞等，但在受到病理因素的打击后，失去了再生能力，需要重新激活或改造或移植救治。近年来，再生医学，尤其是细胞移植，已经显示出临床应用的潜力和希望。细胞移植（免疫细胞、骨髓干细胞、多能干细胞、全能干细胞等）、组织移植（毛囊、皮片、角膜、骨髓等）、器官移植（皮瓣、肾脏、肝脏叶、心肺联合等）技术上是成熟的，多数在临床上已经常规化开展，通过移植器官挽救或延续了某些器官功能和人的生命，是一种特定条件下有效甚至唯一的救治手段。器官移植以后的受体宿主针对性反应、移植器官的功能与结构变化、移植器官与受体宿主的关系重建及系统一体化等，依然是器官移植学科及临床面临的课题。

以肝脏为例，再生医学的治疗策略可能通过移植细胞替换受损的肝细胞、刺激原有肝细胞的增殖、创造一个允许生长的微环境使移植细胞存活并整合到宿主中来减轻肝损伤。细胞移植是治疗终末期肝病最有前途的再生医学策略之一，可移植多种类型的细胞，以促进肝脏再生。还可以通过肝组织工程，将肝细胞、适当的生化因子结合工程学技术，以替代或再生受损的肝组织或器官。另外，细胞治疗尤其是干细胞移植成为被广泛关注的再生医学疗法之一，尤其是间充质干细胞和造血干细胞，在治疗慢性疾病，如白血病、骨髓、自身免疫性疾病和泌尿系统疾病中发挥着重要作用。目前，干细胞生物学研究延展到转化医学阶段，胚胎干细胞应用、肿瘤形成控制和排斥反应抑制等技术和伦理问题有望取得重大进展。

第一节　再生障碍性贫血小鼠模型

再生障碍性贫血（aplastic anemia，AA）是指慢性原发性造血功能衰竭综合征，以全血细胞减少和骨髓造血功能衰竭为特征，患者多合并重度感染、贫血、出血等临床表现，由损伤导致骨髓中造血前体减少或缺失，并伴随全血细胞减少。骨髓损伤可在多种情况下发生，最常见的病因是特发性，占 65%。AA 在所有年龄组都有发生，儿童时期的发病率有一个小高峰，第二个高峰出现在 20～25 岁。慢性非重型再障有望获得缓解或治愈。重型再障具有起病急、病情进展迅速、致死率高等特点。建立良好的 AA 小鼠模型有利于探讨 AA 发病机制、筛选有效的治疗药物。

1）造模机制

AA 是指由化学、物理、生物因素等引起的骨髓造血功能衰竭，按照病因分为获得性再障、特发性再障及遗传性再障。其中绝大多数为获得性再障，目前明确的、可能导致获得性再障的原因有放射线、化学毒物及病毒等。小鼠的造模方法主要为诱导性动物模型，是指在实验条件下使用已知的、导致再障的物质诱导其发生，如应用 γ 射线、X 射线等照射，以及化疗药物如马法兰、环磷酰胺、氯霉素、苯剂等诱导。目前应用较多的模型是免疫介导的再障模型，照射和淋巴细胞输注是造模必需的两个条件，照射降低了造血干细胞的数量，同时减弱了宿主的免疫功能，输注淋巴细胞得以生存并对宿主造血系统产生抑制。因此，再障小鼠模型的发生是骨髓造血干细胞数量减少的前提下，继发于输入免疫活性细胞所致的免疫反应。

2）造模方法：

（1）免疫介导的再障模型：实验选用 CB6F1 小鼠，6～8 周龄，SPF 级，作为再障模型受鼠；父系为 C57BL/6 小鼠，8～12 周龄，SPF 级；母系为 BALB/c 小鼠。

①受鼠全身照射：CB6F1 小鼠用固定器固定，接受全身 γ 射线照射，照射剂量为 4.0Gy。在照射后 4～6 h 内，对 AA 组小鼠进行供鼠淋巴细胞回输。

②供鼠淋巴细胞分离提取：选用受鼠父系 C57BL/6 小鼠，颈椎脱臼法处死，75%乙醇全身浸泡灭菌，无菌解剖分离小鼠淋巴结、脾、胸腺，置于冰上研磨皿中，研磨成细胞匀浆。加入无菌淋巴细胞分离液 3～4 ml，滤布过滤，将细胞匀浆与淋巴细胞混悬液吹打混匀，转移至无菌离心管中加入 1 ml RPMI1640 培养基，2000 r/min 离心 30 min，吸出白膜层，加入无菌生理盐水混匀，1500 r/min 离心 5 min，下层沉淀为小鼠淋巴细胞。加入无菌生理盐水重悬，细胞计数后调整细胞终浓度 $5×10^8$ 个细胞/ml，置于冰盒中备用。

③AA 模型小鼠淋巴细胞回输：取出无菌供鼠淋巴细胞悬液，复温混匀；乙醚吸入麻醉受鼠，固定，将供鼠淋巴细胞悬液由内眦静脉丛回输至受鼠体内，每只小鼠 100μl，回输完成后观察小鼠状态，送回饲养室。洁净饮食，记录小鼠精神及体重情况。

（2）射线联合药物诱导的再障小鼠模型：BALB/c 小鼠经 γ 射线（91 cGy/min）照射后，于第 4、5、6 天 i.p.环磷酰胺 25 mg/kg 体重、氯霉素 62.5 mg/kg 体重处理。

3）模型评估

造模小鼠体重减低；观察其外周血白细胞计数、骨髓涂片及骨髓有核细胞计数、骨髓病理切片等指标，小鼠的外周血三系细胞均迅速减少，其中白细胞、血小板、网织红细胞表现得尤为明显，于第 14 天降至最低，骨髓有核细胞数量明显下降，骨髓增生程度呈减低或重度减低，骨髓病理切片示造血细胞重度减少，脂肪细胞等非造血细胞增多。

4）模型特点

单纯采用射线造模操作简单，但骨髓三系细胞下降较为明显，射线同时还会损害身体其他器官，毒副作用大。应用苯剂等药物诱导的小鼠再障模型方法简单，但部分化疗药物造模可能使骨髓出现先永久性损伤。免疫介导的再障小鼠模型是目前成熟、应用广泛的获得性再生障碍性贫血小鼠模型，造模成功率高，维持时间长，模型稳定。

5）模型应用

该模型可用于再生障碍性贫血发病机制和治疗的研究。

（郭冬梅　滕清良）

第二节 臂丛神经根撕脱 C6 再植大鼠模型

臂丛由 C5 至 T1 共 5 根神经根组成，从颈后三角延伸至腋窝，从臂丛发出 5 根神经——肌皮神经、腋窝神经、桡神经、正中神经和尺神经。神经丛偶尔也接受 C4 和 T2 神经根的一部分；臂丛从近端到远端排列为根（5 根）、干（3）、股（6）、束（3）、支（5），其中根、干损伤较股、束、支损伤为多；通常是由工伤、交通事故、产伤等原因引起，可以造成数量不一的神经纤维的连续性中断，受伤后患者上肢功能部分或完全丧失，甚至有可能遗留终生残疾。其临床治疗手段一般包括保守药物治疗和手术治疗，如应用神经营养药物和神经移植术等。发展臂丛神经再生的药物学方法是现阶段研究的热点。

1）造模机制

臂丛是由第 5～8 颈神经前支和第 1 胸神经前支的大部分纤维组成，臂丛的 5 个来源反复分支、组合，主要形成腋神经、肌皮神经、正中神经、尺神经和桡神经分别来支配上肢的运动。其中颈 5～7 神经汇聚形成肌皮神经，自臂丛外侧束发出后，进入并支配肱二头肌。臂丛神经撕脱伤模型是指将颈 5、颈 6、颈 7 背根以及腹根神经从脊髓表面撕脱出来，只保留颈 6 腹根神经再植回脊髓表面，以此来保证颈 6 腹根神经是连接脊髓和靶器官肱二头肌的唯一桥梁。颈 6 腹根神经是由脊髓前角运动神经元发出的轴突聚集形成的神经纤维束，撕脱后，远端的神经会发生溃变，靶器官肱二头肌随之也会发生萎缩，丧失功能；再植为神经再生进而实现肱二头肌的重新支配提供了渠道。臂丛神经撕脱伤动物模型是通过显微外科手术的方法来实现的。

2）造模方法

成年 SD 大鼠，雌雄均可，250 g 左右。

（1）40 mg/kg 体重戊巴比妥钠 i.p.麻醉，待动物深度麻醉后将动物背面颈部毛发剃除干净，然后用碘伏消毒。

（2）手术刀划开颈部皮肤，然后分离肌肉，暴露出右侧椎板。

（3）以 T2 椎骨棘突为坐标，辨认出 C6、C5、C4 椎板，并用咬骨钳轻轻打开椎板，直至 C7、C6、C5 背根节完全暴露，注意此过程容易破坏血管导致出血，需耐心止血。

（4）用棉球蘸取少量利多卡因，轻轻涂抹到脊髓和背根神经表面局部麻醉，以免后续操作造成的刺激致使手术器械误伤到脊髓。

（5）用 5 号精细镊轻轻挑起硬脊膜，注意不要伤及脊髓；然后用眼科剪剪开硬脊膜，此时脑脊液会随着硬膜打开流出，用棉球轻轻擦干净，再次适当涂抹少量利多卡因。

（6）用镊子夹起 C7 背根，剪断背根，往外轻轻牵拉背根节，将腹根神经暴露出来，用小玻璃钩将 C7 腹根神经钩住缓慢往外牵拉，直至 C7 腹根神经从脊髓表面撕脱出来，C6 和 C5 神经亦是用同样的方法将神经撕脱，待三条神经完全撕脱后，将 C7 和 C5 脊神经在距离背根节远端 2 mm 处整条剪断，使其无法再植，然后将 C6 腹根神经用玻璃钩或者镊子轻轻塞回原位，实现再植，将 C6 神经背根与硬脊膜缝合起来以固定，然后剪取一小块皮下脂肪放置在手术部位，最后缝合伤口，手术完成。修复数周后，查看再生情况。

3）模型评估

臂丛神经撕脱再植入动物模型术后恢复的评估有行为学评估、形态学分析、注射示踪剂和神经肌肉电生理测定等方法。

（1）行为学方法评估：洗脸实验（grooming test）是最为经典的评估损伤动物上肢运动功能恢复的方法，具体方法是在动物面部喷射适量水后放置透明圆桶中，观察动物损伤上肢屈肘及洗脸情况。具体评分标准为：无反应，0 分；屈肘但不能触碰到鼻子，1 分；屈肘并且能触碰到鼻子，2 分；屈肘并且能触碰到眼睛，3 分；屈肘能触碰到眼睛以上但不能碰到耳朵，4 分；能触碰到耳朵及以上，5 分。

（2）Fluoro-Gold 逆标实验：用微量注射器在肌皮神经近肌端注射 0.8μl 的荧光金染料，使其沿着神经逆行标记上脊髓前角运动神经元，则可以量化神经再生的情况。

（3）形态学分析：可以通过对相关器官切片进行免疫荧光染色来观察脊髓 C6 节段运动神经元存活情况、肌皮神经轴突再生情况和神经肌肉接头形态等指标。

（4）神经肌肉电生理（EMG）测定：肱二头肌的功能恢复情况可通过肌电记录仪评估，首先将肱二头肌和肌皮神经在体视显微镜下暴露出来，将记录电极插入肱二头肌中部位置，地线插入腹部皮下，根据情况调整合适的刺激参数，保证每次刺激强度一致，然后使刺激电极与肌皮神经表面接触后可以开始给予刺激并记录电位。

4）模型特点

此模型是撕脱的 C5/6/7 神经根，相当于臂丛神经撕脱伤的根性撕脱，动物模型与临床患者较为相似，模型构建的可操作性强、可重复性高，手术失败的模型可经过行为学评定后剔除，保证了模型的稳定性；C6 回植是一种神经再植的方式，给神经再生提供桥梁支持。

5）模型应用

临床上臂丛神经损伤的患者大多为臂丛神经撕脱伤，在研究神经再生方面，臂丛神经根性撕脱伤模型具有很大的应用价值。此模型是研究外周神经损伤常用模型之一，多应用于神经治疗药物及其机制的研究。

（吕诗琴　吴武田）

第三节　小鼠腹腔心脏移植模型

治疗心力衰竭的药物及设备取得了很大的进步，但是，治疗终末期心脏病的有效方法仍然是同种异体心脏移植。虽然同种心脏移植明显延长了终末期心脏病患者的生存期，但是短期和长期死亡率较高。成人移植术后死亡的主要原因，第一个月内是移植心脏功能衰竭；第一年内是感染；之后恶性肿瘤、移植心脏血管病及肾衰引起的死亡逐渐增加。小儿心脏移植术后的并发症与成人类似，急性排斥依然是重要早期并发症，而感染、移植物血管病、恶性肿瘤是影响患儿长期生存的主要因素。这些影响患者生存的因素与心脏移植后排斥反应及免疫治疗密切相关。心脏移植术后，排斥反应发生机制及免疫治疗的相关研究对于进一步提高心脏移植患者的生存率具有重要的临床意义。

左心室辅助已经成为治疗终末期心衰或者桥接心脏移植的常规方法。一方面，机械减负荷诱导的逆向重构对心室的几何形态、心肌结构、心肌代谢、心肌收缩及泵功能产生有益影响；另一方面，机械减负荷导致心肌萎缩、纤维化，并损害心肌的电生理及钙的处理能力。目前，这些左心室辅助诱导的心肌重构机制尚不清楚。在长期心室辅助时采取恰当保护措施，减轻或者阻止有害心肌重构的发生，也是临床研究的重要方向之一。

1）造模机制

模型的构建方法是把供心的升主动脉、肺动脉分别与受体的腹主动脉、腹部下腔静脉端侧吻合。当完成血管吻合后，受体腹主动脉的血液进入移植心脏的冠状动脉，经冠状静脉回流到右心房；右心房的血液经三尖瓣泵入右心室，右心室收缩后再泵入肺动脉；肺动脉内的血液回流到受体的下腔静脉。移植心脏在受体内成功建立冠状动脉循环后迅速复跳。由此可见，构建的小鼠心脏移植模型，对于受体来说，相当于建立了一个主动脉-腔静脉瘘，由于分流量小，对受体血流动力学及自身心功能影响不大。另外，移植心脏右心的血液没有回流到左心房，因此左心房及左心室内的少量血液仅能在这两个腔内来回流动。也就是说，移植心脏的左心系统几乎不做功，实际上供体左心在移植后会逐渐萎缩。

主要组织相容性复合物（MHC）是引起移植排斥的主要抗原系统。人类的 MHC 叫做人类白细胞抗原（HLA），小鼠的 MHC 则被称为 H-2。人类的 HLA 系统与小鼠的 H-2 系统有相似性。当把 MHC 完全不匹配的小鼠心脏植入到受体体内后，炎性细胞浸润并引起移植心脏组织僵硬、水肿、心肌弥漫性损伤，供心跳动逐渐减弱并最终停跳，形成急性排斥模型。当其同时使用免疫抑制剂或特定的单克隆抗体，或者选用仅 MHC II 类分子不匹配的小鼠配对心脏移植时，移植心脏在较长时间内保持跳动，T 淋巴细胞、巨噬细胞及心肌细胞相互作用最终导致移植心脏血管新生内膜形成，构建成移植物血管病模型。

因此，小鼠心脏移植模型可为心脏移植急性排斥、移植物血管病及机械减负荷诱导心肌重构的研究提供平台。

2）造模方法

BALB/c 和 C57BL/6 的 MHC 完全不匹配，是实验研究中最常用的构建排斥反应模型的两个小鼠品系。一般供体选用 BALB/c，受体选用 C57BL/6。对照组供、受体均选用 C57BL/6。除非特殊要求，一般清洁级即可。8～12 周龄，体重 20～30 g。体重过小则血管细，不易吻合；体重过大则脂肪堆积。在一个实验研究中，全部选用雌性或者雄性均可，不宜混合使用。

主要材料、药品及设备：戊巴比妥钠（10 mg/ml 生理盐水溶解）、肝素钠（100 IU/ml 生理盐水）、75%乙醇；11-0 医用锦纶单丝线、6-0 涤纶线、3-0 涤纶线；手术显微镜（总放大率 10×）；直头显微镊 2 把（长度 12 cm、尖部 0.1 mm），Vannas 显微剪 1 把（尖部 0.1 mm，向一边弯），弯头显微剪 1 把，弯头显微针持 1 把（长度 12 cm），其他手术器械包括有齿镊 1 把、16 cm 直剪 1 把、16 cm 持针器 1 把、儿童开睑器一个；自制小手术板一个（PVC 板材质，大小约 25×20 cm）。

小鼠腹腔异位心脏移植手术方法如下。

（1）术前准备：手术前不需要限制进食、进水。

（2）麻醉：1%戊巴比妥钠 i.p.，供体 80 mg/kg 体重，受体 70 mg/kg 体重。麻醉维持 2～3 h，麻醉深度符合要求，无咳嗽、抽搐等副作用，效果良好；皮肤疼痛反应消失、肌肉松弛、呼吸平顺、心率约 100 次/分、呼吸约 40 次/分，表明麻醉适宜。

（3）供心切取：供体仰卧位，四肢分开固定，75%乙醇消毒胸腹部。1 ml 注射器吸取肝素盐水 0.1 ml 及 37℃生理盐水 0.7 ml，混匀备用。腹部 "V" 形剪开腹壁，提出肠管置于身体左侧，显露下腔静脉。经下腔静脉缓慢注入肝素钠盐水，全身肝素化。棉签压迫针眼 1 min 后剪开膈肌，沿双侧腋后线剪开胸壁至锁骨上，将前胸壁完全向上翻起暴露心脏。钝性剥离心包、胸腺，向下牵拉心脏，充分显露心脏上方大血管。自横窦游离主动脉及肺动脉主干后方间隙。靠近心房游离双侧上腔静脉、下腔静脉，6-0 丝线结扎。主动脉近无名动脉分支前、肺动脉近分叉前一次性横断。依次切断结扎线远端的双侧上腔静脉及下腔静脉，最后用 6-0 丝线将肺静脉连同心脏后的血管、组织一并结扎。钝性游离心脏，取下后迅速放入 0～4℃生理盐水中保存。

（4）供心处理：0～4℃肝素钠生理盐水 1 ml 自升主动脉断端灌注，冲洗心腔及冠状动脉内残留血液，至冠状血管呈灰白色为止。冲洗过程中，粗略检查供心升主动脉和肺动脉的完整性，修整断端。

（5）受体处理：小鼠仰卧位，四肢分开固定，75%乙醇消毒。腹部正中直切口，上至剑突下缘平面，下至外生殖器上约 0.5 cm。沿腹中线依次切开腹壁皮肤、肌肉，开睑器撑开切口。提出腹腔内肠袢放至胸前皮肤上，附睾、膀胱放于切口下方皮肤上。分别用温生理盐水纱布包裹肠管，充分暴露位于后腹壁的血管。选择无血管区剪开降结肠与后腹膜间系膜，用湿纱布条把降结肠牵向左侧，显露腹主动脉及下腔静脉。钝性分离腹主动脉及下腔静脉两侧后腹膜，游离肾血管与髂血管之间的腹主动脉及下腔静脉。暴露腹主动脉及下腔静脉后方的腰动脉静脉，电凝。注意此处血管壁极薄，弄破极难止血。于腹主动脉及下腔静脉后方无血管区远近端分别穿过 1 根 6-0 丝线，保持两线之间的血管长度为 7～10 mm，以备阻断血管用。钝性剥离腹主动脉和下腔静脉前方的腹膜及脂肪，使腹主动脉和下腔静脉表面完全游离。需要注意，雄性小鼠腹主动脉及下腔静脉前壁发出的两条睾丸血管，仔细分离后予以电凝封闭。

（6）移植心脏：预留结扎线分别在肾静脉下方及髂血管分叉上方打活结，同时阻断腹主动脉及下腔静脉。旋转手术板，使小鼠头部位于显微镜视野 12 点、尾部位于 6 点。腹主动脉于近、远心端阻断线中间偏上方处，以 30G 针头在前壁戳孔，显微手术剪插入血管腔内纵形剖开，使切口大小与供心升主动脉口径相当。距腹主动脉切口下方约 0.5 mm 处同法做下腔脉吻合口，并使切口大小与供心肺动脉口径相当。

旋转手术板，使小鼠头部位于显微镜视野 9 点位置、尾部位于 3 点位置。供心经受体直肠下放在左侧腹腔内，心尖朝向左下，供心升主动脉、肺动脉呈左右并列并与受体腹主动脉垂直。首先以 11-0 带线缝合针从供体升主动脉 9 点位置由外向内穿过血管壁，再从受体腹主动脉切口近心端由血管腔内向外穿出，打结固定，剪线并留 5 mm 长线头。然后将缝针从供心升主动脉 3 点位置由外向内穿过血管壁，手术板顺时针旋转 90°，再从受体腹主动脉切口远心端由内向外穿出。手术板逆时针旋转 90°，打结固定，留 5 mm 线尾，不剪线。从该吻合口远心端连续缝合 4～5 针至吻合口近心端，缝针穿出血管壁后与近心端线头打结，完成供心主动脉-受体降主动脉右侧壁的缝合。将供心翻转至受体右侧腹腔，0～4℃冰盐水纱布覆盖。旋转手术板，使小鼠头端位于视野 3 点位置，尾端位于 9 点方向。从主动脉吻合口的近心端按顺时针方向连续缝合 4～5 针至吻合口远心端，缝线与远心端线头打结，完成供心升主动脉-受休腹主动脉左侧血管壁的吻合。将供心翻转回受体左侧腹腔，同时把手术板旋转 180°。首先以 11-0 带线缝合针从供体肺主动脉 3 点位置由外向内穿过血管壁，手术板顺时针旋转 90°，缝针从受体下腔静脉开口远心端由内向外穿出，打结固定，留 5 mm 线尾，不剪线。钝性分离供心升主动脉与肺动脉间隙，游离肺动脉远端。另取一缝合针，从供体肺动脉 9 点位置由外向内穿过血管壁，再从受体下腔静脉切口近心端由血管腔内向外穿出，打结固定，剪线并留 5 mm 线头。远端缝线从吻合口远心端按逆时针方向连续缝合 4～5 针至吻合口近心端，缝线穿出血管腔后与近心端线头打结，完成供心肺动脉-受体下腔静脉右侧血管壁的吻合。缝线从供体主、肺动脉间隙递至对侧，然后将供心翻转至受体右侧腹腔。手术板逆时针旋转 180°，使小鼠头端位于视野 3 点位置，尾端位于 9 点方向。0～4℃冰盐水纱布覆盖供心。缝线自吻合口近心端按逆时针方向连续缝合 4～5 针至吻合口远心端，缝线穿出血管壁后与远心端线头打结，完成供心肺动脉-受体下静脉左侧血管壁的吻合。

缓慢开放远心端阻断线，使供心主、肺动脉充盈。用棉球轻压吻合口，缓慢松开近心端血管阻断线。见右心耳及冠状动脉迅速充盈，移植心脏颜色由苍白变为鲜红色，1～3 min 后开始复跳。复跳后，37℃温盐水滴在供心表面，并用温盐水冲洗腹腔进行复温。检查吻合口无渗血后，仔细将肠管摆回原位，腹腔内注入生理盐水 1～2 ml，3-0 丝线单层连续缝合关腹。

（7）术后处理：术后小鼠用 40W 白炽灯照射 20～30 min 协助复温。小鼠在完全清醒后饲养于鼠笼中，自由饮食。术后每日观察小鼠的一般情况，检查腹部切口有无感染。

模型制作的关键点是保证吻合口通畅。

模型制作的难点：小鼠主动脉血管较细，需要在放大 10 倍以上的镜下缝合。要求操作者具备外科手术基础，并适应镜下操作。下腔静脉血管壁菲薄，吻合时识别困难，很容易把下腔静脉前后壁与一侧肺动脉壁缝合在一起。

3）模型评估

（1）模型成功的判断技术方法与标准：根据 Poston 法检查移植心脏搏动情况。术后 72 h 内受体存活、移植心脏搏动且搏动有力。

（2）大体观察：术后第 1 天（P1）排斥组和同系对照组供心直视下没有明显区别，供心均搏动有力，心肌颜色略呈苍白色，可能与术后心肌缺血再灌注损伤有关。P3 同系对照组供心跳动有力，心肌颜色红润，而排斥组供心跳动明显减弱，心肌颜色红润，散在点片状损伤。P5 排斥组心脏跳动弱、组织僵硬、片状损伤面积较前明显扩大。P7 时大部分排斥组供心停跳，组织僵硬、水肿，心肌弥漫性损伤；而存活 >100 d 的同系对照组供心脏跳动有力，心肌颜色红润，但体积明显缩小。

（3）急性排斥的病理检查：P1 时两组供心组织切片均表现为轻微的心肌和纤维结

构溶解。供心 P3 心肌损伤较前严重，伴有较多炎性细胞浸润。P5 心肌病变明显，大量心肌细胞坏死及炎性细胞浸润，心肌结构破坏。P7 时病变进一步加重，心肌坏死增多，伴弥漫性炎性细胞浸润，心肌结构严重破坏。

4）模型特点

使用两个 MHC 完全不匹配的小鼠品系建立心脏移植模型，术后可出现典型的排斥反应表现，病理检查结果与临床一致。因此，小鼠异位心脏移植模型已广泛应用于免疫排斥与免疫耐受的研究。但由于建立的模型是异位移植而不是原位移植，术后不做功的左心室发生减负荷诱导的心肌重构。心肌重构是否对排斥反应的发生过程产生影响，目前未见报道。不过在实验研究中排斥反应需要提取淋巴细胞、巨噬细胞等炎性细胞进行检测，而减负荷诱导的心肌重构主要是提取心肌细胞进行检测，因此可能对结果影响并不大。

小鼠异位心脏移植后左心室不做功，是用来研究减负荷后心肌重构较为理想的工具。但是需要注意的是，在临床实践中机械减负荷诱导的是心衰患者已经发生肥厚或者扩张的心肌重构，肥厚心肌的退化并未到达萎缩甚至变性的程度。这与减负荷模型中健康心脏退化的病理生理过程可能并不完全一样。近年来有学者构建了更符合临床特点的新型动物模型。作者先手术夹闭部分主动脉弓，超声及病理切片均证实可诱导心肌肥厚及心衰；随后再把这些病变的心脏进行移植建立机械减负荷模型。

5）模型应用

（1）心脏移植排斥反应发病机制的研究。例如，急性排斥主要 T 淋巴细胞介导的细胞免疫反应。microRNA-155（miR-155）是调控 T 淋巴细胞的重要信号分子，在免疫调节中发挥重要作用。作者用野生型小鼠构建腹腔心脏移植模型，急性排斥组生存时间为（7±1）d。急性排斥组 miR-155 在 T 淋巴中的表达升高，可能在心脏移植急性排斥的病理生理过程中，通过调节 GSK3β 的表达发挥重要的作用。慢性排斥是影响心脏移植患者长期生存的重要并发症，用 miR-155 缺陷的小鼠构建腹腔小鼠心脏移植模型。与野生型受体相比，miR-155 缺陷的小鼠生存时间明显延长，排斥反应明显减轻。进一步的研究表明，miR-155 在心脏移植慢性排斥中调控 Th1/Th17 相关的炎症反应。

（2）机械减负荷诱导心肌重构发生机制的研究。例如，用小鼠腹腔心脏移植分别构建 MAFbx/Atrogin-1 基因缺失型和野生型机械减负荷模型。结果野生型小鼠移植心脏重量明显减轻、心肌细胞截面积明显缩小，而 MAFbx/Atrogin-1 基因缺失型移植心脏相对肥厚，心肌肥厚调节因子钙调神经磷酸酶表达明显上调。类似的，在人心衰应用左心室机械辅助装置减负荷后，MAFbx/Atrogin-1 蛋白水平增加。

（冯致余）

主要参考文献

秦川, 谭毅, 张连峰. 2015. 医学实验动物学(第2版). 北京: 人民卫生出版社.

章金涛. 2014. 医学实验动物学. 郑州: 郑州大学出版社.

赵效国. 2015. 实验动物屏障环境与设施管理技术. 北京: 人民卫生出版社.

Conn PM. 2018. Animal Models for the Study of Human Disease. Second Edition. London: Academic Press, Elsevier.